大肠癌中医治疗学

侯风刚　殷晓聆　主编

上海浦江教育出版社
（原上海中医药大学出版社）

图书在版编目（CIP）数据

大肠癌中医治疗学 / 侯风刚，殷晓聆主编 . -- 上海 : 上海浦江教育出版社有限公司，2025. 2. -- ISBN 978-7-81121-955-5

Ⅰ. R273.53

中国国家版本馆 CIP 数据核字第 2025NB5139 号

DACHANGAI ZHONGYI ZHILIAOXUE

大肠癌中医治疗学

上海浦江教育出版社出版发行

社址：上海市海港大道 1550 号　邮政编码：201306

电话：（021）38284910（12）（发行）　38284923（总编室）　38284910（传真）

E-mail：cbs@shmtu.edu.cn　URL：http://www.pujiangpress.com

上海光扬印务有限公司印装

幅面尺寸：170 mm × 240 mm　印张：33.25　字数：509 千字

2025 年 2 月第 1 版　2025 年 6 月第 1 次印刷

责任编辑：黄　健　封面设计：沈佳晔　曾国铭

定价：139.00 元

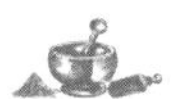

编委会

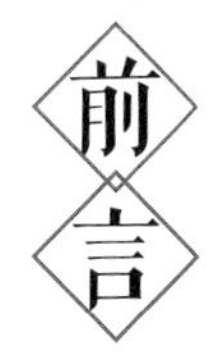

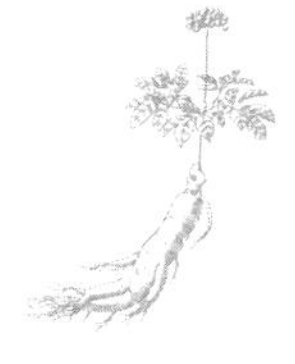

世界卫生组织（World Health Organization，WHO）2020年发布的基于全球185个国家和地区36种癌症的癌症流调数据显示，大肠癌发病率占第三位，死亡率占第二位。2020年全球有超过525万人（5年患病率）患有大肠癌，新发病例大约有193万（占全球癌症发病率的10%），死亡病例大约有94万（占全球癌症发病率的9.4%）。WHO下属的国际癌症研究机构（International Agency for Research on Cancer，IARC）根据人口老龄化、人口增长和人类发展预测，到2040年，全球新增大肠癌新发病例将达到320万。在我国，随着经济水平的提高和生活方式的改变，尤其是饮食习惯的改变，大肠癌的发病率也持续上升。IARC数据显示，我国大肠癌新发病例由2015年的388 000例增加到2020年的555 000例，呈每年7.4%的快速上升。预防大肠癌的发生及提高大肠癌诊治水平，是广大医务工作者面临的重要任务。

大肠癌的西医治疗以传统的手术治疗、放射治疗和化学治疗三大手段为主，近年来根据患者个体化特点采用靶向和免疫治疗，已逐渐形成系统化的诊疗规范及多学科协作全程化管理，其治疗强调科学性、规范性和强制性，这些治疗手段在一定程度上给大肠癌提供了有效的治疗途径，延长了患者生存期。在中国，大肠癌患者在临床中常选择同时接受中医药治疗，这种治疗方式不仅包括中药的使用，还涵盖非药物疗法，如针灸、推拿等传统疗法，使患者从生存期、生活质量方面获益。现代研究发现，中医药治疗在大肠癌的各个阶段都发挥着重要作用，从预防到治疗再到术后康复，都有相应的中医药干预措施。例如：术前可通过中药调理患者的身体状态，提高手术的成功率和康复速度；术后则可以通过中药调理，减少并发症的发生，促进患者的康复；在放化疗、靶向治疗等现代治疗手段中，中医药也有其独特的应用价值，能够起到协同增效的作用。临床研究数据统计分析和细胞分子层面基础研究的不断深入，多层面肯定了中医药在大肠癌治疗中的作用。它的作用机制并不局限于单纯的杀伤肿瘤细胞，还涉及调节大肠癌患者的体质、改善其免疫状况，及增强药物的疗效、减少毒副作用等方面。

本书注重于阐述如何在大肠癌的全程化治疗过程中选择合适的中医治疗方式。全书分四篇：①中医对大肠癌的认识和相关基础内容，介绍历代文献对大肠癌的认识及大肠癌中医诊疗中需要具备的基础知识，包括常用治则、方药和非药物疗法；②大肠癌的全程化中医治疗，此部分为本书的重点，以大肠癌疾病进程为基础顺序，重点突出中医药治疗在大肠癌各阶段中的应用；③中医药干预治疗大肠癌的并发症和合并症，介绍大肠癌并发症和合并症的中医干预治疗方式；④以大肠癌患者为中心的中医治疗，从大肠癌患者的症状出发，以减轻患者病痛为治疗目的，论述中医药治疗在此方面干预的方法及现况。

本书旨在为从事大肠癌诊疗及研究工作的临床医师和实验人员提供中医治疗的参考。希望通过系统化阐述，使读者深入了解中医药在大肠癌治疗中的作用机制和临床应用方法，可以更好地指导临床实践，推动中医药在大肠癌治疗中的进一步规范化应用。

书中大致列举了历代中医文献及近几十年来涉及大肠癌诊疗的研究资料、各家理论，并基于编者经验总结提出的相关病症中医诊疗方案。由于时间及经验不足，可能存在一定的缺失和偏颇，敬请同行指正交流。

另在找寻相关文献的过程中，发现对于中医药在大肠癌治疗中的研究，目前仍缺乏大样本、高质量的临床研究进行佐证，部分小样本临床观察结果在编辑过程中也被纳入；至于中药复方问题，实验研究方面仍问题重重，需要进一步多学科共同探究。

期待《大肠癌中医治疗学》能在内容和质量上获得飞跃，使中医药这个瑰宝走向世界，被更多医生和患者所接受，从而使患者获益。

目录

第一篇 中医对大肠癌的认识和相关基础内容

第二篇

大肠癌的全程化中医治疗

第三篇

中医药干预治疗大肠癌并发症和合并症

第四篇

以患者为中心的大肠癌中医治疗

附　篇

大肠癌手术术式与患者常用食物简介

第一篇

中医对大肠癌的认识和相关基础内容

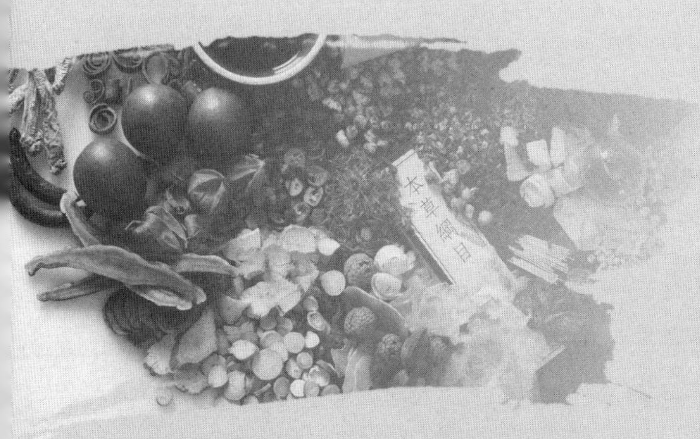

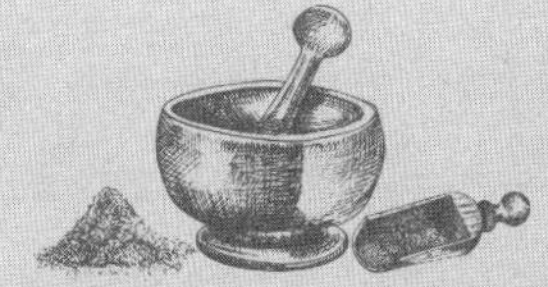

第一章　历代中医对大肠癌的认识

第一节　大肠癌的中医病名溯源

关于“肿瘤”的记载，最早在殷商时代的甲骨文中就有“瘤”的描述，出现“疒”和“留”的记载，说明当时对于病留而不去的认识。《黄帝内经》提到的“石瘕”“积聚”等，类似于对恶性肿瘤的描述。而“癌”字，则由“嵒”“岩”衍化而来，现存古代医籍中最早使用“癌”作为病名的是宋代东轩居士所著《卫济宝书》中的《痈疽五发篇》。书中有“一曰癌，二曰瘭，三曰疽，四曰痼，五曰癰”的描述。宋代医家杨士瀛《仁斋直指附遗方论》对癌有详细的描述：“癌者，上高下深，岩穴之状，颗颗累垂，裂如瞽眼，其中带青，由是簇头，各露一舌，毒根深藏，穿孔通里，男则多发于腹，女则多发于乳，或项或肩或臂，外证令人昏迷。”其论述的“癌”不同于现代恶性肿瘤的概念，但其描述的体征具有癌症类似的病症特点。

中医经典医籍中虽没有大肠癌的确切称谓，但是比对大肠癌的症状表现、临床体征特点，可在“癥瘕”“积聚”“肠覃”“脏毒”“锁肛痔”等相关内容中找到同大肠癌相似之处，编者对其病名进行溯源，并分论如下。

一、癥瘕

“癥瘕”病名涵盖范围较广，其中不仅包括大肠癌的内容，还包括各种良、恶性肿瘤。“瘕”字最早出现在《黄帝内经素问》中，文中有石瘕、瘕聚的论述。“癥”字则出现在《金匮要略·妇人杂病脉证并治》中，该书论及癥瘕、疟母的症状、脉证及治疗："师曰：此结为癥瘕，名曰疟母，急治之，宜鳖甲煎丸。"该书认为癥和瘕是两种不同的疾病，"妇人下腹结块，伴有或胀、或痛、或满、或异常出血者，称为癥瘕。癥者有形可征，固定不移，痛有定处；瘕者假聚成形，聚散无常，推之可移，痛无定处"，认为癥为血病，瘕为气病。肿瘤为有形之病，更类似"癥"病范畴，对于癥病的治疗推出鳖甲煎丸、大黄䗪虫丸和桂枝茯苓丸三首名方。

《诸病源候论·癥瘕病诸侯》对"癥瘕"论述较细，首先提出"癥瘕者，皆由寒温不调，饮食不化，与脏气相搏结所生也"，并说："癥者，由寒温失节，致腑脏之气虚弱，而食饮不消，聚结在内，染渐生长。块叚盘牢不移动者，是癥也，言其形状，可征验也。若积引岁月，人即柴瘦，腹转大，遂致死。诊其脉弦而伏，其癥不转动者，必死。"该论述同现代对腹部实体肿瘤症状描述相似。《诸病源候论》提出的"七癥八瘕"论述较为复杂。七癥者，"蛟、蛇、鳖、肉、发、虱、米也"；八瘕者，"青、黄、燥、血、脂、狐、蛇、鳖也"。《中藏经·积聚癥瘕杂虫论》则更是将"癥瘕"分为癥十二、瘕八："积者，系于脏也；聚者，系于腑也；癥者，系于气也；瘕者，系于血也……癥有十二，瘕有八……癥有劳、气、冷、热、虚、实、风、湿、食、药、思、忧之十二名也，瘕有青、黄、燥、血、脂、狐、蛇、鳖之八名也。"病名复杂，且临床很难辨识。宋代杨士瀛提出反对意见，认为分列太细，在《仁斋直指方论·积聚癥瘕痞块方论》中论及，"癥瘕属肝部，积聚属肺部。夫癥者，坚也；瘕者，假也。假物而成形，然七癥八瘕之名，经论亦不详出，虽有蛟、蛇、鳖、肉、发、虱、米等七证，初非定名，偶因食物相感而致患尔。若妇人癥瘕，则由内、外、不内外因，动伤五脏气血而成，古人谓为痼疾，以蛟、蛇等为生瘕，然亦不必泥此"。"七癥八瘕"的确复杂，且受到解剖等的影响，在宋代以后则多用"癥瘕"，而很少再有细分七癥八瘕的说法，癥瘕并列。

二、积聚

"积聚"也是一个广义的病名，涵盖内容较多，多为良性疾病，在"积聚”历代文献中也包含大肠癌相关内容，故将“积聚”也列在大肠癌中医病名溯源之列。“积聚”最早出现在《黄帝内经·灵枢》之《五变》篇，“黄帝曰：人之善病肠中积聚者，何以候之？少俞答曰：皮肤薄而不泽，肉不坚而淖泽。如此则肠胃恶，恶则邪气留止，积聚乃伤。脾胃之间，寒温不次，邪气稍至，蓄积留止，大聚乃起”，可见“积聚”同胃肠的密切关系。《灵枢·百病始生》中论述“虚邪之中人也……留而不去，传舍于肠胃之外，募原之间，留著于脉，稽留而不去，息而成积”，其“稽留而不去”的描述类似肿瘤之特性。《诸病源候论·积聚病诸候·积聚候》又曰：“积聚者，由阴阳不和，腑脏虚弱，受于风邪，搏于腑脏之气所为也……诸脏受邪，初未能为积聚，留滞不去，乃成积聚”，都为“积聚”相关论述，描述其“留滞不去”的特性。

对于“积”和“聚”的差别，《金匮要略·五脏风寒积聚病脉证并治》论述：“积者，脏病也，终不移；聚者，腑病也，发作有时，辗转痛移，为可治。”《难经·五十五难》也有所论述：“病有积、有聚，何以别之？然：积者，阴气也；聚者，阳气也。故阴沉而伏，阳浮而动。气之所积名曰积，气之所聚名曰聚。故积者，五脏所生；聚者，六腑所成也。积者，阴气也，其始发有常处，其痛不离其部，上下有所终始，左右有所穷处；聚者，阳气也，其始发无根本，上下无所留止，其痛无常处，谓之聚。故以是别知积聚也。”由此可见，对于积多认为其属于阴病、脏病，具有难移的特点；而聚为阳病、腑病，具有可移动的特点。

大肠属于腑。《难经·五十六难》提出五脏之积的名称，“肝之积，名曰肥气”“心之积，名曰伏梁”“脾之积，名曰痞气”“肺之积，名曰息贲”“肾之积，名曰奔豚”，未涉及肠之积。《中藏经·积聚癥瘕杂虫论》始有“聚有大肠、小肠、胆、胃、膀胱、三焦之六名也”的论述，但此处提及的大肠“聚”，多为由于食积、气机不通而形成，同大肠癌差异较大。大肠癌为有形之邪，阻碍不通，具有留而不去的特点，更倾向归于“积”，或“积聚”共称。

三、肠覃（肠蕈）

从中医病名溯源可知，同大肠癌较为贴切的中医病名可归于“肠覃（xùn）”，或称为“肠蕈”。《说文解字》就有“覃”字的记载：“覃，长味也……引申之凡长皆曰覃。”清代莫枚士《研经言》卷三《肠覃解》认为：“肠覃既生息肉，则有形矣。但覃乃延长之义，于病状何取？当为蕈之省文。”故也将“肠覃”称为“肠蕈”。

肠覃最早出自《黄帝内经·灵枢》之《水胀》篇：“肠覃何如？岐伯曰：寒气客于肠外，与卫气相搏，气不得荣，因有所系，癖而内著，恶气乃起，瘜肉乃生。其始生也，大如鸡卵，稍以益大，至其成如怀子之状，久者离岁，按之则坚，推之则移，月事以时下，此其候也。”《针灸甲乙经·水肤胀鼓胀肠覃石瘕》也有论述，“肠覃者，寒气客于肠外，与卫气相搏，正气不得营，因有所系，瘕而内著，恶气乃起，息肉乃生。其始生也，大如鸡卵，稍以益大。至其成也，如怀子状，久者离岁月，按之则坚，推之则移，月事时下，此其候也”。这些都是较早关于“肠覃”的记载。

早期中医著作多将“肠覃”同“石瘕”并列，归于妇人病，如：明代徐彦纯《玉机微义》中的“肠覃何如？岐伯曰：寒气客于肠外，与胃相搏不得荣，因有所系瘕，癖而内著恶气乃起，瘜肉乃生，其始生者，大如鸡卵，稍以益大，至其成如怀子之状，久者离岁，按之则坚，推之则移，月事以时下，此其候也。夫肠者大肠也，覃者延也”；明代李梴《医学入门·妇人门·癥瘕》中的“肠覃可按血自通，肠覃，乃寒气客于大肠，与胃相搏。大肠为肺传送，肺主气，气得热则行，得冷则凝，凝则清气散，而浊气结而为瘕。覃延日久不已，瘜肉乃生，始如鸡卵，久如怀胎，按之坚，推之移，月事时下，或多或少，气病而血未病也，宜二陈汤加香附以开之，或香粉丸”，都将之归于妇人病，但其有同月经不相关的特点。

明清时期的著作则将其多归于“积聚”门，如：明代孙一奎《赤水玄珠·积聚门·积聚论》论及，“又云：清浊之气结聚肠外，成如怀妊，按之则坚，推之则移，月事以时下，名曰肠覃。感寒气凝结肠外，久为癥瘕疼痛，名肠蕈”；清代何梦瑶《医碥·杂症·积聚》论述，“肠蕈，寒客大肠外，结瘕始如鸡卵，渐益大如怀孕，此气病，血未病，故月水不断。此气分病”。

值得注意的是，虽然肠蕈的描述同大肠癌的病因、病机相似，但其多描述腹大如“怀子之状”，与早中期大肠癌的情况不一致，如古人当时观察到的部分为大肠癌，则应描述患者排便习惯的改变、便血等症状，在各条文中均很少有提及，一方面可能所观察到的疾病为妇科或其他疾病，另一方面可能与晚期大肠癌出现梗阻、腹部突出、肠型形成有关，相关内容可进一步深入探究。

四、脏毒

“脏毒”是肠系的疾病名称，指大便污浊色暗、肛门肿块、疼痛重坠、流脓溃烂等情况，和现代医学中溃疡性结肠炎、大肠癌等有类似之处，大肠癌肿瘤溃破，难以愈合，出血同“脏毒”类似，但“脏毒”涵盖的内容更广。

在文献中常将“脏毒”和“肠风”同论，宋代张杲《医说·肠风痔疾·痔肠风脏毒》中论及：“痔、肠风、脏毒，一体病也。极难得药，亦缘所以致疾不同，虽良药若非对病，固难一概取效。常人酒色饮食不节，脏腑下血是谓风毒。若释子辈患此，多因饱食久坐，体气不舒而得之，乃脾毒也。”“肠风”“脏毒”中“脏毒”同大肠癌的关系更为密切，南宋陈言《三因极一病证方论·辨肠风论》说，“肠风脏毒，自属滞下门。脏毒，即是脏中积毒”，“脏毒”病情更重；元代朱震亨《丹溪心法·肠风脏毒》论及，“肠胃不虚，邪气无从而入。人惟坐卧风湿，醉饱房劳，生冷停寒，酒面积热，以致荣血失道，渗入大肠，此肠风、脏毒之所由作也。挟热下血，清而色鲜，腹中有痛；挟冷下血，浊以色黯，腹中略痛。清则为肠风，浊则为脏毒。有先便而后血者，其来也远；有先血而后便者，其来也近。世俗粪前、粪后之说，非也”，也提示“脏毒”为久毒。清代沈金鳌《杂病源流犀烛·大肠病源流》论及“脏毒”，认为其“专由大肠血热，或平素喜食辛燥煎煿之物，而成病也。生在肛门内大肠尽处，往往溃烂至肛门外”，类似痔疮及大肠癌的描述。

“脏毒”同大肠癌相关的论述主要在中医外科方面的著作中，明代陈实功《外科正宗·卷之三·下部痈毒门·脏毒论》论及“脏毒”发病原因及不同类型“脏毒”的中医内外治疗方法，言其为：“夫脏毒者，醇酒厚味、勤劳辛苦，蕴毒流注肛门结成肿块。其病有内外之别，虚实之殊。发于外者，多实多热，脉数有力，肛门突肿，大便秘结，肚腹不宽，小水不利，甚者肛门肉泛如箍，孔头紧闭，此为外发，属阳易治。宜四顺清凉饮、内消沃雪汤，通利大小二便；痛甚者，珍珠散、人中白散搽之；脓胀痛者针之。发于内者，属阴虚湿热渗入肛门，内脏结肿，刺痛如钟，小便淋沥，大便虚秘，咳嗽生痰，脉数虚细，寒热往来，遇夜尤甚，此为内发，属阴难治。宜四物汤加黄柏、知母、天花粉、甘草，兼以六味地黄丸调治，候内脏脓出则安。又有生平情性暴急，纵食膏粱，或兼补术，蕴毒结于脏腑，火热流注肛门，结而为肿。其患痛连小腹，肛门坠重，二便乖违，或泻或秘，肛门内蚀，串烂经络，污水流通大孔，无奈饮食不餐，作渴之甚，凡犯此未得见其有生。又有虚劳久嗽，痰火结肿肛门如栗者，破必成漏，沥尽气血必亡。此二症乃内伤之故，非药可疗，不可勉治也。”其描述的内容同大肠癌相似。

五、锁肛痔

“锁肛痔”顾名思义，描述肛门狭窄犹如锁住肛门一样，类似于现在直肠癌的表现，被中医形象地称为“锁肛痔”。《外科大成》载，“锁肛痔，肛门内外如竹节锁紧，形如海蜇，里急后重……时流臭水，此无治法”，并论及“锁肛痔”的难治。《外科大成·卷二·分治部上（痈疽）·下部后·痔漏附余》云：“痔有三不医，为番花痔、脏痈痔、锁肛痔也。虽强治之，恐未能全效。”

除“癥瘕”“积聚”“肠蕈”“脏毒”“锁肛痔”外，大肠癌相关的古籍文献记载也散在其他病名中，在此不再一一列举。目前较为公认的大肠癌可归于“肠蕈”范畴，如大肠癌未手术或出现复发转移者可归于“癥病”“积病”

范畴；如直肠癌未手术者可归于“锁肛痔”；大肠癌伴有出血者可归于“脏毒”，以资参考。

第二节　大肠癌的中医病因

所谓病因是指导致疾病发生的原因，探求致病原因是治疗过程中重要的一环。肿瘤积聚的发生是多种因素共同作用所致。

《诸病源候论》认为，“积聚痼结者……重因饮食不节，寒温不调，邪气重沓，牢痼盘结者也”，论述久积不能治愈之人，“重因饮食不节”，还有“寒温不调……”即平素寒暖调摄失常，导致病邪深入体内不散而难以根治。《景岳全书》所述，积聚之病因病机皆由饮食、气血瘀滞或外感邪气等引起，故而“凡饮食、血气、风寒之属，皆能致之”。清代李用粹在《证治汇补·便血》的阐述更为详细，“……皆由七情六淫、饮食不节、起居不时、或坐卧湿地、或醉饱行房、或生冷停寒、或酒面积热，触动脏腑，以致荣血失道，渗入大肠”，认为不注重情绪控制、不注意饮食节制、不重视生活习惯，久卧或坐于湿冷之地，或过于饱食且纵欲无度等，都会造成气血亏虚，无法濡养脏腑，最终便血。

参考积聚形成的病因，大肠癌的产生主要分为内因和外因两大方面。内因包括正气不足、饮食和起居不节、七情所伤；外因包括风、寒、湿等外邪入侵。

一、正气亏虚

正气亏虚是导致疾病发生的根本内因。人体患病与否，同人自身的正气密切相关，脾胃虚弱、气血衰败都是肠癌患者发病的重要条件。《素问·评热病论》曰：“邪之所凑，其气必虚。”因为气虚导致邪侵，进而发病。《医学启源》有云：“壮人无积，虚人则有之。脾胃怯弱，气血两衰，四时有感，皆能成积。”亏虚的人容易“积”，表现在脾胃弱且气血衰败。《医宗必读》有曰:“积之成也，正气不足而后邪气踞之。”邪气替代正气，久而久之形成了病证。《外证医案》有云:“正气虚则成岩。”这里谈及岩，正如前面所述，岩就是癌。正气虚亏，久病成癌。《景岳全书》也对此有所论述:“凡先后天不足之人，多患积聚，盖正气不行而邪滞居之。”自身免疫状态不佳的人，容易得“积聚”类病，主要是因为正气亏损而导致邪气久滞。正如《丹溪心法》所说:“肠胃不虚，邪气无从而入。”由以上诸论可见，大肠癌发病与正气亏虚，因虚导致“积聚”有关。

二、饮食、起居不节

从发病原因上看，大肠癌的发生还跟患者饮食不节、起居不节等有关。

（一）饮食不节

日积月累地过度食用大鱼大肉、饮食冷热不均等会导致宿食难消，也是形成大肠癌的重要病因。《素问·痹论》提及“饮食自倍，肠胃乃伤”，不注意饮食必定伤肠胃。肠胃受伤后，导致脾胃虚弱而引起正气亏虚。《济生方》同样提示道:“过餐五味，鱼腥乳酪，强食生冷果菜，停蓄胃脘遂成宿滞……久则积聚……此皆宿食不消而主病焉。”饮食不节，宿食不化是积聚发病的原因。《景岳全书·痢疾》曰:“饮食之滞，留蓄于中，或结聚成块，或胀满硬痛，不化不行，有所阻隔者，乃为之积。”明确指出饮食不消化，滞留肠胃，容易结块胀痛，久而久之就会催生不治之症。《儒门事亲》也有非常形象的记录:“积之始成也……伤酸苦甘辛咸之味，或停温凉寒热之饮。”其中“积之始成也……伤酸苦甘辛咸之味”，指的是五味食物不当摄取导致积聚，“或停温凉寒热之饮”，指的是饮食冷热不节制会导致积聚。清代程杏轩《医述·杂证汇参·积聚》曰:“其原由于饮食失节，胃衰脾弱，邪正相搏，牢固不动，故名曰癥。”将饮食失节与“癥”产生的逻辑链阐述得非常清楚。

这些情况尤多发生在脾胃虚弱且特别偏爱生冷食物之人身上，时间一长，机体消化跟不上，自然而然就积聚成块了。这就是《卫生宝鉴》所说的“凡人脾胃虚弱，或饮食过常，或生冷过度，不能克化，致成积聚结块”。饮食过于饱胀、食物不洁不净、肆意大吃生冷之物或者是非常油腻、甜腻的精细食物或者味道浓厚的食物都会让脾胃受到损伤，从而导致运化功能不调乃至丧失，时间一长，痰湿和湿热等在体内产生，并且间接作用于大肠，从而诱发大肠癌。

（二）起居不节

《灵枢·百病始生》曰:“起居不节，用力过度，则脉络伤……阴络伤则血内溢，血内溢则后血。肠胃之络伤，则血溢于肠外，肠外有寒，汁沫与血相抟，则并合凝聚不得散而积成矣。”解释了凡是过度劳累、起居不规律、劳逸无度，都会影响全身气机，传导受阻，致使阴阳失衡，易损伤脉络，而致寒邪入侵，凝聚形成病理性积块或肿块。

三、七情所伤

导致大肠癌发生的重要因素还有人的情绪因素，这一点在经典古籍中也常有提及。《素问》中讲到喜怒哀乐都会影响气机，养气可以防百病，反之亦然。诸如此类的表述还有“喜怒不适，……积聚已留”等。《儒门事亲》论述:“积之始成也，或因暴怒喜悲思恐之气。”积聚的触发或因大怒、大喜、大悲，或因过度忧虑、害怕等等，七情放纵不收，导致气机不畅，忧思郁结，久而成瘤。《外科正宗》的记录更加详细，将情绪与身体的影响关联起来:“又有生平性情暴急，纵食高粱，或兼补术，蕴毒结于脏腑，火热流注肛门，结而为肿……肛门内蚀，串烂经络……凡犯此未得见其有生。”性情火爆且急躁之人，不注意控制自己的情绪，辅之不注意饮食，就容易将毒蕴藏在体内，日积月累，最终酿成大病。清代唐宗海也提到，当因为情志不和，就会“结为癥瘕”。《丹溪心法》中“一有怫郁，诸病生焉”之语，讲的是人一旦有了忧郁，就会激发很多病证，提出郁结是人体生病的主要病因。以上记录都充分提示，不良的情绪会激发人体脏腑的阴阳错乱，气血郁结不畅，出现积蓄，久瘀成疾。

四、外邪入侵

外邪在体内的积聚也是大肠癌产生的病因之一。《素问·至真要大论》提到的大多数疾病的发生都是由不同的因素，如暑湿、风寒等侵袭开始的，如“夫百病之生也，皆生于风寒暑湿燥火”，大肠癌的发生同寒邪、风邪、湿邪相关。

（一）寒邪

《灵枢·水胀》中提到“寒气客于肠外，与卫气相搏，气不得容……恶气乃起，瘜肉乃生……”明确指出寒邪之气入侵大肠，在体内形成恶气，日久天长“瘜肉乃生……”这里讲到的寒邪就是外邪的一种。《灵枢·痹论》中更是直接阐述道：“积之始生，得寒乃生，厥乃成积也。”这里提到的寒邪等外邪都是会引起大肠癌的发生。《丹溪手镜》中所述的“因外有寒，血脉凝涩，汁沫与血相搏则气聚而成积矣”，讲的是因为寒邪，导致血气凝涩，从而导致“积聚”发生。《证治准绳·肠覃》篇中定义大肠的作用是，“夫肠者以传导为事……得热则泄，得冷则凝”，大肠主要负责传导和化物的作用，将糟粕排出体内。但是当寒邪入侵大肠后，就会造成卫气不足，无法抵御外邪，久而久之，寒气便滞留于肠道，时间长了便形成了息肉或肿块，即“今寒客于肠，故卫气不荣，有所系止而结瘾在内贴着，其延久不已”。

引申来讲，寒温失节、冷热不调等都是相关的影响因素。这一些在经典文献中都有提及，《诸病源候论·癥瘕病诸候》谓：“癥者，由寒温失节，致脏腑之气虚弱，而食饮不消，聚结在内，渐染生长，块叚盘劳不移动者，是癥也。”《外台秘要·赤白痢方》则认为：“凡痢皆由荣卫不足……冷热之气乘虚而入客于肠间……”

（二）风邪

《素问·风论》提到持续受到风邪，会引起“肠风”；《诸病源候论》载有“积聚”的病证，并认为“积聚者……受于风邪，搏于腑脏之气所为也。”讲的都是风邪入侵导致脏腑内正气不足引发大肠癌的发生与发展。《圣济总录》也讲的是肠胃之中受到风邪侵袭，会造成“肠风下血”，原因是“肠胃有风，气虚挟热”，即风邪导致正气虚损，内热难消，导致血气妄行，邪气滞留在大肠内，最终引发病变，引起大肠癌的类似症状，就是所谓的“便血”等。

（三）湿邪

大肠癌的发生同湿邪的关系最为密切。《灵枢·百病始生》的“清湿则伤下”，《素问·太阴阳明病》的“伤于湿者，下先受之”，均论述了湿邪伤及人体，病位易趋下，伤阴位之脏腑和组织器官。《杂病源流犀烛·毒风论》的“寻常风寒暑湿之气，人受之久，亦郁为毒，故有风毒、寒毒、暑毒、湿毒之名”，指出湿邪日久，郁而成毒，久积不去，是肿瘤产生的原因。《诸病源候论·疮病诸候》云，“夫体虚受风热湿毒之气，则生疮。痒痛肿多汁，壮热，谓之恶疮”，论及湿毒久蕴而成疮。《幼幼集成·伤湿证治》的“内外所感，皆由脾气虚弱，而湿邪乘而袭之”，论述了“脾虚多病湿”，湿邪是疾病产生的病因之一。

以上各家之论都指出，大肠癌的发病因素可以是由外来邪客引起的，如寒邪、风邪、湿邪等。外感实邪入体之后，内聚不化散，邪气受阻且滞留于肠道，久而久之形成肿块。

第三节　大肠癌的中医病机

病机是反映邪气正气丰盈衰败、阴阳平衡与转换乃至经络气血津液等基本变化的规律，包含疾病如何发生发展、如何变化乃至怎样转归的机理。通过学习和研究病机，就能掌握疾病的要害，从而认识疾病的基本特征。大肠癌的发病位置虽然是在肠道内部，但它的发生和发展却是和脾、肾、肝等其他脏腑紧密相连的，是多种因素长期共同作用的结果。

大肠癌的发生，因机体阴阳失调，正气不足，脾胃虚弱，复因感受外邪，忧思抑郁，饮食不节，导致脾胃失和，湿浊内生，郁而化热，湿热下注浸淫肠道，气机阻滞，血运不畅，瘀毒内停，痰、湿、瘀、毒互结，日久形成积块而发病。古代医家因对于大肠癌疾病认识，对其作为恶性肿瘤的特征关注不足，但也基于辨证论治对于大肠癌病机有所认识，当代医家在继承古代先贤理论的基础上，结合临床实践，提出了一些针对大肠癌的病机理论，丰富了中医肿瘤学理论，为临床应用提供了指导。

一、大肠癌发病的“内虚”学说

前面所述大肠癌发病的因素有多种，但为什么最后发病的只是少数，说明除了外在因素的影响，患者的体内环境、免疫功能等都是同大肠癌的发病密切相关的。《灵枢·百病始生》篇云：“风雨寒热，不得虚邪，不能独伤人……此必因虚邪之风，与其身形，两虚相得，乃客其形。”正所谓“正气存内，邪不可干”，这个是大肠癌发病“内虚”学说的基础。

所谓“内虚”，是指由于先天禀赋不足，或后天失养引起脏腑亏虚，或由于外感六淫、内伤七情、饮食不节等因素引起气血功能紊乱，脏腑功能失调。“内虚”是疾病发生的关键，如果正气充实，外在致病因素就无法侵入人体内导致疾病的发生，如果正气虚弱无法祛邪外出，邪气留于体内，则可影响脏腑经络气血津液的正常功能。

大肠癌的发展过程中，虽然和饮食厚味等密切相关，但是患者发病往往是在其劳累、情志变化剧烈的时候，正气亏虚，出现症状，形成疾病。在术后，如正气充沛，则对于患者的复发、转移有抑制的作用，中医药调整人体机能，改善“内虚”上的疗效对于大肠癌的全程化治疗有重要意义，值得进一步探讨。

在“内虚”学说中，脾肾不足与大肠癌的发病密切相关。脾胃为后天之本，气血生化之源，在五脏中，脾对其他四脏起滋养作用。《素问·玉机真脏论》认为，“脾为孤脏，中央土以灌四旁”，《素问·经脉别论》说“饮入于胃，游溢精气，上输于脾，脾气散精，上归于肺”，《素问·刺禁论》谓，“中者，四运之轴，而阴阳之机也”。《素问》之论强调了脾的重要性，这是因为脾胃居于中焦，是各脏腑气机转运的枢纽。金元四大家之一的李东垣是脾胃学派代表，他认为：“至于经论天地之邪气，感则害人五脏六腑，及形气俱虚，乃受虚邪，贼邪不能独伤人，诸病从脾胃而生明矣。”（《脾胃论》）清代沈金鳌《杂病源流犀烛·脾病源流》中提及，“盖脾统四脏，脾有病，必波及之；四脏有病，亦必待养于脾，故脾气充，四脏亦赖熙育；脾气绝，四脏不能自生”。大肠癌的发病是各种病因导致脾胃失调，运化失常而产生。随着疾病的发展，在治疗的过程中，肿瘤毒邪的作用或抗肿瘤治疗（如手术切除、放疗、化疗等）都可以给机体带来损伤，使脾胃受损。脾胃的损伤又导致了消化吸收功能的障碍，生化乏源，水谷精微无法濡养全身，正气更加亏虚。所以在治疗的过程中，应注意顾护好脾胃，常使用健脾益气的方法增加消化腺体的功能，增强肠道吸收功能，改善患者的营养状况，起到扶正的作用。实践证明，在脾胃功能正常的基础上，进行抗肿瘤治疗才能取得更好的效果。

肾气虚弱也是大肠癌发生发展的重要因素和病机。现代医学发现年龄在肿瘤的发病中有意义，年龄越大，恶性肿瘤的发病率越高，中医学中也早有相关论述，明代申斗垣《外科启玄》中指出：“癌发四十岁以上，血亏气衰，厚味过多所生，十全一二。”肾是先天之本，人体生命的源泉，是全身各脏腑组织功能的动力所在。年高后，肾气逐渐虚弱，机体出现老化衰弱，处于“内虚”状态，容易感受“癌毒”而发病，在大肠癌的治疗过程中，若久病累及肾脏，则患者“内虚”更为明显，不利于术后或放化疗后的康复，也容易导致传舍的发生，从西医学角度上说是免疫功能降低或失去免疫监视作用，而出现肿瘤的侵袭转移。

二、大肠癌发病的“癌毒”学说

大肠癌是一种全身性疾病，其病因病机复杂，“癌毒”是肿瘤疾病的一大特点，近年来出现了“癌毒”学说。所谓“癌毒”，是指各种致病因素长期刺激，共同作用，产生的一种特殊的邪毒。“癌毒”是当代中医学界提出的一个新概念，但关于癌毒特性的认识在中医学中早已有之。宋代《仁斋直指方论·发癌方论》中就有“癌者，上高下深，岩穴之状，颗颗累垂，毒根深藏”的描述，其中“癌有毒根深藏”也是癌毒最早的一种提法。张泽生首次提出“癌毒”一词，引起了广泛关注。随着研究的不断深入，癌毒理论不断丰富和完善，在大肠癌诊疗中的指导价值日渐明显。癌毒不仅是导致肿瘤发生的因素，也是促进肿瘤进展的特异性致病因子，癌毒贯穿于癌病发生发展的全过程。从西医生物学角度，癌毒包括癌细胞、癌细胞为主体形成的积块以及致癌有毒因子和分泌物等，现代医学中肿瘤标志物、肿瘤细胞干性检测等可以作为评价癌毒高低的客观指标。“癌毒”有两大明显的致病特点：①具有潜伏性，早期不容易被发现，在外界特定因素触发下，病情进展迅速，诱发痰湿、瘀血、热毒等病理产物出现，耗伤气阴、损伤正气，导致各种复杂证候的出现；②“癌毒”易于扩散，传舍他脏。在大肠癌的治疗过程中，除了辨证论治，应重视“癌毒”的影响，针对这一特定邪毒进行攻伐。大肠癌发病的“癌毒”学说内容，包括癌毒产生、癌毒致病和癌毒传舍。

癌毒的产生：中医认为阴阳不和是疾病产生的基础，正常组织细胞的原癌基因一般处于抑制状态，可认为此抑制状态属于“阴”；一些外界致癌因素可活化原癌基因成为癌基因，此激活状态属于“阳”，这种阴抑阳亢或癌基因过度激活的阳亢状态被认为是癌毒产生的根源。机体代谢紊乱，脏腑经络阴阳平衡失调，导致细胞阴阳失和，阳气不能内顾，促进细胞分化的原动力不足，基因调控失衡、基因突变或癌基因过度激活，最终诱导癌毒产生和细胞癌变，可概括为“细胞阴阳不和、基因调控失衡”。

癌毒的致病：癌毒是在内外邪以及痰、瘀、湿、热等内生病理因素相互搏结蓄积的基础上酿生的。因此，癌毒产生必是先结后毒的特点，诸邪搏结、合酿癌毒是癌毒产生的病机。癌毒产生后，不断耗气伤阴，导致“正虚”；同时，又损伤脏腑，导致气血运行不畅，复生痰、瘀、湿等病邪，这些病邪又不断与癌毒相互胶结，构成痰毒、瘀毒、湿毒等互结的肿瘤复合病机（癌毒病机），逐步形成癌瘤。因此，癌毒本身是兼挟痰瘀的复合性毒邪，其致瘤的核心病机必然涉及“正气亏虚”“痰瘀郁毒”。在肿瘤微环境中，T

细胞耗竭、低营养、缺氧导致正虚微环境；而肿瘤细胞通过降低其抗原性，使T细胞无法有效识别从而发生免疫逃逸，癌毒因之潜藏而成为“伏毒”。肿瘤微环境的基本特征为阐述癌毒致病过程中“正虚毒结、挟痰挟瘀”的核心病理机制提供了更为客观的生物学基础。

癌毒的传舍：癌毒传舍是中医阐述恶性肿瘤侵袭转移的重要理论。传舍是肿瘤发生侵袭转移的连续过程，“传”是指“癌毒”由原发部位向他处扩散，而“舍”是指“癌毒”停留于一处，形成转移瘤。癌毒成瘤后，不断耗伤正气，相应脏腑功能减弱，形成痰瘀等病邪与癌毒相搏结，而癌毒走窜性强，又挟痰瘀袭伤流窜于脏腑血脉经络间，于至虚之处停留生长，日久形成转移瘤。正气具有抑制和约束癌毒的作用，使其不能随意发生扩散，只有癌毒的扩散能力超过了正气的固摄能力时，才会发生癌毒扩散；癌毒其性乖戾嚣张走窜，又易伤正气，降低其抑制和约束癌毒的能力，是肿瘤侵袭转移的关键因素。因此，有学者提出“正虚是癌毒传舍的根本原因，癌毒是癌毒传舍的病机关键”之说。

癌毒传舍离不开经络，正如《灵枢·百病始生》所言：“是故虚邪之中人也……留而不去，则传舍于络脉……传舍于经……传舍于伏冲之脉……传舍于肠胃……或著孙脉，或著络脉，或著输脉，或著于伏冲之脉……”表明经络是癌毒传舍的主要“途径”。经络是沟通人体表里内外及脏腑的网络系统，癌毒可通过孙脉、络脉、经脉等通道播散，进而侵犯脏腑、组织，形成转移。通过经络，癌毒可按照五行生克规律进行传变，而相合脏腑之间更容易发生转移。在癌毒经络传舍的病机认识上，络气虚损导致络网失约是肿瘤转移、逃逸的根本；而癌毒由气及血、由血入络，癌毒损络，络瘀痰凝、癌毒搏结是传舍的必然过程。另外，络虚生风，鼓动癌毒，挟痰挟瘀，扰窜经络，也是癌毒传舍的重要原因。因此，癌毒传舍的核心病机可概括为“络虚失约，毒挟痰瘀”。

癌毒理论是中医药治疗肿瘤理论的一大突破，在临床和实验中被验证。大肠癌的发生发展病机也不脱离癌毒理论，在治疗的全过程中，应重视癌毒，是大肠癌病证变化的关键。

三、大肠癌发病的“阳气不达”学说

大肠癌的发生并不是短期的结果，而是各种邪气长期闭阻络脉，阳气不达的结果。《临证指南医案》提及“初病在经，久病入络”，肿瘤的初起不是在经而是在络，络脉是经脉的分支网络，《灵枢·脉度》称“支而横者为络”，经上正气强，邪正交争，邪毒不容易在局部停留，形成有形之积。络脉气血运行相对较少，正气较弱，痰湿、瘀毒留于局部而闭阻络脉，使正气更加不能外达。

《灵枢·百病始生》中提及“留而不去，传舍于肠胃之外，募原之间，留着于脉，稽留而不去，息而成积”，按“阳气不达”学说，大肠癌的产生过程中，闭阻的络脉没有阳气的到达，也就没有气化过程，局部精血、津液不得气化而凝聚，从而形成肿瘤，故其性质属于阴。

《素问·阴阳应象大论》所谓“阳化气，阴成形”，大肠癌的发生同阳气不足，痰湿瘀血凝滞相关。肿瘤的不断增大，是阴盛进一步加剧的具体表现。络脉闭阻，阳气彻底不能通达，才易形成聚块，大肠癌发生。在大肠癌初期，纯阴无阳，没有邪正之争，大肠癌初期常无临床症状，不容易被察觉，如果此时可以疏通阳气，使阳气复达，则可以预防肿瘤的发生。若患者全身或局部阳气不足，瘤体则容易长大，从而影响经脉，经脉上邪正交争，出现临床症状。在大肠癌的治疗过程中，虽然手术、放化疗等可以解决大体上的肿瘤，但是没有消除大肠癌形成的病因病机，按照“阳气不达”学说，仍会出现复发、转移。

“阳气不达”是大肠癌形成的病机，也是大肠癌复发、转移的基本病机，在临床上治疗大肠癌常用柴胡汤等方剂，也是调达阳气，调整气机升降出入的需要。

四、现代医家对大肠癌病机的认识

以下列举现代医家对于大肠癌病机的认识，可资借鉴，按编者检索纳入顺序。

国医大师周岱翰指出，大肠癌的发病原因与不良的饮食习惯有很大的关系，同时也与体内积存的湿热或寒湿有很大的关系，这些都会引起脾胃功能紊乱，使肠道内毒素滞留，久病不愈。

国医大师孙桂芝认为，大肠癌与内外病因引起的湿热毒聚、结肠等有关，如饮食、情志、外感邪毒、肠病久治不愈等；正气不足，脾肾亏虚，不能促进大肠的传导，邪气内凑，最终导致疾病的发生。

徐力教授在其“三段六辨”学术思想中提出大肠癌的根源在于本虚标实，即肾虚和脾脏功能下降导致内脏功能失调，进而发展为痰湿内盛，引发本虚现象加重，最终导致标实之状。同时也提出六淫七情、饮食不节和过度劳累也是诱病的主要因素。

朴炳奎教授则认为，肝脾肾三脏皆虚，正气日衰，相反邪气日盛，出现、加重、恶化于肠位，是以脾胃气虚、肾气亏虚、肝失濡养为主的病机。

邱佳信教授提出，脾虚在一定程度上也符合肠癌发病的全过程，强调大肠癌发病过程中脾虚必不可少。

郁仁存教授主张“内虚之说”，认为主要是指脾肾不足，而内虚是肠癌发生的根源。脾肾亏虚，气血津液失司，交阻于大肠，久之形成肠癌等病理产物，如痰浊、瘀血等进一步形成。以健脾补肾为主治方法，在治疗上要注意阴阳平衡；以清热解毒为主要手段，也要处理好化痰祛湿问题；但治疗上都要以扶正祛邪为主。

王禹堂教授则认为，大肠癌的主要致病因素为“湿”。长期饮食不当等造成脾虚水湿不化，肝气郁结，进而发展成气机失调、内阻痰湿，肾阳不足会导致机体温煦水液能力减弱，从而发生水湿在体内停留不动。以上的共同作用造成了肠道内湿积痰瘀，从而形成了大肠癌。他主张辨证首先辨寒热，故将大肠癌分为肠癌热证和肠癌寒证，分别以清利肠道湿热和温补脾肾为治法。

潘敏求教授则注重大肠癌与“虚、瘀、毒”之间关系的研究，认为大肠癌可分为脾气亏损且瘀毒内结、气阴不足且内结瘀毒、脾肾虚损且瘀毒内结和气虚损瘀毒聚结四证来论治，提出理气健脾、益气通腑、散结解毒的方法。

李杰则提出五期演变的中医辨证体系，即第一方面是气虚不固，是发病之本，称为“虚”；第二方面是阳虚寒凝，是进展之因，称为“寒”；第三方面是癌毒壅盛，是转折之核，称之为“毒”；第四方面是邪聚毒闭，是渐坏之征，称为“闭”；而第五个方面则是正气衰败，是终末之根，称之为“衰”。这些都比较完整地阐述了大肠癌不同时期的病因病机和演变规律，并强调癌毒是核心且“郁”贯始终。

笔者对2013年以来中国知网查询的278篇文献进一步研究，选取其中北大核心期刊发表的论文共35篇，经深度文本分析后剔除无效论文10篇，最终获得25篇论文。可以发现，学者们对大肠癌基本病机的归纳如表1-1所示，即大致可将大肠癌基本病机分为：脾虚、毒蕴、正气亏虚、阳虚阴结等。

表1-1　2013年以来大肠癌基本病机文献归纳

序号	年份	第一作者	病情阶段	基本病机
1	2023	史　航	术后全阶段	脾虚
2	2023	王菲叶	术后全阶段	阳虚阴结
3	2023	徐琪玥	术后全阶段	脾虚精亏
4	2023	赵正奇	术后全阶段	瘀毒互结
5	2023	吴毅娟	术后全阶段	正气不足，湿热瘀毒
6	2023	魏小曼	全阶段	脾虚毒蕴
7	2022	任明名	全阶段	湿热瘀毒，脾气亏虚
8	2022	许　云	全阶段	阳虚阴聚，结毒成癌
9	2022	闻晓琳	转移	正气亏虚，癌毒流注，湿热瘀毒互结
10	2022	祝利民	术后全阶段	早期多为脾虚； 中晚期多为脾虚精亏、湿瘀互结
11	2021	张钦畅	转移	湿热瘀毒，脾气亏虚

表 1-1 （续表）

序号	年份	第一作者	病情阶段	基本病机
12	2021	李维忠	术后全阶段	早期脾气亏虚，湿痰瘀互结 晚期脾气亏虚，湿痰瘀毒互结
13	2021	魏小曼	癌前病变	脾气亏虚，湿热毒蕴
14	2021	王贺平	术后全阶段	气虚血瘀，湿热蕴结
15	2021	林华城	术后全阶段	物由道生，毒蕴血中
16	2020	魏小曼	术后全阶段	湿热瘀毒，脾气亏虚
17	2020	乔大伟	转移	正虚与标实互结，脾虚
18	2020	陈　蓉	全阶段	脾不健运，湿热蕴毒
19	2018	王俊壹	癌前病变	脾虚不健，湿浊瘀毒阻滞肠道
20	2018	杨　越	转移	痰、瘀、虚、毒（癌毒）
21	2015	陈嘉斌	术后全阶段	脾肾亏虚，兼夹痰、瘀、热、毒
22	2015	吴霜霜	术后全阶段	虚、湿、瘀、毒
23	2015	徐文娟	转移	脾虚
24	2014	李枋霏	术后全阶段	气机升降失常
25	2013	易志勇	术后全阶段	脾虚正气不足

第四节　历代中医治疗大肠癌类病证文献概述

中医经典中虽无大肠癌的说法，但是古代医家通过对患者症状和体征的观察而论治的阐述，其论述内容中有涵盖大肠癌治疗的内容，可为大肠癌的治疗提供思路。

一、先秦至隋唐

先秦时期虽无大肠癌的病名，但《黄帝内经》中有提及便血、积聚之名，并针对积聚的病因多为瘀血、痰浊有形之物形成，提出攻伐为主、兼顾正气的治疗大法。《素问·至真要大论》中提及，“坚者削之”“结者散之”“留者攻之”“衰者补之”的治疗方法。“坚者削之”是指僵硬的病灶应当想办法把它削（消）掉；“结者散之”说的是凝结在一起的病证要想办法化散掉；“留者攻之”则表示残留在体内的邪毒等应该想办法攻破排除；“衰者补之”讲的是对于虚弱的病证需要对机体进行补益治疗。《素问·六元正纪大论》中论及“大积大聚，其可犯也。衰其大半而止”，说明积聚的治疗大法，且强调了顾护正气的重要性。

《金匮要略·五脏风寒积聚病脉证并治》中论及五脏积聚：“病有积、有聚、有槃气，何谓也？师曰：积者，脏病也，终不移；聚者，腑病也，发作有时，辗转痛移，为可治；槃气者，胁下痛，按之则愈，复发为槃气。诸积大法，脉来细而附骨者，乃积也。寸口积在胸中；微出寸口，积在喉中；关上，积在脐；关上，积在心下；微下关，积在少腹；尺中，积在气冲。脉出左，积在左；脉出右，积在右；脉两出，积在中央。各以其部处之。”论及“积”“聚”“槃气”的区别，且列出“积”在不同部位的脉象差别，此处临床还需进一步体察。在治疗方面提出“各以其部处之”。在《金匮要略》中还论述了“近血”“远血”的差别：“下血，先血后便，此近血也，赤小豆当归散主之”“下血，先便后血，此远血也，黄土汤主之。”《金匮要略·血痹虚劳病脉证并治》中记载大黄䗪虫丸，“五劳虚极羸瘦，腹满不能饮食，食伤，忧伤，饮伤，房室伤，饥伤，劳伤，经络荣卫气伤，内有干血，肌肤甲错，两目黯黑，缓中补虚，大黄䗪虫丸主之”，用于治疗腹满不能饮食，虚劳为本，瘀血为标之证。

到了隋唐时代，在治疗积聚方面，主要是从痰、从瘀而论治，并且延续前人虫类药物搜风通络，采用大量通络祛瘀的虫类药物，可以说是采用虫类药物治疗大肠癌的开端。唐代孙思邈在《备急千金要方·坚癥积聚》中说："太一神明陷冰丸治诸疾，破积聚。"其中有蜈蚣、蜥蜴、斑蝥等等虫类药物，搜风通络，同时采用鬼臼、牛黄等祛痰，软坚散结"破积聚"。王焘在《外台秘要方·积聚方》根据"五积"立积聚五方：破积丸治疗"积聚坚癥"；顺逆丸治疗"久寒积聚，气逆不能食"；捶凿丸治疗"腹中积聚，邪气寒热，消谷"；"延年疗腹内积聚，癖气冲心，肋急满，时吐水不能食，兼恶寒方"；白术丸治疗"积聚癖气，不能食"。为后世治疗腹中积聚的遣方用药提供思路和依据。

二、宋金元时期

这个阶段对于疾病的治疗更为细化，对"脏毒""肠蕈"的治疗有所发挥。危亦林认为，"肠覃病，因寒气客于肠外，与卫气相搏，正气不荣，系瘕内著，恶气乃起"，创方乌喙丸治之，乌喙丸包括乌喙、半夏、石膏、牡蒙、苁蓉、桂心、干姜、巴豆等药物，为"蜜丸，绿豆大，每服三五丸，食后酒或饮送下"，开肠蕈专方之先河。危亦林在《世医得效方》中还创制化痰逐瘀的三棱煎丸，"三棱煎丸（京三棱、神曲、萝卜子、麦芽、硇砂、青皮、干漆、杏仁）顺气宽中，消积滞，化痰饮，治中脘气痞，心腹坚胀，胁下紧硬"，方中予神曲、萝卜子、麦芽等化痰消食，京三棱、干漆等破血行气，共奏散结消块之功，这些药物至今仍是我们治疗腹部积聚常用的，丰富了临床用药。严用和在《济生方》中将便血的治疗原则概括为"风则散之，热则清之，寒则温之，虚则补之"。宋代整理方书较多，在《太平惠民和剂局方》《太平圣惠方》中更是收录了大量治疗便血、便秘、腹泻等的方剂，对于我们后世整理用药规律，辨治大肠癌有重要的指导意义。

金元四大家的学术理论，对于大肠癌治疗的意义在于强化了扶正祛邪并重的观点，可从各家相关论述中挖掘。刘完素阐发《内经》之病机十九条，对于"诸呕吐酸，暴注下迫……皆属于热"，认为人体致病"火热"为重，治疗提倡寒凉法，故后世将其归于寒凉派，这为我们采用清热解毒法治疗大肠癌提供了思路和经验。张从正主张汗、吐、下三法治疗疾病，使邪去则正安，其创立木香槟榔丸治疗脏毒下血，浊气在上部者；并提出"积之始成也，或因暴怒喜悲思恐之气”，对于大肠癌的预防有借鉴意义。李东垣在其《脾胃论》中说“治一切泻痢，无问脓血相杂，里急窘痛，日夜无度”，用白术安胃散。方中用茯苓、白术健脾和胃为主，配伍少许收涩药物御米壳（罂粟科），从而达到正气复而邪自消的目的，这是从扶正的角度提出治疗大法，其《内外伤辨惑论》中创立的补中益气汤在大肠癌的临床治疗中有重要的作用。朱丹溪主张滋阴降火，使人体达到阴平阳秘的状态，其认为人体内积块的形成是由于痰，强调扶正祛邪同等重要，在《丹溪心法》中描述“凡人身上中下有块者多是痰也”，主张以二陈汤等消积化痰方为主要治疗手段。

三、明清时期

这个时期西医学对于大肠癌的解剖认识尚未引入，主要还是通过类似症状的条文，来推测大肠癌的治疗，如大便不通、积聚不移、便血等。其治疗多主张祛邪从行气化痰、活血祛瘀入手。薛己在《薛氏医案》中将加味承气汤用于治疗“瘀血内停，胸腹胀痛，或大便不通等”；周文采《医方选要》中用香棱丸治积聚，“香棱丸（木香、丁香、青皮、川楝子、茴香、三棱、枳壳、莪术）治五积，破痰癖，消块，散积聚”，方中运用青皮、川楝子、三棱、莪术等以达破气逐瘀之功；王清任在《医林改错》中提出，“无论何处，皆有气血，气无形不能结块，结块者必有形之血也”，并创制膈下逐瘀汤治疗肚腹血瘀积聚。赵濂也在《医门补要·痞块治分虚实》中创制了行气破血、消食除痞的消坚散，“腹胁内之痞块……可针灸数次，投消坚散缓缓消去”；还有张璐在《张氏医通·蓄血》中说:“脐腹下肿大便黑者，血蓄下焦也，抵当汤……抵当丸……下瘀血汤及代抵当汤……随轻重选用。”这些虽都未直接论及大肠癌，但其丰富的治疗手段，也为肠癌的中医诊治提供了思路和依据。

在祛邪的同时，强调顾护正气的重要性。龚廷贤在《寿世保元·积聚》中提到其用消积保中丸治疗“一切五积六聚，痰积、血积、食积、气积，一切积块，或中、或左、或右、或上、或下，久不愈者”。消积保中丸方用陈皮、半夏、白茯苓、白术、香附、青皮、木香、槟榔、莪术、砂仁、三棱、莱菔子、神曲、麦芽、白芥子、黄连、桃仁、红花、栀子仁、当归、川芎、真阿魏、干漆，体虚人加人参。消积保中丸方中除了活血行气的药物，还采用了白术、当归等药物，补益气血，健运脾胃；明代李梴在《医学入门》中提出："积初属寒，宜辛温消导。久则为热，宜辛寒推荡。壮人无积，虚者有之，先补虚，使气血旺，则积消。"且应注意"衰其大半而止，不可猛攻峻施，以伤元气"，设增损五积丸治疗五脏积，方中在理气活血药物的基础上加用干姜、人参、茯苓等温中健脾顾护正气，且明确提及"诸积勿轻吐下，徒损真气，积亦不去"。这些体现了明清时代医家在治疗腹部积聚时，扶正祛邪的思想理念。

积聚尤其是肿瘤，病程长、病情复杂，在治疗中个体差异大，在明清时期医家的治疗中，就强调了分期论治、攻补兼施，在疾病发展的不同阶段治法不同。这同本书中论及按不同阶段治疗大肠癌的思路理念相同。对于不同阶段分期论治，张介宾在《景岳全书》中明确论及，"治积之要，在知攻补之宜，而攻补之宜，当于孰缓孰急中辨之。凡积聚未久而元气未损者，治不宜缓……若积聚渐久，元气日虚，此而攻之，则积气本远，攻不易及，胃气切近，先受其伤，愈攻愈虚，则不死于积而死于攻矣……故凡治虚邪者，当从缓治，只宜专培脾胃以固其本，或灸或膏，以疏其经，但使主气日强，经气日通，则积痞自消"。并且提出治疗四法："曰攻、曰消、曰散、曰补。"李中梓在《医宗必读·积聚》中提出"屡攻屡补，以平为期"的治疗原则和分期治疗的概念，"初者病邪初起，正气尚强，邪气尚浅，则任受攻；中者受病渐久，邪气较深，正气较弱，任受且攻且补；末者，病魔经久，邪气侵凌，正气消残则任受补"。陈修园在《时方妙用》中提出治疗积聚"当辨其新久虚实而施治""积聚新病，审其可用疏散者，宜用五积散；积聚新病，审其可用消导攻下者，宜用备急丸"。而对于积聚后期久病及虚弱之人，陈氏则提出："不可轻用前药，或先服补药，然后攻之，或攻药去病之半，而即补之，或服攻药三日，服补药一日，神而明之，存乎其人，若愈后，必以补药收功，宜六君子汤。"这些可被视为大肠癌分期论治的雏形，按新病久病，"初""中""末"分期论治。

明清时期，大肠癌治疗方面另一个重要的发展在中医外治方面。随着对于疾病的了解，中医外科方面的治疗手段也有所的进步。清代张振鋆的《厘正按摩要术·积聚》中写到“坚顽之积聚，多在肠胃以外、募原之间，非药力所能猝及”，因而主张采用“薄贴以攻其外，针法以攻其内，艾灸以消散固结”，以助药力之“不逮”，治疗方法包含了中药、敷贴、针灸、艾灸等中医综合治疗。陈实功在《外科正宗·脏毒论》中论及脏毒治疗，“夫脏毒者……宜四顺清凉饮、内消沃雪汤通利大小二便；痛甚者，珍珠散、人中白散搽之”，以膏药局部调敷的方法也用之甚广。祁坤《外科大成》中详细记载了脏毒，按其描述类似大肠癌的表现，中医外科治疗的全过程：初起宜用贵金丸、冲生散、一煎散下之，同时外用金黄散，以清凉膏调敷。若病势已成，攻伐、下利均无效者应用托法，外用神灯照之，同时用磨蟾酥锭涂之，则肿块渐渐腐烂。等到脓成，用猪脊髓调敷珍珠散倍冰片敷于局部。此外还有阿魏膏、琥珀膏、水红花膏、三圣膏、化痞膏等治疗痞积癥瘕的调敷膏药。对于运用针灸法治疗脏毒，陈实功认为“夫脏毒者，醇酒厚味、勤劳辛苦……脓胀痛者针之”，与祁坤“脏毒者……胀痛者针之”治法相同。张介宾在《景岳全书·积聚》中详细记载了针灸的操作方法，认为应先于肿块上施针，如若肿块较大，则在肿块首尾各加一针，针毕，根据不同部位的肿块选择穴位进行艾灸。如积块在上腹，选用上脘、中脘、期门、章门；如积块在下腹，选用天枢、章门、肾俞、气海、关元、中极、水道。施灸时应先上后下，先灸七壮，或十四壮，以后渐次增加。此外，龚廷贤的《万病回春·大便闭》中有灌肠法治疗肠梗阻急腹症的记载：“治大便不通，腹胀，死在须臾；用竹管蘸葱汁深入大便内，以香油一半、温水一半同入猪尿胞内，捻入竹管。将病人倒放，脚向上半时，即顺立通。”这个时间段，我国的外科手术治疗还处于萌芽状态，在祁坤的《外科大成》、叶天士的《种福堂公选良方·麻药》、赵学敏的《串雅内编·截药外治门》等著作中均有关于麻醉方药的论述，但当时的外科治疗发展还是较为局限，以内科、外敷、针灸等治疗为主。

中医对大肠癌的认识随着经验的积累，社会的进步而逐渐发展，但古代对于大肠癌症状的处理、证候的调治，仍值得我们认真学习并加以挖掘。

参考文献

[1] 五十二病方 [M]. 石家庄 : 文物出版社 , 1979.

[2] 黄帝内经素问 [M]. 北京 : 人民卫生出版社 , 2005.

[3] 东轩居士 . 卫济宝书 [M]. 北京 : 人民卫生出版社 , 1956.

[4] 杨士瀛 . 仁斋直指附遗方论 [M]. 台北 : 新文丰出版公司 , 1982.

[5] 张仲景 . 金匮要略 [M]. 北京 : 中医古籍出版社 , 1997.

[6] 巢元方 . 诸病源候论 [M]. 沈阳 : 辽宁科学技术出版社 , 1997.

[7] 华佗 . 中藏经 [M]. 北京 : 学苑出版社 , 2007.

[8] 秦越人 . 难经校注 [M]. 北京 : 人民卫生出版社 , 1991.

[9] 许慎 . 说文解字 [M]. 上海 : 上海古籍出版社 , 2007.

[10] 莫枚士 . 研经言 [M]. 上海 : 上海浦江教育出版社 , 2011.

[11] 皇甫谧 . 针灸甲乙经 [M]. 北京 : 学苑出版社 , 2007.

[12] 徐彦纯 . 玉机微义 [M]. 北京 : 中国医药科技出版社 , 2011.

[13] 李梴 . 医学入门 [M]. 北京 : 人民卫生出版社 , 2023.

[14] 孙一奎 . 赤水玄珠 [M]. 北京 : 中国中医药出版社 , 1996.

[15] 何梦瑶 . 医碥 [M]. 上海 : 上海科学技术出版社 , 1982.

[16] 张杲 . 医说 [M]. 北京 : 中医古籍出版社 , 2012.

[17] 陈言 . 三因极一病证方论 [M]. 北京 : 中国中医药出版社 , 2023.

[18] 朱丹溪 . 丹溪心法 [M]. 北京 : 中国医药科技出版社 , 2018.

[19] 沈金鳌 . 杂病源流犀烛 [M]. 北京 : 人民卫生出版社 , 2023.

[20] 陈实功 . 外科正宗 [M]. 北京 : 人民卫生出版社 , 1973.

[21] 祁坤 . 外科大成 [M]. 上海 : 上海科学技术出版社 , 1958.

[22] 杜美璐 , 韩苏苏 , 张树瑛等 . 癌毒理论研究新进展 [J]. 云南中医药大学学报, 2023, 46(4):100-104.

[23] 王曦妤 , 吴行 , 石齐 , 等 . 从癌毒理论探讨解毒类中药在晚期结直肠癌中的应用概述 [J]. 山东中医杂志 , 2022, 41(2):224-232.

[24] 张继泽，邵荣世，单兆伟．张泽生医案医话集 [M]. 南京：江苏科学技术出版社，1981: 341.
[25] 周仲瑛，程海波，周学平，等．中医药辨治肿瘤若干理念问题的探讨 [J]. 南京中医药大学学报，2014, 30(2): 101-104.
[26] 安国辉，王开成，张士舜．辨识“癌毒” [J]. 中国中医药现代远程教育，2011, 9(5): 173-175.
[27] 李忠，刘丹，刘杰，等．肿瘤中医“耗散病机假说”的建立和固摄法的提出 [J]. 南京中医药大学学报，2006, 22(3): 140-142.
[28] 黄学武，代兴斌．癌毒诊治探讨 [J]. 新中医，2008, 40(11): 6-7.
[29] 章永红，章迅，叶丽红，等．论癌毒及攻癌毒治法 [J]. 南京中医药大学学报，2014, 30(5): 401-403.
[30] 凌昌全．“癌毒”是恶性肿瘤之根本 [J]. 中西医结合学报，2008, 6(2): 111-114.
[31] 凌昌全．中医药在防治肿瘤中的作用和地位 [J]. 中国中西医结合杂志，2007, 27(5): 390-391.
[32] 李要远，郑红刚，花宝金．运用扶正调气法论治肿瘤 [J]. 中医杂志，2022, 63(6): 588-591.
[33] 靖林林，姚学清，符秀琼，等．肿瘤干细胞及其 niche 的中医属性及发生病机 [J]. 南京中医药大学学报，2018, 34(2): 214-216.
[34] 田同德，杨峰．癌毒理论探讨及其治疗对策研究 [J]. 辽宁中医杂志，2011, 38(9): 1795-1796.
[35] 周仲瑛，程海波，周学平，等．中医药辨治肿瘤若干理念问题的探讨 [J]. 南京中医药大学学报，2014, 30(2): 101-104.
[36] 赵鸣芳．恶性肿瘤邪正观 [J]. 湖南中医药导报，1998, 4(5): 3.
[37] 曹鹏，郑国银，阮亦，等．凌昌全教授基于“癌毒”理论治疗恶性肿瘤经验 [J]. 中国中西医结合杂志，2020, 40(6): 756-759.
[38] 吕桂帅，陈磊，王红阳．我国肝癌研究的现状与前景 [J]. 生命科学，2015, 27(3): 237-248.
[39] 顾恪波，何立丽．小议“癌毒” [J]. 光明中医，2010, 25(10): 173-175.
[40] 程海波，周仲瑛，李柳，等．基于癌毒病机理论的中医肿瘤临床辨治体系探讨

[J]. 中医杂志, 2015, 56(23): 1989-1992.
[41] 李琦玮, 于明薇, 王笑民. 癌毒理论研究现状 [J]. 中医杂志, 2015, 56(4): 347-350, 354.
[42] 强世平. 基因中的阴阳 [J]. 医学与哲学, 1998, 19(3): 10-11.
[43] 顾奎兴, 薛开先. 癌症的遗传学表遗传学行为与中医阴阳平衡学说 [J]. 中医药学刊, 2005, 23(11): 37-38.
[44] 孙振, 岳小强, 刘龙. 凌昌全运用解毒方治疗恶性肿瘤验案举隅 [J]. 江苏中医药, 2010, 42(10): 55-57.
[45] 姚曼, 王婉先, 洪靖, 等. 凌昌全教授运用解毒法治疗恶性肿瘤的临床经验 [J]. 湖南中医药大学学报, 2022, 42(1): 99-103.
[46] 王圆圆, 李娜, 张青. 癌毒的阴阳属性浅议 [J]. 中医杂志, 2014, 55(15): 1271-1274.
[47] 程海波. 癌毒病机理论探讨 [J]. 中医杂志, 2014, 55(20): 1711-1714.
[48] 崔雁飞, 刘展华. 恶性肿瘤"阴阳"属性探析 [J]. 江苏中医药, 2013, 45(7): 6-7.
[49] 左金辉, 谢红霞, 廖冬颖, 等. 基于中医"体阴用阳"理论阐述恶性肿瘤辨治 [J]. 天津中医药, 2022, 39(3): 330-334.
[50] 程海波, 沈卫星, 吴勉华, 等. 基于肿瘤微环境的癌毒病机理论研究 [J]. 南京中医药大学学报, 2014, 30(2): 105-107.
[51] Roma-Rodrigues C, Mendes R, Baptista P, et al. Targeting Tumor Microenvironment for Cancer Therapy[J]. International Journal of Molecular Sciences, 2019, 20(4): 840.
[52] Greten F R, Grivennikov F I. Inflammation and Cancer: Triggers, Mechanisms, and Consequences[J]. Immunity, 2019, 51(1): 27-41.
[53] 孙睿博, 张清源, 王浩, 等. 肿瘤正虚微环境的 T 细胞调节机制探讨 [J]. 北京中医药大学学报, 2022, 45(7): 694-698.
[54] 王熙, 张莹雯. 中医药干预肿瘤微环境的研究进展与思考 [J]. 环球中医药, 2022, 15(2): 357-362.
[55] 钟佳, 刘华, 王理槐, 等. "癌毒传舍"新认识及其在肺癌复发转移防治中的

应用 [J]. 亚太传统医药, 2022, 18(3): 104-107.

[56] 霍达, 任明, 宋春燕. 癌毒理论研究及其对癌肿辨证施治的指导 [J]. 中国中医药现代远程教育, 2018, 16(18): 66-69.

[57] 张兆洲, 李琦. 癌毒传舍的中医病机初探 [J]. 中华中医药杂志, 2018, 33(11): 4839-4843.

[58] 蒋义芳, 严然, 祝捷, 等. 癌毒分段论 [J]. 四川中医, 2018, 36(6): 53-55.

[59] 王英, 刘晓莹, 张伟. 固摄培本法治疗肺癌转移 [J]. 中医学报, 2018, 33(6): 938-941.

[60] 魏小曼, 程海波. 基于癌毒病机理论的大肠癌治则治法 [J]. 中华中医药杂志, 2020, 35(12): 6182-6184.

[61] 查鸯岚, 程海波. 程海波运用癌毒病机理论辨治肿瘤转移经验 [J]. 浙江中医药大学学报, 2017, 41(5): 381-384

[62] 朱广辉, 李杰. 基于中医经络及藏象学说认识食管癌转移 [J]. 辽宁中医药大学学报, 2020, 22(12): 100-103.

[63] 叶乃菁, 刘宣, 李琦. 癌毒转移的中医理论探讨 [J]. 中医杂志, 2014, 55(3): 185-188.

[64] 洪靖, 赵河通, 余宋, 等. 癌毒理论研究的现状与展望 [J]. 南京中医药大学学报, 2021, 37(3): 477-480.

[65] 谢美雯, 陈晟, 李潇, 等. 基于经络学说辨治胃癌 [J]. 北京中医药大学学报, 2022, 45(1): 92-96.

[66] 闻晓琳, 程海波. 癌毒病机理论辨治大肠癌转移探讨 [J]. 中华中医药杂志, 2021, 36(11): 6497-6499.

[67] 朱光海, 王英, 李元浩, 等. 从“机体受邪 - 气机失调 - 浊毒阻络 - 络网失约”浅析肿瘤病机之中医动态演变过程 [J]. 中华中医药杂志, 2020, 35(8): 4097-4100.

[68] 李奕, 庞博, 花宝金, 等. 基于络病理论探讨恶性肿瘤的病机 [J]. 中医杂志, 2022, 63(15): 1427-1430.

[69] 王琦苑, 秦丹梅, 李金彩, 等. 从“内风”探讨中医对恶性肿瘤转移的认识 [J]. 中西医结合研究, 2016, 8(5): 273-274.

[70] 何伟 . 从“风毒入络”论中晚期肺癌远端转移病机 [J]. 北京中医药大学学报，2018, 41(7): 542-546.
[71] 胡凤山，张青 . 基于“治未病”理论的“肿瘤内虚学说”[J]. 中医杂志，2011, 52(19): 1630-1632, 1664.
[72] 王俊壹，程海波 . 清热解毒法与以毒攻毒法在肿瘤治疗中的应用 [J]. 中华中医药杂志，2018, 33(8): 3417-3419.
[73] 何立丽，孙桂芝 . 孙桂芝关于恶性肿瘤病因病机“二本”学说 [J]. 中国中医药信息杂志，2010, 17(1): 88-89.
[74] 王笑民，张青 . 基于“癌毒”的肿瘤发生发展规律探讨 [J]. 中华中医药杂志，2011, 26(7): 1533-1536.
[75] 唐武军，郁仁存 . 中医平衡观在老年肿瘤防治中的指导意义 [J]. 北京中医药，2013, 32(5): 361-364.
[76] 郑广达，汤怡婷，陈玉鹏，等 . 花宝金教授基于调气解毒法论治癌性疼痛 [J]. 世界中医药，2022, 17(11): 1511-1514.
[77] 王曦好，吴行，石齐，等 . 从癌毒理论探讨解毒类中药在晚期结直肠癌中的应用概述 [J]. 山东中医杂志，2022, 41(2): 224-232.
[78] 吴行，王曦好，石齐，等 . 基于数据挖掘防治结直肠癌术后复发转移用药规律的研究 [J]. 四川中医，2022, 40(1): 208-212.
[79] 郑文利，李慧杰，裴可，等 . 基于癌毒理论探讨攻毒类中药在恶性肿瘤治疗中的应用 [J]. 中医药信息，2019, 36(4): 98-102.
[80] 周晴晴，李慧杰，李秀荣 . 基于癌毒理论探讨攻毒治法抗肿瘤血管生成 [J]. 陕西中医，2020, 41(8): 1134-1139.
[81] 李慧杰，齐元富，李秀荣 . 基于癌毒理论探讨攻毒治法抗肿瘤转移 [J]. 中医药信息，2018, 35(4): 81-83.1138.
[82] 杨辉舟，董立平 . 毒邪论—癌毒纵横 [J]. 光明中医，2012, 27(10): 1949-1950.
[83] 田建辉，刘海涛，刘嘉湘 . 畅达“邪毒”出路提高肿瘤疗效 [J]. 中医杂志，2018, 59(3): 211-214.
[84] 陈惠，龚婕宁，渠景连 . 以中医络病理论试论恶性肿瘤发病及其转移的病机证治 [J]. 广州中医药大学学报，2014, (6): 1012-1015

[85] 廖勉勉，王志宇，张奉学，等．基于肿瘤干细胞探讨中医癌毒病机学说 [J]. 世界中医药，2021, 16(20): 3058-3062.

[86] 邬晓东，管艳．周岱翰治疗大肠癌的中医临证思路 [J]. 广州中医药大学学报，2015, 32(2): 366-8.

[87] 何立丽，孙桂芝．孙桂芝教授治疗大肠癌经验 [J]. 辽宁中医药大学学报，2009, 11(4): 97-9.

[88] 徐泽昌．徐力教授运用“三段六辨”学术思想治疗大肠癌经验总结 [J]. 南京中医药大学，2018.

[89] 乔红丽，侯炜，郑红刚，等．朴炳奎教授辨治大肠癌经验探析 [J]. 中医学报，2014, 29(2): 168-170.

[90] 杨金坤，郑坚．有瘤体必虚 有虚首健脾——邱佳信治疗消化道恶性肿瘤的学术经验 [J]. 上海中医药杂志，1995, (2): 8-10.

[91] 张玉，张青，胡凤山．郁仁存治疗肠癌经验探析 [J]. 中国中医药信息杂志，2019, 26(3): 122-124.

[92] 王建美，章永红．章永红教授治疗肠癌经验探要 [J]. 陕西中医，2016, 37(1): 95-96.

[93] 侯风刚，岑怡，贯剑，等．肠癌患者中医基本证候的临床调查分析 [J]. 上海中医药大学学报，2009, 23(5): 34-36.

[94] 许金．王禹堂分寒热论治肠癌临床经验 [J]. 北京中医药，2018, 37(12): 1152-1154.

[95] 董丹丹，潘博．潘敏求治疗大肠癌经验 [J]. 临床医药文献电子杂志，2019, 6(17): 76.

[96] 韦堂军，赵智强．周仲瑛运用抗癌解毒法治疗肠癌经验 [J]. 中医杂志，2015, 56(2): 99-101.

[97] 端木媛媛，王瑞平．王瑞平教授运用精简复方治疗大肠癌经验 [J]. 四川中医，2018, 36(2): 20-22.

[98] 李杰．五期演变——中医药防治恶性肿瘤理论体系构建及创新 [J]. 北京中医药大学学报，2022, 45(3): 223-230.

[99] 史航，邓皖利，刘慧，等．健脾法治疗大肠癌的中医研究进展 [J]. 现代肿瘤医

学, 2023, 31(20): 3874-3879.
[100] 王菲叶, 宋卓, 许云, 等. 基于阳虚阴结辨治结直肠癌 [J]. 中华中医药杂志, 2023, 38(8): 3679-3682.
[101] 徐琪玥, 徐振晔, 顾贤. 基于徐振晔教授“脾虚精亏”理论治疗肠癌术后腹泻临床诊治思维 [J]. 世界科学技术 - 中医药现代化, 2023, 25(4): 1211-1216.
[102] 赵正奇, 梁玮钰, 杨楚琪, 等. 从“瘀毒互结”探讨结直肠癌的病机特点和治疗 [J]. 北京中医药大学学报, 2023, 46(6): 869-873.
[103] 吴毅娟, 孙兴红, 郭海霞, 等. 基于免疫反应 - 肠道微生物轴探究大肠癌湿热蕴结病机的生物学内涵 [J]. 中国实验方剂学杂志, 2024: 1-10.
[104] 魏小曼, 耿雪尘, 李柳, 等. 基于癌毒病机理论的结直肠癌全程防治体系构建 [J]. 中华中医药杂志, 2023, 38(2): 572-575.
[105] 任明名, 顾立梅, 杨文娟, 等. 国医大师周仲瑛从湿热瘀毒、脾气亏虚论治结直肠癌经验 [J]. 中华中医药杂志, 2022, 37(08): 4488-4492.
[106] 许云, 宋卓, 王菲叶, 等. 肿瘤病机法于阴阳的动态辨析 [J]. 中医杂志, 2022, 63(5): 420-429.
[107] 闻晓琳, 程海波. 癌毒病机理论辨治大肠癌转移探讨 [J]. 中华中医药杂志, 2021, 36(11): 6497-6499.
[108] 祝利民, 史海霞, 徐振晔. 徐振晔教授中医药辨证论治大肠癌的临床数据挖掘 [J]. 世界科学技术 - 中医药现代化, 2021, 23(6): 1773-1783.
[109] 张钦畅, 程海波. 基于转移前微环境探讨结直肠癌核心病机生物学基础 [J]. 中华中医药杂志, 2021, 36(8): 4519-4522.
[110] 李维忠, 程海波. 基于癌毒病机理论的结直肠腺瘤分期辨治 [J]. 中华中医药杂志, 2021, 36(6): 3373-3376.
[111] 魏小曼, 李柳, 程海波. 结直肠癌前病变中医病机探讨 [J]. 南京中医药大学学报, 2021, 37(3): 348-351.
[112] 王贺平, 许博文, 李杰. 基于数据挖掘探讨李杰辨治大肠癌的临床研究 [J]. 中国中医基础医学杂志, 2021, 27(4): 623-630.
[113] 林华城, 马华根, 汪美君, 等. 顺自然致中和——水象思维视野下中医对结直

肠癌化疗致周围神经毒性的思考 [J]. 时珍国医国药, 2021, 32(2): 397-399.

[114] 魏小曼, 程海波 . 基于癌毒病机理论的大肠癌治则治法 [J]. 中华中医药杂志, 2020, 35(12): 6182-6184.

[115] 乔大伟, 李玉芳, 张蕾, 等 . 128 例结直肠癌肝转移患者中医证及相关因素研究 [J]. 时珍国医国药, 2020, 31(1): 127-130.

[116] 陈蓉, 李少华, 龚丽燕, 等 . 李伯藩治疗大肠癌经验 [J]. 中医杂志, 2020, 61(7): 578-580.

[117] 王俊壹, 程海波, 周仲瑛 . 结直肠癌前病变的中医理论探析 [J]. 中医杂志, 2018, 59(21): 1819-1823.

[118] 杨越, 刘宁宁, 张程程等 . 大肠癌转移的中医病机探讨 [J]. 中华中医药学刊, 2018, 36(9): 2214-2216.

[119] 陈嘉斌, 柴可群, 陈淼, 等 . 柴可群辨治结、直肠癌的学术思想及临诊经验探析 [J]. 中华中医药杂志, 2015, 30(11): 3956-3959.

[120] 吴霜霜, 戚益铭, 阮善明, 等 . 结直肠癌中医证候及临证用药规律的研究进展 [J]. 中华中医药学刊, 2015, 33(8): 1857-1860.

[121] 徐文娟, 孙学刚 . 论脾虚是结直肠癌能量代谢障碍与上皮间质转化的关键病机 [J]. 中国中医基础医学杂志, 2015, 21(5): 500-502.

[122] 李枋霏, 何莉莎, 贾程辉, 等 . 基于气机升降理论治疗肠癌术后肠道功能紊乱 [J]. 中医杂志, 2014, 55(16): 1423-1426.

[123] 易志勇, 范钦, 孙学刚 . MDSC 在结直肠癌微环境脾虚本质形成中的作用探析 [J]. 中国中医基础医学杂志, 2013, 19(2): 204-219.

[124] 郭飘婷, 王松坡 . 历代中医论治大肠癌 [J]. 吉林中医药, 2016, 36(3): 223-227.

[125] 李孜睿, 柳越冬 . 明清时期中医药防治大肠癌发展特点 [J]. 内蒙古中医药, 2017, 36(5): 140-141.

[126] 肖小珠 . 明代以前大肠癌防治的主要学术思想及发展脉络研究 [D]. 长沙: 湖南中医药大学, 2007.

[127] 李文华 . 大肠癌防治方药的中医文献研究 [D]. 济南: 山东中医药大学, 2003.

[128] 柴可群．中国古代肿瘤名论名方名案 [M]. 北京：人民卫生出版社，2020.
[129] 黄帝内经素问 [M]. 哈尔滨：哈尔滨科学技术出版社，2012.
[130] 张仲景．金匮要略 [M]. 北京：中国医药科技出版社，2013.
[131] 孙思邈．备急千金要方 [M]. 太原：山西科学技术出版社，2010.
[132] 王焘．外台秘要 [M]. 北京：华夏出版社，1993.
[133] 危亦林．世医得效方 [M]. 上海：第二军医大学出版社，2006.
[134] 严用和．济生方 [M]. 北京：人民卫生出版社，1982.
[135] 太平惠民和剂局方 [M]. 北京：人民卫生出版社，2007.
[136] 刘元素．医学启源 [M]. 北京：中国中医药出版社，2007.
[137] 张从正．儒门事亲集要 [M]. 沈阳：辽宁科学技术出版社，2007.
[138] 李杲．脾胃论 [M]. 沈阳：辽宁科学技术出版社，1997.
[139] 刘河间，张子和，李东垣，等．金元四大医家医学全书 [M]. 太原：山西科学技术出版社，2012.
[140] 薛己．薛氏医案 [M]. 北京：中国中医药出版社，1997.
[141] 周文采．医方选要 [M]. 北京：中国中医药出版社，1993.
[142] 王清任．医林改错 [M]. 上海：上海科学技术出版社，1966.
[143] 张璐．张氏医通 [M]. 太原：山西科学技术出版社，2010.
[144] 龚延贤．寿世保元 [M]. 太原：山西科学技术出版社，2006.
[145] 李梴．医学入门 [M]. 南昌：江西科学技术出版社，1988.
[146] 叶天士．临证指南医案 [M]. 上海：第二军医大学出版社，2006.
[147] 张介宾．景岳全书 [M]. 上海：第二军医大学出版社，2006.
[148] 李中梓．医宗必读 [M]. 上海：上海科学技术出版社，1959.
[149] 陈修园．时方妙用 [M]. 福州：福建科学技术出版社，2007.
[150] 张振鋆．厘正按摩要术 [M]. 北京：中国中医药出版社，1995.
[151] 陈实功．外科正宗 [M]. 北京：中医古籍出版社，1999.
[152] 祁坤．外科大成 [M]. 上海：上海卫生出版社，1957.
[153] 华岫云．种福堂公选良方 [M]. 北京：中国医药科技出版社，2019.
[154] 赵学敏．串雅内编 [M]. 北京：人民卫生出版社，1956.

第二章　大肠癌辨证方式

辨证治疗大肠癌时，既可以运用表、里、寒、热、虚、实、阴、阳八纲对患者的病位内外、病势浅深、虚实属性，以及致病因素与人体抗病能力的强弱对比状态等进行分析辨别；也可从三焦辨证出发，结合六经辨证，一纵一横，经纬交织，细辨寒热虚实，进行有效的调理，加快患者恢复速度；还可结合现代医学治疗手段，可从患者大肠癌的分期特点及其在手术、放疗、化疗阶段证型变化规律论治。

运用不同的辨证方法对同一疾病进行思考，可加深对于病证的认识，拓宽治疗的思路。

第一节　八纲辨证论治大肠癌

八纲，即表、里、寒、热、虚、实、阴、阳，是中医临床辨证论治的基础理论，对于我们分析认识和治疗疾病有指导意义。大肠癌的临床证候表现是极其复杂的，我们需要通过四诊，获取患者信息，再运用辨证论治的方法进行分析，八纲辨证是较为简易的辨证论治方法，临床应用广泛。

一、阴阳

阴阳是八纲中的总纲，也是辨证的大纲。只有掌握了阴阳，才能推及表里、虚实和寒热。《素问·阴阳应象大论》云："善诊者，察色按脉，先别阴阳。"

阴证：精神委顿，语声低微，面色晦暗，目光无神，动作迟缓，身冷畏寒，近衣喜温，口不渴，尿清白，大便溏，苔白滑，舌质淡，脉沉细无力。

阳证：精神兴奋，发热口渴，语声粗壮，面赤气粗，身热喜凉，便秘尿黄，甚则烦躁谵语，苔黄燥，舌质红，脉浮、滑、数而有力。

大肠癌患者病程长，病情复杂，各个阶段的阴阳需细察辨识，就大体而论，大肠癌患者多属于阴证，肿瘤和治疗耗伤，患者正气不足，活动无力，但部分患者膏粱厚味，湿热壅结可归于阳证。

二、表里

表，指肌肤体表；里，指脏腑，它能区别疾病所在部位和病情深浅。表证，一般指感受外邪，病变较浅易于治疗的疾病；里证指邪毒深入脏腑，难以治疗的疾病。大肠癌患者一般起病缓慢，就病而言属于里证，但当患者感受外邪时候，可兼有表证。

三、寒热

寒热之象，用以辨别疾病的性质。大肠癌患者寒证、热证在不同阶段均可见，且存在一种上热下寒的常见状态，首先我们先明确寒热的辨证：

寒证：可由寒邪引起，或阳气不足而产生机能减退，阴气偏盛的症状。常症见恶寒，手足冷，面色苍白，口不渴，喜热饮，小便清长，大便稀薄，舌苔白，脉迟。

热证：多由热邪引起，或因其他病理变化（如湿郁化热、气郁化火、五志化火等）引起，产生机能亢奋，阳气过盛的症状。常症见发热，恶热，面赤烦躁，口渴喜冷饮，小便短赤，大便黄黏胶臭，肛门灼热或便秘，舌质红，苔黄，脉数。

大肠癌患者，邪毒壅滞，湿热旺盛者，多表现为热证；体质虚弱，寒湿凝聚者，表现为寒证。此外，有个特殊的常见情况上热下寒之证。

上热下寒：顾名思义指的是上部表现为热性，如头胸汗出，面红，咽喉疼痛，咳嗽咯痰，而下部出现寒性症状，如泄泻、肢冷、脉沉迟、小便清长等。其不仅存在于大肠癌，也存在于很多老年患者中，其主要是由于中焦气机不通，脾胃虚弱，肾虚火旺。患者久病或年老，肾气不固，无法抑制体内相火的上炎，出现上部的热状，而加之脾胃虚弱，脾胃是中焦枢纽，无法升清降浊，顺利调达中焦气机的运行，上炎的或无法下行，打破人体的平衡，而出现上热下寒之证。《灵枢·刺节真邪》篇曰:“上热下寒，视其虚脉而陷之于经络者取之，气下乃止，此所谓引而下之者也。”此为上热下寒的病机和治则，可资参考。

四、虚实

辨虚实，是辨清病邪的强弱和人体抗病能力的盛衰。在大肠癌的治疗中，明辨虚实也是大肠癌治疗的关键，根据邪实和正虚的情况，使用攻邪和扶正的药物。若患者体质较强，癌毒猖獗，可采用较强的攻伐之药，包括放化疗手段；若患者体质虚弱，无法耐受攻伐，可以扶正补虚为主，伺机再抗癌毒。

虚证：指正气不足。症见生理机能减退，久病损耗过多，少气懒言，食少自汗，乏力消瘦，精神萎靡不振，气短心悸，目视不正，手足冰冷，二便失禁，舌光无苔，舌质胖嫩色淡，脉细弱无力或疮口久不愈合。虚证又可分阴虚、阳虚、气虚、血虚。

实证：指病邪过盛。症见声高气粗，胸腹胀满拒按，大便干结，小便不利，高热，烦躁谵语，肢节疼痛，口苦咽干，舌苔厚，脉实有力。

第二节 三焦辨证论治大肠癌

“三焦”最初见于《黄帝内经》，包含两层：一为腑的含义，一为人体部位的划分方式。《素问·金匮真言论》中的“胆、胃、大肠、小肠、膀胱、三焦六腑皆为阳”，就是“三焦”腑的含义。《类经·脏象类》有“三焦者，确有一腑，盖脏腑之外，躯壳之内”，为独立脏器，这是狭义“三焦”的定义。部位“三焦”按照人体进行划分，分上、中、下三焦，《灵枢·营卫生会》中“上焦如雾，中焦如沤，下焦如渎”；《难经·六十六难》的“三焦者，为元气之别使”；《难经·三十一难》的“三焦者，水谷之道路，气之所终始也”。均说明三焦的功能与调节气机升降出入、运化水谷精微、使诸气运行于全身、促进气血运行密切相关。

在大肠癌的治疗中，虽从狭义上来说大肠同三焦皆归于腑，但是在广义的三焦而言，大肠癌的辨证同三焦密切相关。从中医病位上而言，大肠癌发生开始于下焦，多由于下焦湿热、下焦虚热、下焦虚寒而引起，但与上焦宣发，中焦升降密切相关；大肠癌发生转移多见于肝、肺，出现中焦、上焦的证候表现，在治疗上可从三焦辨证的角度，对于大肠癌患者的病位进行判断，而不仅仅是定位在大肠，尤其是已经手术切除，原发部位没有肿瘤的患者。

另一方面，采用三焦辨证对于三焦通利进行分析，包括对气机通利、水液通利、食物通利与否的判断。大肠癌患者尤其是晚期患者三焦运化的通利与其预后密切相关，采用三焦辨证可以有利于从调达角度进行选方用药，有现实的临床指导意义。

一、三焦病位辨证

（一）病在下焦

大肠癌病位初期多在下焦，患者素体强健者，以下焦湿热为主；素体亏虚以下焦虚热为主；及至疾病后期或终末期，患者下元虚亏，肝肾不足以下焦虚寒为主，可依此辨证。

1. 下焦湿热

多见于大肠癌初期，患者平时体质强健，以下焦实邪为主，可伴有中焦脾虚湿滞，但患者症状以便血、里急后重、腹部疼痛，舌质红、苔黄腻，脉弦滑为主症。湿热之邪直中下焦，结于大肠。

2. 下焦虚热

患者病至中晚期，或者平素体虚，手术、放化疗后，正气不足，邪毒久滞，精血亏耗，阴不足而阳有余，“阴火”居于下焦，而出现五心烦热、口干、腹部隐痛、大便干结难下，舌红苔薄少津，脉弦细等表现。此虽有热象，但不能一味清热，要“存阴为先”，阴存则阳生。

3. 下焦虚寒

终末期或老年体虚者，无热象，临床见消瘦、恶液质、手足厥冷、大便下利、呕吐、纳差，脉沉细无力的表现，可归于下焦虚寒。这属于大肠癌晚期证候，治疗要及时，扶正固本，以求病情转机。

（二）病在中焦

中焦主要同脾胃和肝相关。大肠属于消化系统的脏器，同脾胃密切相关，且作为食物传导之官，脾胃是升降之枢纽，升指水液精微输布全身的开始，降是糟粕的下行。三焦辨证病在中焦，大肠癌中又分中焦失运和中焦湿热。

1. 中焦失运

《素问·五脏别论》云:“胃者，水谷之海，六腑之大源也。五味入口，藏于胃，以养五脏气。”胃主“纳”，脾主“化”，是后天之本。在大肠癌的治疗各阶段中都可能出现中焦失运的情况，或伴见下焦病证，表现为胃纳减少，时觉腹部饱胀感，偶有恶心、嗳气，舌质淡红、苔薄白，脉沉细。

2. 中焦湿热

可见于大肠癌饮食滋腻的患者及肠癌肝转移的患者，湿热蕴结中焦，客于肝脏，而见右上腹胀满疼痛、食纳减少、腹部膨隆、舌质红、苔白腻或黄腻、脉弦滑数的表现。

（三）病在上焦

上焦脏器主要为心、肺，大肠癌影响的主要是肺，如出现肺部转移病灶，部分可出现全肺散在转移病灶，危及患者生命。此时患者常出现相应的症状，如咳嗽咯痰，胸闷气急，甚至出现胸腔积液，舌质淡红，苔白腻，脉细。

二、三焦通利辨证

采用三焦辨证除对于其病位在上焦、中焦、下焦进行辨证外，还应对三焦的通利情况进行辨识，分气机通利辨证、水液通利辨证、食物通利辨证，并根据患者情况采用通利气机、水液、食物的药物。

（一）气机通利辨

《中藏经》云:“三焦者，人体三元之气也。号曰中清之腑，总领五脏六腑，荣卫经络，内外左右上下之气，三焦通，则内外左右上下皆通也。”三焦气机不利症见胸闷、腹胀、胁肋不适，嗳气频多，矢气频频等，脉涩。

（二）水道通利辨

三焦是水道通行的场所，大肠癌患者后期容易出现腹水等并发症，水道通调不利，停聚于腹部而出现，症见腹部膨隆，腹胀，小便量减少或增多，夜尿频多，舌质淡红，舌体润，舌苔腻，脉沉滑。

（三）食物通利辨

大肠是运化糟粕的通道，位于三焦之中，食物通利不畅，症见大便量少或梗阻，腹部胀满，偶有恶心、呕吐。

三焦辨证是一种中医辨证方法，是帮助认识疾病的工具，这里列举的是大肠癌相关的三焦辨证方法，同八纲辨证、六经辨证、分期辨证结合，可有助于强化对于患者疾病情况的认识。

第三节　六经辨证论治大肠癌

六经辨证是论述疾病从外而内传变的过程，也是中医学常用的辨证方法。虽然大肠癌是现代疾病名称，但当代医家也试图从六经辨证角度来分析认识大肠癌进行辨证论治。如吴雄志教授在《肿瘤六经辨证法》一书中就提及，“恶性肿瘤几乎没有只在一条经的，这是肿瘤的复杂性。肿瘤的核心病机在一条经，但是可以影响两条经、三条经甚至四条经”。屈海涛等基于六经、八纲辨证论治结直肠癌，如肠癌术后怕冷乏力，大便不规律，下利，少腹不温，手足厥冷，口苦口干，心烦眠差，纳差，舌红苔花剥，脉沉细，根据《伤寒论》326 条，“厥阴之为病，消渴，气上撞心，心中疼热，饥而不欲食，食则吐蛔，下之利不止”，辨为厥阴证；直肠癌术后局部癌肿复发，肝脏转移，腹部大量腹水，症见神志尚清，嗜睡，疲倦乏力，语声低微，肢凉，腹胀痛，纳差，大便偏稀烂，小便量少，舌淡，苔白厚腻，脉细弱，依《伤寒论》“少阴之为病，脉微细，但欲寐”，辨为少阴病，方用真武汤温阳利水。郑祎认为医者如果能熟悉“经脉学说”和《伤寒论》，立足“六经辨证”来分析问题，可以为临床开拓一个新的审视问题的角度，其从大肠癌的几个常见症状，通过六经辨证分析，试图揭示其六经传变规律，认为乏力、消瘦症状同少阴、厥阴相关；腹胀满、腹痛、大便干或腹泻、食欲差同阳明腑证、太阴证、少阴证、厥阴证相关。

本章节内容，结合大肠癌的临床症状从六经角度辨证，梳理大肠癌六经传变的规律。

一、太阳经证

辨证要点：大肠癌以阳明经证表现为多见，太阳经证表现不多，多见于阳明或少阴合并太阳经证，患者大肠癌兼有外感而见恶寒发热，头痛，身体疼痛，无汗或少汗，脉浮数。

二、阳明经证

从脏腑经络而言，大肠归于阳明经，属于疾病本经。阳明经又分为阳明腑实证和阳明腑虚证。在大肠癌的六经辨证中，若辨为阳明经证，要分清虚实，以通利为要。

（一）阳明腑实证

辨证要点：潮热谵语，手足腋下濈然汗出，腹满，腹痛，大便硬。

阳明腑实证又有太阳阳明、少阳阳明、正阳阳明之分。太阳阳明，即脾约，太阳病不解，太阳标热合阳明燥热，以致脾之津液被灼而穷约。正阳阳明，即胃家实，燥为阳明之本气，燥气太过，无中见湿土之化而实；少阳阳明，即少阳病误发汗所致。阳明腑实证以清热通利为主。

（二）阳明腑虚证

辨证要点：不能食，胃中虚寒，食难用饱，腹满，大便硬。

一般说阳明无虚证，但在大肠癌的辨证中，阳明亦有虚证。患者正虚之腹满、呕、不能食，《伤寒论》云："阳明病，不能食，胃中虚冷，攻其热必哕。"又云："脉迟，食难用饱，饱则微烦，头眩，必小便难。此欲作谷瘅。虽下之，腹满如故。"即指阳明经脉之虚。治疗以补虚为主，才能增强运化，通利阳明。由此可见，阳明虽以胃家实为提纲，但也有虚证。

三、少阳经证

辨证要点:“少阳之为病，口苦，咽干，目眩也”。“口苦”“咽干”“目眩”是少阳经辨证的重点，此外往来寒热、两胁胀满不适等也可为参考。

在现代对于大肠癌的研究中，少阳经同大肠癌的发生、发展的关系日益引起临床及研究者的重视。从生理上讲，少阳为枢,《素问·阴阳离合论》谓“太阳为开，阳明为阖，少阳为枢”，少阳沟通人体表里内外，影响气机升降出入，如果少阳不利，会导致痰浊瘀血内生，气机升降失调，情志不畅等情况的发生。

对于大肠癌的治疗，在确诊肠癌的基础上，预防大肠癌的复发转移尤其重要，少阳失调，导致气血津液运行时长，造成痰浊瘀血病理产物堆积，从而形成癌肿，少阳在大肠癌的治疗中的地位尤其重要。全国名老中医杜怀棠教授就认为大肠癌的基本病机就是少阳枢机不利，气机阻滞，邪毒蕴结肠道，采用大柴胡汤随证加减治疗，取得良好的临床疗效。李琦教授采用小柴胡汤治疗肿瘤，提出凡枢机不利的病证皆可从少阳论治。

从实验的角度也可以发现作为少阳的经典方剂小柴胡汤在大肠癌的治疗中的作用。王睿等发现小柴胡汤中黄芩的活性成分可以通过调节肠道菌群来有效改善小鼠化疗肠黏膜炎；于慧玲等证明小柴胡汤可以治疗肿瘤，其机制与降低微血管密度和增殖指数，下调内皮细胞特异性分子 -1 和 VEGF 的水平有关；邵诗芸等通过造模慢性应激的荷瘤小鼠，发现小柴胡汤可以通过抑制核因子 κB 蛋白表达和肿瘤坏死因子 -α 炎症因子释放，从而抑制小鼠肠癌的发展进程。

四、太阴经证

辨证要点：食欲不振，腹满而痛，大便溏薄，四肢不温，食欲减退，舌苔白腻。

三阴病，大肠癌从六经传变角度，先至太阴，“太阴病，腹满时痛而吐利”，是寒湿为病，是大肠癌常见的症状。对于大肠癌晚期或术后体虚的患者出现腹痛、恶心呕吐、大便次数增多，是常见的临床证候，在治疗上若辨为太阴病，则采用四逆辈进行治疗，为太阴经病症的正治之法。“伤寒脉浮而缓，手足自温者，系在太阴……至七八日，虽暴烦下利，日十余行，必自止，以脾家实腐秽当去故也。”大肠癌采用化疗治疗，如使用伊立替康，患者出现剧烈腹泻，暴利下注，辨为太阴经证，祛秽扶正治疗。

五、少阴经证

辨证要点：脉沉细而微，但欲寐，背恶寒，口中和，腹痛，下利清谷，小便白。

大肠癌少阴经证为晚期危象，患者久病入里。“少阴之为病，脉微细，但欲寐”为其提纲，提示正虚为主，少阴是人身之根本所在。少阴病的常见于晚期大肠癌，伴有恶液质表现者。治疗主要采用回阳的方法，重用温剂。

在少阴病中也有采用下法进行治疗的论述，在晚期大肠癌，因虚致实，虚实夹杂，三焦不通的情况下，有临床指导意义。“少阴病二三日，至四五日腹痛小便不利，下利便脓血，桃花汤主之”，“少阴病，得之二三日，口燥舌干者，急下之，宜大承气汤”为攻邪为救阴法。

六、厥阴经证

辨证要点：寒热错杂，四肢厥冷，腹痛，饥而不欲食，呕恶，气上冲心。

厥阴是六经最末之经，“厥阴之为病，消渴，气上撞心，心中疼热，饥而不欲食，食则吐蛔，下之利不止”，病至此，会出现气机阻滞，肝木受损，病情胶着，虚实混杂，是病情变化转归的重要阶段。大肠癌晚期容易转移至肝脏，厥阴失利，肝气难疏，木气犯土，而见呕哕、下利，虚实夹杂。

第四节　分期辨证论治大肠癌

现代大肠癌的治疗，无法完全脱离西医学的治疗理念来进行，包括西医对于肠癌分期的认识及放化疗手段的干预影响。在采用中医药治疗大肠癌辨证中，要重视这些因素的影响，是现代中西医结合治疗的关键点。

在此提及的分期有两层含义，一是根据大肠癌患者机体情况和癌瘤变化，邪正相搏过程，将大肠癌大致分为三个阶段，即早期、中期、晚期三个阶段，其依据不同于西医学按照肿瘤大小、有无淋巴结转移、有无远处转移，而是以肿瘤患者为观察对象，判断疾病发生发展过程中，机体的正气与邪气相互斗争过程中的相互状况。二是根据治疗期采用的不同西医治疗手段的影响，手术、放疗、化疗、靶向治疗等都会给患者身体造成短期或长期的影响，在分期论治时，对于治疗期引起的患者中医证型的变化要加以关注辨证。

《医宗必读·积聚篇》中论及："正气与邪气势不两立，若低昂然，一胜则一负，邪气日昌，正气日削，不攻去之，丧亡从及矣！然攻之太急，正气转伤，初中末之三法不可不讲也。初者病邪初起，正气尚强，邪气尚浅，则任受攻；中者受病日久，邪气较深，正气较弱，任受且攻且补，末者病魔经久，邪气侵凌，正气消残，则任受补。盖积之为义，日积月累，匪朝伊夕，所以去之，亦当有渐，太亟则伤正气，正气伤则不能运化，而邪反固矣。"早期，此时邪气初起，正盛邪实，治疗以攻毒祛邪为主；中期肿瘤逐渐增大，病邪炽盛开始伤气劫血耗精，邪正处于相持阶段，机体形神渐损，虚象已露，治疗宜攻补兼施；晚期，亦即晚期癌瘤盘根错节，邪毒侵袭嚣张，正气虚衰不去，不堪攻伐，治疗以扶正培本为主，寓攻于补。

一、早期辨证

大肠癌早期发生发展主要表现为实邪亢盛，其具体表现为痰热和瘀毒。

（一）痰热蕴毒

主要证候：腹部刺痛阵作，烦热口渴，下痢赤白或泻下脓血，血色紫暗，伴有里急后重或肛门灼热，舌质红或暗或有瘀斑，苔黄腻，脉弦数。

病机分析：中医认为，疾病的发生发展多与痰邪的凝结和阻滞有关，有“百病多由痰作祟”“怪病多痰”之说，所以“痰”“湿”是大肠癌发生的重要因素。痰湿是机体水液代谢障碍形成的病理产物，痰湿蕴久则生热、生毒，积聚日久，则成积聚。

（二）瘀毒内阻

主要证候：腹部绞痛，固定不移，大便困难伴有脓血，恶臭难闻，肛门下坠，烦热口渴，面色晦暗，腹部可触及肿块，舌暗红有瘀点或瘀斑，苔黄，脉弦细。

病机分析：瘀血停滞，不能正常行于脉管；血随气行，血的凝结阻滞多伴气滞，气血凝滞不散；毒滞难化，积聚不去，久而久之渐成肿核或结块。如王清任《医林改错》中说：“肚腹结块，必有形之血。”《圣济总录》认为：“气血流行不失其常，则形体和平及郁结壅塞，则乘虚投隙，瘤所以生。”

二、中期辨证

（一）脾虚痰湿

主要证候：食欲减退，腹胀，肢体困重，时觉喉间有痰，面色萎黄，舌苔厚腻，脉象濡缓或滑。

病机分析：脾虚失运，水湿内停，湿久化痰，痰湿内蕴，流注大肠，阻碍气机，导致食物滞留肠道，肠道炎症发生。痰湿黏滞，久聚成核，进一步会加重患者脾虚症状，恶性循环，癌毒蕴结。在中期阶段，治疗应健脾益气，化痰祛湿，改善体内环境，增强正气，以抗癌毒。

（二）肝郁气滞

主要证候：情志不畅，易怒或抑郁，伴有胸胁胀痛，腹部胀满或疼痛，疼痛常与情绪相关，大便不畅，食欲减退，嗳气频作，舌质淡红，苔薄白，脉细弦。

病机分析：肝气郁滞，失于调达舒畅，久而导致气滞血瘀痰凝，形成肿瘤，在大肠癌的中期阶段肝郁和脾虚常相互影响，肝郁加重脾虚，脾虚加重痰湿阻滞，使木失于调达，形成虚实夹杂之证。

三、晚期辨证

大肠癌后期主要表现为机体亏虚，其主要为气血双亏、脾肾阳虚和肝肾阴虚。

（一）气血双亏

主要证候：形体消瘦，面色苍白，纳差食少，四肢浮肿，腹部胀满，时有便溏或脱肛下坠，舌质淡，苔薄白，脉细弱无力。

病机分析：气能生血，血能载气，两者相互依存，互相为用，气虚往往会导致血虚，血虚也会导致气虚。肿瘤是一种全身性疾病的局部表现，它与正气的强弱、气血的盛衰有着极其密切的关系，尤其肿瘤到了中晚期或通过手术放化疗后造成机体严重消耗，正气不足气血虚弱更加明显。

（二）脾肾阳虚

主要证候：形寒肢冷，倦怠乏力，纳差腹胀大便溏泻或黏液便，腰膝酸软，面色无华。舌质淡胖有齿痕，苔薄白，脉沉细。

病机分析：脾胃为气血生化之源，后天之本。脾胃虚弱，水湿运化失常，痰浊、瘀血内停；肾主一身之阳气，肾气亏虚，则阳化不行，水湿泛滥；日久则痰湿、瘀血、热毒内停大肠，互相搏结，聚而成形。若久病，或经手术、放化疗等治疗后，正气更虚，致脾肾阳虚，正虚不足以祛邪，故晚期大肠癌多以虚实夹杂多见。

（三）肝肾阴虚

主要证候：大便秘结，大便形状细扁、或带黏液脓血，虚坐努责、腹痛绵绵，形体消瘦，乏力，午后潮热，盗汗，头晕目眩，耳鸣，五心烦热，腰膝酸软，肢体麻木，口燥咽干，失眠多梦，男子遗精，女子月经量少、不孕，舌红少苔或光剥，脉细数。

病机分析：肾为“先天之本”“生命之源”“气血阴阳之根本”，主生长发育、生殖及水液代谢。肾中所藏之先天之精是禀受于父母的生殖之精。肝体阴而用阳，肝的疏泄功能为肝之“用”，肝阴、肝血为肝之“体”。张锡纯《医学衷中参西录》曰：“肝为厥阴，中见少阳，其性刚果，其气条达。”肝病具有肝用常有余，肝体常不足的特点。肝气郁而化火，灼伤阴液，肝阴不足，久病及肾，而至肝肾阴虚。肝藏血，肾藏精，精和血之间存在相互滋生和相互转化的关系，精能生血，血能生精，称之为“精血同源”，肝肾金水相生，故而肝和肾之间关系极为密切，病理上也常相互影响。

四、治疗期证型变化

目前大肠癌的治疗注重中西医结合，多学科综合治疗，在辨证论治时，要注意各种西医手段对于中医证型的影响，这些治疗，也可能成为当前阶段患者证候的致病因素，具体会在第二部分（大肠癌的全程化中医治疗）中详述，在此就中西医结合治疗对于大肠癌患者治疗期证型变化进行概述，临床症状复杂，以下分析仅供参考。

（一）手术后中医证型的变化

大肠癌初起时如果没有梗阻、出血等情况，患者一般正气不虚，证型以气滞、血瘀、湿热、热毒、痰浊为主，如果久病不治，发现时可能处于气虚、血虚、阳虚状态。手术后正气耗伤，一段时间内会出现正虚表现，以气虚、血虚、阳虚为主。最常见的变化为大肠癌术前湿热蕴结、瘀毒阻滞，而术后患者脾虚气滞、腑气不通、脾肾阳虚或气血两虚。

（二）放疗后中医证型的变化

中医认为放疗属于热毒，放疗后会造成气阴损伤，津液枯燥，同时可能影响血脉运行，出现血瘀或出血证候。大肠癌的放疗，主要以直肠癌术后放疗和大肠癌肝、肺转移病灶的放疗为主。直肠癌术后放疗，可造成热伤血络，患者便血、排便异常、肛门刺痛等，应解毒凉血、养阴生津、活血化瘀。肝肺的放疗，会造成口干咽燥、口渴、疲乏、干咳等表现，治疗以益气养阴、生津润燥、调理脾胃、凉血解毒为主。总体而言，大肠癌放疗除直肠部位放疗外，对于患者全身的干扰较小。

（三）化疗后中医证型变化

化疗药物由于作用机制、部位、性质不同，对于机体的影响也不相同，会出现各种化疗前没有的症状或证候变化，在化疗阶段应以减轻化疗毒副反应为主，提高患者生活质量，保证化疗的顺利完成。总体而言，大肠癌化疗后的证型变化主要有脾胃不和、胃气上逆呕吐；脾肾两虚，免疫功能低下；肾精亏耗，肾不主骨生髓；气虚血瘀加重。

（四）靶向治疗后中医证型变化

靶向治疗已广泛应用于大肠癌的治疗中，呋喹替尼、西妥昔单抗等使用后，容易出现腹泻、手足综合征、皮疹、血压升高等症状，从而给患者的证型变化上造成影响。出现脾虚湿盛，清阳不升的腹泻；“药毒”内侵，风湿热毒蕴结的皮肤皮疹；正气亏虚，阳虚寒凝阻痹经络，营卫不和的肢体麻木、疼痛，手足综合征等。

总之，在大肠癌的中医治疗过程中，应注意西医治疗手段的影响，了解其机制，引起的人体气、血、阴、阳的变化，及中医证型的转变，谨察病机，知犯何逆，随证治之。

第五节 大肠癌相关症状辨识

大肠癌的相关症状很多，其中大便异常最为常见。健康情况下，每日或隔日大便 1 次，排便通畅，成形不燥，内无脓血、黏液和未消化食物等。但大肠癌患者由于肿瘤、手术、化疗、放疗等因素的影响，其排便相关症状会发生改变，其异常主要有大便的便次、形状和排便感的异常。

一、便次异常

便次异常的症状、病机，见表 2-1

表 2-1 大肠癌便次异常的症状、病机及常见人群

<table>
<tr><th colspan="2">症状</th><th>病机</th><th>多见于</th></tr>
<tr><td rowspan="4">便秘</td><td>大便燥结，排出困难，便次减少，甚至多日不便</td><td>肠道津亏、大肠传导迟滞</td><td>各类肠癌患者</td></tr>
<tr><td>面色苍白，喜热饮，大便秘结，脉沉迟者</td><td>阴寒内结（冷秘）</td><td>肠癌术后体虚、晚期肠癌</td></tr>
<tr><td>便干，舌红少苔，脉细数</td><td>阴液亏虚，肠道失润</td><td>失血过多的肠癌术后患者</td></tr>
<tr><td>无力排便</td><td>气虚</td><td>晚期肠癌患者</td></tr>
<tr><td rowspan="2">腹泻</td><td>大便稀软不成形，或呈水样，便次增多</td><td>脾虚</td><td>乙状结肠或直肠手术后患者、化疗期间患者</td></tr>
<tr><td>黎明前腹痛作泄，泄后则安，腰酸膝冷</td><td>肾阳虚</td><td>术后或晚期体虚者</td></tr>
</table>

表 2-1 （续表）

症状		病机	多见于
腹泻	脘闷嗳腐，腹痛泄泻，泻后痛减者	湿热浊毒	肠癌伴有肠炎患者
	情志抑郁，腹痛作泻，泻后疼痛减者	肝气郁结，横逆克脾土	肠癌术后肝郁者
便秘腹泻交替	大便秘结不通，后排便次数多，成形或不成形，排便后大便秘结不通	肠道运化不畅	肠癌术后患者，肠道有息肉者

二、便质异常

便质异常的症状和病机，见表 2-2

表 2-2　大肠癌便质异常的症状、病机及常见人群

症状	病机	多见于
完谷不化，即大便中含有较多未消化食物	脾肾亏虚，肠道吸收不利	大肠癌脾虚、肾虚者
溏结不调，大便时干时稀	肠道通利障碍；肝郁乘脾	肿瘤阻碍或者术后肠道吻合口增生者；肠癌肝郁气结者

三、排便感异常

排便感异常的症状和病机，见表 2-3。

表 2-3 大肠癌排便感异常的症状、病机及常见人群

症状	病机	多见于
肛门灼热，甚伴有疼痛	大肠湿热	大肠癌脾虚、肾虚者
排便不爽，即腹痛而排便不畅	肝郁乘脾，肠道气机传导不畅	肿瘤阻碍或者术后肠道吻合口增生者；肠癌肝郁气结者
里急后重，腹痛窘迫，时时欲泻，肛门重坠，便出不爽	湿热内阻，肠道气滞	乙状结肠、直肠癌者；肠癌湿热者

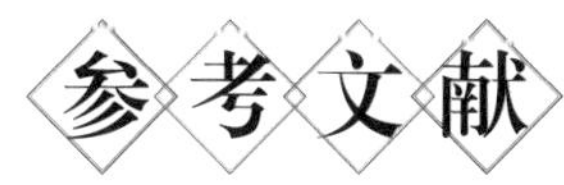

[1] 吴雄志 . 肿瘤六经辨证法 [M]. 辽宁科学技术出版社 , 2022.

[2] 李俊廷 , 赖慈爱 , 张琳琳等 . 三焦学说的传承与演变探析 [J]. 山东中医杂志 , 2024, 43(1): 5-9.

[3] 郑祎 . 中晚期大肠癌六经辨证思路 [J]. 辽宁中医杂志 , 2013, 40(1): 47-48.

[4] 屈海涛 , 韩海涛 . 基于六经、八纲辨证治疗结直肠癌体会 [J]. 中医学报 , 2023, 38(9): 1861-1864.

第三章 大肠癌中医治疗

第一节 论治原则

在大肠癌的治疗中，中医药治疗原则有其特色，包括异病同治、补虚泻实、保先后天之本、中西医结合、内外同治等。

一、同病异治

虽同是大肠癌，在不同阶段，反映出的疾病的性质不同，出现不同的证型，也要用不同的方法治疗，这就是同病异治。在肿瘤治疗的过程中，应根据不同的治疗阶段，探索其治疗 规律，不能千篇一律，要同病异治。

二、补虚泻实

这里有两层含义：一方面在治疗中，辨明虚实，根据辨证情况进行补虚泻实。大肠癌虽然病位在大肠，但要注意各脏器之间的关系，“虚则补其母”“实则泻其子”。大肠属金，与肺相表里。其母为脾土，其子为肾水。另一方面大肠有传导糟粕的作用，容易壅塞不通，故有“肠道易实”的说法。大肠癌的患者正气不足应补虚，且要注意泻实，保持肠道的通畅。

三、保先后天之本

在大肠癌的治疗中，后天之本脾极为重要，脾主水谷运化，精微物质的化生，后天气血的生成都依赖于脾胃的正常功能。在临床上，手术、放化疗等都能使脾胃受到损伤，产生食欲不振、纳少、恶心、呕吐、腹泻、腹胀等。在大肠癌的治疗全过程中，要注意顾护脾胃根本。中医益气健脾法能增强消化道腺体的内外分泌功能，增强小肠吸收功能，改善患者营养状况和精神、体力，增强和提高患者的细胞免疫功能，才能增加患者的抗病能力。

肾是先天之本，藏元阴元阳所在，它的特点是藏而不泻，是人体生命的源泉。大肠癌患者晚期，攻伐所伤，导致患者肾气渐弱，肾气不足，无以滋养各脏腑，各脏腑功能减弱，引起疾病或病情的进一步恶化。采用补肾的药物可以增强大肠癌患者的细胞免疫功能和免疫监视作用，提高和调节内分泌功能，所以，固“先天之本”也是大肠癌治疗的重要治疗原则。

在大肠癌的治疗中，患者经过放化疗、手术等，应注意顾护先后天之本，采用健脾益气、滋补肝肾之法，以达到较好的效果。

四、中西医结合

在大肠癌的治疗中，要把中医药治疗肿瘤与西医药治疗肿瘤的方法结合起来，发挥中西医结合治疗的长处。如大肠癌切除术后的中医药康复治疗；放疗时的中医药治疗；化疗时的中医药治疗；中医药维持治疗。中医特别重视整体机能的调适，改善机体的内在环境和条件，从而使癌症得到控制，达到带瘤生存的状态。但如果一味采用中医药手段，放弃现代化治疗手段，不利于肿瘤的有效控制。中西医结合不是简单的拼凑，不是各自取代，而是应做到相互渗透，融会贯通，以患者的利益为追求，选择最优的中西医结合方案。在第二篇《大肠癌的全程化中医治疗》中有详细的论述，可参见。

五、内外同治

大肠癌是全身性疾病，治疗应从整体入手，可以采用内治和外治结合的方法进行，疗效较好。中医药在外治方面手段多样，包括贴敷、栓塞、热熨、灸、针刺等方法，对于肠癌术后肠道功能紊乱的恢复，手足综合征的治疗，采用中医内治联合外治的方法，外治法和内治法相结合，丰富了中医肿瘤治疗的手段和方法。

第二节　常用中医治法

在大肠癌的治疗中，扶正培本、活血化瘀、清热解毒、软坚散结、化痰祛湿、以毒攻毒是常用的中医治法，具体选用应根据患者所处的阶段、病情进行选择。

一、扶正培本

大肠癌的形成是一个机体内邪正斗争消长的过程。人的正气能维持机体的正常生理功能，抵抗外邪。在大肠癌形成之后，耗伤气血，日久因病也能致虚，导致正气更虚。大肠癌在人体内是否能得到控制，避免恶化、扩散和转移，也取决于邪气和正气的斗争的结果。多项临床和实验研究表明，补虚扶正能预防大肠癌的发生和发展。扶正培本是大肠癌的根本治法之一。

扶正培本不是单纯使用补益强壮的方药，而是应该调节人体阴阳平衡，使气血、脏腑、经络功能平衡。中医有“补之”“调之”“和之”“益之”之法，都属于扶正的范畴。除了口服汤药以外，饮食调理，针灸、气功等也有扶正的作用。

二、化痰祛湿

痰、湿是人体的病理产物，痰湿凝聚也是大肠癌形成的病因。化痰法和祛湿法在大肠癌的治疗中占有重要的地位。《疡医心得集》中的“癌瘤者，非阴阳正气所结肿，乃五脏瘀血浊气痰滞而成”，说明了痰浊在肿瘤形成中的地位。

大肠癌患者罹患肿瘤，多由于饮食不节，膏粱厚味，滋腻生痰，湿邪缠绵难愈，迁延日久而成。湿与脾土同气相因，更加阻碍脾胃升降，浊气难化，精微失运，更加加重了正气的虚衰，使其难以抗邪，大肠肿瘤发生传舍，故在大肠癌的治疗中，祛湿化痰是治疗的关键。

化痰祛湿法的使用也要辨证而为，如与热结，要清热化痰祛湿；如与寒结，要温化寒痰水湿。痰湿迁绵，不易化，临床上有健脾利湿、淡渗利湿、芳香化湿之法。

三、理气行滞

大肠癌患者长期处在焦虑、急躁情绪状态中，尤其是肠道造瘘和晚期患者，会使机体气机郁滞，血瘀、痰湿内阻。在大肠癌的治疗中理气行滞是治疗的特色之一，可以从疏肝解郁，调达气机升降入手，方以柴胡疏肝散、逍遥散等改善情志，调畅气机，药物可采用枳壳、佛手、预知子、郁金、栀子、蝉蜕等。

四、清热解毒

热毒是大肠癌的主要病因之一。湿热蕴结日久，造成邪热瘀毒蕴结，在治疗中可采用清热解毒药物治疗。临床上，大肠癌发生的过程是一种炎向癌转化的过程，清热解毒药物可以改善患者体内的炎性状态，故在治疗中常加用白花蛇舌草、藤梨根等清利热毒的药物。直肠癌患者术后、放化疗后，直肠炎症反应明显，出现肛门红肿热痛等表现，也常采用清热解毒药物，清利下焦湿热。中、晚期患者病情发展，常有发热、疼痛、肿块增大、大便干结、口干、舌红绛、脉数等毒热内蕴或邪热瘀毒等表现，也应采用清热解毒药物进行治疗。清热解毒药物能控制和消除肿瘤周围的炎症，减轻患者热毒症状，起到控制肿瘤发展的作用，清热解毒法是大肠癌最常用的治疗法则之一。

在临床治疗大肠癌过程中采用清热解毒，要注意顾护脾胃，要同其他治则药物相互结合，当热邪炽盛、耗损津液时，可采用清热解毒药物和养阴生津药物合用；当脾虚气弱兼见热毒时，可采用清热解毒药物和健脾护胃药物合用；当热毒和湿邪兼见，采用清热解毒药物联合健脾利湿药物合用。临床使用清热解毒药物也要辨识患者部位、程度进行治疗，如黄芩清上焦之热，黄连清胃肠热，黄柏清下焦热，栀子清三焦热，龙胆草清肝胆热，大黄清胃肠之腑热。

五、软坚散结

肿瘤形成，为有形之邪，聚结成块，坚硬如石。在《内经》中就有“坚者削之”“结者散之”“客者除之”的描述，在肿瘤的治疗中，软坚散结药物也自成体系。根据中医理论一般认为咸味的药物具有软坚化结的作用，如牡蛎、鳖甲、龟甲、土鳖虫、海藻、昆布等。清代陈士铎《石室秘录》中记载治疗肿瘤的方剂，如海藻散结丸、破结散、通气散结丸等，都是以软坚散结为治，他认为治疗“痞硬之坚”，如强攻其坚，必伤中气，必须采取以软化之法，才能使“坚之性可缓”“坚之形可化”“坚之气可溃”“坚之血可清”，如不用软坚之法，会使“有形之物，盘踞其中，无形之气必耗于外”，强调了软坚散结的重要性。

在大肠癌的治疗中，采用软坚散结之法，主要针对的是手术无法切除的大肠癌患者，包括原发病灶无法切除和肝、肺转移的肿块无法切除。在选方用药时，考虑采用软坚散结。其包括清热散结治疗热结、解毒散结治疗毒结、化痰散结治疗痰结、理气散结治疗气结、化瘀散结治疗血结、消导散结治疗食结，根据患者情况辨证使用，并可同其他疗法结合，增强消除瘤块的效果。

六、活血化瘀

血瘀状态是大肠癌患者常见的情况，现代西医学也证实大肠癌患者，尤其是晚期患者血沉增高，处于高凝状态。在中医学中，瘀血是病理产物之一。在汉代张仲景的《伤寒论》《金匮要略》中就有“瘀血”“干血”“蓄血”等病名，并论述了活血化瘀的理法方药。《医林改错》中创立了攻逐瘀血的有效良方。清代唐容川著《血证论》，把血证进行了系统的理论阐述，把瘀血学说和活血化瘀疗法发展成为一个较为完整的学说和治疗方法，尤其是阐述了瘀血和出血，祛瘀和生新的关系。在大肠癌患者中，常见的症状和体征有：①带瘤生存，肿瘤存在体内经久不消；②唇色青紫或舌体、舌边及舌下有青紫斑点或静脉粗张；③皮肤暗黑、有斑块、粗糙，肌肤甲错，尤其是使用卡培他滨、呋喹替尼等后出现的手足病变；④局部疼痛，痛有定处，日轻夜重；⑤脉涩滞，以上症状可认为有血瘀之证。

对于血瘀，采用活血化瘀、疏通经络、破瘀散结、祛瘀生新等治疗，能达到止痛祛瘀、消除肿块，恢复正常气血运行的作用。活血化瘀又分为清热活血、活血止血、化瘀止痛等方法。

七、以毒攻毒

以毒攻毒是中西医治疗肿瘤常用的方法，中医在治疗毒邪导致的疾病时，也适当应用有毒药物，依靠其攻伐毒邪的作用进行治疗。

中医使用以毒攻毒法治疗疾病已有几千年的历史。金元四大家之一的张子和作为攻邪派的代表人物，就擅长采用攻邪法治疗各种疑难杂症。《儒门事亲》有云：“夫病之一物，非人身素有之也，或自外而入，或由内而生，皆邪气也。邪气加诸于身，速攻之可也，速去之可也。”即认为无论外感还是内生的邪气，祛除后正气才得安。

在大肠癌的治疗中，肠癌癌毒体阴而用阳，既有缠绵难愈的寒湿毒邪，也有传舍走窜的阳热属性毒邪，非寻常药物可以治疗，在治疗时，常根据情况选择具有辛热特性的药物拔毒，有时也选择寒凉的毒药以克制癌毒的火热之性。

在治疗过程中要根据患者的情况选择药物，在以毒攻毒时要兼顾扶正，顾护正气。朱丹溪在《格致余论》一书中就提及，“至于一方之中，自有攻补兼用者，亦有先攻后补者，有先补后攻者”。在大肠癌的进展期，转移扩散以阳性毒邪为主，宜采用寒凉毒药以抑制火热之毒；在大肠癌平稳期，癌毒以阴寒性质为主，可采用辛热毒药以防癌毒聚集；在大肠癌晚期，患者已经接受了大量的治疗，正气亏耗，宜采用毒性轻微的药物缓缓图之。

现代药理学对于药物的毒性、药理作用有深入的研究，在选择毒性药物时，可以参考现代药理学的研究结果，避免加重患者病情，损害正常的人体功能。

在选择合适的药物后，如何决定剂量也是以毒攻毒治疗的关键。应用毒性药物进行治疗，药物治疗剂量和中毒剂量相近，一方面需要医师的临床丰富的经验把控，另一方面现代药理学对于中药剂型的改良，有效成分的提取都可对于毒性中药的临床应用起到关键作用。如常用的马钱子，入汤剂剂量难以控制，采用平消胶囊，严格把控药物的量，达到以毒攻毒的目的。

采用有毒性的药物进行治疗，也是传统中医的特色之一。在使用时一定要严格按照《中国药典》，全面掌握药物特性，结合扶正药物，以期达到良好的治疗效果。

第三节　大肠癌常用中成药

中成药在大肠癌治疗中具有独特的优势，能够作为综合治疗的重要组成部分。现列举在大肠癌治疗中常用的中成药，包括静脉注射液（华蟾素、艾迪注射液、复方苦参注射液等）和口服中成药（参一胶囊、鸦胆子胶囊等）。

这些中成药通过抑制肿瘤细胞增殖、诱导肿瘤细胞凋亡、增强免疫力和减轻放化疗毒副作用等多种途径发挥治疗作用。

一、静脉注射液

1. 华蟾素注射液

[成分] 干蟾皮提取物。辅料：氯化钠。

[规格] 5 mL。

[适应证] 解毒，消肿，止痛。适用于中、晚期肿瘤，慢性乙型肝炎等症。

[用量用法] 肌内注射，一次 2~4 mL，一日 2 次；静脉滴注，一日 1 次，一次 10~20 mL，用 5% 的葡萄糖注射液 500 mL 稀释后缓慢滴注。

[不良反应] 静脉滴注后出现静脉炎、血管刺激，局部用药部位出现疼痛、皮疹、瘙痒等。

[现代药理] 抗肿瘤作用；免疫促进作用；抗病毒作用。

[肠癌相关研究报道]

（1）尚靖等研究发现 M_2 型巨噬细胞在 HCT116 细胞的条件刺激后，形态变成梭形的细胞，$CD11b^+CD206^+$ 细胞比例增高，M_2 型巨噬细胞标志物细胞介素 -10（IL-10）及转化生长因子 -β（TGF-β）表达升高；加入华蟾素后，不仅 M_2 型巨噬细胞极化比例降低，M_2 型巨噬细胞介导的促转移效应也受到抑制。

（2）赵秦英等发现结肠癌 HCT15 细胞 5-Fu 的耐药指数为 8.72，华蟾素联合 5-Fu 作用后，能显著提高 HCT15/5-Fu 细胞的药物敏感性，降低耐药指数，剂量依赖性地上调细胞凋亡水平，抑制细胞迁移和侵袭能力，Westem Blot 结果显示华蟾素联合 5-Fu 作用能抑制 EMT 和 HIF-1α/VEGF 通路的活性。

（3）曾丽丽等观察华蟾素联合靶向和 mFOLFOX6 方案疗效和安全性，发现可降低晚期结直肠癌患者的肿瘤标志物，且不会增加患者用药后的不良反应。

（4）朱晨宇等采用 MTT 法观察发现华蟾素显著抑制直肠癌 SW480 细胞增殖，其抑制率呈时间及浓度依赖性；FCM 发现华蟾素使直肠癌 SW480 细胞的 G2/M 期延长，S 期缩短，周期主要停滞在 G2/M ；划痕实验显示华蟾素可以降低 SW480 细胞的迁移能力；降低 Bcl-2 蛋白表达水平。

[临床用药经验] 华蟾素注射液以具有清热解毒、利水消肿、软坚散结功效的蟾蜍皮为主料，其抗癌作用已在肝癌、胃癌、结肠癌等多种恶性肿瘤中取得有效进展。华蟾素注射液适用于大肠癌中晚期患者，伴有癌痛、胸水或腹水者。在临床应用时，发现华蟾素具有收缩血管的作用，除中药抗肿瘤作用外，在血性腹水患者中使用，可改善患者腹腔出血情况，改善血性腹水。

2. 艾迪注射液（复方斑蝥注射液）

[成分] 斑蝥、人参、黄芪、刺五加；辅料为甘油。

[规格] 每支 10 mL。

[适应证] 清热解毒，消瘀散结。用于原发性肝癌，肺癌，直肠癌，恶性淋巴瘤，妇科恶性肿瘤。

[用量用法] 静脉滴注。成人一次 50-100 mL，加入 0.9% 氯化钠注射液或 5%~10% 葡萄糖注射液 400-450 mL 中，一日 1 次。

[不良反应] 过敏反应；皮肤及其附件损害（风团样皮疹、斑丘疹、荨麻疹等）；全身性损害（寒战、畏寒、发热、疼痛等）；胃肠系统损害；呼吸系统损害；心血管系统损害；精神及神经系统损害；用药部位损害（注射部位疼痛、红肿）；其他（面部水肿、静脉炎等）。

[现代药理] 艾迪注射液对小鼠 S180、H22、EAC 实体瘤有明显的抑制作用；能增强机体的非特异性和特异性免疫功能，提高机体的应激能力；和抗癌药 5-Fu、CTX 联合应用及放疗同步治疗有协同增效作用，能使白细胞和血小板保持在正常范围；体外抑瘤实验表明：本品对癌细胞有直接杀伤和抑制作用。

[肠癌相关研究报道]

（1）宋飞观察艾迪注射液联合 FOLFOX4 化疗方案对于结直肠患者疗效及术后免疫功能、炎性反应的影响，发现实验组总有效率 93.5%，高于对照组 78.6%，实验组毒副反应发生率低，T 淋巴细胞亚群水平较高，IgA、IgG、IgM 水平较高，IL-6 水平较低，有统计学意义。

（2）管云柱观察艾迪注射液对直肠癌术后 FOLFOX4 化疗患者免疫功能的影响，研究组总有效率高于对照组（各 49 例），研究组的 TGF-β1 和 CRP 水平较治疗前和对照组显著降低，其提出艾迪注射液联合 FOLFOX4 方案化疗能改善直肠癌患者免疫功能，降低血清 TGF-β1 和 CRP 水平，从而阻止肿瘤细胞生长、转移。

（3）张化芝等采用实验的方法观察复方斑蝥注射液对大肠癌细胞凋亡的影响，证实复方斑蝥注射液可抑制 Lovo 细胞的生长并诱导发生凋亡。

（4）曾烁等基于网络药理学和分子对接探讨艾迪注射液治疗结直肠癌的作用，从 TCMSP、TCM-ID 数据库中提取艾迪注射液的主要活性物质，筛选出 39 个艾迪注射液有效成分，684 个疾病分子，与 CRC 共有 169 个。主要成分为华良姜素、山柰酚、槲皮素等，与疾病分子 TP53、BCL2、AKT1、CCND1、CASP3 对接良好。

[临床用药经验] 艾迪注射液是一种新型多靶点抗肿瘤中成药，主要成分有斑蝥、人参、黄芪、刺五加。艾迪注射液以斑蝥为君，斑蝥为鞘翅目芫菁科昆虫，辛寒有毒，具有攻毒蚀疮、破血散结功效，《神农本草经》称其“主寒热，鼠瘘，恶疮疽，蚀死肌，破石癃”，《本草经疏》中记其入手阳明大肠经。中医认为肿瘤属于血瘀证，作为虫类中药材，斑蝥破血逐瘀、消积软坚，药力竣猛，可通过改善肿瘤局部的缺血缺氧微环境从而发挥抗肿瘤作用；其余三药中，黄芪总皂苷、人参皂苷和刺五加皂苷都具有抑制肿瘤细胞增殖的作用。在大肠癌的治疗中适用于大肠癌肝转移者，中晚期体质偏弱的患者。

斑蝥有毒性，无法在汤剂中使用，采用针剂的形式，可以减轻药物的毒性，还能提高体内药物浓度，发挥其中药抗肿瘤作用。除了艾迪注射液，还有中成药斑蝥酸钠维生素 B6 注射液，在这里不再单列出，归于艾迪注射液下。在实验研究中，发现复方斑蝥注射液复方中，斑蝥中斑蝥素作用明显，已被研发应用于临床。黄华等观察了斑蝥酸钠维生素 B_6 注射液联合化疗治疗结直肠癌发现可改善患者生活质量，有效控制疾病进展；刘通等对联合化疗治疗结直肠癌进行了meta分析，与单纯化疗结直肠癌比较，联合斑蝥酸钠维生素 B_6 注射液可提高有效率，改善生活质量，降低白细胞减少的发生率。斑蝥酸钠是斑蝥素与氢氧化钠共热时的水解产物，具有抗肿瘤、免疫调节和升高白细胞的作用，维生素 B_6 作为一种辅助因子，参与机体多种反应。斑蝥酸钠维生素 B_6 是对于斑蝥的有效成分的挖掘转化，其他斑蝥素衍生物如去甲斑蝥素、斑蝥酸钠、去甲斑蝥酸钠、甲基斑蝥胺等也可以辅助斑蝥素，协同起到抗肿瘤的作用，能干扰肿瘤细胞增殖、干扰肿瘤血管的增生、降低VEGF的表达、诱导细胞凋亡进而抑制瘤体生长，并通过促进骨髓造血干细胞向粒－单核细胞分化增殖的方式加速白细胞成熟。

3. 复方苦参注射液

[成分] 苦参、白土苓。辅料为聚山梨酯80、氢氧化钠、醋酸。

[规格] 每支5 mL。

[适应证] 清热利湿，凉血解毒，散结止痛。用于癌肿疼痛、出血。

[用量用法] 肌内注射，一次2–4 mL，一日2次；或静脉滴注，一次20 mL，用氯化钠注射液200 mL稀释后应用，一日一次，儿童酌减，全身用药总量200 mL为1个疗程，一般可连续使用2~3个疗程；或遵医嘱。

[不良反应] 过敏反应；全身性损害；呼吸系统（咳嗽、呼吸急促）；心血管系统（心悸、胸闷、血压升高等）；胃肠道系统反应；神经系统反应；皮肤反应；用药部位刺激反应。

[肠癌相关研究报道]

（1）王启娟等观察复方苦参注射液联合化疗治疗结直肠癌患者的疗效，通过随机对照研究发现，治疗后观察组的临床总有效率提高，生活质量评价各维度水平提高。

（2）胡坚等采用复方苦参注射液联合一线化疗方案治疗晚期结肠癌患者，治疗2个周期后，观察组的谷胱甘肽过氧化物酶（GSH–Px）、超氧化物歧化酶（SOD）、过氧化氢酶（CAT）水平高于对照组，过氧化脂质（LPO）水平低于对照组，差异具有统计学意义（$p < 0.05$）。治疗2个周期后，观察组的基质金属蛋白酶–7（MMP–7）、基质金属蛋白酶–9（MMP–9）水平低于对照组，差异具有统计学意义（$p < 0.05$）。观察组的部分缓

解率高于对照组，进展率低于对照组，差异具有统计学意义（$p < 0.05$）。观察组的化疗毒副反应总发生率低于对照组，差异具有统计学意义（$p < 0.05$）。

（3）石晓明等观察发现，治疗组 22 例患者在应用复方苦参注射液后 G0/G1 期的细胞数量增高，其他分期肿瘤组织细胞减少，且肿瘤细胞凋亡率升高，与对照组比较，差异有统计学意义（$p < 0.05$）。其研究结果表明复方苦参注射液可能通过调控相关基因表达而抑制其增殖、促进结肠癌细胞凋亡，如水通道蛋白 1、增殖细胞核抗原及 survivin 这三种基因。

（4）Meta 分析纳入 34 项复方苦参注射液联合含奥沙利铂化疗方案治疗晚期结直肠癌的随机对照试验，对其疗效和安全性进行系统评价，证实联合治疗不仅可以显著提高晚期结直肠癌患者临床疗效，并能显著减轻白细胞减少发生率及腹泻发生率，提高患者的免疫功能（$CD3^+$、$CD4^+$、$CD4^+/CD8^+$、NK 细胞水平），提升化疗患者的生活质量，提高临床治疗的安全性。

[临床用药经验] 复方苦参注射液是由清热燥湿之苦参及解毒除湿之土茯苓为原料配制成的中药注射液，因其具有清热凉血、解毒散结的功效，而被广泛应用于癌症的辅助治疗。适合热象明显的肠癌患者，不适合晚期体质衰弱者。

4. 康艾注射液

[成分] 黄芪、人参、苦参素。辅料：无。

[规格] 每支 10 mL。

[适应证] 益气扶正，增强机体免疫功能。用于原发性肝癌、肺癌、直肠癌、恶性淋巴瘤、妇科恶性肿瘤；各种原因引起的白细胞低下及减少症。慢型乙型肝炎的治疗。

[用量用法] 缓慢静脉注射或滴注。一日 1~2 次，每日 40~60 mL，临用前用 5% 葡萄糖注射液或 0.9% 生理盐水注射液 250~500 mL 稀释。30 日为 1 个疗程，或遵医嘱。

[不良反应] 偶见皮疹、瘙痒、寒战、发热、恶心、呕吐、胸闷、心悸等不良反应，罕见严重过敏反应，表现为过敏性休克等。

[肠癌相关研究报道]

（1）李勇等通过实验证明康艾注射液通过抑制 PI3K/Akt 通路诱导肿瘤细胞凋亡。

（2）张勇等针对气血两虚型大肠癌术后患者，康艾注射液联合 XELOX 化疗方案治疗可明显改善“神疲乏力”等中医临床症状，提高 KPS 评分，减少化疗不良反应及毒副作用，提高患者的生活质量。

（3）古爱虎等采用康艾注射液联合化疗及贝伐珠单抗治疗晚期结直肠癌，治疗后观察组 CEA、CA199 水平下降幅度均高于对照组，治疗组 mPFS 长于对照组。

（4）张晓微等观察康艾注射液对结直肠癌肝转移介入术后肝功能的影响，使用康艾注射液后丙氨酸氨基转移酶、天门冬氨酸氨基转移酶、总胆红素、总胆汁酸水平较前降低。

[临床用药经验] 康艾注射液为大补元气的黄芪、人参配以具有抗肿瘤活性的苦参素配合而成的中成药注射液，三药共配具有益气扶正的功效，并证实可以增强机体免疫力，常应用于各种癌症所引起的白细胞减少等情况。而在大肠癌的治疗中，康艾注射液并非直接针对癌细胞进行攻击，而是通过增强患者的免疫功能，使得患者自身的免疫系统能够更好地对抗癌细胞，达到间接治疗的效果。康艾注射液也含有偏于凉性的苦参，尤其适合大肠癌中晚期，伴有热象及体虚的患者，体现了扶正祛邪的思想。

5. 生脉注射液

[成分] 红参、麦冬、五味子。辅料为注射用水、聚山梨酯 80。

[规格] 每支 20 mL。

[适应证] 益气养阴，复脉固脱。用于气阴两亏，脉虚欲脱的心悸、气短、四肢厥冷、汗出、脉欲绝及心肌梗死、心源性休克、感染性休克等具有上述证候者。

[用量用法] 肌内注射：一次 2~4 mL，一日 1-2 次。静脉滴注：一次 20~60 mL，用 5% 葡萄糖注射液 250~500 mL 稀释后使用，或遵医嘱。

[不良反应] 过敏反应；全身性损害；呼吸系统（咳嗽、呼吸急促）；心血管系统（心悸、胸闷、血压升高等）；胃肠道系统反应；神经系统反应；皮肤反应；用药部位刺激反应。

[肠癌相关研究报道]

（1）汪孟森等观察生脉注射液联合化疗治疗晚期耐药性结肠癌，发现治疗后，观察组显效率、白细胞群减少程度以及淋巴细胞亚群的指标优于对照组。

（2）陈新超观察耐药性晚期结肠癌患者使用生脉注射液联合姑息化疗，观察 70 例患者，发现使用后，患者外周血淋巴细胞膜 P-gp 含量（4.16 ± 1.57）% 显著低于参照组（6.59 ± 2.14）%，差异有统计学差异。

[临床用药经验] 生脉注射液以生脉散为主方，方中人参大补元气，麦冬养阴生津，五味子敛肺生津，三药联合，有益气养阴、生津止渴之功效，为补气养阴的常用方。适合大肠癌体虚患者。生脉注射液的药理实验结果表明，其能促进哺乳动物的非特异性免疫功能。而针对耐药性结肠癌晚期的患者，使用生脉注射液，可以较好地调节患者的免疫机能，逆转多药耐药性。

6. 康莱特注射液

[成分] 薏苡仁油。辅料为大豆磷脂、甘油。

[规格]100 mL：10 g。

[适应证] 益气养阴，消癥散结。适用于不宜手术的气阴两虚、脾虚湿困型原发性非小细胞肺癌及原发性肝癌。配合放、化疗有一定的增效作用。对中晚期肿瘤患者具有一定的抗恶病质和止痛作用。

[用量用法] ①缓慢静脉滴注 200 mL，每日 1 次，21 日为 1 个疗程，间隔 3-5 日后可进行下一疗程。联合放、化疗时，可酌减剂量。②首次使用，滴注速度应缓慢，开始 10 min 滴速应为 20 滴 / 分钟，20 min 后可持续增加，30 min 后可控制在 40~60 滴 / 分钟。

[不良反应] 过敏反应；全身性损害；呼吸系统（咳嗽、呼吸急促）；心血管系统（心悸、胸闷、血压升高等）；胃肠道系统反应；神经系统反应；皮肤反应；用药部位刺激反应。

[现代药理]

（1）本品对小鼠 Lewis 肺癌、B16 黑色素瘤肺转移、大鼠 W256 癌肉瘤、裸鼠移植性人体肝癌 QGY 有一定抑制作用。

（2）本品合并小剂量环磷酰胺可提高对大鼠移植性瓦克癌肉瘤 W256

的抑制作用；对 5- 氟尿嘧啶、环磷酰胺或顺铂引起的小鼠白细胞降低、ALT 升高，以及顺铂引起的小鼠 BUN 升高有抑制作用。

（3）本品能促进荷瘤小鼠的脾淋巴细胞增殖，提高 NK 细胞的活性，促进巨噬细胞吞噬功能；对荷瘤和正常小鼠的常压耐缺氧存活时间、游泳时间有一定延长作用。

（4）本品可抑制醋酸所致小鼠疼痛反应，使扭体次数减少。

[肠癌相关研究报道]

（1）潘琴等采用毫米波联合康莱特注射液，观察对于结直肠癌化疗相关骨髓抑制、免疫功能、血管内皮生长因子的影响，发现观察组的总有效率高于对照组，NK、$CD4^+$、$CD3^+$ 水平高于对照组，VEGF-A、VEGF-C、VEGF-D 水平低于对照组。

（2）王少慧等采用康莱特注射液联合 5-Fu 治疗晚期结直肠癌，发现观察组 KPS 评分高于对照组，观察组肿瘤控制率 78.26% 明显高于对照组 47.83%。

（3）梁璐等采用康莱特注射液联合替吉奥治疗复发转移性大肠癌，观察组疾病控制率为 83.33%，高于对照组 61.11%，且观察组的 KPS 明显高于对照组。

[临床用药经验] 康莱特注射液为薏苡仁中提取的有效成分。适合于大肠癌中晚期痰湿重浊或伴有营养不良的患者。对多种移植性肿瘤及人体肿瘤细胞移植于裸鼠的瘤株均有较明显的抑瘤作用，并具有一定的增强免疫功能作用。另外还有一定的镇痛效应。配合放、化疗有一定的增效作用。对中晚期肿瘤患者具有一定的抗恶病质作用。多项临床研究显示与单独化疗治疗结直肠癌相比，康莱特联合化疗，不仅能显著提高结直肠癌患者的有效率、疾病控制率、Karnofsky 评分总有效率、疼痛总缓解率，还能降低白细胞的减少及腹泻等不良反应情况的发生。康莱特注射液根据中医理论主要是祛湿为主，可以改善肠癌患者痰湿壅盛的状态，药性温和。

7. 鸦胆子油乳注射液

[成分] 精制鸦胆子油、精制豆磷脂、甘油。

[规格] 每支 10 mL。

[适应证] 抗癌药。用于肺癌、肺癌脑转移及消化道肿瘤。

[用量用法] 静脉滴注，一次 10-30 mL，一日一次（本品须加灭菌生理盐水 250 mL，稀释后立即使用）。

[不良反应] 过敏反应；全身性损害；呼吸系统（咳嗽、呼吸急促）；心血管系统（心悸、胸闷、血压升高等）；胃肠道系统反应；神经系统反应；皮肤反应；用药部位刺激反应。

[肠癌相关研究报道]

（1）管河延等发现鸦胆子油乳注射液联合 CapeOx 方案治疗早发型结肠癌，可显著降低患者血清 CEA、CA199、CA72-4、CA50 和 VEGF 水平，具有一定的增效减毒作用，能有效提高患者近期疗效、下调血清肿瘤标志物水平及抑制肿瘤血管生成，并提高化疗耐受性，改善患者生命质量。

（2）董志红等采用鸦胆子乳油注射液联合化疗，观察 76 例患者，随机对照发现，观察组总有效率为 92.11% 高于对照组 73.68%，观察组免疫指标、QLQ-C30 评分均高于对照组。

（3）方兴国等观察鸦胆子乳油注射液联合化疗对于中晚期大肠癌患者血清中环氧合酶（COX-2）和前列腺素（PGE2）水平的影响，发现观察组 COX-2、PGE2 水平显著低于对照组。

[临床用药经验] 鸦胆子油乳注射液为中药鸦胆子的提取物。有明显抗癌作用，是消化道肿瘤的常用药物，大肠癌中晚期患者均适用，能增强免疫功能，提高患者体能状态，有效缓解毒副反应，促进骨髓造血功能，但在临床使用中注意伴有高脂血症、肝功能异常的人群不建议使用。

8. 通关藤注射液

[成分] 通关藤浸膏，辅料为聚山梨酯 80。

[规格] 每支 20 mL（静脉注射）。

[适应证] 清热解毒，化痰软坚。用于食道癌、胃癌、肺癌、肝癌，并可配合放疗、化疗的辅助治疗。

[用量用法] 静脉滴注：用 5% 或 10% 葡萄糖注射液稀释后滴注，一次 20~100 mL，一日一次；或遵医嘱。

[不良反应] 过敏反应；全身性损害；呼吸系统（咳嗽、呼吸急促）；心

血管系统（心悸、胸闷、血压升高等）；胃肠道系统反应；神经系统反应；皮肤反应；用药部位刺激反应。

[肠癌相关研究报道]

（1）赵俊等采用 meta 分析方法，评价通关藤注射液联合化疗方案，在晚期肠癌的治疗中被证实能有效提升患者的短期治疗效果及生活质量，尤为重要的是，该联合疗法显著降低了使用奥沙利铂化疗时患者出现白细胞减少的副作用风险，为患者治疗过程的安全性提供了有力保障。

（2）阎明等采用通关藤注射液联合替吉奥和奥沙利铂治疗直肠癌，观察组（42 例）患者疾病控制率和总有效率均高于对照组（41 例），观察组不良反应发生率明显低于对照组。

[临床用药经验] 通关藤注射液为中药通关藤的有效成分配制成的注射液，具有清热解毒，消瘤散结的功效，适合于大肠癌中晚期，伴有热象或者骨转移的患者。通关藤注射液的核心成分通关藤展现出显著的抗肿瘤效能，其机制多维度地涵盖了直接抑制癌细胞增长、调控肿瘤血管新生、诱导细胞凋亡及促进细胞正常分化等关键过程。此外，该成分还具备增强其他抗癌药物效果并减轻其毒性的能力，为癌症治疗提供了新的策略视角。

二、口服中成药

1. 参一胶囊

[成分] 人参皂苷 Rg3。

[规格] 每粒含人参皂苷 Rg310 mg。

[适应证] 培元固本，补益气血。与化疗配合用药，有助于提高原发性肺癌、肝癌的疗效，可改善肿瘤患者的气虚症状，提高机体免疫功能。

[用法用量] 饭前空腹口服，一次 2 粒，一日 2 次。8 周为 1 疗程。

[禁忌证] 尚不明确。

[不良反应] 少数患者服药后可出现口咽干燥、口腔溃疡。如果过量服用可能出现咽痛、头晕、耳鸣、鼻血、胸闷、多梦等。

[肠癌相关研究]

（1）尤江莲等采用参一胶囊联合 5- 氟尿嘧啶观察对于小鼠结肠癌血管生成的抑制作用，采用 Western-Blot 检测 VEGF、Gli1 蛋白表达，发现参一胶囊联合 5- 氟尿嘧啶组 VEGF、Gli1 表达降低，肿瘤微血管密度降低。

（2）汤秀红等采用参一胶囊治疗结直肠癌辅助化疗后气虚疲乏患者 30 例，观察疲乏评分，治疗组总有效率 96.7%，优于对照组的 23.3%。

[临床用药经验] 参一胶囊用于大肠癌正气亏耗的患者，具有顾护正气的作用，略有热象，咽痛、口干患者不适合服用。

2. 康力欣胶囊

[成分] 阿魏、九香虫、丁香、木香、大黄、姜黄、冬虫夏草、诃子。

[规格] 每粒 0.5 g。

[适应证] 扶正去邪，软坚散结。用于消化道恶性肿瘤、乳腺恶性肿瘤、肺恶性肿瘤见于气血瘀阻证者。

[用法用量] 口服，一次 2～3 粒，一日 3 次，或遵医嘱。

[禁忌证] 孕妇禁服。

[不良反应] 尚不明确。

[肠癌相关研究]

（1）周雍明等采用康力欣胶囊联合辨证中药维持治疗晚期结直肠癌，发现治疗组（35 例）PFS 为 7 个月，优于对照组（34 例）5 个月。

（2）郭利群等采用康力欣胶囊治疗中晚期恶性肿瘤，其中肠癌组，治疗组有效率 51.9%，优于对照组的 35%。

[临床用药经验] 康力欣胶囊基于藏族民间药方开发，其主要成分为阿魏、九香虫、大黄、姜黄、诃子、木香、丁香、冬虫夏草。方中药物性味以辛温为主，可行可散，同时佐以收敛之品，归经多属于脾胃、大肠，能直达病所，加以补肾药物，扶正固本祛邪，全方散中有收、攻补兼施、升中有降、寒温并用。临床使用中发现适合大肠癌正气亏虚，伴有疼痛或者痰浊壅塞患者。

3. 片仔癀

[成分] 牛黄、麝香、三七、蛇胆。

[规格] 每粒重 3 g。

[适应证] 清热解毒，凉血化瘀，消肿止痛。用于热毒血瘀所致急慢性病毒性肝炎，痈疽疔疮，无名肿毒，跌打损伤及各种炎症。

[用法用量] 口服。一次 0.6 g，八岁以下儿童每次 0.15~0.3 g，每日 2~3 次；外用研末用冷开水或食醋少许调匀在患处（溃疡者可在患处周围涂敷之）。一日数次，常保持湿润，或遵医嘱。

[禁忌证] 孕妇忌服。

[不良反应] 尚不明确。

[肠癌相关研究]

（1）Gou 等证明片仔癀抑制 AOM/DSS 处理的小鼠和 $Apc^{min/+}$ 小鼠的结直肠癌发生，其机制可能同逆转了肠癌的肠道生态失调相关、可恢复结直肠癌小鼠的肠道屏障功能。

（2）林明和等采用片仔癀治疗毒热瘀结型晚期结肠癌随机分为治疗组和对照组，结果提示治疗组近期有效率为 66.7%，对照组 52.7%，差异有统计学意义。

[临床用药经验] 大肠癌患者多见湿热内生，热毒壅盛的情况，采用片仔癀可以有清热解毒作用，体质偏寒、脾胃虚弱的患者不适合服用。

4. 鸦胆子油软胶囊

[成分] 鸦胆子油、大豆磷酯。

[规格] 每粒 0.53 g。

[适应证] 抗癌药。用于肺癌、肺癌脑转移、消化道肿瘤及肝癌的辅助治疗剂。

[用法用量] 口服。一次 4 粒，一日 2~3 次，30 日为 1 个疗程。

[禁忌证] 尚不明确。

[不良反应] 尚不明确。

[肠癌相关研究] 黄建伟等应用鸦胆子油软胶囊联合 SOX 方案治疗晚期结直肠癌，研究发现联合治疗组的患者胃肠道反应、血小板减少、白细胞减少和转氨酶升高等不良反应发生率明显低于单纯化疗组，鸦胆子油软胶囊联合化疗能够提高患者生活质量，降低肿瘤标志物水平。

[临床用药经验] 口服鸦胆子油软胶囊功效类似静脉鸦胆子注射液，具

有抗肿瘤作用，适合大肠癌中晚期的患者，肝功能异常患者慎用。

5. 复方斑蝥胶囊

[成分] 斑蝥、人参、黄芪、刺五加、三棱、半枝莲、莪术、山茱萸、女贞子、熊胆粉、甘草。

[规格] 每粒装 0.25 g

[适应证] 破血消瘀，攻毒蚀疮。用于原发性肝癌、肺癌、直肠癌、恶性淋巴瘤、妇科恶性肿瘤等。

[用法用量] 口服，一次 3 粒，一日 2 次。

[禁忌证] 孕妇及哺乳期妇女禁用。本品及所含成份过敏者禁用。

[不良反应] 消化系统：恶心、呕吐、腹痛、腹泻、腹部不适等，有肝功能异常个案报告；皮肤：皮疹、瘙痒等；神经系统：头晕，有抽搐、口舌麻木个案报告；泌尿系统：有血尿、排尿异常、肾功能异常个案报告；其他：有心悸、血糖升高等个案报告。

[肠癌相关研究]

（1）李秋菊等观察复方斑蝥胶囊对结肠癌细胞增殖、凋亡、迁移和侵袭的影响，采用复方斑蝥胶囊的含药血清来处理细胞，发现可抑制 Wnt/β-catenin 信号通路和 EMT 过程，抑制肠癌细胞增殖、迁移和侵袭，并促进细胞凋亡。

（2）吴崇山等探讨复方斑蝥胶囊联合化疗治疗结直肠癌患者近期疗效及其对生活质量、免疫功能和肿瘤标志物的影响，观察组总有效率 73.47% 高于对照组 46.94%，KPS 显著增加。

[临床用药经验] 复方斑蝥胶囊有软坚散结抗肿瘤作用，并含有扶正的作用，适合大肠癌带瘤生存者，但对于血糖可能会产生一定的影响，糖尿病患者慎用。

6. 华蟾素胶囊

[成分] 干蟾皮。

[规格] 每粒 0.3 g。

[适应证] 解毒，消肿，止痛。用于中、晚期肿瘤，慢性乙型肝炎等症。

[用法用量] 口服。一次 3~4 粒，一日 3~4 次。

[禁忌证] 禁与强心药物配伍使用。孕妇禁用。

[不良反应] 偶有腹痛、腹泻等胃肠道刺激反应，可自行消失。

[肠癌相关研究]

（1）林丽湘等采用华蟾素胶囊联合 FOLFOX 方案治疗结直肠癌，发现联合方案治疗结直肠癌患者能提高临床效果，降低血清肿瘤指标和炎症水平，改善患者功能状态。

（2）崔永欣等观察华蟾素胶囊对结直肠癌术后辅助化疗患者免疫功能及术后复发的影响，发现观察组 $CD4^{+}$、$CD4^{+}/CD8^{+}$ 和 NK 细胞数均高于对照组，IgG、IgM 和 IgA 水平高于对照组，观察组术后 5 年复发率 58.49% 低于对照组 75.61%。

（3）沙晓锋等采用华蟾素联合雷替曲塞与奥沙利铂治疗晚期结直肠癌，发现观察组 $CD4^{+}$、$CD4^{+}/CD8^{+}$ 水平显著高于对照组，两组 CA125、CA199、CEA 水平显著下降，观察组 MMP-2 及 MMP-9 水平显著低于对照组，观察组 VEGF、HIF-1α 及 TFG-β1 水平显著低于对照组。

（4）马海锋观察华蟾素胶囊对直肠癌放疗后气阴两虚患者的影响，在放疗的同时服用华蟾素胶囊，完成后，研究组在显效率和总有效率上显著高于对照组，IL-2、TNF-α 水平研究组下降低于对照组。

[临床用药经验] 华蟾素胶囊有解毒、消肿和止痛，适用于大肠癌中晚期患者，或伴有癌痛的患者。以毒攻毒药物是中药抗肿瘤的一大类药物，做成中成药制剂，药物的毒副反应更好控制，适合患者长期服用。

三、中成药的选用原则与方法

中成药的选择，不同于西药抗肿瘤药物的选择，应根据辨证分型，分析患者正邪、阴阳、寒热，根据患者的具体情况进行选方用药，前面列举的药物，总结其功效主治，在大肠癌治疗中的适应证，可根据下表进行选择。此外，也存在大量能应用于大肠癌诊疗的其他中成药，在此不一一列举。常用中成药功效及推荐大肠癌相关适应证（仅供参考）。

表 3-1 常用中成药的功效及推荐大肠癌相关适应证

类别	药物名称	功效	推荐大肠癌相关适应证
注射液	华蟾素注射液	软坚散结，以毒攻毒	大肠癌中晚期患者，伴有癌痛、胸水、腹水者
	艾迪注射液（复方斑蝥注射液）	清热解毒，消瘀散结，益气扶正	大肠癌肝转移者，大肠癌中晚期体质偏弱者
	复方苦参注射液	清热利湿，凉血解毒，散结止痛	大肠癌伴有实热证者
	康艾注射液	清热解毒，益气扶正	大肠癌中晚期患者，伴有热象及体虚者
	生脉注射液	益气养阴，复脉固脱	大肠癌体虚患者
注射液	康莱特注射液	益气养阴，消癥散结	大肠癌中晚期伴有痰湿重浊患者；大肠癌伴有营养不良的患者
	鸦胆子油乳注射液	软坚散结	大肠癌中晚期患者均适用，排除高脂血症、肝功能异常人群
	通关藤注射液	清热解毒，化痰软坚	大肠癌中晚期患者，伴有热象或骨转移者
口服药	参一胶囊	培元固本，补益气血	大肠癌正气亏耗者
	康力欣胶囊	扶正去邪，软坚散结	大肠癌正虚，伴有疼痛或痰浊壅塞者
	片仔癀	清热解毒，凉血化瘀，消肿止痛	大肠癌热毒壅结者
	鸦胆子油软胶囊	软坚散结，以毒攻毒	大肠癌中晚期患者
	复方斑蝥胶囊	破血消瘀，攻毒蚀疮	大肠癌带瘤生存者
	华蟾素胶囊	解毒，消肿，止痛	大肠癌中晚期患者，伴有癌痛者

第四节　大肠癌常用方剂

大肠癌的常用方剂分为根据前大肠癌常用中医治则分类的代表方剂部分、大肠癌常用的止泻剂和泻下剂。前者便于在判断患者证候后选方用药，后者针对大肠癌患者常见肠道症状选择适合的调理胃肠的方剂。

一、大肠癌常用治则代表方剂

（一）扶正培本

1. 四君子汤

[出处]《太平惠民和剂局方》。

[治法] 补气健脾。

[原方组成] 人参、白术、茯苓、甘草。

[肠癌相关研究报道] 针对四君子汤在大肠癌中的应用已经开展了多项临床及实验研究。胡密密等发现在针对脾虚湿盛型晚期结直肠癌患者的治疗中，结合加味四君子汤与 FOLFOX4 方案展现出了显著的临床效益。该联合疗法不仅有效减轻了患者的多项症状，如餐后腹胀感、食欲不振、体力衰弱及大便不成形等问题，还显著降低了中医证候的总体评分，成功遏制了病情的进一步恶化。同时，它积极促进了患者整体健康状态的提升，并增强了治疗过程的安全性。申佳林等实验研究表明，四君子汤及其活性成分在多个层面上发挥了治疗作用：一是通过减轻肠道的炎症反应，预防了炎症向癌症的转化；二是精准调控 p53、Wnt、NF-κB 等关键信号通路，有效遏制了肿瘤细胞的增殖；三是干预 Wnt/β-catenin、Hippo 等通路，抑制了肿瘤的转移能力；此外，还通过负向调控 JAK/STAT、PI3K/Akt 等信号途径，抑制了肿瘤细胞的增殖、侵袭与迁移过程，并激活了 Bax、caspase-9 等凋

亡相关蛋白，加速了肿瘤细胞的凋亡进程。值得注意的是，该联合疗法还能通过调整耐药基因的表达，逆转了化疗和靶向治疗中的耐药性难题。同时，它激活了肿瘤微环境中的免疫细胞，如 $CD8^{+}T$ 细胞、巨噬细胞及自然杀伤细胞，显著增强了机体的抗肿瘤免疫反应。更进一步地，通过上调 KLF4 等转录因子的表达，改善了由肿瘤引起的恶病质症状，如体重下降和肌肉萎缩，从而延长了实验模型中小鼠的生存时间。欧阳庆武等验证四君子汤还能够通过维持肠道微生态平衡、调节免疫球蛋白和 T 淋巴细胞亚群从而提高机体免疫力，抑制结肠癌模型小鼠体内肿瘤生长。

[临床用药经验] 四君子汤是补气健脾的基础名方，其相关方剂六君子汤、加味四君子汤等在大肠癌的治疗中广泛应用，顾护患者脾胃。

2. 十全大补汤

[出处]《太平惠民和剂局方》。

[治法] 温补气血。

[原方组成] 人参、白术（炒）、茯苓、炙甘草、当归、川芎、白芍（酒炒）、熟地黄、黄芪、肉桂、生姜、大枣。

[肠癌相关研究报道] 李祺等验证十全大补汤配合化疗有效提高白细胞和红细胞，能改善患者精神状态，恢复体力，增加食欲，降低恶心、腹胀、便秘等化疗并发症的发生率，从而提高患者生活质量，增强继续接受治疗的信心，减少患者因恐惧心理而拒绝规则化疗的发生率。杜锦芳等通过动物实验研究聚焦于十全大补汤对结肠癌原发瘤切除后转移瘤生长及 NK 细胞的影响，发现十全大补汤及其拆方四君子汤明显抑制 BALB/c 小鼠 $CT^{-}26$ 结肠癌原发瘤切除后转移瘤生长，其机制可能是通过提高 NK 细胞的功能，使黏附分子 CD49b 及活化受体 $CD335^{+}$ 表达上调，有利于肿瘤细胞逃逸及生长。

[临床用药经验] 十全大补汤在使用时，要防过于滋腻，可配合使用地枯萎等，用药时间不要过长。

3. 补中益气汤

[出处]《内外伤辨惑论》。

[治法] 补益中气，升阳举陷。

[原方组成] 黄芪、白术、陈皮、升麻、柴胡、人参、甘草、当归。

[肠癌相关研究报道] 严跃华等通过临床研究发现结直肠癌患者在术后恢复期或者晚期结直肠癌患者的姑息治疗期，服用补中益气汤加减方虽然不能增强现有化疗方案的客观疗效，但是可以改善其中医证候，而且能有效减少化疗引起的部分不良生化反应。李培培等的研究也发现 FOLFIRI 方案化疗在结直肠癌患者中有良好的治疗效果，配合补中益气汤，能够进一步改善患者免疫功能（提高 $CD3^+$、$CD4^+$、$CD4^+/CD8^+$ 水平），降低炎症反应，提高其生活质量。

[临床用药经验] 补中益气汤是中医治疗气血不足的经典方剂，对于癌症患者而言，它提供了一种温和而有效的气血双补方法。

4. 归脾汤

[出处]《济生方》。

[治法] 益气补血，健脾养心。

[原方组成] 白术、当归、茯神、炒黄芪、远志、龙眼肉、炒酸枣仁、人参、木香、炙甘草。

[肠癌相关研究报道] 归脾汤对于化疗中常见的气虚、血虚症状有显著缓解作用，特别是在含铂类化疗方案下。史丽敏的研究聚焦于肠癌术后恢复，探索了归脾汤在促进胃肠功能快速恢复（如缩短首次排气与排便时间）、缓解术后疼痛与不适（如腹胀、腹痛减轻）、提升睡眠质量以及缩短住院周期方面的积极效果，相比传统术后处理展现了明显优势。此外，针对气血亏虚型大肠癌晚期患者的治疗，郑康等的研究揭示了加味归脾汤与 FOLFOX4 化疗方案联合应用的显著疗效。这一联合疗法不仅能够优化患者的营养状况，增强肠黏膜屏障功能，还有效预防了肿瘤转移及化疗带来的不良反应，为气血亏虚型大肠癌患者的治疗提供了新的临床治疗视角和策略。

[临床用药经验] 归脾汤为补血名方，具有补血养心、健脾益气的功效。对于化疗中常见的气虚、血虚症状有显著缓解作用。

5. 六味地黄丸

[出处]《小儿药证直诀》。

[治法] 滋阴补肾。

[原方组成] 熟地黄、山萸肉、山药、泽泻、牡丹皮、茯苓。

[肠癌相关研究报道]张继峰等观察六味地黄丸防治化疗所致血小板减少，将30例患者随机分为2组，治疗组血小板数量与对照组相比有显著性差异。

[临床用药经验]六味地黄丸是补肾的经典名方，三补三泻合用，具有清补作用。

6. 阳和汤

[出处]《外科证治全生集》。

[治法]温阳补血，散寒通滞。

[原方组成]熟地、肉桂、麻黄、鹿角胶、白芥子、姜炭、生甘草。

[肠癌相关研究报道]牛明了等采用阳和汤联合西药（奥沙利铂甘露醇注射液+卡培他滨）观察阳和汤对直肠癌术后患者免疫功能和炎症因子的影响，治疗组 $CD4^{+}$ 较对照组增高，$CD8^{+}$ 较对照组降低。何秀云等采用阳和汤加减治疗结直肠癌奥沙利铂化疗相关外周神经毒性。热娜古丽等也采用阳和汤加减治疗结直肠癌奥沙利铂化疗相关外周神经毒性，使用阳和汤加甲钴胺观察组外周神经毒性分级低于对照组。

[临床用药经验]阳和汤对于寒邪凝结的情况，有温阳散寒的作用，可用于肠癌化疗引起的周围神经病变。

7. 芍药甘草汤

[出处]《伤寒论》。

[治法]养血益阴，缓急止痛。

[原方组成]芍药、炙甘草。

[肠癌相关研究报道]付智钢等临床研究在中晚期结肠癌患者中应用芍药甘草汤加减治疗，能够改善患者的癌痛介质指标、缓解疼痛、提高生活质量，延长患者长期生存的时间。

[临床用药经验]癌痛为结肠癌患者在中晚期难以控制的一种症状。周围组织和神经一旦被肿瘤压迫，就会出现剧烈的疼痛，且持续时间较长，严重影响患者的心理、生理健康，使患者生活质量下降。《伤寒论》中记载的芍药甘草汤，该药方的成分有白芍和炙甘草，白芍具有养血柔肝、缓急止痛的功效，炙甘草具有健脾益气、缓急止痛的作用，两种成分共同作用，具

有酸甘化阴、柔筋止痛的效果，进而缓解患者疼痛程度，使其治疗配合度提高，让病情得到有效控制，进而延长患者长期生存时间。

8. 薯蓣丸

[出处]《伤寒论》。

[功用] 调理脾胃，益气和营。

[原方组成] 山药、茯苓、当归、阿胶、大枣、柴胡、桔梗、人参、甘草、白芍、焦六曲、苦杏仁、防风、白蔹、地黄、川芎、大豆卷、桂枝、干姜、麦冬。

[肠癌相关研究报道] 任凤梅研究发现薯蓣丸调控 M1/M2 型肿瘤相关巨噬细胞极化抗大肠癌进展。徐宏等发现薯蓣丸能改善结直肠癌化疗患者癌因性疲乏。

[临床用药经验] 薯蓣丸是补虚名方，通过健运脾胃，起到扶正的作用，和肠癌患者的免疫息息相关。

（二）化痰祛湿

1. 藿香正气散

[出处]《太平惠民和剂局方》。

[治法] 解表化湿，理气和中。

[原方组成] 大腹皮、白芷、紫苏、茯苓、半夏、白术、陈皮、厚朴、桔梗、藿香、炙甘草。

[肠癌相关研究报道] 刘鸿瀚等发现藿香正气丸通过调节肠道菌群和代谢，激活 Nrf2 介导的抗氧化反应，抑制 NF-kB 介导的 NLRP3 炎症小体活化对抗炎症，改善小鼠炎症相关结直肠癌。

[临床用药经验] 藿香正气散有芳香化浊作用，肠癌患者肠道功能减弱，容易感受不洁饮食等造成腹泻、腹胀等症状，藿香正气散具有祛浊的作用。

2. 茵陈蒿汤

[出处]《伤寒论》。

[治法] 清热利湿退黄。

[原方组成] 茵陈、栀子、大黄。

[临床用药经验] 此方具有利胆退黄的作用，也可用于肠癌肝胆湿热壅盛的患者。

3. 三仁汤

[出处]《温病条辨》。

[治法] 宣畅气机，清利湿热。

[原方组成] 杏仁、滑石、通草、白蔻仁、竹叶、厚朴、生薏苡仁、半夏。

[临床用药经验] 此方具有调达气机化浊作用，应用于肠癌体内有痰湿蕴结者，上焦、中焦、下焦均可。

4. 五苓散

[出处]《伤寒论》。

[治法] 利水渗湿，温阳化气。

[原方组成] 猪苓、泽泻、白术、茯苓、桂枝。

[肠癌相关研究报道] 戴超颖等采用五苓散联合腹腔热化疗治疗晚期癌性腹水 52 例，治疗组总有效率 88.4%，对照组有效率 69.2%。曹波教授运用五苓散化裁治疗直肠癌术后综合征，刘厚颖教授运用五苓散加减治疗结肠癌腹泻，从脾胃着手，利小便以实大便，这些经验都值得借鉴。

[临床用药经验] 此方适用于肠癌体内有水湿停着者，如下肢水肿、腹水等。

5. 猪苓汤

[出处]《伤寒论》。

[治法] 利水清热养阴。

[原方组成] 猪苓、茯苓、泽泻、阿胶、滑石。

[临床用药经验] 适用于肠癌水湿内停，小便不利者。

6. 防己黄芪汤

[出处]《金匮要略》。

[治法] 益气祛风，健脾利水。

[原方组成] 防己、黄芪、甘草、白术、生姜、大枣。

[临床用药经验] 适用于肠癌下肢水肿，或皮肤水肿者。

7. 苓桂术甘汤

[出处]《金匮要略》。

[治法] 温阳化饮，健脾利湿。

[原方组成] 茯苓、桂枝、白术、甘草。

[临床用药经验] 适用于肠癌脾气亏虚，水饮内停者。

8. 真武汤

[出处]《伤寒论》。

[治法] 温阳利水。

[原方组成] 茯苓、芍药、白术、附子、生姜。

[肠癌相关研究报道] 杨志新等采用真武汤合大剂量参附注射液治疗结直肠癌腹水 18 例，治疗组总有效率 61.1%，优于对照组 22.2%。

[临床用药经验] 适用于肠癌腹水，患者阳气亏虚，脉沉细者。

9. 小陷胸汤

[出处]《伤寒论》。

[治法] 清热化痰，宽胸散结。

[原方组成] 黄连、半夏、栝蒌实。

[肠癌相关研究报道] 高世勇等基于网络药理学探讨小陷胸汤治疗大肠癌的机制，发现可能同调控胃泌素信号通路、细胞周期通路、乙型肝炎感染通路、DNA 损伤反应通路相关。

[临床用药经验] 适用于肠癌胸前区有憋闷不适感的患者。

（三）理气行滞

1. 大柴胡汤

[出处]《金匮要略》。

[治法] 和解少阳，内泻热结。

[原方组成] 柴胡、黄芩、芍药、半夏、生姜、枳实、大枣、大黄。

[临床用药经验] 杜怀棠教授采用“调气通腑”法治疗大肠癌，认为大肠癌的病机同“气”密切相关，对大柴胡汤进行再认识，具有“调气”和“通腑”作用。

2. 小柴胡汤

[出处]《伤寒论》。

[治法] 和解少阳。

[原方组成] 柴胡、黄芩、人参、甘草、半夏、生姜、大枣。

[肠癌相关研究报道] 许彬等采用小柴胡汤及其寒热减方干预结肠癌细胞，发现对于细胞增殖、脂肪及碱性磷酸酶代谢存在影响。

3. 保和丸

[出处]《丹溪心法》。

[治法] 消食和胃。

[原方组成] 山楂、神曲、半夏、茯苓、陈皮、连翘、莱菔子。

4. 枳实导滞丸

[出处]《内外伤辨惑论》。

[治法] 消食导滞，清热祛湿。

[原方组成] 大黄、枳实、神曲、茯苓、黄芩、黄连、白术、泽泻。

5. 半夏泻心汤

[出处]《伤寒论》。

[治法] 调和肝脾，消痞散结。

[原方组成] 半夏、黄芩、干姜、人参、黄连、大枣、甘草。

[肠癌相关研究报道] 张迪等探究发现 20% 半夏泻心汤含药血清干预 24 h 能够显著抑制 SW480 细胞增殖，降低细胞迁移能力，降低 Vimentin、TGF-β1、Smad3 mRNA 及蛋白表达水平，同时提高 E-cadherin mRNA 及蛋白表达水平，并提高 Smad7 mRNA 表达水平。林小力研究显示，半夏泻心汤在防治伊立替康化疗方案所致的迟发性腹泻中具有一定优势。李英冬等发现半夏泻心汤加减治疗中晚期大肠癌具有较为显著的临床效果，而且用药后，患者生活质量明显提高，疼痛有效减轻，且不良反应较少。

[临床用药经验]《灵枢・百病始生》云：“留而不去，传舍于胃肠之外，募原之间，留着于脉，稽留而不去，息而成积。”涉及癌症发生发展的过程，半夏泻心汤是治疗心下痞的常用方剂。《金匮要略》：“呕而肠鸣，心下痞者，半夏泻心汤主之。”《伤寒论》说：“伤寒五六日，呕而发热者……但满而不

痛者，此为痞，柴胡不中与之，宜半夏泻心汤。”这些条文，就明确地提示半夏泻心汤可以治疗消化道疾病。上呕、中痞、下肠鸣，病变在整个胃肠道，也是大肠癌患者在放化疗治疗期间最常见的并发症。

（四）清热解毒

1. 黄连解毒汤

[出处]《外台秘要》。

[治法] 泻火解毒。

[原方组成] 黄连、黄柏、黄芩、栀子。

[肠癌相关研究报道] 桑晓光等观察黄连解毒汤联合苦参碱对结肠癌 HT29 细胞凋亡的影响，MTT 法检测结果显示试验组 HT29 细胞增殖率明显低于对照组，差异有统计学意义。孙健等观察黄连解毒汤的抗肿瘤作用，运用血清药理学方法研究对人结肠癌 Swille 细胞体外生长的抑制作用发现大、中剂量组抑制作用同对照组比较有显著差异。

[临床用药经验] 此方应用于肠癌火热壅盛者。

2. 龙胆泻肝汤

[出处]《医方集解》。

[治法] 清肝胆实火，泻下焦湿热。

[原方组成] 龙胆草、黄芩、栀子、泽泻、木通、当归、生地黄、柴胡、生甘草、车前子。

[临床用药经验] 此方应用于肠癌肝经热盛的患者，具有清肝利胆作用，但药性偏于寒凉，应予以重视。

3. 青蒿鳖甲汤

[出处]《温病条辨》。

[治法] 养阴透热。

[原方组成] 青蒿、鳖甲、生地、知母、丹皮。

[临床用药经验] 此方用于肠癌癌性发热，以虚热为主者。

4. 香连丸

[出处]《太平惠民和剂局方》。

[治法] 清热燥湿，行气化滞。

[原方组成] 黄连、木香。

[肠癌相关研究报道] 盛丹洁等采用香连丸及有效单体黄连素联合 5- 氟尿嘧啶干预 HCT116 结肠癌荷瘤小鼠，发现治疗组肿瘤瘤体缩小，抑瘤率增加，差异有统计学差异。

[临床用药经验] 此方为肠癌常用方，或称为药对，有行气化滞，清热燥湿作用。

（五）软坚散结

1. 乌梅丸

[出处]《伤寒论》。

[治法] 辛开苦降，寒热并调。

[原方组成] 乌梅、细辛、桂枝、黄连、黄柏、当归、人参、蜀椒、干姜、附子。

[肠癌相关研究报道] 大量的临床案例及基础研究均可以证明乌梅丸对于肠癌的发病期及预后治疗有着可观的效果。王钰涵等研究表明，乌梅丸不仅可以改善胃肠功能紊乱症状，促进胃肠功能恢复，还能改善放射性直肠炎相关症状，降低结直肠癌总体复发率，改善情志不振与纳呆乏力来增强免疫，防止肠道多发性息肉癌变。朱亦邈等实验研究表明，乌梅丸可以调控肿瘤细胞外泌体 miR-148a-3p 的释放，明显减少外泌体数量，并抑制肿瘤细胞的增殖、迁移和侵袭，促进凋亡，进而靶向 APC/KRAS 表达，从而抑制结直肠癌的发展进程。

[临床用药经验] 乌梅丸寒热并治，攻补兼施，与肠癌的病机特点十分相似。

2. 鳖甲煎丸

[出处]《金匮要略》。

[功用] 行气活血，祛湿化痰，软坚消癥。

[原方组成] 鳖甲、乌扇、黄芩、鼠妇、干姜、大黄、桂枝、石韦、厚朴、瞿麦、紫薇、阿胶、柴胡、蜣螂、芍药、牡丹、䗪虫、蜂巢、赤硝、桃

仁、人参、半夏、葶苈子。

[临床用药经验]鳖甲煎丸可适用于肠癌肝转移者的治疗中，改善肝纤维化。

3. 大黄䗪虫丸

[出处]《伤寒论》。

[功用]去瘀生新。

[原方组成]大黄、黄芩、甘草、桃仁、杏仁、芍药、干地黄、干漆、虻虫、水蛭、蛴螬、䗪虫。

[临床用药经验]大黄䗪虫丸可适用于晚期肠癌，有靶病灶的患者，起到软竖散结之功。

4. 芍药汤

[出处]《素问病机气宜保命集》。

[功用]清热燥湿，调气和血。

[原方组成]芍药、当归、黄连、槟榔、木香、甘草、大黄、黄芩、官桂。

[肠癌相关研究报道]赖曼等采用芍药汤加减联合FOLFOX6方案治疗湿热蕴结型结直肠癌术后患者，观察组总有效率高于对照组，且患者恶心呕吐、肝功能损害、皮肤损害等程度较前降低，且对患者免疫功能有改善作用。宋小平采用芍药汤加减联合常规化疗治疗晚期结直肠癌患者68例，观察组病情控制率为97.06%高于对照组79.41%，观察组不良反应发生率29.41%低于对照组52.94%。丁浩等发现芍药汤组小鼠平均瘤体、ki-67较模型组小，芍药组IL-6、STAT3、Snail的蛋白水平和mRNA表达较对照组增高。张丽华等发现芍药汤可调控结肠炎相关结直肠癌上皮-间质转化。

[临床用药经验]此方在临床被用于直肠癌术后综合征、放射性直肠炎的治疗，对于肠癌相关慢性腹泻有行气止泻的作用。

（六）活血化瘀

1. 理冲汤

[出处]张锡纯《医学衷中参西录》。

[治法]健脾益气，活血祛瘀。

[原方组成]生黄芪、党参、白术、生山药、生鸡内金、知母、天花粉、三棱、莪术。

[肠癌相关研究报道]张霄峰提出在临证时可在辨证论治基础上结合辨病论治，肝转移可加入鳖甲、龟甲以软坚散结；肺转移可加入浮海石、白英、麦冬以清热散结、化痰止咳；脑转移可合用清震汤以燥湿解毒、清上止痛，或合用升降散以升清降浊，或合用吴茱萸汤以温中补虚、降逆止呕；骨转移可加入延胡索、法半夏、制天南星以燥湿通络止痛；淋巴结转移可加入山慈菇，或木鳖子，或重楼以清热消肿、解毒散结。

[临床用药经验]理冲汤为张锡纯治疗妇科癥瘕积聚之代表方剂，该方具有益气行血，调经祛瘀之效，而大肠癌以脾气亏虚为根本，痰浊瘀血、湿热毒邪蕴结于大肠，形成了以“脾虚与邪实”并存之脾虚血瘀之证候，大肠癌发病痰浊瘀血、湿热毒邪互结，有形之邪蕴结于大肠，大肠络脉瘀阻凝结，久而成积，形成与“脾虚与邪实”并存之脾虚血瘀之证候。治疗上采用健脾益气、活血祛瘀之理冲汤加减治疗此病。

2. 桃红四物汤

[出处]《医宗金鉴》。

[治法]养血补血，活血祛瘀。

[原方物组]桃仁、红花、当归、生地、芍药、川芎。

[肠癌相关研究报道]桃红四物汤由四物汤化裁而成，是中医养血补血的经典方剂之一，临床应用能活血化瘀、养血补血、止痛益肝，相关药理学研究表明其主要成分当归多糖、川芎嗪、阿魏酸、红花苷等能发挥抗血栓、改善血液流变学的功效。焦艺博等临床实验表明桃红四物汤可通过纠正外周血 T 淋巴细胞表达从而改善机体免疫功能，改善结肠癌术后患者疼痛。连红琴等实验研究发现，桃红四物汤联合 5-Fu 组凋亡相关基因 Bcl-2、Casepase-3 表达减弱、Bax 表达增强说明桃红四物汤联合 5-Fu 治疗能促使肿瘤细胞的调亡。

（七）以毒攻毒

以毒攻毒作为治则之一，采用口服汤剂治疗时，一般与其他治则协同使用，在大肠癌的治疗中单独使用较少，且需要严格把控。以毒攻毒的方剂有乌头汤（《金匮要略》）等，目前在临床已很少使用，在此仅列出条目，不做赘述。

二、大肠癌常用止泻剂和泻下剂

（一）止泻剂

1. 白头翁汤

[出处]《伤寒论》。

[功用] 清热解毒，凉血止痢。

[原方组成] 白头翁、黄柏、黄连、秦皮。

[肠癌相关研究报道] 黄麟琅等采用网络药理学和分子对接技术探讨白头翁汤拮抗结直肠癌的作用机制，通过富集分析发现其发挥作用与槲皮素、β-谷甾醇、豆甾醇等成分调控 TP53、MAPK1、MAPK14、RELA 等基因及影响 TNF、IL-17 等信号通路相关。宋聚才观察白头翁汤对结直肠癌小鼠肠道菌群、炎症因子和 HER-2 表达的影响，对照组采用顺铂治疗，研究组在对照组基础上加用白头翁汤灌胃，治疗 8 周，比较发现给药 3、6 周后研究组小鼠梭杆菌门、拟杆菌门菌落数较对照组降低，厚壁菌门、变形菌门菌落上升，小鼠 MMP-9、VEGF、IL-10 及 TNF-α、HER-2 表达均低于对照组。马建仁采用白头翁汤加味辅助 mFOLFOX6 化疗治疗晚期结直肠癌湿热蕴结型，发现观察组总有效率高于对照组，各 40 例，中位生存期观察组长于对照组。熊礼凤等观察发现白头翁汤加味辅助化疗可延长患者中位生存期 10.7 个月对比对照组 7.1 个月，且生活质量改善。

[临床用药经验] 此方为治疗直肠癌术后综合征、放射性直肠炎的常用处方。

2. 四神丸

[出处]《内科摘要》。

[功用] 温肾暖脾，固肠止泻。

[原方组成] 肉豆蔻、补骨脂、五味子、吴茱萸。

[肠癌相关研究报道] 曹阳等研究发现四神丸对于结肠炎性病变后诱发结肠癌的化学预防作用和对于 $CD133^+$ 蛋白的表达有干预作用，对小鼠结肠炎诱发的结肠癌有抑制作用。刘宝通等观察四神丸加味用于大肠癌围手术期脾肾阳虚患者 116 例，发现治疗组患者的临床疗效优于对照组。

[临床用药经验] 用于肠癌肾阳虚衰引起的腹泻者。

3. 葛根芩连汤

[出处]《伤寒论》。

[功用] 解表清里。

[原方组成] 葛根、甘草、黄芩、黄连。

[肠癌相关研究报道] 姚忠强等采用葛根芩连汤加减治疗结直肠癌患者，发现治疗前后患者血浆 $CD4^+T$ 细胞、NK 细胞水平升高。范建平等观察发现腹腔镜微创术联合葛根芩连汤加减有降低炎症因子，提高患者免疫功能的作用。蔡蓉等采用网络药理学方法探讨葛根芩连汤治疗结直肠癌的靶点和机制，发现 MMP3、ALB、AKT1、VEGFA 的差异表达可能是葛根芩连汤治疗结直肠癌的潜在靶点，其机制可能是影响 Toll 样受体信号通路，钙信号通路相关。李沁园等从中医角度论述葛根芩连汤治疗大肠癌湿热证的机制。陈慧等采用葛根芩连汤加味治疗晚期结直肠癌相关性肠道湿热型腹泻 46 例，同培菲康比较，治疗组有效率为 65.22% 优于对照组 31.58%。韩惠萍等采用复方谷氨酰胺胶囊联合葛根芩连汤防治晚期结直肠癌 FOLFIRI 方案化疗相关性腹泻，发现观察组腹泻、恶心呕吐、食欲减退发生率明显低于对照组，肠道双歧杆菌、乳酸杆菌计数和血清 IL−6、IL−17 水平显著降低。

[临床用药经验] 此方多应用于下焦湿热肠癌腹泻的情况。

4. 真人养脏汤

[出处]《太平惠民和剂局方》。

[功用] 涩肠止泻，温中补虚。

[原方组成] 人参、当归、白术、肉豆蔻、肉桂、甘草、白芍、木香、诃子、罂粟壳。

[肠癌相关研究报道] 多项研究发现真人养脏汤加减对结直肠癌术后阳虚型腹泻有治疗作用，高红娟研究发现观察组大便性状恢复时间为

（2.33±1.58）d，腹痛改善时间为（1.18±0.23）d。

5. 黄芩汤

[出处]《伤寒论》。

[功用]清热止痢，和中止痛。

[原方组成]黄芩、芍药、甘草、大枣。

[肠癌相关研究报道]曾郅纯等采用加味黄芩汤联合化疗治疗湿热郁毒型结直肠癌发现治疗组CEA、CA199水平，$CD8^+$水平，湿热郁毒证候积分，毒副反应发生率均低于对照组。迟宏罡等观察黄芩汤对体外诱导人结肠癌SW620细胞凋亡及其对凋亡相关因子表达的影响，发现不同浓度黄芩汤处理细胞增殖抑制率显著增加，细胞凋亡率升高，黄芩汤可抑制细胞凋亡蛋白Bcl-2表达，促细胞凋亡蛋白Bax表达显著增高。张卫峰等观察黄芩汤联合双歧三联活菌胶囊对结肠癌术后化疗相关性腹泻患者肠道黏膜屏障的保护作用发现观察组总有效率为95.3%，明显高于对照组的81.4%。于洋等采用加味黄芩汤预防晚期肠癌患者伊立替康所致迟发性腹泻疗效明显。

[临床用药经验]黄芩汤应用于湿热蕴结引起的腹泻，以及肠癌化疗相关性腹泻，如伊立替康所致腹泻。

6. 桃花汤

[出处]《伤寒论》。

[功用]温中涩肠止痢。

[原方组成]赤石脂、干姜、粳米。

[临床用药经验]此方用于肠癌腹泻轻症，有补中、涩肠的作用。

（二）泻下剂

1. 大承气汤

[出处]《伤寒论》。

[治法]峻下热结。

[原方组成]大黄、厚朴、枳实、芒硝。

[肠癌相关研究报道]郑香琴等发现浓煎大承气汤治疗老年癌性不全肠梗阻具有更好的临床效果，更利于改善患者的临床症状，有效减少肠管气

液平面、肠腔积气，延长药物保留时间，促进胃肠功能的恢复，降低 PCT、TNF-α、IL-8 水平，减轻机体炎症反应。实验研究表明，大承气汤可能通过调节 ESR1、EGFR、IL6、CASP3、MYC 等靶点，调控 PI3K-Akt 信号通路、钙信号通路、AGE-RAGE 信号通路等信号通路，发挥大承气汤对大肠癌肠梗阻的作用。

[临床用药经验]肠梗阻是大肠癌患者常见并发症，大承气汤是治疗阳明腑实证大便秘结不通、热结旁流的经典名方，可通过其泻下作用，促进肠道内积聚的气体、液体和粪便排出，从而缓解腹胀、呕吐等症状。

2. 大黄牡丹汤

[出处]《金匮要略》。

[治法]驱邪扶正，清热祛瘀，散结消肿。

[原方组成]大黄、牡丹皮、冬瓜仁、桃仁、芒硝。

[肠癌相关研究报道]大黄牡丹汤为治疗肠痈的经典用方，研究发现大黄牡丹汤治疗大肠癌主要涉及的通路是 PPAR 信号通路和 p53 信号通路。

3. 大黄附子汤

[出处]《金匮要略》。

[功用]温里散寒，通便止痛。

[原方组成]大黄、附子、细辛。

[临床用药经验]大黄附子汤对于由于阳气不足，寒凝引起的便秘，有温化助阳通便的作用。

4. 温脾汤

[出处]《备急千金要方》。

[功用]攻下寒积，温补脾阳。

[原方组成]大黄、当归、干姜、炮附子、人参、芒硝、甘草。

[肠癌相关研究报道]原志男等采用益气固涩温脾汤加减辅助治疗结直肠癌根治术后吻合口瘘，吻合口瘘愈合时间、恢复正常饮食时间、住院时间均短于对照组。陈琪等分析温脾汤加减治疗直肠癌术后吻合口瘘，发现治疗组总有效率明显高于对照组。

[临床用药经验]此方应用于由于中焦虚弱而排便不畅的肠癌患者。

5. 五仁丸

[出处]《世医得效方》。

[功用] 润肠通便。

[原方组成] 桃仁、杏仁、柏子仁、松子仁、郁李仁、陈皮。

[临床用药经验] 此方具有润肠通便的作用，应用于津液润泽不足而引起便秘的情况。

6. 济川煎

[出处]《景岳全书》。

[功用] 温肾益精，润肠通便。

[原方组成] 当归、牛膝、肉苁蓉、泽泻、升麻、枳壳。

[肠癌相关研究报道] 李志明等采用加味济川煎灌肠治疗肿瘤患者阳虚型便秘 40 例治疗组总有效率 95%，优于对照组（开塞露）67.5%。宋天宇等采用生物信息技术探讨济川煎对慢传输型便秘的作用机制，发现济川煎可通过调节富集在卡波西氏肉瘤相关疱疹病毒感染、前列腺癌、乙型肝炎、大肠癌等通路的 MAPPK3、MAPK1、Akt1、BAX、RAF1 等靶点对慢传输型便秘起治疗作用。

[临床用药经验] 此方温肾的力量更强，有益精补肾的作用。

7. 麻子仁丸

[出处]《伤寒论》。

[功用] 润肠泻热，行气通便。

[原方组成] 麻子仁、芍药、枳实、大黄、厚朴、蜂蜜、杏仁。

[临床用药经验] 此方应用于肠涩津枯的肠癌便秘患者。

8. 黄龙汤

[出处]《伤寒六书》。

[功用] 攻下热结，益气养血。

[原方组成] 大黄、芒硝、枳实、厚朴、甘草、人参、当归。

[肠癌相关研究] 张浩等采用新加黄龙汤加减联合针刺胃肠下合穴治疗直肠癌术后行 FOLFOX6 化疗所致热毒伤阴证，可有效降低患者血清肿瘤标志物水平，改善机体免疫功能，增强肠黏膜屏障功能，减轻癌因性疲乏程

度，促进患者体力恢复，减轻化疗药物的毒副反应。徐雨琪等采用黄龙汤加减联合外科快速康复，发现治疗组总有效率 96.4%，优于对照组 79.3%，治疗组患者肠鸣音恢复时间、首次排气时间和首次排便时间均明显缩短。季乔雪等探究新加黄龙汤对结直肠癌术后炎性肠梗阻的防治效果，发现观察组肠鸣音恢复时间、首次排气时间、首次排便时间、首次进普食时间和术后 4 周内炎性肠梗阻发生率均低于对照组。

[临床用药经验] 此方应用于正气不足，腹胀痞满，大便不畅的肠癌患者。

第五节　大肠癌常用中药

大肠癌常用草药部分也根据前列举大肠癌常用治则进行分类，以便于在临证用药的过程中，选择相应的药物，了解药物的性味归经、用法用量。

一、扶正培本类

1. 人参（《神农本草经》）

[来源] 本品为五加科植物人参的干燥根和根茎。

[性味归经] 平、温；甘、微苦。归脾、肺、心、肾经。

[功能与主治] 人参为“百草之王”，大补元气，复脉固脱，补脾益月事，生津养血，安神益智。用于体虚欲脱，肢冷脉微，脾虚食少，肺虚喘咳，津伤口渴，内热消渴，气血亏虚，久病虚羸，惊悸失眠，阳痿宫冷。

[用法用量] 3~9 g，另煎兑服；也可研粉吞服，一次 2 g，一日 2 次。注意：不宜与藜芦、五灵脂同用。

[现代药理研究] 人参可提高患者的耐力及运动能力，减轻中枢神经疲劳；加快机体自由基清除，抵制细胞脂质的过氧化损伤；扩大能量来源，为机体提供更多能量；增强乳酸脱氢酶活性以促进乳酸代谢，改善肌肉功能，

人参发挥抗物理疲劳及精神疲劳的作用，主要依赖于人参皂苷、人参多糖及人参蛋白等物质。

2. 黄芪（《神农本草经》）

[来源] 本品为豆科植物蒙古黄芪或膜荚黄芪的干燥根。

[性味归经] 甘，微温。归肺、脾经。

[功能与主治] 补气升阳，固表止汗，利水消肿，生津养血，行滞通痹，托毒排脓，敛疮生肌。用于气虚乏力，食少便溏，中气下陷，久泻脱肛，便血崩漏，表虚自汗，气虚水肿，内热消渴，血虚萎黄，半身不遂，痹痛麻木，痈疽难溃，久溃不敛。

[用法用量] 9~30 g。

[现代药理研究] 黄芪为补药之长，能补一身之气，具有健脾补中，益卫固表，托毒生肌的功效。黄芪中的多糖类、皂苷类、黄酮类、氨基酸类等多种成分，包括但不限于增强免疫、抗疲劳、抗癌等作用。有研究表明，黄芪多糖既可以抑制炎症反应破坏肿瘤生长微环境而抗癌，又可以诱导免疫细胞增殖活化。黄芪皂苷也增强淋巴细胞增殖能力、转化能力，从而增进免疫功能以抑制肿瘤细胞的增殖，并提高 IL-4 含量、降低 IL-6 含量，减少骨髓造血功能损伤，减轻贫血带来的疲劳感。

3. 刺五加（《东北药用植物志》）

[来源] 本品为五加科植物刺五加的干燥根和根茎或茎。

[性味归经] 辛、微苦，温。归脾、肾、心经。

[功能与主治] 益气健脾，补肾安神。用于脾肺气虚，体虚乏力，食欲不振，肺肾两虚，久咳虚喘，肾虚腰膝酸痛，心脾不足，失眠多梦。

[用法用量] 9~27 g。

[现代药理研究] 现代研究发现刺五加苷类、黄酮类、木脂类、多糖类等众多活性成分，对心脑血管系统、神经系统、内分泌系统、免疫调节、抗癌、抗氧化、抗炎、抗疲劳、抗抑郁等多方面有调节作用。刺五加有较人参更好的“适应原”样的作用，其提取物及活性成分能刺激细胞因子产生、增强巨噬细胞吞噬功能、调节炎性细胞因子水平，改善免疫力下降及失衡，及时识别清除突变细胞。动物实验证明刺五加能阻止动物在应激反应“衰竭

期”中所出现的肾上腺、胸腺、脾、肝及肾的重量降低和功能低下作用，有对抗有害应激反应的作用；能提高机体免疫功能，对白细胞、红细胞有双向调节作用。贾燕华等采用刺五加注射液防治化疗消化道反应，发现观察组呕吐、食欲不振症状缓解率高于对照组。

4. 灵芝（《神农本草经》）

[来源] 本品为多孔菌科真菌赤芝或紫芝的干燥子实体。

[性味归经] 甘，平。归心、肺、肝、肾经。

[功能与主治] 补气安神，止咳平喘。用于心神不宁，失眠心悸，肺虚咳喘，虚劳短气，不思饮食。

[用法用量] 6~12 g。

[现代药理研究] 现代药理研究表明，灵芝中的多种活性成分如灵芝多糖、灵芝三萜等具有显著的抗肿瘤作用。其中，灵芝三萜类化合物有广泛的药理活性，灵芝三萜能够抑制多种肿瘤细胞的生长，包括肠癌细胞。其作用机制包括直接促使肿瘤细胞凋亡、抑制肿瘤细胞生长、抑制肿瘤血管新生等。此外，灵芝三萜还可以增强化疗药物的抗肿瘤活性，降低化疗药物的耐药性。李芳等研究表明，灵芝相关成分能够诱导结肠癌 HCT116 细胞周期阻滞和凋亡，从而抑制其增殖。灵芝多糖具有抑制癌相关成纤维细胞增殖、诱导其凋亡、抑制其活性的作用，并可能通过减弱癌相关成纤维细胞活性抑制肠癌转移，其作用机制可能与调控 TGF-β1/Smad2 信号通路相关。

5. 附子（《神农本草经》）

[来源] 本品为毛茛科植物乌头的子根的加工品。

[性味归经] 辛、甘，大热；有毒。归心、肾、脾经。

[功效与主治] 回阳救逆，补火助阳，散寒止痛。用于亡阳虚脱，肢冷脉微，心阳不足，胸痹心痛，虚寒吐泻，脘腹冷痛，肾阳虚衰，阳痿宫冷，阴寒水肿，阳虚外感，寒湿痹痛。

[用法用量] 3~15 g，先煎，久煎。

6. 肉桂（《神农本草经》）

[来源] 本品为樟科植物肉桂的干燥树皮。

[性味归经] 辛、甘，大热。归肾、脾、心、肝经。

[功效与主治] 补火助阳，引火归元，散寒止痛，温通经脉。用于阳痿宫冷，腰膝冷痛，肾虚作喘，虚阳上浮，眩晕目赤，心腹冷痛，虚寒吐泻，寒疝腹痛，痛经经闭。

[用法用量] 1~5 g。

[现代药理研究] 肉桂的主要活性成分 E- 肉桂醛对人结肠癌 LOVO 细胞增殖、凋亡有影响，能抑制细胞的增殖活力和克隆形成能力，且细胞增殖抑制作用随时间的延长和剂量的增加而加强，作用 48 小时后，Bcl-2 蛋白表达水平显著降低，Bax、Caspase-3 表达水平明显增高。

7. 鹿角胶（《神农本草经》）

[来源] 本品为鹿角经水煎煮、浓缩制成的固体胶。

[性味归经] 甘、咸，温。归肾、肝经。

[功效与主治] 温补肝肾，益精养血。用于肝肾不足所致的腰膝酸冷，阳痿遗精，虚劳羸瘦，崩漏下血，便血尿血，阴疽肿痛。

[用法用量] 3~6 g，烊化兑服。

8. 淫羊藿（《神农本草经》）

[来源] 本品为小檗科植物淫羊藿、箭叶淫羊藿、柔毛淫羊藿或朝鲜淫羊藿的干燥叶

[性味归经] 辛、甘，温。归肝、肾经。

[功效与主治] 补肾阳，强筋骨，祛风湿。用于肾阳虚衰，阳痿遗精，筋骨痿软，风湿痹痛，麻木拘挛。

[用法用量] 6~10 g。

9. 仙茅（《开宝本草》）

[来源] 本品为石蒜科植物仙茅的干燥根茎。

[性味归经] 辛，热；有毒。归肾、肝、脾经。

[功效与主治] 补肾阳，强筋骨，祛寒湿。用于阳痿精冷，筋骨痿软，腰膝冷痛，阳虚冷泻。

[用法用量] 3~10 g。

10. 杜仲（《神农本草经》）

[来源] 本品为杜仲科植物杜仲的干燥树皮。

[性味归经] 甘，温。归肝、肾经。

[功效与主治] 补肝肾，强筋骨，安胎。用于肝肾不足，腰膝酸痛，筋骨无力，头晕目眩，妊娠漏血，胎动不安。

[用法用量] 6~10 g。

11. 菟丝子（《神农本草经》）

[来源] 本品为旋花科植物南方菟丝子或菟丝子的干燥成熟种子。

[性味归经] 辛、甘，平。归肝、肾、脾经。

[功效与主治] 补益肝肾，固精缩尿，安胎，明目，止泻，消风祛斑。用于肝肾不足，腰膝酸软，阳痿遗精，遗尿尿频，肾虚胎漏，胎动不安，目昏耳鸣，脾肾虚泻；外治白癜风。

[用法用量] 6~12 g。外用适量。

12. 当归（《神农本草经》）

[来源] 本品为伞形科植物当归的干燥根。

[性味归经] 甘、辛，温。归肝、心、脾经。

[功效与主治] 补血活血，调经止痛，润肠通便。用于血虚萎黄，眩晕心悸，月经不调，经闭痛经，虚寒腹痛，风湿痹痛，跌扑损伤，痈疽疮疡，肠燥便秘。酒当归活血通经。用于经闭痛经，风湿痹痛，跌扑损伤。

[用法用量] 6~12 g。

13. 熟地（《神农本草经》）

[来源] 本品为生地黄的炮制加工品。

[性味归经] 甘，微温。归肝、肾经。

[功效与主治] 补血滋阴，益精填髓。用于血虚萎黄，心悸怔忡，月经不调，崩漏下血，肝肾阴虚，腰膝酸软，骨蒸潮热，盗汗遗精，内热消渴，眩晕，耳鸣，须发早白。

[用法用量] 9~15 g。

14. 麦冬（《神农本草经》）

[来源] 本品为百合科植物麦冬的干燥块根。

[性味归经] 甘、微苦，微寒。归心、肺、胃经。

[功效与主治] 养阴生津，润肺清心。用于肺燥干咳，阴虚咳嗽，喉痹咽痛，津伤口渴，内热消渴，心烦失眠，肠燥便秘。

[用法用量] 6~12 g。

二、化痰祛湿类

1. 威灵仙（《开宝本草》）

[来源] 本品为毛茛科植物威灵仙、棉团铁线莲或东北铁线莲的干燥根和根茎。

[性味归经] 辛、咸，温。归膀胱经。

[功效与主治] 祛风湿，通经络。用于风湿痹痛，肢体麻木，筋脉拘挛，屈伸不利。

[用法用量] 6~10 g。

2. 川乌（《神农本草经》）

[来源] 本品为毛茛科植物乌头的干燥母根。

[性味归经] 辛、苦，热；有大毒。归心、肝、肾、脾经。

[功效与主治] 祛风除湿，温经止痛。用于风寒湿痹，关节疼痛，心腹冷痛，寒疝作痛及麻醉止痛。

[用法用量] 一般炮制后用，6~9 g。

3. 木瓜（《雷公炮炙论》）

[来源] 本品为蔷薇科植物贴梗海棠的干燥近成熟果实。

[性味归经] 酸，温。归肝、脾经。

[功效与主治] 舒筋活络，和胃化湿。用于湿痹拘挛，腰膝关节酸重疼痛，暑湿吐泻，转筋挛痛，脚气水肿。

[用法用量] 6~9 g。

4. 垂盆草（《本草纲目拾遗》）

[来源] 本品为景天科植物垂盆草的干燥全草。

[性味归经] 甘、淡，凉。归肝、胆、小肠经。

[功效与主治] 利湿退黄，清热解毒。用于湿热黄疸，小便不利，痈肿疮疡。

[用法用量] 15~30 g。

5. 伸筋草（《本草纲目拾遗》）

[来源] 本品为石松科植物石松的干燥全草。

[性味归经] 微苦、辛，温。归肝、脾、肾经。

[功效与主治] 祛风除湿，舒筋活络。用于关节酸痛，屈伸不利。

[用法用量] 3~12 g。

6. 路路通（《本草纲目拾遗》）

[来源] 本品为金缕梅科植物枫香树的干燥成熟果序。

[性味归经] 苦，平。归肝、肾经。

[功效与主治] 祛风活络，利水，通经。用于关节痹痛，麻木拘挛，水肿胀满，乳少，经闭。

[用法用量] 5~10 g。

7. 秦艽（《本草经集注》）

[来源] 本品为龙胆科植物秦艽、麻花秦艽、粗茎秦艽或小秦艽的干燥根。

[性味归经] 辛、苦，平。归胃、肝、胆经。

[功效与主治] 祛风湿，清湿热，止痹痛，退虚热。用于风湿痹痛，中风半身不遂，筋脉拘挛，骨节酸痛，湿热黄疸，骨蒸潮热，小儿疳积发热。

[用法用量] 3~10 g。

8. 防己（《神农本草经》）

[来源] 本品为防己科植物粉防己的干燥根。

[性味归经] 苦，寒。归膀胱、肺经。

[功效与主治] 祛风止痛，利水消肿。用于风湿痹痛，水肿脚气，小便不利，湿疹疮毒。

[用法用量] 5~10 g。

9. 老鹳草（《滇南本草》）

[来源] 本品为牻牛儿苗科植物牻牛儿苗、老鹳草或野老鹳草的干燥地

上部分。

[性味归经] 辛、苦，平。归肝、肾、脾经。

[功效与主治] 祛风湿，通经络，止泻痢。用于风湿痹痛，麻木拘挛，筋骨酸痛，泄泻痢疾。

[用法用量] 9~15 g。

10. 鹿衔草（《滇南本草》）

[来源] 本品为鹿蹄草科植物鹿蹄草或普通鹿蹄草的干燥全草。

[性味归经] 甘、苦，温。归肝、肾经。

[功效与主治] 祛风湿，强筋骨，止血，止咳。用于风湿痹痛，肾虚腰痛，腰膝无力，月经过多，久咳劳嗽。

[用法用量] 9~15 g。

11. 藿香（《神农本草经》）

[来源] 本品为唇形科植物广藿香的干燥地上部分。

[性味归经] 辛，微温。归脾、胃、肺经。

[功效与主治] 芳香化浊，和中止呕，发表解暑。用于湿浊中阻，脘痞呕吐，暑湿表证，湿温初起，发热倦怠，胸闷不舒，寒湿闭暑，腹痛吐泻，鼻渊头痛。

[用法用量] 3~10 g。

12. 佩兰（《神农本草经》）

[来源] 本品为菊科植物佩兰的干燥地上部分。

[性味归经] 辛，平。归脾、胃、肺经。

[功效与主治] 芳香化湿，醒脾开胃，发表解暑。用于湿浊中阻，脘痞呕恶，口中甜腻，口臭，多涎，暑湿表证，湿温初起，发热倦怠，胸闷不舒。

[用法用量] 3~10 g。

13. 苍术（《神农本草经》）

[来源] 本品为菊科植物茅苍术或北苍术的干燥根茎。

[性味归经] 辛、苦，温。归脾、胃、肝经。

[功效与主治] 燥湿健脾，祛风散寒，明目。用于湿阻中焦，脘腹胀满，

泄泻，水肿，脚气痿躄，风湿痹痛，风寒感冒，夜盲，眼目昏涩。

[用法用量] 3~9 g。

14. 厚朴（《神农本草经》）

[来源] 本品为木兰科植物厚朴或凹叶厚朴的干燥干皮、根皮及枝皮。

[性味归经] 苦、辛，温。归脾、胃、肺、大肠经。

[功效与主治] 燥湿消痰，下气除满。用于湿滞伤中，脘痞吐泻，食积气滞，腹胀便秘，痰饮喘咳。

[用法用量] 3~10 g。

15. 砂仁（《药性论》）

[来源] 本品为姜科植物阳春砂、绿壳砂或海南砂的干燥成熟果实。

[性味归经] 辛，温。归脾、胃、肾经。

[功效与主治] 化湿开胃，温脾止泻，理气安胎。用于湿浊中阻，脘痞不饥，脾胃虚寒，呕吐泄泻，妊娠恶阻，胎动不安。

[用法用量] 3~6 g，后下。

16. 豆蔻（《开宝本草》）

[来源] 本品为姜科植物白豆蔻或爪哇白豆蔻的干燥成熟果实。

[性味归经] 辛，温。归肺、脾、胃经。

[功效与主治] 化湿行气，温中止呕，开胃消食。用于湿浊中阻，不思饮食，湿温初起，胸闷不饥，寒湿呕逆，胸腹胀痛，食积不消。

[用法用量] 3~6 g，后下。

17. 草果（《本草品汇精要》）

[来源] 本品为姜科植物草果的干燥成熟果实。

[性味归经] 辛，温。归脾、胃经。

[功效与主治] 燥湿温中，截疟除痰。用于寒湿内阻，脘腹胀痛，痞满呕吐，疟疾寒热，瘟疫发热。

[用法用量] 3~6 g。

18. 茯苓（《神农本草经》）

[来源] 本品为多孔菌科真菌茯苓的干燥菌核。

[性味归经] 甘、淡，平。归心、肺、脾、肾经。

[功效与主治] 利水渗湿，健脾，宁心。用于水肿尿少，痰饮眩悸，脾虚食少，便溏泄泻，心神不安，惊悸失眠。

[用法用量] 10~15 g。

19. 薏苡仁（《神农本草经》）

[来源] 本品为禾本科植物薏苡的干燥成熟种仁。

[性味归经] 甘、淡，凉。归脾、胃、肺经。

[功效与主治] 利水渗湿，健脾止泻，除痹，排脓，解毒散结。用于水肿，脚气，小便不利，脾虚泄泻，湿痹拘挛，肺痈，肠痈，赘疣，癌肿。

[用法用量] 9~30 g。

20. 猪苓（《神农本草经》）

[来源] 本品为多孔菌科真菌猪苓的干燥菌核。

[性味归经] 甘、淡，平。归肾、膀胱经。

[功效与主治] 利水渗湿。用于小便不利，水肿，泄泻，淋浊，带下。

[用法用量] 6~12 g。

21. 泽泻（《本草纲目》）

[来源] 本品为泽泻科植物东方泽泻或泽泻的干燥块茎。

[性味归经] 甘、淡，寒。归肾、膀胱经。

[功效与主治] 利水渗湿，泄热，化浊降脂。用于小便不利，水肿胀满，泄泻尿少，痰饮眩晕，热淋涩痛，高脂血症。

[用法用量] 6~10 g。

22. 茵陈（《神农本草经》）

[来源] 本品为菊科植物滨蒿或茵陈蒿的干燥地上部分。

[性味归经] 苦、辛，微寒。归脾、胃、肝、胆经。

[功效与主治] 清利湿热，利胆退黄。用于黄疸尿少，湿温暑湿，湿疮瘙痒。

[用法用量] 6~15 g。外用适量，煎汤熏洗。

23. 虎杖（《雷公炮炙论》）

[来源] 本品为蓼科植物虎杖的干燥根茎和根。

[性味归经] 微苦，微寒。归肝、胆、肺经。

[功效与主治] 利湿退黄，清热解毒，散瘀止痛，止咳化痰。用于湿热黄疸，淋浊，带下，风湿痹痛，痈肿疮毒，水火烫伤，经闭，癥瘕，跌打损伤，肺热咳嗽。

[用法用量] 9~15 g。外用适量，制成煎液或油膏涂敷。

24. 鸡骨草（《岭南采药录》）

[来源] 本品为豆科植物广州相思子的干燥全株。

[性味归经] 甘、微苦，凉。归肝、胃经。

[功效与主治] 利湿退黄，清热解毒，疏肝止痛。用于湿热黄疸，胁肋不舒，胃脘胀痛，乳痈肿痛。

[用法用量] 15~30 g。

三、理气行滞类

1. 预知子（八月札）（《开宝本草》）

[来源] 本品为木通科植物木通、三叶木通或白木通的干燥近成熟果实。

[性味归经] 苦，寒。归肝、胆、胃、膀胱经。

[功效与主治] 疏肝理气，活血止痛，散结，利尿。用于胸胁胀痛，痛经经闭，痰核痞块，小便不利。

[用法用量] 3~9 g

2. 枸橘（《本草纲目》）

[来源] 为芸香科植物枸橘幼果或未成熟果实。

[性味归经] 味辛、苦，性温。归肝、胃经。

[功效主治] 疏肝和胃，理气止痛，消积化滞。主治胸胁胀满，脘腹胀痛，乳房结块，疝气疼痛，睾丸肿痛，跌打损伤，食积，便秘，子宫脱垂。

[用法用量] 内服：煎汤，9~15 g ；或煅研粉服。外用：适量，煎水洗；或熬膏涂。

3. 乌药（《本草纲目拾遗》）

[来源] 本品为樟科植物乌药的干燥块根。

[性味归经] 辛，温。归肺、脾、肾、膀胱经。

[功效与主治] 行气止痛，温肾散寒。用于寒凝气滞，胸腹胀痛，气逆喘急，膀胱虚冷，遗尿尿频，疝气疼痛，经寒腹痛。

[用法用量] 6~10 g。

4. 小茴香（《唐本草》）

[来源] 本品为伞形科植物茴香的干燥成熟果实。

[性味归经] 辛，温。归肝、肾、脾、胃经。

[功效与主治] 散寒止痛，理气和胃。用于寒疝腹痛，睾丸偏坠，痛经，少腹冷痛，脘腹胀痛，食少吐泻。盐小茴香暖肾散寒止痛。用于寒疝腹痛，睾丸偏坠，经寒腹痛。

[用法用量] 3~6 g。

5. 姜黄（《新修本草》）

[来源] 本品为姜科植物姜黄的干燥根茎。

[性味归经] 辛、苦，温。归脾、肝经。

[功效与主治] 破血行气，通经止痛。用于胸胁刺痛，胸痹心痛，痛经经闭，癥瘕，风湿肩臂疼痛，跌仆肿痛。

[用法用量] 3~10 g，外用适量。

6. 柴胡（《神农本草经》）

[来源] 本品为伞形科植物柴胡或狭叶柴胡的干燥根。

[性味归经] 辛、苦，微寒。归肝、胆、肺经。

[功效与主治] 疏散退热，疏肝解郁，升举阳气。用于感冒发热，寒热往来，胸胁胀痛，月经不调，子宫脱垂，脱肛。

[用法用量] 3~10 g。

7. 槟榔（《南方草木状》）

[来源] 本品为棕榈科植物槟榔的干燥成熟种子。

[性味归经] 苦、辛，温。归胃、大肠经。

[功效与主治] 杀虫，消积，行气，利水，截疟。用于绦虫病，蛔虫病，姜片虫病，虫积腹痛，积滞泻痢，里急后重，水肿脚气，疟疾。

[用法用量] 3~10 g；驱绦虫、姜片虫 30~60 g。

8. 枳实（《神农本草经》）

[来源] 本品为芸香科植物酸橙及其栽培变种或甜橙的干燥幼果。

[性味归经] 苦、辛、酸，微寒。归脾、胃经。

[功效与主治] 破气消积，化痰散痞。用于积滞内停，痞满胀痛，泻痢后重，大便不通，痰滞气阻，胸痹，结胸，脏器下垂。

[用法用量] 3~10 g。

9. 大腹皮（《圣济总录》）

[来源] 本品为棕榈科植物槟榔的干燥果皮。

[性味归经] 辛，微温。归脾、胃、大肠、小肠经。

[功效主治] 下气宽中，行水消肿。用于湿阻气滞，胸腹胀闷，大便不爽，水肿，脚气，小便不利。

[用法用量] 6~10 g。

10. 地骷髅（《本草纲目拾遗》）

[来源] 本品为十字花科植物萝卜除去须根的干燥枯老的根。

[性味归经] 味甘、微辛、性平，归脾、胃、肺经。

[功效与主治] 行气消积，化痰，解渴，利水消肿。用于食积气滞，腹胀痞满，痢疾，咳嗽痰多，消渴，脚气，水肿。

[用法用量] 10~30 g。

四、清热解毒类

1. 藤梨根（《全国中草药汇编》）

[来源] 本品为猕猴桃科植物猕猴桃植物的根。

[性味归经] 酸、涩，凉。归膀胱、肾经，一说归肺、胃经。

[功能与主治] 清热解毒，祛风除湿，利尿止血。用于消化不良，呕吐，风湿骨痛，以及黄疸等。

[用法用量] 15~30 g，煎服。

[现代药理研究] 藤梨根水提取物作用于人结肠癌细胞可诱导其失巢凋亡，同时激活 Caspase-3 表达、抑制 Bcl-2 表达从而提高细胞内活性氧水

平。藤梨根乙醇提取物能抑制体外结肠癌 SW480 细胞的迁移和侵袭，显著下调 CCR7 功能性表达从而诱导细胞凋亡。藤梨根确有延缓肠癌细胞生长、诱导肠癌细胞凋亡、抑制肿瘤生物活性以及减少肿瘤复发转移的药理作用。

2. 白头翁（《神农本草经》）

[来源] 本品为毛茛科植物白头翁的干燥根。

[性味归经] 苦，寒。归胃、大肠经。

[功能与主治] 清热解毒，凉血止痢。用于热毒血痢，阴痒带下。

[用法用量] 9~15 g。

[现代药理研究] 白头翁汤能有效抑制人结肠癌 SW480 细胞增殖；Western blot 证实白头翁汤可下调人结肠癌 SW480 细胞中靶点蛋白 p-Akt 和 p-p38MAPK 的表达；白头翁汤中的槲皮素、β-谷甾醇等活性成分通过作用于关键靶点 JUN、AKT1、MAPK1 等以及调控 IL-17、TNF、HIF-1 等信号通路治疗结直肠癌。

3. 水杨梅根（《浙江民间常用草药》）

[来源] 水杨梅根为茜草科落叶灌木植物水杨梅的根。

[性味归经] 苦、辛，平或温。归肺、肝、肾经，一说归肺、肝经。

[功能与主治] ①《广西中草药》：治肺热咳嗽；②《浙江民间常用草药》：抗菌消炎，散瘀活血。

[用法用量] 内服：煎汤，30~60 g。外用：捣敷。

[现代药理研究] 具有清热解毒、消肿止痛、利尿的功效。水杨梅根抗直肠癌 LS174T 细胞的有效部位可能在乙酸乙酯及正丁醇部位，其中乙酸乙酯提取物是最主要的活性部位。

4. 地榆（《神农本草经》）

[来源] 本品为蔷薇科植物地榆的干燥根。

[性味归经] 苦、酸、涩，微寒。归肝、大肠经。

[功能与主治] 凉血止血，解毒敛疮。用于便血，痔血，血痢，崩漏，水火烫伤，痈肿疮毒。

[用法用量] 9~15 g，外用适量，研末涂敷患处。

[现代药理研究] 研究报道地榆水提取物可以抑制 Wnt/β-catenin 信

号通路并诱导结直肠癌细胞凋亡。

5. 槐花（《日华子本草》）

[来源] 本品为豆科植物槐的干燥花及花蕾。

[性味归经] 苦，微寒。归肝、大肠经。

[功能与主治] 凉血止血，清肝泻火。用于便血，痔血，血痢，崩漏，吐血，衄血，肝热目赤，头痛眩晕。

[用法用量] 5~10 g。

[现代药理研究] 槐花中的芦丁具有抗肿瘤作用，其可以诱导结直肠癌细胞系 SW480 细胞发生凋亡。

6. 败酱草（《神农本草经》）

[来源] 本品为我国传统中药材，一名“鹿肠”，为败酱科植物白花败酱、黄花败酱或其近缘植物的带根全草。

[性味归经] 辛、苦，微寒。归大肠、肝、胃经。

[功能与主治] 清热解毒，排脓破瘀。治肠痈，下痢，赤白带下，产后瘀滞腹痛，目赤肿痛，痈肿疥癣。

[用法用量] 内服：煎汤，9~15 g（鲜者 60~120 g）。外用：捣敷。

[现代药理研究] 对炎性肠病、消化道肿瘤、盆腔炎症、妇科肿瘤等多种疾病具有良好的疗效。研究发现败酱草含有三萜类、皂苷、环烯醚萜类、黄酮类等多种化学成分，具有广泛的药理活性，包括抗氧化、抗肿瘤、抗炎、抗菌和抗病毒等作用。黄花败酱草可通过抑制细胞增殖、阻滞细胞周期、减少肿瘤血管生成、逆转肿瘤耐药等多种方式发挥抗大肠癌发生发展的作用。

7. 夏枯草（《神农本草经》）

[来源] 本品为唇形科植物，其药用部位为唇形科植物夏枯草的干燥果穗。

[性味归经] 辛、苦，寒。归肝、胆经。

[功能与主治] 清肝泻火，明目，散结消肿。用于目赤肿痛，目珠夜痛，头痛眩晕，瘰疬，瘿瘤，乳痈，乳癖，乳房胀痛。

[用法用量] 9~15 g。

[现代药理研究] 夏枯草抗肿瘤效果主要在直接抑制肿瘤生长与增殖和抑制肿瘤细胞侵袭转移，夏枯草对人结肠癌细胞 HCT-8 具有有效的抑制细胞活力作用。

8. 鸦胆子（《本草纲目拾遗》）

[来源] 本品为苦木科植物鸦胆子的干燥成熟果实。

[性味归经] 苦，寒；有小毒。归大肠、肝经。

[功能与主治] 清热解毒，截疟，止痢；外用腐蚀赘疣。用于痢疾，疟疾；外治赘疣，鸡眼。

[用法用量] 0.5~2 g，用龙眼肉包裹或装入胶囊吞服。外用适量。

[现代药理研究] 鸦胆子苦醇具有逆转结肠癌 HCT116 和 SW480 细胞 EMT 过程的能力，其通过调节 E-cadherin 蛋白水平和 Vimentin、N-cadherin、MMP-2 及 MMP-9 蛋白表达等方式，抑制结肠癌细胞系的转移，作用机制与其阻滞了肿瘤细胞 Ras 同源基因家族成员 ARhoA/Rho 相关卷曲螺旋蛋白激酶 1（ROCK1）信号通路有关。

9. 白花蛇舌草（《广西中药志》）

[来源] 本品为茜草科耳草属植物白花蛇舌草的全草。

[性味归经] 苦、甘，性寒。入心、肝、脾经。

[功能与主治] 清热解毒，利尿消肿，活血止痛。用于肠痈（阑尾炎），疮疖肿毒，湿热黄疸，小便不利等；外用治疮疖痈肿，毒蛇咬伤。

[用法用量] 内服：煎汤，30~60 g；或捣汁。外用：捣敷。

[现代药理研究] 白花蛇舌草乙醇提取物体外对大肠癌淋巴管新生具有抑制作用，发现白花蛇舌草乙醇提取物能抑制 SW620 细胞的活性、迁移能力和蛋白 VEGF-C、VEGF-D 蛋白的表达。

10. 半枝莲（《本草纲目拾遗》）

[来源] 本品为唇形科植物半枝莲的全草。

[性味归经] 辛、苦，寒。归肺、肝、肾经。

[功能与主治] 清热解毒，化瘀利尿。用于疔疮肿毒，咽喉肿痛，跌扑伤痛，水肿，黄疸，蛇虫咬伤。

[用法用量] 15~30 g。

[现代药理研究] 半枝莲能够抑制人结肠癌细胞增殖，促进癌细胞凋亡，半枝莲可能通过抑制 Rac1/PAK1 信号通路而抑制结肠癌细胞侵袭和迁移过程。

11. 重楼（《神农本草经》）

[来源] 本品为百合科植物云南重楼或七叶一枝花的干燥根茎。

[性味归经] 苦，微寒；有小毒。归肝经。

[功能与主治] 清热解毒，消肿止痛，凉肝定惊。用于疔疮痈肿，咽喉肿痛，蛇虫咬伤，跌扑伤痛，惊风抽搐。

[用法用量] 3~9 g。外用适量，研末调敷。

[现代药理研究] 重楼通过体外实验研究表现出了一定的抗癌活性，其发挥抗癌作用的主要活性成分是重楼皂苷，其机制可能是重楼皂苷Ⅶ通过调控 PI3K、Akt 的磷酸化水平抑制结直肠癌细胞的增殖，调控 Smad2、Smad3 磷酸化水平调控 EMT 过程，从而抑制结直肠癌细胞的迁移和侵袭。研究还发现重楼皂苷Ⅶ通过抑制 IKKβ/NEMO 二者之间的相互作用，抑制 NF-κB/COX-2 信号通路，从而抑制结直肠癌生长。

12. 白毛藤（别名蜀羊泉）（《神农本草经》）

[来源] 本品为茄科植物白英的全草。

[性味归经] 甘、苦，寒；有小毒。归肝、胆、肾经。

[功能与主治] 清热，利湿，祛风，解毒。治疟疾，黄疸，水肿，淋病，风湿关节痛，丹毒，疔疮。

[用法用量] 内服：煎汤，25~40 g（鲜者 50~100 g）；或浸酒。外用：煎水洗、捣敷或捣汁涂。

[现代药理研究] 白毛藤可以促进人结肠癌 SW16 细胞凋亡，其机制可能与激活 Fas 基因、抑制 Bcl-2 基因表达有关。

13. 肿节风（《生草药性备要》）

[来源] 本品为金粟兰科植物草珊瑚的干燥全草。

[性味归经] 苦、辛，平。归心、肝经。

[功能与主治] 清热凉血，活血消斑，祛风通络。用于血热发斑发疹，风湿痹痛，跌打损伤。

[用法用量] 9~30 g。

[现代药理研究] 肿节风具有广谱的抗癌效用，对多种肿瘤包括肠癌有明显的抑制作用。这与其含有的黄酮甙、挥发油、胡萝卜甙、延胡索酸等成分密切相关。研究发现肿节风可以以浓度依赖方式对结肠癌 HCT-8 肿瘤细胞发挥诱导凋亡的作用。

14. 苦参（《神农本草经》）

[来源] 本品为豆科植物苦参的干燥根。

[性味归经] 苦，寒。归心、肝、胃、大肠、膀胱经。

[功能与主治] 清热燥湿，杀虫，利尿。用于热痢，便血，黄疸尿闭，赤白带下，阴肿阴痒，湿疹，湿疮，皮肤瘙痒，疥癣麻风；外治滴虫性阴道炎。

[用法用量] 4.5~9 g。外用适量，煎汤洗患处。注意：不宜与藜芦同用。

[现代药理研究] 苦参主要含有苦参碱、氧化苦参碱、异苦参碱、槐定碱、金雀花碱等 26 种生物碱及黄酮类、皂甙类、氨基酸、微量元素、挥发油等化合物。其中，多种生物碱和黄酮类被证实为抗癌有效成分。现代药理研究表明，苦参中的有效成分能够显著抑制肠癌细胞的增殖。例如，苦参碱在体内外均能抑制多种肿瘤细胞的生长，并呈剂量依赖性。对于大肠癌细胞如 SW480 和 SW620，苦参碱在较低浓度下即可表现出明显的生长抑制作用。此外，研究还发现，苦参碱可以通过多种途径诱导大肠癌细胞凋亡，能够显著下调 Bcl-2（抑凋亡相关因子）的表达水平，并上调 Bax（促凋亡相关因子）的表达水平，从而诱导细胞凋亡。同时，苦参还能够影响肠癌细胞的细胞周期，使细胞在 G0/G1 期堆积，从而阻止细胞的有丝分裂和增殖。

除了直接参与抗癌作用之外，苦参还具有抗菌消炎、抗病毒、抗心律失常、抗过敏、平喘、升白细胞等多种药理作用。这些作用可能在一定程度上有助于改善肠癌患者的整体健康状况与放化疗不良反应。因其丰富的抗癌途径，苦参已被制作为多种临床成药制剂，复方苦参注射液联合化疗药物治疗恶性肿瘤（包括肠癌）能够显著提高化疗药物的治疗效果。此外，苦参还可以用于治疗癌性胸水、腹水等由肿瘤引起的并发症。

15. 蛇莓（别名蛇果草）（《蜀本草》）

[来源]本品为蔷薇科植物蛇莓的全草。

[性味归经]甘、苦，寒；有毒。归肺、肝、大肠经。

[功能与主治]清热，凉血，消肿，解毒。治热病，惊痫，咳嗽，吐血，咽喉肿痛，痢疾，痈肿，疔疮，蛇虫咬伤，烫伤。

[用法用量]内服：煎汤，9~15 g（鲜者 30~60 g）；或捣汁。外用：适量捣敷或研末撒。

[现代药理研究]蛇莓的主要活性成分包括萜类、黄酮类、酚酸及酚酸酯类、甾醇类、多糖、生育酚等多种化合物。这些成分共同赋予了蛇莓丰富的药理活性，如抗肿瘤、抗炎、抑菌、抗氧化、调节免疫等。现代药理研究表明，蛇莓具有细胞毒作用，能够直接对癌细胞产生毒性，抑制其生长和增殖。这种细胞毒作用是通过多种机制实现的，包括对癌细胞膜、细胞质、细胞核等结构的破坏，以及干扰癌细胞的代谢和信号传导途径。蛇莓中的萜类、黄酮类等成分能够诱导肠癌细胞凋亡，从而减少癌细胞的数量。凋亡是细胞程序性死亡的一种形式，通过诱导凋亡可以抑制肿瘤的生长和扩散。蛇莓多糖等活性成分能够增强机体的免疫功能，促进免疫细胞的活化和增殖。这种免疫调节作用有助于增强机体对癌细胞的识别和清除能力。这种作用有助于机体抵抗肿瘤的生长和扩散，提高治疗效果。肿瘤的生长和转移需要新生血管的支持。蛇莓中的某些活性成分能够抑制肿瘤血管的生成，切断肿瘤的营养供应和氧气来源，从而抑制肿瘤的生长和扩散。

需要注意的是，在临床应用中，蛇莓因其苦寒，脾胃虚弱的患者不宜久服多服，否则可能出现胃脘部不适、饭量减少、便溏等脾胃阳气损伤的表现。

16. 八角莲（《福建民间草药》）

[来源]本品为小檗科植物八角莲的根茎及根。

[性味归经]苦、辛，平；有毒。归肺、肝经。

[功能与主治]清热解毒，化痰散结，祛瘀消肿。治痈肿，疔疮，瘰疬，喉蛾，跌打损伤，蛇咬伤。

[用法用量]内服：煎汤，3~12 g；磨汁，或入丸、散。外用：适量，

磨汁或浸醋、酒涂搽；捣烂敷或研末调敷。

[现代药理研究] 八角莲所含的鬼臼毒素、脱氧鬼臼毒素等具有显著的抗癌活性。鬼臼毒素能抑制细胞中期的有丝分裂，主要阻止细胞分裂前期（G2 期）或从 G2 期进入分裂期的过程。对多种肿瘤均有明显抑制作用。

17. 天葵子（《本草纲目拾遗》）

[来源] 毛茛科植物天葵的干燥块根。

[性味归经] 甘、苦，寒。归肝、胃经。

[功能与主治] 清热解毒，消肿散结。用于痈肿疔疮，乳痈，瘰疬，蛇虫咬伤。

[用法用量] 9~15 g。

[现代药理研究] 天葵子中的多糖类、生物碱类等成分具有抗肿瘤作用，可抑制肿瘤细胞的生长和转移。其机制可能与调节肿瘤相关基因表达、诱导肿瘤细胞凋亡、增强机体免疫功能等有关。

18. 龙葵（《药性论》）

[来源] 本品为茄科植物龙葵的全草。

[性味归经] 苦，寒；有小毒。归肺、胃、膀胱经。

[功能与主治] 清热解毒，活血消肿。用于热毒痈肿，疔疮，乳痈，丹毒，蛇咬伤，跌打损伤，瘀血肿痛，血热出血，头晕头痛及小便不利，水肿，湿疮，湿疹，喘咳等症。

[用法用量] 内服：煎汤，15~30 g。外用：适量，捣敷或煎水洗。注意：脾胃虚弱者勿服。

[现代药理研究] 龙葵中的生物碱类、黄酮类等成分具有抗肿瘤活性，可抑制多种肿瘤细胞的生长和转移。其机制可能与抑制肿瘤细胞增殖、诱导细胞凋亡、抑制肿瘤血管生成等有关。龙葵成分茄解啶可抑制 SW620 细胞增殖并诱导其凋亡，其机制与调控 AKT-GSK3B 信号转导相关。

19. 菝葜（《本草纲目》）

[来源] 本品为百合科植物菝葜的根茎。

[性味归经] 甘、微苦、涩，平。归肝、肾经。

[功能与主治] 利湿去浊，祛风除痹，解毒散瘀。用于小便淋浊，带下

量多，风湿痹痛，疔疮痈肿。

[用法用量] 10~15 g。

[现代药理研究] 菝葜的主要活性成分包括甾体皂苷类、黄酮类、酚类、苷类、芪类和有机酸类等化学成分。这些成分在菝葜的药理作用中发挥着重要作用。例如，甾体皂苷类成分被广泛认为具有抗肿瘤、抗炎、抗菌等多种生物活性；黄酮类成分则具有抗氧化、抗肿瘤、抗炎等多种药理作用。菝葜具有显著的抗肿瘤作用，尤其对消化道肿瘤如直肠癌、胃癌、食管癌等有明显的抑制作用。菝葜皂苷能够抑制结直肠癌细胞增殖，诱导细胞凋亡和细胞自噬的发生，其机制可能与上调 Caspase-3、Caspase-9、Beclin-1 及 LC3B 蛋白表达水平有关。菝葜皂苷还可以通过调控 Wnt/β-catenin 信号通路抑制人结肠癌细胞增殖、迁移及侵袭，诱导细胞凋亡及分化，并呈现一定的剂量依赖性。

20. 土茯苓（《滇南本草》）

[来源] 本品为百合科植物光叶菝葜的干燥根茎。

[性味归经] 甘、淡，平。归肝、胃经。

[功能与主治] 解毒，除湿，通利关节。用于梅毒及汞中毒所致的肢体拘挛，筋骨疼痛，湿热淋浊，带下，痈肿，瘰疬，疥癣。

[用法用量] 15~60 g。

[现代药理研究] 土茯苓中富含多种活性成分，包括黄酮类，如落新妇苷、异黄杞苷和槲皮素等，β-谷甾醇、豆甾醇等植物甾醇类物质，多糖类以及琥珀酸、棕榈酸等有机酸类物质。土茯苓的提取物如落新妇苷、琥珀酸等，在体外实验中对多种癌细胞具有一定的抑制作用。

21. 黄连（《神农本草经》）

[来源] 本品为毛茛科植物黄连、三角叶黄连或云连的干燥根茎。以上三种分别习称“味连”“雅连”“云连”。

[性味归经] 苦，寒。归心、脾、胃、肝、胆、大肠经。

[功能与主治] 清热燥湿，泻火解毒。用于湿热痞满，呕吐吞酸，泻痢，黄疸，高热神昏，心火亢盛，心烦不寐，心悸不宁，血热吐衄，目赤，牙痛，消渴，痈肿疔疮；外治湿疹，湿疮，耳道流脓。酒黄连善清上焦火热。

用于目赤，口疮。姜黄连清胃和胃止呕，用于寒热互结，湿热中阻，痞满呕吐。萸黄连舒肝和胃止呕，用于肝胃不和，呕吐吞酸。

[用法用量] 2~5 g。外用适量。

[现代药理研究] 黄连的主要活性成分是小檗碱（也称为黄连素），此外还含有黄连碱、甲基黄连碱、掌叶防己碱、非洲防己碱等多种生物碱，以及黄柏酮、黄柏内酯等成分。小檗碱是黄连中含量最高、药理作用最强的成分之一，具有广泛的生物活性和药理作用。黄连素被发现对多种肿瘤细胞具有抑制作用，包括结肠癌细胞。研究表明，黄连素能够选择性抑制细胞周期蛋白，如 CyclinB1，影响肿瘤细胞的细胞周期进程。有研究发现黄连素可显著逆转肠癌奥沙利铂耐药细胞株的耐药性，其作用机制可能与 PI3K/Akt 信号通路抑制，P-gp 蛋白表达下调有关。

22. 黄芩（《神农本草经》）

[来源] 本品为唇形科植物黄芩的干燥根。

[性味归经] 苦，寒。归肺、胆、脾、大肠、小肠经。

[功能与主治] 清热燥湿，泻火解毒，止血，安胎。用于湿温、暑湿，胸闷呕恶，湿热痞满，泻痢，黄疸，肺热咳嗽，高热烦渴，血热吐衄，痈肿疮毒，胎动不安。

[用法用量] 3~10 g。

[现代药理研究] 黄芩的主要活性成分包括多种黄酮类化合物，如黄芩苷、黄芩素、汉黄芩苷、汉黄芩素、黄芩素粗毛豚草素等，以及黏毛黄芩素、二氢木蝴蝶素 A 等。其中，黄芩素作为黄芩中含量最高的一种黄酮类化合物，具有广泛的生物活性和药理作用。黄芩素也被发现具有显著的抗癌活性。通过影响肿瘤细胞的信号通路，黄芩素能够抑制肿瘤细胞的增殖和侵袭能力，从而发挥抗癌作用。黄芩素还被发现是一种新型 TLR4 靶向治疗剂，能够抑制结直肠癌中关键信号通路。研究表明，黄芩素可以直接与 TLR4 蛋白稳定结合，中断复合物（LPS-TLR4/MD-2）并抑制 TLR4 的活性。进一步的研究发现，黄芩素以 TLR4 剂量依赖性方式降低结直肠癌细胞中 HIF-1α 和 VEGF 的表达，并通过 TLR4/HIF-1α/VEGF 轴抑制小鼠模型中结直肠癌细胞生长、血管生成以及肿瘤转移。

五、软坚散结类

1. 山慈菇（《本草纲目拾遗》）

[来源] 本品为兰科植物杜鹃兰、独蒜兰或云南独蒜兰的干燥假鳞茎。前者习称“毛慈菇”，后二者习称“冰球子”。

[性味归经] 甘、微辛，凉。归肝、脾经。

[功效与主治] 清热解毒，化痰散结。用于痈肿疔毒，瘰疬痰核，蛇虫咬伤，癥瘕痞块。

[用法用量] 3~9 g。外用适量。

[现代药理研究] 现代药理学研究发现，山慈菇中含有菲类、联苄类、萜类、蒽醌类和黄酮类等多种活性成分，这些成分在抗癌过程中发挥了重要作用。山慈菇提取物能浓度依赖性地抑制人结直肠癌 SW480 细胞迁移和侵袭，这可能与山慈菇提取物抑制 AEG-1 蛋白表达，继而下调 MMP2、MMP9 蛋白表达和上调 E-cadherin 蛋白表达有关。山慈菇还能够上调人结肠癌 HT29 细胞中的促凋亡蛋白，抑制抗凋亡蛋白的表达，从而诱导癌细胞的凋亡。

2. 僵蚕（《神农本草经》）

[来源] 本品为蚕蛾科昆虫家蚕 4~5 龄的幼虫感染（或人工接种）白僵菌而致死的干燥体。

[性味归经] 咸、辛，平。归肝、肺、胃经。

[功效与主治] 息风止痉，祛风止痛，化痰散结。用于肝风夹痰，惊痫抽搐，小儿急惊风，破伤风，中风口㖞，风热头痛，目赤咽痛，风疹瘙痒，发颐痄腮。

[用法用量] 5~10 g。

[现代药理研究] 现代研究正在逐步揭示僵蚕治疗肠癌的分子机制。僵蚕可能通过调节肿瘤细胞的凋亡、抑制肿瘤血管生成等途径来发挥抗癌作用。此外，僵蚕还可能通过调节机体的免疫功能，增强机体对肿瘤细胞的识别和清除能力，从而发挥抗肿瘤作用。

3. 瓜蒌（天花粉）（《神农本草经》）

[来源] 本品为葫芦科植物栝楼或双边栝楼的干燥成熟果实。

[性味归经] 甘、微苦，寒。归肺、胃、大肠经。

[功效与主治] 清热涤痰，宽胸散结，润燥滑肠。用于肺热咳嗽，痰浊黄稠，胸痹心痛，结胸痞满，乳痈，肺痈，肠痈，大便秘结。

[用法用量] 9~15 g。

[现代药理研究] 瓜蒌的主要活性成分包括瓜蒌甙、瓜蒌苷元、瓜蒌苦素等，这些成分具有多种生物活性，如抗炎、抗氧化、降血脂、降血糖等。瓜蒌中的某些化合物被发现具有抑制癌细胞增殖和诱导癌细胞凋亡的作用，尤其是在肝癌、胃癌和肺癌等多种癌症模型中显示出显著的抗肿瘤效果。程倩等采用 MTS 法来研究瓜蒌皮油醚相不同极性成分对结肠癌 HCT-116 细胞和乳腺癌 MCF-7 细胞增殖的抑制作用，发现瓜蒌皮成分 C 和 E 具有抗癌作用能诱导细胞凋亡介导的作用。董小耘等研究发现天花粉蛋白发现其具有抗肿瘤作用，其能水解真核细胞核糖体 28S rRNA 特定位点的腺苷酸，从而抑制细胞蛋白质合成。

4. 猫爪草（《中药大辞典》）

[来源] 本品为毛茛科植物小毛茛的干燥块根。

[性味归经] 甘、辛，温。归肝、肺经。

[功效与主治] 化痰散结，解毒消肿。用于瘰疬痰核，疔疮肿毒，蛇虫咬伤。

[用法用量] 内服：煎汤，9~15 g。外用：适量，研末敷。

[现代药理研究] 猫爪草提取物中的活性成分，如三萜类和黄酮类化合物，被发现能够显著抑制肠癌细胞的增殖。周清安等研究发现猫爪草的主要成分猫爪草皂苷对于肠癌 Lovo 细胞的凋亡、线粒体电位、细胞内 Ca^{2+} 浓度有影响。

5. 半夏（《神农本草经》）

[来源] 本品为天南星科植物半夏的干燥块茎。

[性味归经] 辛、温；有毒。归脾、胃、肺经。

[功效与主治] 燥湿化痰，降逆止呕，消痞散结。用于湿痰寒痰，咳喘

痰多，痰饮眩悸，风痰眩晕，痰厥头痛，呕吐反胃，胸脘痞闷，梅核气；外治痈肿痰核。

[用法用量] 内服一般炮制后使用，3~9 g。外用适量，磨汁涂或研末以酒调敷患处。

[现代药理研究] 半夏提取物以及半夏化学成分中的半夏蛋白、半夏总生物碱、谷甾醇、半夏多糖等都具有抗肿瘤作用。张彩群等采用小鼠实体瘤模型，探讨半夏多糖体内抗肿瘤活性，结果表明半夏多糖具有抗肿瘤作用，且半夏多糖剂量越高，抗肿瘤效果越显著，其机制可能是通过清除体内自由基而达到抗肿瘤的效果。通过外源性表达研究半夏凝集素对癌细胞的杀伤作用，结果表明，半夏凝集素通过细胞核诱导肿瘤细胞 DNA 凋亡。

6. 天南星（《神农本草经》）

[来源] 本品为天南星科天南星属植物天南星、异叶天南星或东北天南星的干燥块茎。

[性味归经] 苦、辛，温；有毒。归肺、肝、脾经。

[功效与主治] 燥湿化痰，祛风止痉，散结消肿。用于顽痰咳嗽，风痰眩晕，中风痰壅，口眼歪斜，半身不遂，癫痫，惊风，破伤风；外用治痈肿，蛇虫咬伤。

[用法用量] 3~9 g。

[现代药理研究] 天南星的化学成分较为复杂，现在已经分离出来的多种化学成分，如三萜皂苷、安息香酸、淀粉、D- 谷甾醇等，另外含有氨基酸，p- 谷甾醇和钙、磷、铝、锌等。其中掌叶半夏凝集素、多糖、p- 谷甾醇为天南星抗肿瘤作用的主要成分。

7. 蛇六谷（别名：魔芋、花杆莲、蒟蒻）（《中药大辞典》）

[来源] 本品为天南星科植物魔芋或华东魔芋的干燥块茎。

[性味归经] 辛，温；有毒。归肺、肝、脾经。

[功效与主治] 化痰散积，行瘀消肿。用于痰嗽，积滞，疟疾，经闭，跌打损伤，痈肿，疔疮，丹毒，烫伤。

[用法用量] 5~10 g。外用适量，醋磨涂或煮熟捣敷。

[现代药理研究] 现代实验研究证实，魔芋的主要成分为魔芋葡甘聚糖，

并含有有机酸、生物碱、黄酮类、挥发油、香豆素、内酯等成分，其作用机制可能与以上成分有关。蛇六谷的主要成分是魔芋葡甘露聚糖，陆淼炯等研究其对大肠癌细胞逆转耐药的作用，发现魔芋葡甘露聚糖通过调控 PERK-elf2α-ATF4 信号通路，介导内质网应激，进而逆转大肠癌细胞 5-Fu 耐药。Ansil 等建立 1，2- 二甲基肼（DMH）诱导的大鼠结肠、直肠癌模型，发现蛇六谷甲醇提取物显著（$p < 0.05$）改善 DMH 中毒大鼠肠道和结肠脂质过氧化含量，降低谷胱甘肽水平和抗氧化酶活性。

8. 鳖甲（《神农本草经》）

[来源] 本品为鳖科动物鳖的背甲。

[性味归经] 咸，寒。归肝、肾经。

[功效与主治] 滋阴潜阳，软坚散结，退热除蒸。用于阴虚发热，虚风内动，症瘕积聚。

[用法用量] 煎服，9~24 g，宜先煎。

9. 牡蛎（《神农本草经》）

[来源] 本品为牡蛎科动物长牡蛎、大连湾牡蛎或近江牡蛎的贝壳。

[性味归经] 咸，微寒。归肝、胆、肾经。

[功效与主治] 重镇安神，潜阳补阴，软坚散结。用于惊悸失眠，眩晕耳鸣，瘰疬痰核，癥瘕痞块。煅牡蛎收敛固涩，制酸止痛。用于自汗盗汗，遗精滑精，崩漏带下，胃痛吞酸。

[用法用量] 9~30 g，先煎。

六、活血祛瘀类

1. 地鳖虫（《神农本草经》）

[来源] 本品为蜚蠊目鳖蠊科地鳖属地鳖或冀地鳖的干燥体。

[性味归经] 咸，寒，有小毒。归肝经。

[功能与主治] 破瘀血、续筋骨。用于筋骨折伤，瘀血经闭，癥瘕痞块。

[用法用量] 煎汁内服 3~10 g；研末服用 1~1.5 g。

[现代药理研究] 地鳖虫是一种传统的活血化瘀类动物药材，能明显提

高机体的纤溶状态改善血液循环。其纤溶活性蛋白提取物对实体瘤有明显的抑制作用且能显著改善荷瘤动物的生理状态。此外它还呈现出显著的新生血管抑制活性，这提示它极可能是通过血管生成抑制途径产生体内抑瘤效应的。

2. 郁金（《药性论》）

[来源] 本品为郁金是姜科植物温郁金、姜黄、广西莪术或蓬莪术的干燥块根。

[性味归经] 辛、苦，寒。归肝、心、肺经。

[功能与主治] 活血止痛，行气解郁，清心凉血，利胆退黄。用于胸胁刺痛，胸痹心痛，经闭痛经，乳房胀痛，热病神昏，癫痫发狂，血热吐衄，黄疸尿赤。

[用法用量] 3~10 g。

[现代药理研究] 不同浓度的郁金提取化合物 C 能抑制结肠癌 SW620 细胞的增殖，最高抑制率为 86.50 %，且在高浓度时其抑制作用优于顺铂；通过流式细胞仪检测提示化合物 C 能诱导结肠癌 SW620 细胞凋亡；化合物 C 能增加 SW620 细胞在 G1/G0 的比例减少在 S 期和 G2/M 期的比例，提示其可阻止结肠癌细胞的有丝分裂，从而达到抑制肿瘤细胞增殖的作用。

3. 三棱（《本草拾遗》）

[来源] 本品为黑三棱科植物黑三棱的干燥块茎。

[性味归经] 辛、苦，平。归肝、脾经。

[功能与主治] 破血行气，消积止痛。用于癥瘕痞块，痛经，瘀血经闭，胸痹心痛，食积胀痛。

[用法用量] 5~10 g。

[现代药理研究] 三棱的化学成分主要有挥发油、多糖、有机酸、苯丙素等。其中三棱总黄酮、阿魏酸、三棱内酯 B、山柰酚、芒柄花素是三棱主要抗肿瘤活性成分。三棱提取物联合热疗可明显提高 SW620 细胞的凋亡率。

4. 莪术（《药性论》）

[来源] 本品为姜科植物蓬莪术、广西莪术或温郁金的干燥根茎。

[性味归经] 辛、苦，温。归肝、脾经。

[功能与主治] 行气破血，消积止痛。用于癥瘕痞块，瘀血经闭，胸痹心痛，食积胀痛。

[用法用量] 6~9 g。

[现代药理研究] 莪术是多年生宿根草本，根茎卵圆形块状，侧面有圆柱状的横走分枝，根系细长，末端膨大成长卵形块状。研究证明莪术油对多种肿瘤都有一定的抑制作用。在胃肠系统肿瘤中，莪术挥发油可以通过上调 Bax/Bcl-2 蛋白的表达从而抑制显著 AGS 细胞的细胞活性。莪术可以阻滞 DNA 合成后期 / 细胞分裂期（G2/M 期）并诱导结直肠癌细胞自噬。莪术的化学成分主要是挥发油类和姜黄素类，其中挥发油类主要成分为萜类及倍半萜衍生物，莪术油是从温莪术根茎中提取得到的挥发油，具有多种药理作用，包括抗肿瘤、抗病原体、抗血栓、保肝、增强免疫力等，其中莪术醇、异莪术醇、β-榄香烯、莪术酮、莪术二酮是莪术挥发油中主要抗肿瘤活性成分。许政旭等研究发现莪术油可抑制人直肠癌 SW1463 细胞的增殖，促进癌细胞凋亡。Yu 等研究发现莪术醇能够通过抑制 miR-30a-5p 和 Hippo 信号通路，从而使结直肠癌细胞的增殖和迁移受到影响。Wang 等实验证明姜黄素能诱导人结肠癌细胞活性氧的生成，进而抑制异种移植瘤裸鼠体内人结肠癌细胞生长。

5. 丹参（《神农本草经》）

[来源] 本品为唇形科植物丹参的干燥根和根茎。

[性味归经] 苦，微寒。归心、肝经。

[功能与主治] 活血祛瘀，通经止痛，清心除烦，凉血消痈。用于胸痹心痛，脘腹胁痛，癥瘕积聚，热痹疼痛，心烦不眠，月经不调，痛经经闭，疮疡肿痛。

[用法用量] 10~15 g。

[现代药理研究] 丹参具有活血化瘀、通经止痛的功效，也是常用的抗肿瘤中草药。丹参中的多种活性成分，如丹参酮ⅡA 等，被认为具有抗肿瘤作用。这些成分可以通过多种途径抑制肿瘤细胞的增殖、诱导细胞凋亡、抑制肿瘤血管生成等。丹参酮ⅡA 被报道能够抑制肠癌细胞的增殖，并可能通过调控 COX-2 基因水平、下调 VEGF 的表达等途径抑制肠癌血管生

成。此外，丹参酮ⅡA 还被发现能够抑制 Nrf2/ARE 信号通路，促进结肠癌细胞凋亡。最新研究发现丹参酮ⅡA 能显著增强细胞的放疗敏感性，其机制可能与抑制细胞中 PSMD14 表达有关。

6. 川芎（《神农本草经》）

[来源] 本品为伞形科植物川芎的干燥根茎。

[性味归经] 辛，温。归肝、胆、心包经。

[功能与主治] 活血行气，祛风止痛。用于胸痹心痛，胸胁刺痛，跌扑肿痛，月经不调，经闭痛经，癥瘕腹痛，头痛，风湿痹痛。

[用法用量] 3~10 g。

[现代药理研究] 川芎是一种伞形科多年生草本植物川芎的根茎，是中医常用的活血化瘀药物之一。川芎味辛，性温，归肝、胆、心包经。可活血行气，祛风止痛。现代药理研究表明，川芎及其提取物具有多种药理活性，包括抗肿瘤作用。虽然目前关于川芎直接治疗肠癌的临床研究相对较少，但已有一些研究表明川芎中的某些成分对癌细胞具有抑制作用。例如，阿魏酸盐复合物在体外试验中对多种肿瘤细胞株具有显著的生长抑制作用，且对环氧化酶 COX-1 及 COX-2 也有显著的抑制作用。川芎嗪可以通过改变线粒体活性氧代谢介导的凋亡通路发挥抑制结直肠癌细胞增殖，诱导肠癌细胞凋亡的作用。此外，川芎嗪也被研究发现在动物实验中可抑制大肠癌小鼠移植瘤的生长。

7. 芍药（《神农本草经》）

[来源] 本品为属毛茛科植物芍药的干燥根。

[性味归经] 微寒，苦、酸。归肝经、脾经。

[功能与主治] 养血调经，敛阴止汗，柔肝止痛，平抑肝阳。用于血虚萎黄，月经不调，自汗，盗汗，胁痛，腹痛，四肢挛痛，头痛眩晕。

[用法用量] 6~15 g。

[现代药理研究] 现代药理研究表明，芍药中的有效成分如芍药苷等具有多种药理活性，包括抗炎、抗氧化、抗肿瘤等。实验研究发现其主要活性成分芍药苷能够抑制结肠癌 SW480 细胞增殖、侵袭和迁移，其机制可能通过抑制 Bcl-2 蛋白表达，上调 beclin1 蛋白的表达。

8. 红花（《开宝本草》）

[来源] 本品为菊科植物红花的干燥花。夏季花由黄变红时采摘，阴干或晒干。

[性味归经] 辛，温。归心、肝经。

[功能与主治] 活血通经，散瘀止痛。用于经闭，痛经，恶露不行，癥瘕痞块，胸痹心痛，瘀滞腹痛，胸胁刺痛，跌扑损伤，疮疡肿痛。

[用法用量] 3~10 g。

[现代药理研究] 红花的主要活性成分红花多糖能显著促进人结肠癌 LoVo 细胞凋亡，可使结肠癌 LoVo 细胞增殖受到抑制，侵袭能力减弱，调节细胞周期，红花多糖的抗肿瘤的生物学效应可能与 Bax、Bcl-2、Caspase-3 的信号通路有关。

9. 五灵脂（《本草纲目》）

[来源] 本品为鼯鼠科动物橙足鼯鼠和飞鼠等的干燥粪便。

[性味归经] 甘，温。归肝、脾经。

[功效与主治] 生用行血止痛。治心腹血气诸痛，妇女经闭，产后瘀血作痛；外治蛇、蝎、蜈蚣咬伤。炒用止血。

[用法用量] 内服：煎汤，1.5~3 g ；或入丸、散。外用：研末调敷。

10. 王不留行（《吴普本草》）

[来源] 本品为石竹科植物麦蓝菜的干燥成熟种子。

[性味归经] 苦，平。归肝、胃经。

[功效与主治] 活血通经，下乳消肿，利尿通淋。用于经闭，痛经，乳汁不下，乳痈肿痛，淋证涩痛。

[用法用量] 5~10 g。

11. 鸡血藤（《本草纲目拾遗》）

[来源] 本品为豆科植物密花豆的干燥藤茎。

[性味归经] 苦、甘，温。归肝、肾经。

[功效与主治] 活血补血，调经止痛，舒筋活络。用于月经不调，痛经，经闭，风湿痹痛，麻木瘫痪，血虚萎黄。

[用法用量] 9~15 g。

七、以毒攻毒类

1. 壁虎（《本草纲目》）

[来源] 本品为壁虎科动物无疣壁虎或其他同属动物的全体干燥体。

[性味归经] 咸，平；有毒。归肝、脾经。

[功能与主治] 祛风湿，止咳喘，解毒。用于治疗风湿痹痛，咳嗽气喘，瘰疬痈疮。

[用法用量] 煎汤，3~9g，或研末冲服，每次 0.5~1 g。

[现代药理研究] 现代药理研究表明，壁虎含有多种生物活性成分，如蛋白质、氨基酸、酶等，具有抗炎、抗肿瘤、增强免疫功能等作用。实验研究发现壁虎提取物对某些细菌和病毒有一定的抑制作用，对抗癌症也有潜在的应用价值，具有抗肿瘤血管新生，抑制癌细胞的增殖分化及凋亡的作用。研究发现壁虎醇提物可能是通过抑制肿瘤血管生成相关因子表达以抗肿瘤。

2. 全蝎（《蜀本草》）

[来源] 本品为钳蝎科动物东亚钳蝎的干燥体。

[性味归经] 辛，平；有毒。归肝经。

[功能与主治] 息风镇痉，通络止痛，攻毒散结。用于肝风内动，痉挛抽搐，小儿惊风，中风口㖞，半身不遂，破伤风，风湿顽痹，偏正头痛，疮疡，瘰病。

[用法用量] 3~6 g。

[现代药理研究] 研究发现蝎毒素不仅可以通过使细胞膜受损和乳酸脱氢酶释放增加来抑制人结肠癌细胞 Caco-2 的增殖，还可以通过促进淋巴细胞的转化发挥其抗肿瘤的作用。蝎毒多肽的抗肿瘤机制是通过诱导癌细胞凋亡、抑制血管生成和癌细胞的增殖、转移、侵袭，及调节免疫细胞功能而实现的。

3. 蜈蚣（《神农本草经》）

[来源] 本品为蜈蚣科动物少棘巨蜈蚣的干燥体。

[性味归经] 辛，温；有毒。归肝经。

[功能与主治] 息风镇痉，通络止痛，攻毒散结。用于肝风内动，痉挛抽搐，小儿惊风，中风口㖞，半身不遂，破伤风，风湿顽痹，偏正头痛，疮疡，瘰疬，蛇虫咬伤。

[用法用量] 3~5 g。

[现代药理研究]《日华子本草》载其善治“癥癖”,《医学衷中参西录》载:“凡气血凝聚之处皆能开之”，指出其尤善消癥散结。蜈蚣主要通过促进癌细胞凋亡、抑制血管生成、调节免疫等方面发挥抗肿瘤的作用。研究发现蜈蚣多糖可以通过抑制 Hela 细胞增殖，以改变细胞周期，从而诱导癌细胞凋亡。少棘巨蜈蚣的提取物具有一定的抗癌活性成分，能够有效抑制 KM−12 结肠癌细胞的生长。

4. 蜂房（《神农本草经》）

[来源] 本品为胡蜂科昆虫蜾马蜂、日本长脚胡蜂或异腹胡蜂的巢。

[性味归经] 甘，平。归胃经。

[功效与主治] 攻毒杀虫，祛风止痛。用于疮疡肿毒，乳痈，瘰疬，皮肤顽癣，鹅掌风，牙痛，风湿痹痛。

[用法用量] 3~5 g。外用适量，研末油调敷患处，或煎水漱，或洗患处。

[现代药理研究]《本草汇言》言其“驱风攻毒，散疔肿恶毒”。蜂房尤适用于癌毒瘀积日久、正气损耗的恶性肿瘤，在攻毒散结的同时，又可健脾益肾。研究表明，蜂房提取物抑癌的机制可能与组蛋白 H1（HistoneH1）、细胞周期蛋白 B1（Cyclin B1）的调控有关。蜂房不同溶剂的提取物不仅能够抑制癌细胞的生长，并且可对放化疗起到增效的作用。

5. 鸦胆子（《本草纲目拾遗》）

[来源] 本品为苦木科植物鸦胆子的干燥成熟果实。

[性味归经] 苦，寒；有小毒。归大肠、肝经。

[功效与主治] 清热解毒，截疟，止痢；外用腐蚀赘疣。用于痢疾，疟疾；外治赘疣，鸡眼。

[用法用量] 0.5~2 g，用龙眼肉包裹或装入胶囊吞，外用适量。

[现代药理研究] 鸦胆子有效成分可通过抑制肿瘤细胞增殖、侵袭和迁

移，诱导肿瘤细胞凋亡，调节机体免疫功能等方式发挥抗肿瘤作用。鸦胆子油乳制剂等现代中药制剂已被广泛用于肺癌、食管癌、胃癌、脑瘤、肝癌、宫颈癌、前列腺癌、大肠癌等多种癌症的辅助治疗。这些制剂通过不同的给药途径（如口服、局部注射等），可以显著改善中晚期癌症患者的症状，延长生存期，且未见明显毒副作用。

6. 蟾蜍和蟾酥（《本草衍义》）

[来源] 本品为蟾蜍科动物中华大蟾蜍或黑眶蟾蜍的干燥分泌物。

[性味归经] 辛，温，有毒。归心经。

[功能与主治] 解毒，消肿，强心，止痛。用于疔疮，痈疽，发背，瘰疬，慢性骨髓炎，咽喉肿痛，小儿疳积。

[用法用量] 内服：0.015~0.03 g，多入丸散。外用适量，研末调敷或入膏药。

[现代药理研究] 一项网络药理研究表明，蟾酥对结直肠癌增殖的抑制作用是多成分、多靶点、多途径的。蟾酥有促进肠癌细胞凋亡、抑制侵袭转移、抑制血管生成的作用。

7. 马钱子（《本草纲目》）

[来源] 本品为马钱子科植物马钱的干燥成熟种子。

[性味归经] 苦，温；有大毒。归肝、脾经。

[功效与主治] 通络止痛，散结消肿。用于跌扑损伤，骨折肿痛，风湿顽痹，麻木瘫痪，痈疽疮毒，咽喉肿痛。

[用法用量] 0.3~0.6 g，炮制后入丸散用。

[现代药理研究] 马钱子及其提取物对多种癌细胞具有抑制作用，包括肠癌细胞。目前马钱子的主要活性成分马钱子碱抑制癌细胞增殖、诱导癌细胞凋亡、阻止癌细胞迁移等机制已被实验证实。

8. 斑蝥（《本草纲目》）

[来源] 本品为芫青科昆虫南方大斑蝥或黄黑小斑蝥的干燥体。

[性味归经] 辛，热，有大毒。归肝、胃、肾经。

[功效与主治] 破血逐瘀，散结消癥，攻毒蚀疮。用于癥瘕，经闭，顽癣，瘰疬，赘疣，痈疽不溃，恶疮死肌。

[用法用量] 内服：0.03~0.06 g，炮制后多入丸散用。外用适量，研末或浸酒醋，或制油膏涂敷患处，不宜大面积用。

[现代药理研究] 斑蝥含有油酸、亚油酸、十八碳七烯酸、去甲斑蝥素、3- 苯基 -4- 氮杂芴、斑蝥素等成分是治疗肿瘤的物质基础，研究表明，斑蝥素可通过抑制 β - 连环蛋白和细胞周期蛋白 D1 的表达，将细胞周期阻止在 G2/M 期并诱导其凋亡。结合目前中成药中复方斑蝥注射液相关论述，斑蝥对于肠癌有干预作用。

八、止泻类

1. 五味子（《神农本草经》）

[来源] 本品为木兰科植物五味子的干燥成熟果实。

[性味归经] 酸、甘，温。归肺、心、肾经。

[功效与主治] 收敛固涩，益气生津，补肾宁心。用于久嗽虚喘，梦遗滑精，遗尿尿频，久泻不止，自汗盗汗，津伤口渴，内热消渴，心悸失眠。

[用法用量] 2~6 g。

2. 乌梅（《神农本草经》）

[来源] 本品为蔷薇科植物梅的干燥近成熟果实。

[性味归经] 酸、涩，平。归肝、脾、肺、大肠经。

[功效与主治] 敛肺，涩肠，生津，安蛔。用于肺虚久咳，久泻久痢，虚热消渴，蛔厥呕吐腹痛。

[用法用量] 6~12 g。

3. 五倍子（《本草纲目拾遗》）

[来源] 本品为漆树科植物盐肤木、青麸杨或红麸杨叶上的虫瘿，主要由五倍子蚜寄生而形成。

[性味归经] 酸、涩，寒。归肺、大肠、肾经。

[功效与主治] 敛肺降火，涩肠止泻，敛汗，止血，收湿敛疮。用于肺虚久咳，肺热痰嗽，久泻久痢，自汗盗汗，消渴，便血痔血，外伤出血，痈肿疮毒，皮肤湿烂。

[用法用量] 3~6 g。

4. 罂粟壳（《本草发挥》）

[来源] 本品为罂粟科植物罂粟的干燥成熟果壳。

[性味归经] 酸、涩，平；有毒。归肺、大肠、肾经。

[功效与主治] 敛肺，涩肠，止痛。用于久咳，久泻，脱肛，脘腹疼痛。

[用法用量] 3~6 g。本品易成瘾，不宜常服；儿童禁用。

5. 诃子（《药性论》）

[来源] 本品为使君子科植物诃子或绒毛诃子的干燥成熟果实。

[性味归经] 苦、酸、涩，平。归肺、大肠经。

[功效与主治] 涩肠止泻，敛肺止咳，降火利咽。用于久泻久痢，便血脱肛，肺虚喘咳，久嗽不止，咽痛音哑。

[用法用量] 3~10 g。

6. 石榴皮（《雷公炮炙论》）

[来源] 本品为石榴科植物石榴的干燥果皮。

[性味归经] 酸、涩，温。归大肠经。

[功效与主治] 涩肠止泻，止血，驱虫。用于久泻，久痢，便血，脱肛，崩漏，带下，虫积腹痛。

[用法用量] 3~9 g。

7. 肉豆蔻（《药性论》）

[来源] 本品为肉豆蔻科植物肉豆蔻的干燥种仁。

[性味归经] 辛，温。归脾、胃、大肠经。

[功效与主治] 温中行气，涩肠止泻。用于脾胃虚寒，久泻不止，脘腹胀痛，食少呕吐。

[用法用量] 3~10 g。

8. 赤石脂（《神农本草经》）

[来源] 本品为硅酸盐类矿物多水高岭石族多水高岭石，主含四水硅酸铝 [$Al_4(Si_4O_{10})(OH)_8 \cdot 4H_2O$]。

[性味归经] 甘、酸、涩，温。归大肠、胃经。

[功效与主治] 涩肠，止血，生肌敛疮。用于久泻久痢，大便出血，崩

漏带下；外治疮疡久溃不敛，湿疮脓水浸淫。

[用法用量] 9~12 g，先煎。外用适量，研末敷患处。

9. 禹余粮（《吴普本草》）

[来源] 本品为氢氧化物类矿物褐铁矿，主含碱式氧化铁 [FeO (OH)]。

[性味归经] 甘、涩，微寒。归胃、大肠经。

[功效与主治] 涩肠止泻，收敛止血。用于久泻久痢，大便出血，崩漏带下。

[用法用量] 9~15 g，先煎；或入丸散。

九、通便类

1. 大黄（《神农本草经》）

[来源] 本品为蓼科植物掌叶大黄、唐古特大黄或药用大黄的干燥根和根茎。

[性味归经] 苦，寒。归脾、胃、大肠、肝、心包经。

[功效与主治] 泻下攻积，清热泻火，凉血解毒，逐瘀通经，利湿退黄。

[用法用量] 3~15 g ；用于泻下不宜久煎。外用适量，研末敷于患处。

[现代药理研究] 吴苏丹等采用生大黄脐疗观察对于结直肠癌术后永久性结肠造口患者排便的影响，发现术后 3 月，观察组人工肛门规律排便率为 70%，显著高于对照组。张延新等发现大黄素对结肠癌裸鼠移植瘤模型的抗癌作用，其可降低 VEGF-C 和 MMP-9 表达的作用。

2. 路路通（《本草纲目》）

[来源] 本品为金缕梅科植物枫香树的干燥成熟果序。

[性味归经] 苦，平。归肝、肾经。

[功效与主治] 祛风活络，利水，通经。用于关节痹痛，麻木拘挛，水肿胀满，乳少，经闭。

[用法用量] 5~10 g。

3. 虎杖（《本草纲目》）

[来源] 本品为蓼科植物虎杖的干燥根茎和根。

[性味归经] 微苦，微寒。归肝、胆、肺经。

[功效与主治] 利湿退黄，清热解毒，散瘀止痛，止咳化痰。

[用法用量] 9~15 g。外用适量，制成煎液或油膏涂敷。

[现代药理研究] 严卿莹等采用网络药理学方法发现虎杖的 9 种主要活性成分，作用于 56 个靶点，其中核心靶点是 ESR1、KRAS、TYMS、AKT1、PPARD、PTGS1、FNTB、PTGS2、PPARG、ALDH2、PDE5A 等。张冬梅等观察虎杖苷对结肠癌耐药细胞株 HT-29 奥沙利铂耐药性的逆转作用，发现耐药性得到部分逆转，且对结肠癌耐药细胞株生长增殖具有明显的抑制作用，并能改变细胞周期引起凋亡。王琪等发现虎杖苷能通过抑制 STAT3 信号通路的活化而逆转 EMT，从而发挥抗 SW480 细胞迁移和侵袭的作用。

4. 芦荟（《开宝本草》）

[来源] 本品为百合科植物库拉索芦荟，好望角芦荟或其他同属近缘植物叶的汁液浓缩干燥物。

[性味归经] 苦，寒。归肝、胃、大肠经。

[功效与主治] 泻下通便，清肝泻火，杀虫疗疳。用于热结便秘，惊痫抽搐，小儿疳积；外治癣疮。

[用法用量] 2~5 g，宜入丸散。外用适量，研末敷患处。

5. 番泻叶（《饮片新参》）

[来源] 本品为豆科植物狭叶番泻或尖叶番泻的干燥小叶。

[性味归经] 甘、苦，寒。归大肠经。

[功效与主治] 泻热行滞，通便，利水。用于热结积滞，便秘腹痛，水肿胀满。

[用法用量] 2~6 g，后下，或开水泡服。

第六节　大肠癌常用非药物疗法

非药物疗法在大肠癌的治疗中被广泛应用，常用的有毫针疗法、电针疗法、隔姜灸法等，笔者在大肠癌的诊疗中，逐渐形成了一些特色非药物治疗方法，现概述如下。

一、隔姜走罐灸法治疗大肠癌术后肠道功能障碍

[概述]手术治疗是大肠癌治疗的首选方法，大肠癌术后肠道功能障碍是指出现在肠癌手术后，同肠癌手术相关的一系列症状。由于患者手术后生理结构改变易出现肠道功能障碍，其不仅出现在围手术期，在术后6~24个月，甚至更长时间都会存在。

大肠癌术后肠道功能障碍的西医病机主要有以下三条：①肠癌术后手术切端吻合，肠道管腔缺失改变，肠道结构形态的改变是肠癌术后肠道功能障碍出现的主要原因；②术后肠道蠕动及肠道分泌液的减少，是肠癌术后排便困难型肠道功能紊乱的原因；③肠道结构缺失，引起粪便在大肠中储存时间的缩短，及直肠括约肌等的损伤是反复腹泻的原因。

中医从病因上认识，其病机分虚实两方面。从虚而言，患者恶性肿瘤术后，术后又可能曾接受放化疗，导致素体亏虚、正气不足，从而症见肠道运化无力，固摄失司；从实而言，大便糟粕藏于肠道，运化不利，邪气聚集；虚实夹杂的情况在临床也并不少见，正气内虚，运化无力，糟粕堆积又加重气机运化失衡，往复循环。

[适应证]结肠恶性肿瘤或直肠恶性肿瘤，有病理诊断依据；曾行结直肠癌手术；出现排便不畅、排便增多、大便稀薄，甚至便秘、腹泻者。

[术前评估]

1. 病室环境，温度适宜；

2. 主要症状、既往史、药物过敏史；

3. 评估患者腹部皮肤情况，不存在破溃伤口；

4. 排除肠梗阻情况。

[术前准备]

1. 患者准备：采用平卧位。

2. 物品准备：治疗盘、生姜、走罐、点火器、艾绒。

3. 环境准备：治疗室环境安静，温度适宜，应有合适的遮挡物以保护患者隐私。

[基本操作方法]

1. 选取适合的体位，一般采用卧位。

2. 根据患者临床症状判识患者证型，分型设治。

（1）脾失健运

证候：大便困难，量少，进食少，大便不成形，食后腹胀，伴有乏力，消瘦，舌淡红，苔薄白，边有齿痕，脉沉细。

治则：温运脾胃。

治法：采用隔姜灸走罐疗法并配合推拿取穴。

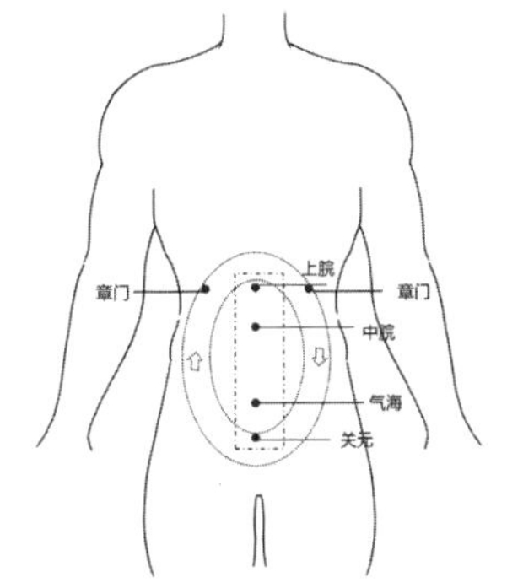

图 3-1：隔姜灸走罐疗法操作穴位示意图

隔姜灸走罐疗法：在腹部以神阙为中心，铺 10 cm×20 cm 竖向生姜末，开槽放入艾灸，隔姜灸 20 min 后取下，以章门（右）-中脘 / 上脘 - 章门（左）- 关元 / 气海为顺序进行走罐灸，15 min，具体见图 3-1。推拿：取脾俞、足三里、阴陵泉、丰隆穴；手法以按法及揉法为主。

（2）肝失条达

证候：大便困难，腹胀明显，大便欲解而不得，上腹部胀痛明显，伴见嗳气、反酸，食纳尚可，夜寐不安，梦多，舌淡红，苔薄白，脉细弦。

治则：疏肝理气。

治法：采用隔姜灸走罐疗法配合推拿取穴。

推拿：取章门、期门、肝俞、脾俞穴；手法以按法及揉法为主。

（3）脾虚湿盛

证候：大便溏薄，次数多，不成形，腹部松软，纳食少，大便黏腻，伴见喉间有痰不爽，舌质淡红，苔白腻，边有齿痕，脉细濡。

治则：健脾祛湿。

治法：采用隔姜灸走罐疗法配合推拿取穴。

推拿：取水分、足三里、丰隆、曲池穴；手法以按法及揉法为主。

（4）中气下陷

证候：大便次数多，不成形，乏力，有下沉感，伴见气短、腹胀，舌质淡红，苔薄，脉沉细。

治则：升阳固脱。

治法：采用隔姜灸走罐疗法配合推拿取穴。

推拿：取天枢穴、关元、足三里、气海穴、三阴交穴；手法以按法及揉法为主。

[注意事项]

（1）操作注意动作轻柔，避免损伤肌肤。

（2）走罐注意罐体温度，避免造成皮肤损伤。

二、热熨外敷疗法治疗肠癌腹痛

[概述]中药热熨敷是将中药装入布袋后加热，在人体局部或一定穴位上移动，利用温热之力使药性通过体表透入经络、血脉，以达到温经通络，行气止痛的作用。针对肠癌患者腹痛症状，采用止痛方（红花、艾叶、蜈蚣、全蝎、王不留行等），选用主穴：根据疼痛的部位选阿是穴，配穴：大肠俞（理气降逆，调和肠胃），从而达到温经通络、行气止痛的作用。

[适应证]适用于肠癌引起的腹痛（实热证除外）。

[术前评估]

（1）病室环境，温度适宜。

（2）主要症状、既往史、药物过敏史、月经期及是否妊娠。

（3）对热和疼痛的耐受程度。

（4）热熨部位的皮肤情况。

[术前准备]

（1）告知：药熨前，排空二便；感觉局部温度过高或出现红肿、丘疹、瘙痒、水泡等情况，应及时告知医护人员；操作时间：每次 20 min，每日 1 次。

（2）物品准备：治疗盘、介质、中药袋、纱布、棉签、恒温箱、测温计，必要时备屏风、大毛巾、烧伤膏。

[基本操作方法]

（1）核对医嘱，评估患者，做好解释。嘱患者排空二便。调节病室温度。

（2）备齐用物，携至床旁。取适宜体位，暴露药熨部位，遮隔帘遮挡患者。

（3）根据医嘱，将中药袋置入恒温箱中加热至 60~70 ℃，备用。

（4）定穴：大肠俞：位于腰部，当第 4 腰椎棘突下，旁开 1.5 寸。

（5）用棉签将介质涂于患者药熨部位皮肤上，测量中药袋温度 60 ℃，将药袋放到患处或相应穴位处用力来回推熨，以患者能耐受为宜。力量要均匀，开始时用力要轻，速度可稍快，随着药袋温度降低，力量可增大，同时速度减慢，药袋温度过低时，及时更换药袋或加温。治疗时间 20 min。

（6）药熨操作过程中注意观察局部皮肤的颜色情况，及时询问患者对温度的感受。

（7）操作完毕擦净局部皮肤，协助患者着衣，安排舒适体位。嘱患者避风保暖，多饮温开水。

[注意事项]

（1）孕妇腹部及腰骶部、大血管处、皮肤破损及炎症、局部感觉障碍处忌用。

（2）操作过程中应保持中药袋温度，温度过低则需及时更换或加热。

（3）中药袋温度适宜，一般保持 60~70 ℃，不宜超过 70 ℃，年老及感觉障碍者，药熨温度不宜超过 50 ℃。操作中注意保暖。

（4）药熨过程中应随时听取患者对温度的感受，观察皮肤颜色变化，一旦出现水泡或烫伤时应立即停止，并给予适当处理。

三、针刺八风八邪治疗肠癌化疗后周围神经病变

[概述]大肠癌术后常采用含有铂类的化疗方案，奥沙利铂使用后患者出现周围神经病变，表现为手足部位感觉功能减退，伴有麻木、疼痛感觉。急性周围神经病变可随着化疗停止而减轻，慢性周围神经病变影响患者的生活质量，严重者可导致患者无法耐受化疗而更改治疗方案。

[适应证]适用于肠癌化疗后慢性周围神经病变。

[术前评估]

（1）病室环境，温度适宜。

（2）主要症状、既往史、药物过敏史。

（3）对疼痛的耐受程度。

（4）手、足部位的皮肤情况。

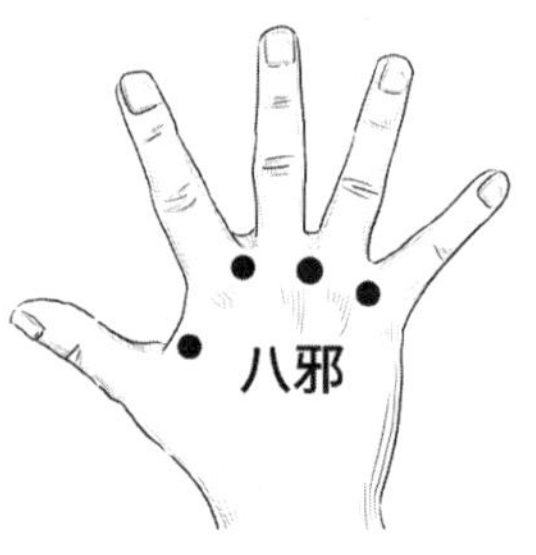

[术前准备]

（1）患者准备：洗净双足、双手，充分暴露针刺部位。

（2）物品准备：治疗盘、一次性采血针或三棱针、碘伏棉签或75%乙醇棉球、干棉球或纱布。

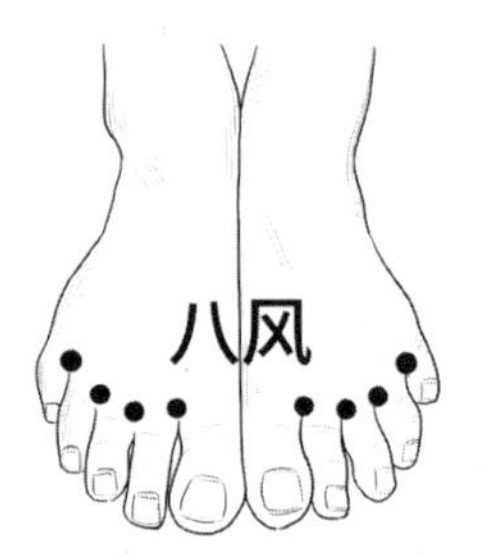

[基本操作方法]

（1）术者捏住患者手的示指、中指、环指及小指，患者手心向下，助手可捏住患者手鱼际和关节处，防止患者手翻摆。或足的足大趾至足小趾，足心向下，助手可捏住患者足跟部位，防止滑脱。

（2）定穴（见下图）

八邪：第1-5指间，指蹼缘后方赤白肉际处，从拇指到小指依次叫“大都穴”“上都穴”“中都穴”“下都穴”，每侧四穴，双手八穴。

八风：位于足背侧，第 1 至第 5 趾间，趾蹼缘后方赤白肉际处，一侧有四穴，双手八穴。

（3）用碘伏棉签或 75% 乙醇棉球消毒穴位周围皮肤。

（4）医生针对八风、八邪穴位快刺，深度 0.5~1 mm，迅速退出，注意避开血管。刺后用手挤压穴位周围，挤出少许黄白色液体或血液，用干棉球或纱布压迫止血，并嘱患儿握紧。同法在 16 穴上操作。

（5）针刺部位拔针后需要压迫止血，保护伤口避免污染。

[注意事项]

（1）针刺后用干棉球或纱布压迫止血，并嘱咐患者按压 5 min。

（2）针刺后至少 2 h 内不洗手和足，保持干燥，不接触污染物，以防止感染。

四、贴敷疗法治疗肠癌腹水

[概述] 肠癌术后肿瘤复发，可见肝脏、腹膜部位的转移，造成患者三焦气机、水液、饮食运行不利。腹水是晚期大肠癌常见的并发症之一，采用局部贴敷疗法可以使药物直达病所，起到理气逐水的作用。

[适应证] 肠癌患者伴有腹腔积液者。

[术前评估]

（1）病室环境，温度适宜。

（2）主要症状、既往史、药物过敏史。

（3）腹部膨隆情况，可行 B 超定位，测量腹围。

（4）观察腹部皮肤情况。

[术前准备]

（1）患者准备：擦拭腹部皮肤，保持局部清洁。

（2）物品准备：无菌盘、无菌纱布、压舌板、药膏（可采用芒硝、生黄芪、生薏苡仁、汉防己、大戟、甘遂、牵牛子、淫羊藿等组方）、胶带等。

[基本操作方法]

（1）用压舌板刮取适量药膏，均匀平摊于无菌纱布上，厚薄适中。大小约 20 cm × 40 cm。

（2）将摊好的纱布，隔水蒸加热约 10 min，待略冷却，温度 40~45℃为宜，备用。

（3）以神阙穴为中心，将纱布覆盖于患者腹部，胶带固定。外敷 2~4 h，若患者皮肤发红、瘙痒则及时停止。

[注意事项]

（1）摊制的过程中，注意压舌板同无菌纱布之间夹角不同，则药物厚度变化，因要留药时间偏长，药物宜厚贴，压舌板与无菌纱布之间夹角宜小。

（2）注意患者皮肤情况，若出现破溃、红肿，可暂停，等皮肤情况恢复后再进行。

五、坐浴熏洗法治疗放射性直肠炎

[概述] 直肠癌新辅助放化疗及术后常进行放疗，盆腔部位的肿瘤放疗后易出现放射性直肠炎，常表现为便血、腹泻、腹痛、黏液脓血便以及里急后重感等情况，部分患者在不排便时也主诉肛门部位刺痛明显，造成患者生活质量下降。在肠镜检查时，发现患者局部肠黏膜红肿、糜烂。采用坐浴熏洗的方法可促进局部血液循环，从而有效缓解肛门周围局部水肿的症状，尤其是对于伴有瘙痒的患者。

[适应证] 放射性直肠炎的患者。

[术前评估]

（1）病室环境，温度适宜。

（2）主要症状、既往史、药物过敏史。

（3）评估肛周局部情况，女性要考虑是否在经期。

（4）结合盆腔部位 CT 或 MRI、肠镜等检查结果。

[术前准备]

（1）患者准备：采用蹲位或坐位姿势，可配合相应坐浴器械。

（2）物品准备：治疗盘、换药镊、温度计、坐浴汤剂、坐浴容器、一次性垫巾、治疗巾、坐浴支架等。

（3）环境准备：治疗室环境安静，温度适宜，应有合适的遮挡物以保护患者隐私。

［基本操作方法］

（1）选取适合的体位（一般为蹲位或坐位），充分暴露坐浴区域。

（2）坐浴支架表面平铺一次性垫巾，将坐浴盆固定在坐浴支架上，坐浴汤剂以合适比例热水稀释后倒入坐浴盆内，温度计测量水温，以 43~45℃为宜。首先协助患者熏蒸治疗区域，其间询问患者，以体感温热、无痛感为合适。熏蒸时用治疗巾盖住熏洗部位及容器，使药液蒸汽熏蒸患处，待药液温度降至 38~40℃时，指导患者将治疗区域浸泡于药液中。如肛门部位有溃破出血，可手部轻拍水面，利用水流冲击清洗创面，坐浴时长 10~15 min，或患者有凉感不适，则可结束坐浴。

（3）治疗巾擦拭、清洁坐浴区域，观察局部皮肤情况，询问患者有无不适。

［注意事项］

（1）坐浴前可指导患者适当饮水，以避免熏蒸时液体过度流失。

（2）温度以参考患者体感为主，避免蒸汽烫伤。

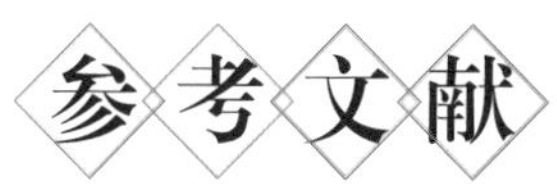

[1] 黄麟琅，刘运锋．白头翁汤抗结直肠癌的网络药理学研究 [J]. 内蒙古中医药，2023, 42(2): 163-168.

[2] 金彦彤，郑东林．白头翁汤治疗腹泻相关疾病研究进展 [J]. 河南中医，2023, 43(9): 1312-1316.

[3] 熊礼凤，孙杭．白头翁汤加味联合化疗治疗湿热蕴结型晚期结直肠癌临床观察 [J]. 浙江中医杂志，2021, 56(7): 509.

[4] 马建仁．白头翁汤加味辅助 mFOLFOX6 化疗治疗晚期结直肠癌湿热蕴结型

疗效观察 [J]. 实用中医药杂志 , 2022, 38(7): 1203-1205.

[5] 宋聚才 , 巩跃生 , 刘全林 . 白头翁汤对结直肠癌小鼠肠道菌群、炎症因子及 HER-2 表达的影响 [J]. 中医药信息 , 2022, 39(3): 20-24.

[6] 赖曼 , 李娟 , 李瑶 , 等 . 芍药汤加减联合 FOLFOX6 方案、常规治疗对湿热蕴结型结直肠癌术后辅助化疗患者的临床疗效 [J]. 中成药 , 2022, 44(9): 2834-2838.

[7] 张丽华 . 芍药汤调控结肠炎相关性结直肠癌上皮—间质转化的机制研究 [D]. 南方医科大学 , 2013.

[8] 宋小平 . 芍药汤加减联合常规化疗治疗晚期结直肠癌的临床观察 [J]. 中国民间疗法 , 2020, 28(8): 74-76.

[9] 丁浩 . 芍药汤基于 IL-6/STAT3 信号通路对结肠炎相关结直肠癌的干预研究 [D]. 华中科技大学 , 2016.

[10] 曹阳 , 王艳杰 , 谢鑫 , 等 . 四神丸对结肠炎诱发的小鼠结肠癌 CD133 蛋白表达的影响 [J]. 中国中医药现代远程教育 , 2013, 11(8): 145-146.

[11] 刘宝通 . 四神丸加味用于大肠癌围手术期治疗的临床研究 [D]. 辽宁中医药大学 , 2016.

[12] 姚忠强 , 王斐斐 , 李炜 , 等 . 葛根芩连汤加减对结直肠癌患者炎症因子和免疫细胞水平影响的临床研究 [J]. 上海中医药杂志 , 2022, 56(7): 48-52.

[13] 范建平 , 林梅珊 . 腹腔镜微创术联合葛根芩连汤加减对结直肠癌患者免疫功能的影响 [J]. 中国医学创新 , 2023, 20(15): 95-98.

[14] 范建平 , 林梅珊 . 腹腔镜微创术联合葛根芩连汤加减对结直肠癌患者免疫功能的影响 [J]. 中国医学创新 , 2023, 20(15): 95-98.

[15] 蔡蓉 , 周燕萍 , 张金金 , 等 . 葛根芩连汤治疗结直肠癌的潜在靶点及作用机制研究 [J]. 现代消化及介入诊疗 , 2022, 27(9): 1129-1140.

[16] 钟富强 , 毕磊 , 阎慧君 , 等 . 加味葛根芩连汤治疗直肠癌保肛术后湿热型腹泻的临床观察 [J]. 中国医药指南 , 2020, 18(2): 166-167.

[17] 韩惠萍 , 张丽娇 , 董洁晨 , 等 . 复方谷氨酰胺肠溶胶囊联合葛根芩连汤防治晚期结直肠癌 FOLFIRI 方案化疗相关性腹泻疗效及对肠黏膜通透性和免疫细胞因子的影响 [J]. 现代中西医结合杂志 , 2017, 26(33): 3667-3670, 3739.

[18] 陈慧，高雅文，林红．葛根芩连汤加味治疗晚期结肠癌化疗相关性肠道湿热型腹泻 46 例 [J]. 浙江中医杂志，2014, 49(6): 425.

[19] 高红娟．真人养脏汤加减治疗结直肠癌术后腹泻的效果评价 [J]. 中国保健营养，2020, 30(30): 352-353.

[20] 宋进，邹洋．观察真人养脏汤加减治疗结直肠癌术后腹泻的疗效 [J]. 养生保健指南，2020,(19): 74.

[21] 吴本华，周应生，黄彦，等．真人养脏汤加减治疗结直肠癌术后腹泻的疗效观察 [J]. 内蒙古中医药，2017, 36(14): 37-38

[22] 陈秋峰．真人养脏汤加减治疗结直肠癌术后腹泻患者临床疗效分析 [J]. 养生保健指南，2017,(46): 32.

[23] 杨正祥．真人养脏汤加减治疗结直肠癌术后腹泻患者临床疗效观察 [J]. 亚太传统医药，2016, 12(1): 133-134.

[24] 刘朝阳．真人养脏汤加穴位贴敷治疗结直肠癌术后腹泻疗效分析 [J]. 中医临床研究，2014,(30): 128-130.

[25] 马继恒．真人养脏汤加减治疗结直肠癌术后腹泻患者临床效果及复发率分析 [J]. 世界最新医学信息文摘，2021, 21(61): 219-220.

[26] 景风霞．真人养脏汤加减治疗结直肠癌术后腹泻 88 例观察 [J]. 中外健康文摘，2014,(14) : 247-247.

[27] 曾郅纯，苏钊，谭珍怡，等．加味黄芩汤联合化疗治疗湿热郁毒型结直肠癌临床观察 [J]. 山西中医，2024, 40(5): 27-29.

[28] 迟宏罡，赵兵，郑学宝，等．黄芩汤体外诱导人结肠癌 SW620 细胞凋亡及其对凋亡相关因子表达的影响 [J]. 世界科学技术 - 中医药现代化，2015, 17(1): 56-60.

[29] 迟宏罡，张淑华，于丰彦，等．黄芩汤对结肠炎相关结肠癌 Notch/Wnt 信号通路的影响 [J]. 广东医科大学学报，2018, 36(4): 375-380.

[30] 马旭冉，王敦方，冯雪，等．基于 Wnt 信号通路研究黄芩汤干预炎症微环境下结肠癌细胞上皮间质转化与细胞周期进程的作用机制 [J]. 中草药，2023, 54(7): 2155-2162.

[31] 于洋，李晓松，武冰，等．加味黄芩汤预防晚期肠癌患者伊立替康化疗所致迟

发性腹泻疗效观察 [J]. 北京中医药 , 2015, 34(6): 427-430.
[32] 郑香琴 , 冯惠春 , 郑晓真 , 等 . 浓煎大承气汤在老年癌性不全肠梗阻中的应用 [J]. 新中医 , 2021, 53(09): 102-106.
[33] 梁子成 , 文璐 , 陈泓秀 , 等 . 基于网络药理学 - 分子对接探索大黄牡丹汤治疗大肠癌的作用机制 [J]. 湖南中医杂志 , 2021, 37(10): 177-182+189.
[34] 原志男 , 朱广灿 , 高宗跃 . 益气固涩温脾汤加减辅助治疗结直肠癌根治术后吻合口瘘的临床研究 [J]. 中国合理用药探索 , 2024, 21(3): 39-44.
[35] 郭阳 . 分析温脾汤加减治疗直肠癌术后吻合口漏的方法和效果 [J]. 饮食保健 , 2021,(9): 100.
[36] 陈琪 . 分析温脾汤加减治疗直肠癌术后吻合口漏的方法 [J]. 系统医学 , 2018, 3(7): 135-136, 139.
[37] 王政 . 温脾汤加减治疗直肠癌术后吻合口漏的体会 [J]. 中国民族民间医药 , 2012, 21(22): 80-80.
[38] 李志明 , 张芸 , 杨薇 . “加味济川煎”灌肠治疗肿瘤患者阳虚型便秘 40 例临床观察 [J]. 江苏中医药 , 2013,(6): 34-35.
[39] 宋天宇 , 于永铎 . 基于生物信息技术探讨济川煎治疗慢传输型便秘的机制 [J]. 西部中医药 , 2023, 36(3): 62-67.
[40] 李岩岩 , 饶春晖 . 新加黄龙汤对于防治结直肠癌患者术后炎性肠梗阻的临床效果 [J]. 中国现代医生 , 2020, 58(19): 135-138.
[41] 季乔雪 , 王成阳 , 余晓琪 . 新加黄龙汤防治结直肠癌患者术后炎性肠梗阻临床观察 [J]. 安徽中医药大学学报 , 2019, 38(2): 26-30.
[42] 徐雨琪 , 李文 , 高斐 , 等 . 黄龙汤加减联合外科快速康复对直肠癌术后胃肠功能恢复的影响 [J]. 山西中医 , 2024, 40(4): 39-40.
[43] 张浩 , 李文 , 程婷婷 , 等 . 新加黄龙汤加减联合针刺胃肠下合穴治疗Ⅱ、Ⅲ期直肠癌术后行 FOLFOX6 化疗致热毒伤阴证的临床研究 [J]. 四川中医 , 2023, 41(11): 128-133.
[44] 史丽敏 . 归脾汤对大肠癌根治术后患者胃肠功能恢复及睡眠质量改善的临床研究 [D]. 山西省中医药研究院 , 2023.
[45] 张继峰 , 周学鲁 , 胡灏 . 六味地黄丸防治化疗后血小板减少的临床观察 [J]. 中

医临床研究，2013,(4): 17-18.
[46] 牛明了，吕秋霞，唐诚馨，等. 阳和汤联合西药对Ⅱ～Ⅲ期直肠癌术后免疫功能及炎症因子的影响 [J]. 中医研究，2024, 37(1): 30-34.
[47] 热娜古丽·艾则孜，付艳丽，何娜娜，等. 阳和汤加减治疗结直肠癌奥沙利铂化疗相关外周神经毒性的效果分析 [J]. 实用中医内科杂志，2023, 37(3): 4-6.
[48] 张毅鹏. 加味阳和汤防治奥沙利铂周围神经毒性的临床观察 [J]. 中国现代医生，2018, 56(15): 124-126.
[49] 何秀云，李世杰. 阳和汤加减治疗结直肠癌奥沙利铂化疗相关外周神经毒性的临床观察 [J]. 四川中医，2019, 37(9): 101-104.
[50] 付智钢，江小锋，陈克秀. 芍药甘草汤治疗中晚期结肠癌临床观察 [J]. 中国中医药现代远程教育，2023, 21(21): 93-95.
[51] 任凤梅，杨超，曾晶晶，等. 薯蓣丸调控 M1/M2 型肿瘤相关巨噬细胞极化抗大肠癌进展的作用机制 [J]. 中国实验方剂学杂志，2023, 29(13): 20-26.
[52] 徐宏. 薯蓣丸治疗结直肠癌化疗患者癌因性疲乏的临床研究 [D]. 成都中医药大学，2021.
[53] 刘鸿瀚. 藿香正气丸通过调节 Nrf2/NF-κB/NLRP3 改善结直肠癌的研究 [D]. 吉林大学，2023.
[54] 王梦如，刘厚颖. 刘厚颖教授运用五苓散加减治疗结肠癌腹泻之经验 [J]. 东方药膳，2021,(22): 192-193.
[55] 董聿锟，李程，刘访，等. 曹波教授运用五苓散化裁治疗直肠癌术后综合征验案举隅 [J]. 中国民族民间医药，2020, 29(17): 85-86.
[56] 戴超颖. 五苓散联合腹腔热化疗治疗晚期癌性腹水疗效观察 [J]. 浙江中西医结合杂志，2014, 24(12): 1089-1090.
[57] 杨志新. 真武汤合大剂量参附注射液治疗结直肠癌腹水 18 例 [J]. 中国民间疗法，2018, 26(13): 46-48.
[58] 高世勇，李婉秋，王帅，等. 基于网络药理学的小陷胸汤治疗大肠癌的机制研究 [J]. 中草药，2022, 53(3): 773-782.
[59] 桑晓光，殷晓敏，孙通华，等. 黄连解毒汤、苦参碱对结肠癌 HT29 细胞增殖及凋亡的影响 [J]. 东方药膳，2021, (6): 109.

[60] 孙健，温庆辉，宋宇，等．黄连解毒汤抗肿瘤作用的实验研究 [J]. 中国中药杂志，2006, 31(17): 1461-1463.

[61] 盛丹洁，钟薏．香连丸及有效单体黄连素联合 5- 氟尿嘧啶对 HCT116 结肠癌荷瘤裸鼠的影响 [J]. 世界中西医结合杂志，2023, 18(11): 2214-2222.

[62] 王静，刘少玉，齐文颖，等．杜怀棠教授“调气通腑”法治疗大肠癌经验 [J]. 环球中医药，2021, 14(1): 106-108.

[63] 李鹏耀．大柴胡汤治疗大肠癌的猜想 [J]. 中医临床研究，2014,(32): 49-50.

[64] 许彬，梁晓峰，鲁佳，等．小柴胡汤及其寒热减方对结肠癌细胞增殖、脂肪及碱性磷酸酶的影响 [J]. 中国实验方剂学杂志，2018, 24(14): 134-141.

[65] 张迪，陈萌，张冬梅，等．半夏泻心汤含药血清对人结肠癌细胞系 SW480 上皮 - 间质转化及 TGF-β1/Smads 通路的影响 [J]. 中医药学报，2024, 52(6): 11-17.

[66] 林小力．半夏泻心汤防治伊立替康致迟发性腹泻的临床研究 [D]. 成都中医药大学，2022.

[67] 李英冬，刘臣．半夏泻心汤改善中晚期大肠癌患者生活质量的临床观察 [J]. 中国中医药现代远程教育，2022, 20(11): 76-77.

[68] 王钰涵，靳明明，吕昌莲．加减乌梅丸对结直肠癌治疗的研究进展 [J]. 中华中医药学刊，2024, 42(04): 184-188.

[69] 朱亦邈．乌梅丸方基于外泌体 miRNA-148a-3p 调节 APC 及 KRAS 抑制结肠癌进展的研究 [D]. 南京中医药大学，2023.

[70] 尚靖，王云，陈进宝，等．华蟾素通过调控 M2 型巨噬细胞极化抑制结直肠癌转移 [J]. 安徽医科大学学报，2024, 59(2): 224-229.

[71] 赵秦英，吴悦，桂仲璇，等．华蟾素调控 HIF-1α/VEGF 通路逆转结肠癌 HCT15/5-FU 细胞耐药的体外研究 [J]. 安徽医科大学学报，2023, 58(6): 902-907.

[72] 曾丽丽，朱娴雅，王静．华蟾素结合靶向及 mFOLFOX6 方案治疗晚期结直肠癌患者的效果及安全性研究 [J]. 中外医疗，2023, 42(25): 101-104.

[73] 朱晨宇，王广胜，杨振华，等．华蟾素对直肠癌 SW480 细胞生长影响的实验研究 [J]. 现代肿瘤医学，2016, 24(15): 2356-2359.

[74] 宋飞．艾迪联合 FOLFOX4 方案对结肠癌患者疗效及对术后免疫功能及炎性反应的影响 [J]. 河北医学，2017, 23(6): 955-959.

[75] 张俊东，李丹．FOLFOX4 化疗方案联合艾迪注射液在结肠癌治疗中的疗效观察 [J]. 今日健康，2016, 15(3): 81-81, 82.

[76] 管云柱．复方斑蝥注射液对直肠癌术后 FOLFOX4 化疗患者免疫功能及血清 TGF-β1 和 CRP 表达的影响 [J]. 现代中西医结合杂志，2018, 27(27): 2986-2989.

[77] 张化芝，栾祖鹏，徐丽丽，等．复方斑蝥注射液对大肠癌细胞凋亡的实验研究 [J]. 中国医药导刊，2009, 11(4): 627-629.

[78] 曾炼，杨桃，陈江，等．基于网络药理学和分子对接探讨艾迪注射液治疗结直肠癌作用机制研究 [J]. 空军军医大学学报，2024,(3): 319-325.

[79]] 张麒，马晓骉，李勇，等．艾迪注射液对中晚期结肠癌患者临床疗效及免疫功能的影响 [J]. 中国医药，2021, 16(4): 583-587.

[80] 黄华，刘华．斑蝥酸钠维生素 B6 注射液联合奥沙利铂、卡培他滨治疗结直肠癌的疗效观察 [J]. 肿瘤基础与临床，2022, 35(3): 253-255.

[81] 刘通，刘铎，刘晓晨，等．斑蝥酸钠维生素 B6 注射液联合化疗治疗结直肠癌临床效果的 meta 分析 [J]. 中国医刊，2018, 53(10): 1114-1117.

[82] 王启娟，奚松阳，房栋，等．复方苦参注射液联合化疗治疗结直肠癌的临床疗效观察 [J]. 北京医学，2024, 46(1): 66-69.

[83] 胡坚，杜春燕，马文兵．复方苦参注射液联合一线化疗方案对晚期结肠癌患者氧化反应指标及基质金属蛋白酶水平的影响 [J]. 临床医学研究与实践，2023, 8(33): 43-46.

[84] 李华华，杨峰，裴俊文，等．杨峰教授在清热解毒理论指导下运用复方苦参注射液治疗恶性肿瘤经验 [J]. 中医研究，2021, 34(7): 74-76.

[85] 周彤，王烁，胡帅航，等．复方苦参注射液联合含奥沙利铂化疗方案治疗晚期结直肠癌临床疗效及安全性的 Meta 分析 [J]. 海南医学院学报，2022, 28(20): 1579-1589.

[86] 李勇，刘炼玲．康艾注射液联合 CapeOX 化疗方案对晚期结肠癌患者 PI3K/Akt 信号通路变化及生存质量的影响 [J]. 中国临床研究，2020, 33(06): 803-

806+810.
[87] 张勇 . 康艾注射液联合化疗治疗肠癌术后气血两虚型患者的临床研究 [D]. 扬州大学 , 2020.
[88] 古爱虎 , 杨雪 , 许亚丽 , 等 . 康艾注射液联合化疗及贝伐珠单抗对晚期结直肠癌患者疗效及生存的影响 [J]. 皖南医学院学报 , 2024, 43(1): 33-36.
[89] 张晓微 , 周思维 , 马振南 . 康艾注射液对结直肠癌肝转移介入术后肝功能的影响 [J]. 中国当代医药 , 2020, 27(11): 76-80.
[90] 陈新超 . 生脉注射液结合姑息化疗治疗耐药性晚期结肠癌临床分析 [J]. 中国现代药物应用 , 2020, 14(10): 93-95.
[91] 汪孟森 . 生脉注射液联合姑息化疗治疗晚期耐药性结肠癌临床分析 [J]. 医学食疗与健康 , 2019,(20): 11-12.
[92] 李小平 , 郑磊贞 , 顾建春 , 等 . 生脉注射液联合奥沙利铂抗结肠癌肝转移的作用 [J]. 上海交通大学学报 (医学版), 2008, 28(5): 552-555.
[93] 陈新超 . 生脉注射液结合姑息化疗治疗耐药性晚期结肠癌临床分析 [J]. 中国现代药物应用 , 2020, 14(10): 93-95.
[94] 潘琴 , 陶肖馨 , 杨燕峰 , 等 . 毫米波联合康莱特注射液对结直肠癌化疗相关骨髓抑制、免疫功能指标及血管内皮生长因子的影响 [J]. 反射疗法与康复医学 , 2022, 3(15): 64-68.
[95] 梁璐 , 杨秋敏 . 康莱特注射液联合替吉奥治疗复发或转移性大肠癌的临床观察 [J]. 癌症进展 , 2018, 16(9): 1178-1180.
[96] 廖剑锋 , 林纯旋 , 李正发 , 等 . 康莱特联合化疗与单纯化疗治疗结直肠癌的 meta 分析 [J]. 中国卫生统计 , 2017, 34(04): 620-624.
[97] 管河延 , 王璐 , 梁旭阳 , 等 . 鸦胆子油乳注射液联合 CapeOx 方案治疗早发型结肠癌的临床研究 [J]. 现代药物与临床 , 2023, 38(11): 2808-2813.
[98] 李双凤 , 黄家彦 , 韩笑 , 等 . 通关藤抗肿瘤主要成分及作用机制研究进展 [J]. 药物评价研究 , 2023, 46(01): 187-197.
[99] 董志红 , 陈海斐 , 叶石才 . 鸦胆子油乳注射液联合化疗对晚期直肠癌患者免疫功能及生活质量的影响 [J]. 中国民间疗法 , 2023, 31(17): 46-48.
[100] 方兴国 , 杨芳 , 李红平 . 鸦胆子油乳注射液对大肠癌患者血清 COX-2 和

PGE2 水平的影响 [J]. 中国老年学杂志 , 2018, 38(15): 3636-3638.
[101] 李双凤 , 黄家彦 , 韩笑 , 等 . 通关藤抗肿瘤主要成分及作用机制研究进展 [J]. 药物评价研究 , 2023, 46(1): 187-197.
[102] 阎明 , 洪永贵 , 秦蔚然 . 通关藤注射液联合替吉奥和奥沙利铂治疗直肠癌 41 例疗效观察 [J]. 中国肛肠病杂志 , 2023, 43(7): 6-8.
[103] 文佩宇 . 中药制剂消癌平注射液联合替吉奥胶囊 (S--1) 对胃癌细胞侵袭与转移能力的影响及其机制研究 [D]. 扬州大学 , 2020.
[104] 黄建伟 , 罗晓勇 , 武阳 . 鸦胆子油软胶囊联合 SOX 方案治疗晚期结直肠癌的临床研究 [J]. 现代药物与临床 , 2020, 35(04): 760-764.
[105] 沙晓锋 , 宋增芳 , 丁洁 , 等 . 华蟾素胶囊联合雷替曲塞与奥利沙铂对晚期结直肠癌免疫、肿瘤标记物、基质金属蛋白酶及血管新生的影响 [J]. 海南医学院学报 , 2018, 24(23): 2066-2069.
[106] 马海锋 . 华蟾素胶囊对直肠癌放疗后气阴两虚证患者的疗效及对免疫功能的影响 [J]. 中国中西医结合消化杂志 , 2014, 22(4): 185-188.
[107] 周雍明 , 关念波 , 谢燕达 , 等 . 康力欣胶囊联合辨证中药维持治疗晚期结直肠癌的临床观察 [J]. 世界中医药 , 2017, 12(4): 800-802, 806.
[108] 陈延华 , 张雪芳 , 夏琪 , 等 . 基于网络药理学和实验验证探讨华蟾素注射液治疗结直肠癌的作用机制 [J]. 沈阳药科大学学报 , 2024, 41(11): 1509-1518.
[109] 郭利群 , 郭利华 . 康力欣胶囊治疗中晚期恶性肿瘤临床疗效观察 [J]. 中医临床研究 , 2015,(20): 21-23.
[110] Gou H, Su H, Liu D, Wong CC, et al. Traditional Medicine Pien Tze Huang Suppresses Colorectal Tumorigenesis Through Restoring Gut Microbiota and Metabolites. Gastroenterology. 2023 Dec; 165(6): 1404-1419.
[111] 林明和 , 朱德增 . 片仔癀联合化疗治疗毒热瘀结型晚期结肠癌临床研究 [J]. 福建中医药 , 2012, 43(1): 8-9.
[112] 魏丽慧 , 方翌 , 沈阿灵 , 等 . 片仔癀对大肠癌干细胞自我更新及致瘤能力的抑制作用 [J]. 中华中医药杂志 , 2022, 37(1): 465-468.
[113] 李秋菊 , 万丽剑 , 吕雷 . 复方斑蝥胶囊调节 Wnt/β-Catenin 信号通路对结肠癌细胞增殖、凋亡、迁移和侵袭的影响 [J]. 中国老年学杂志 , 2024,

44(11): 2768-2773.

[114] 吴崇山，陈再平，吴贵阳，等．复方斑蝥胶囊联合化疗治疗结直肠癌患者近期疗效及对生存质量、免疫功能和肿瘤标志物的影响 [J]. 中国老年学杂志，2020, 40(2): 307-310.

[115] 樊敏，贝士英，毛一鸣．红豆杉复方治疗中晚期恶性肿瘤 94 例临床报道 [J]. 浙江中西医结合杂志，2008, 18(4): 217-218, 234.

[116] 林丽湘，邵剑锋，黄金杜．华蟾素胶囊联合 FOLFOX 方案治疗结直肠癌患者的效果 [J]. 中外医学研究，2024, 22(11): 107-110.

[117] 耿维凤．艾迪注射液的药理作用与临床评价 [J]. 中国现代药物应用，2009, 3(20): 149-150.

[118] 赵程程，孙爽，李永吉．人参皂苷 Rg3 抗肿瘤机制研究进展 [J]. 黑龙江医药，2015,(2): 264-265, 266.

[119] 梁华，王勋，鲍希静．生脉散加味在恶性肿瘤治疗中的应用 [J]. 中国医药指南，2012, 10(12): 660-661.

[120] 胡密密．加味四君子汤联合 FOLFOX4 化疗方案治疗脾虚湿盛型晚期结直肠癌临床研究 [J]. 新中医，2024, 56(12): 152-156.

[121] 申佳林，赵小莹，肖海娟．四君子汤及其主要有效成分抗结直肠癌机制研究进展 [J/OL]. 中国实验方剂学杂志，1-20[2024-07-03].

[122] 欧阳庆武，费雁，魏运姣，等．四君子汤对结肠癌小鼠肠道菌群及免疫功能的调节作用 [J]. 中国老年学杂志，2021, 41(21): 4819-4823.

[123] 李祺．十全大补汤对结直肠癌术后化疗患者减毒增效及免疫功能的影响 [J]. 内蒙古中医药，2022, 41(06): 34-35.

[124] 杜锦芳，禹雯琦，周诣，等．十全大补汤对结肠癌原发瘤切除后转移瘤生长及 NK 细胞的影响 [J]. 上海中医药杂志，2017, 51(12): 79-83.

[125] 严跃华，易嘉钦，李悠然，等．补中益气汤加减联合化疗对结直肠癌患者疗效和不良反应的 Meta 分析 [J]. 基层中医药，2023, 2(09): 86-94.

[126] 李培培，曹旸，王海存，等．补中益气汤联合 FOLFIRI 方案化疗对结直肠癌患者免疫功能及炎症反应的影响 [J]. 临床荟萃，2021, 36(08): 730-734.

[127] 李梦萍．归脾汤对含铂类方案化疗所致骨髓抑制虚证患者的疗效观察 [D].

广州中医药大学，2013.
[128] 郑康，余春．加味归脾汤联合 FOLFOX4 化疗方案对气血亏虚型大肠癌患者 MMP-9、VEGF、肠黏膜屏障及营养状态的影响 [J]. 全科医学临床与教育，2020, 18(11): 985-988.
[129] 赵书阁，张霄峰．张霄峰主任医师理冲汤治疗大肠癌经验总结 [J]. 光明中医，2022, 37(15): 2718-2721.
[130] 焦艺博，朱丽瑶，刘征辉．桃红四物汤对结肠癌术后患者疼痛及免疫功能影响研究 [J]. 辽宁中医杂志，2022, 49(11): 105-108.
[131] 连红琴，秦铮然，张月虹，等．桃红四物汤对实验性大肠癌 Bcl-2/Bax 蛋白及 Casepase-3mRNA 表达的影响 [J]. 中华中医药学刊，2011, 29(10): 2240-2242.
[132] 侯亚妮．基于 EMT 探讨重楼对结直肠癌细胞迁移和侵袭的作用机制 [D]. 山东中医药大学，2023.
[133] 王越．重楼皂苷通过 IKKβ/NEMO/NF-κB 抑制结直肠癌发展的机制研究 [D]. 中国医科大学，2023.
[134] 杨旭东，张杰，董凯．白毛藤诱导人结肠癌 SW1116 细胞凋亡作用及其机制研究 [J]. 浙江中医杂志，2010, 45(12): 919-920.
[135] 谢雅，杨关根，裘建明，等．肿节风诱导人结肠癌 HCT-8 细胞凋亡的体外实验研究 [J]. 医药论坛杂志，2018, 39(10): 10-13+16.
[136] 万里燕，王浩，蒋汉文，等．苦参碱对结肠癌细胞 SW620 增殖侵袭及 TGF-β1/Smad4 蛋白表达的影响 [J]. 哈尔滨医药，2023, 43(04): 124-127.
[137] 马伏艳．苦参碱对 SW480 结肠癌细胞侵袭迁移的作用及其对 TGF-β1、Smad 相关蛋白表达的影响 [D]. 右江民族医学院，2023.
[138] 张景正，钟嫄，鲍真真，等．氧化苦参碱通过 Wnt/β-catenin 信号通路诱导结肠癌 HCT116 细胞凋亡和焦亡作用研究 [J]. 药物评价研究，2022, 45(10): 2017-2023.
[139] 李淼，安红梅，沈克平，等．蛇莓抗肿瘤作用及临床应用 [J]. 世界中医药，2019, 14(02): 505-509.
[140] 李欣丹．蛇莓多糖的分离及抑制结肠癌上皮间质转化的机制研究 [D]. 上海

中医药大学，2021.
[141] 胡兵，沈克平，史秀峰，等. 蛇莓对人结肠癌 RKO 细胞失巢凋亡作用的实验研究 [J]. 世界中西医结合杂志，2013, 8(01): 69-72.DOI: 10.13935/j.cnki.sjzx.2013.01.031.
[142] 潘子昂. IGF-1R 抑制剂鬼臼苦素对结肠癌的抑制作用及其机制研究 [D]. 大连医科大学，2019.
[143] 陈雷，彭骁，陈锦芳，等. 龙葵成分茄解啶对人大肠癌 SW620 细胞凋亡和 AKT-GSK3B 信号的转导作用 [J]. 中药材，2021, 44(11): 2669-2672.
[144] 吴源陶，邹译娴，张春虎，等. 菝葜皂苷元对结直肠癌细胞 HT-29 凋亡和自噬的影响 [J]. 湖南中医药大学学报，2021, 41(11): 1645-1649.
[145] 孙书凯，黄彦玲，刘超，等. 菝葜皂苷抑制结肠癌细胞增殖的机制研究 [J]. 中国临床药理学杂志，2020, 36(05): 540-543.
[146] 陈琳，李卫，黄国秀，等. 黄连素逆转人结肠癌细胞奥沙利铂耐药性的作用及机制 [J]. 中国临床新医学，2021, 14(10): 1008-1013.
[147] 李丹丹. Tob1 及黄连素在结肠癌发生发展中的机制研究 [D]. 厦门大学，2021.
[148] 王佳豪，包永睿，孟宪生，等. 黄连小檗碱对人肠癌 Caco-2 细胞凋亡和细胞周期的影响 [J]. 中南药学，2018, 16(01): 64-67.
[149] 徐佳丽，路上云，王佳，等. 黄芩素通过诱导活性氧产生抑制 MET/Akt 信号通路促进人结肠癌 SW480 细胞凋亡 [J]. 中国药理学与毒理学杂志，2022, 36(11): 812-818.
[150]Chen M, Zhong K, Tan J, et al. Baicalein is a novel TLR4-targeting therapeutics agent that inhibits TLR4/HIF-1α/VEGF signaling pathway in colorectal cancer. Clin Transl Med. 2021; 11(11): e564.
[151] 费燕华，沈伟生，花海兵. 刺五加注射液防治化疗消化道反应的疗效观察 [J]. 浙江中西医结合杂志，2001,11(3): 160-161.
[152] 王晓君，张珍艳，彭旭玲，等. 艾迪注射液治疗Ⅱ、Ⅲ期结肠癌患者的临床疗效及其免疫调节作用 [J]. 内科急危重症杂志，2019, 25(1): 64-65.
[153] 李芳，罗舒，余梦瑶，等. 灵芝多糖通过减弱癌相关成纤维细胞活性抑制肠

癌转移的作用研究 [J]. 沈阳药科大学学报 : 1-16.

[154] 王婧 , 方晓艳 , 苗明三 , 等 . 三棱 - 莪术药对在结直肠癌中应用及作用机制研究 [J]. 辽宁中医药大学学报 , 2024, 26(6): 111-115.

[155] 蒋德旗 , 程媛媛 , 覃丽媛 , 等 . 响应面法优化复合酶提取莪术多糖工艺及其抗氧化活性研究 [J]. 中国食品添加剂 , 2023, 34(7): 43-49.

[156] 魏巍 , 王冰瑶 . 莪术及其主要成分的药理作用研究进展 [J]. 药物评价研究 , 2022, 45(10): 2154-2160.

[157] 张庆莲 , 皮凤娟 , 黄娟 , 等 . 三棱 - 莪术药对在乳腺增生症中的应用进展 [J]. 中医研究 , 2023, 36(4): 93-96.

[158] 孔红芳 , 袁书同 , 袁飞龙 , 等 . 莪术油注射液化学成分、药理作用和临床应用的研究进展 [J]. 中草药 , 2023, 54(12): 4053-4060.

[159] 秦铁城 , 文海斌 , 陈珮 , 等 . 莪术醇抗肿瘤研究进展 [J]. 现代中西医结合杂志 , 2013, 22(18): 2043-2045.

[160] 许政旭 , 朱诗国 , 潘年松 , 等 . 黔产莪术油对直肠癌 SW1463 细胞株分泌 Toll 样受体及相关免疫因子的影响 [J]. 中国实验方剂学杂志 , 2018, 24(5): 137-141.

[161] Yu D, Liu H, Qin J, et al. Curcumolinhibits the viability and invasion of colorectal cancer cells via miR-30a-5p and Hippo signaling pathway[J]. Oncol Lett, 2021, 21(4): 299.

[162] Wang J, Li X M, Bai Z, et al. Curcumol induces cell cycle arrest in colon cancer cells via reactive oxygen species and Akt/GSK3beta/cyclin D1 pathway[J].J Ethnopharmacol, 2018, 210: 1-9.

[163] 成植温 , 王滨 , 宫凯凯 , 等 . 丹参酮 Ⅱ _A 通过干预 PSMD14 表达影响结直肠癌细胞放疗敏感性的机制研究 [J/OL]. 中药材 , 2024(05): 1253-1259[2024-07-04].

[164] 李华 . 川芎嗪对结肠癌细胞的抑瘤效应及改变线粒体活性氧代谢介导凋亡通路的机制研究 [D]. 南京中医药大学 , 2022.

[165] 司晓丽 , 韩玉梅 , 王家敏 , 等 . 芍药苷对结肠癌 SW480 细胞增殖、侵袭、迁移的影响 [J]. 中国组织化学与细胞化学杂志 , 2019, 28(02): 127-133.

[166] 孙伟，童仕伦，郑勇斌，等. 红花多糖对人结肠癌 LoVo 细胞增殖、凋亡、侵袭作用机制研究 [J]. 安徽医药，2016, 20(06): 1045-1050.
[167] 崔社娟，王旭东，祝令称，等. MR 评价壁虎活性成分对小鼠结肠癌移植瘤疗效的研究 [J]. 中外健康文摘，2013,(39): 40-41.
[168] 吕行直. 壁虎抗肿瘤活性组分的分离纯化及相关机制研究 [D]. 河南科技大学，2018.
[169] 李耀辉，刘冬梅，盛继文，等. 无蹼壁虎抗肿瘤成分的提取及其对 CT-26 小鼠结肠腺癌的抑制作用 [J]. 第四军医大学学报，2009, 30(12): 1103-1106.
[170] 李园香，慕百祥，周锦勇. 鸦胆子有效成分抗肿瘤作用机制研究进展 [J]. 江苏中医药，2024, 56(02): 79-82.
[171] 陶慈民. 联用网络药理学与代谢组学对蟾酥抑制结肠癌增殖作用机制的研究 [D]. 浙江大学，2023.
[172] 杨振淮，梁永钜，郭洁文，等. 蟾酥注射液对小鼠 S180 和人结肠癌 HT-29 裸鼠移植性肿瘤的影响 [J]. 中华胃肠外科杂志，2005, 8(2): 169-171.
[173] 唐晓霞，贾燕丽，田港，等. 干蟾皮中酯蟾毒配基和华蟾酥毒基的纯化及其体外抗结肠癌活性的研究 [J]. 中华中医药学刊，2015, 33(9): 2243-2245.
[174] 张旭，唐娟，王洋，等. 山慈菇提取物通过下调 AEG-1 表达抑制人结直肠癌 SW480 细胞迁移和侵袭 [J]. 世界科学技术 - 中医药现代化，2021, 23(09): 3242-3250.
[175] 于林楠，翟宏颖. 山慈菇提取物对结肠癌 HT29 细胞凋亡的影响 [J]. 中国民族民间医药，2016, 25(16): 17-19.
[176] 周海祥. 天花粉蛋白抑制结肠癌细胞生长及分子机制研究 [D]. 扬州大学，2017.
[177] 念家云，王笑民，富琦，等. 基于 PI3K/Akt/mTOR 信号传导通路的抗癌中药单体的研究概况 [J]. 中国药房，2019, 30(20): 2870-2875.
[178] 程倩，嵇乐乐，韩雪娇，等. 瓜蒌皮抗肿瘤活性成分的初步研究 [J]. 淮阴工学院学报，2017, 26(5): 36-40.
[179] 黄华靖. 中药猫爪草的药学研究 [D]. 广州中医药大学，2022.
[180] 周清安. 猫爪草皂苷对大肠癌增殖和凋亡的影响及其机制研究 [D]. 南京中

医药大学, 2009.
[181] 周清安, 余海滨. 猫爪草皂苷对结肠癌 LoVo 细胞增殖和凋亡影响的研究[J]. 辽宁中医药大学学报, 2009, 11(4): 190-192.
[182] 周清安, 余海滨. 猫爪草皂苷对结肠癌 LoVo 细胞凋亡和细胞内 $Ca2^{+}$ 浓度的影响 [J]. 河南中医学院学报, 2009, 24(1): 29-30, 34.
[183] 周清安, 余海滨. 猫爪草皂苷对结肠癌 LoVo 细胞凋亡和线粒体电位的影响[J]. 中华中医药学刊, 2009, 27(5): 1079-1081.
[184] 董鑫, 徐伟玲, 申俊丽, 等. 生半夏在恶性肿瘤治疗中的研究与应用 [J]. 中医药学报, 2019, 47(4): 106-108.
[185] 张彩群, 计建军, 王长江. 半夏多糖体内抗肿瘤作用与机制研究 [J]. 海峡药学, 2016, 28(7): 22-24.
[186] Lu Q, Li N, Luo J, et al.Pinellia pidatisecta agglutinin interactswith the methylosome and induces cancer cell death[J]. Oncogenesis, 2012, 1(10): E29.
[187] 王芹, 许玲, 焦丽静, 等. 天南星抗肿瘤及镇痛作用研究进展 [J]. 上海中医药杂志, 2013, 47(7): 103-105.
[188] 戚笑笑, 李红, 杜钢军. 天南星抗肿瘤的初步研究 [J]. 河南大学学报 (医学版), 2014,(2): 85-87.
[189] 黄维琳, 梁枫, 汪荣斌, 等. 天南星抗肿瘤作用研究进展 [J]. 承德医学院学报, 2017, 34(3): 221-223.
[190] 张志林, 汤建华, 刘晓明, 等. 中药天南星提取物抗肿瘤活性研究 [J]. 山东医药, 2009, 49(52): 44-45.
[191] 陆淼炯, 褚卫建. 基于内质网应激途径探讨蛇六谷提取物对大肠癌细胞 5-FU 耐药的逆转作用 [J]. 中国中医药科技, 2021, 28(6): 883-888.
[192] 邹温园, 戈欣, 范小秋, 龚亚斌. 蛇六谷抗肿瘤的临床应用与作用机制 [J]. 世界中医药, 2019, 14(7): 1911-1914.
[193] 杨柳, 倪艳, 姚静, 季海霞, 郝旭亮. 蛇六谷的基原考证、抗肿瘤作用及临床应用研究进展 [J]. 中国药房, 2016, 27(34): 4876-4878, 4879.

第四章　中医药防治大肠癌的实验研究概述

中医药在防治大肠癌的作用机制方面研究已经深入到分子水平，包括抑制肿瘤细胞增殖、诱导肿瘤细胞凋亡、抑制肿瘤血管新生、抗侵袭转移、逆转多药耐药和调节机体免疫等方面。

第一节　调控基因表达

肿瘤促癌基因和抑癌基因同肿瘤生长、复发、转移密切相关。中医药干预肿瘤相关基因是中药抗肿瘤的理想状态，但由于中药多为多靶点，在此方面的研究在不断深入细化中。中药干预可以调控相关基因表达，从而产生抗肿瘤效果。如陆飞等证明复方七参汤（参三七、人参、黄芪、川草乌、半枝莲等）能显著提高大肠癌转移抑制基因 nm23H1-NDPK 的表达率，抑制大肠癌肝转移的发生。王小兵等研究证明砒霜来源单体三氧化二砷（As_2O_3），可以使大肠癌细胞 P53 蛋白、VEGF 蛋白的表达下调。

第二节　抑制细胞增殖

细胞周期调控异常，肿瘤细胞增殖，是肿瘤发生的主要因素，阻滞细胞周期是肿瘤治疗的重要机制之一。中药可通过细胞周期调控相关的靶蛋白或影响细胞周期调控因子的表达，进而干扰 DNA 合成，将细胞周期阻滞于 G_1 期，抑制大肠癌细胞的增殖。

有研究发现败酱草及其有效成分可以通过激活 p53 信号通路以剂量依赖的方式促进细胞凋亡和抑制细胞增殖。羌活提取物具有显著的体外抗大肠癌活性，其表现为抑制细胞增殖、扰乱细胞周期进程和诱导细胞凋亡。通过细胞实验和 AOM/DSS 小鼠模型研究发现由薏苡仁、附子和败酱草三种中药组成的薏苡附子败酱散可显著降低 HCT116 和 SW480 细胞中 CDK1、p-AKT 和 p-PI3K 蛋白的表达，表明其通过调控 CDK1/PI3K/AKT 通路，阻断细胞周期，有效抑制结直肠癌的增殖。

第三节　诱导细胞凋亡

1972 年克尔（Kerr）等三位科学家首次提出细胞凋亡的概念。细胞凋亡是指为维持内环境稳定，由基因控制的、细胞自主的、有序的死亡，它涉及一系列基因的激活、表达以及调控等作用，有多种基因和蛋白质产物参与，包括 Bcl-2 家族、胱天蛋白酶家族、凋亡活化基因 p53 以及死亡受体及其配体（Fas、FasL、TNFR1、TNFR2）等。细胞凋亡失控是肿瘤发生、发展的重要原因之一。中药在调控凋亡相关基因、诱导细胞凋亡方面取得了较大进展。

中药清节扶正颗粒由麦芽、半枝莲、白花蛇舌草、黄芪组成，实验研究发现清节扶正颗粒可提高 HCT-116 和 HCT-8 细胞中 Bax、Fas 和 Fasl 的表达水平，降低了 Bcl-2 的表达水平，刺激了 caspase-3/8/9 的活化，通过线粒体依赖途径和死亡受体凋亡途径诱导凋亡。由法半夏、肿节风、浙贝母、地鳖虫组成的散结抑瘤方对 HCT-8、SW480、HT29、DLD-1 四种结直肠癌细胞活性有明显抑制作用。其机制是通过下调 Bcl-2、cylin D1 和 CDK4 蛋白，增加 Bax 表达，引发细胞凋亡。此外，基于网络药理学和体内外实验表明以人参、茯苓、白术、甘草为主要成分的四君子汤可通过 PI3K/Akt/mTOR 通路诱导结直肠癌细胞凋亡和自噬。

第四节　抑制肿瘤血管生成

根据美国哈佛大学的Folkman提出著名的Folkman理论，即恶性肿瘤的生长需要依靠新血管的形成以提供足够的氧气和营养物质。肿瘤中新生血管具有独特的结构特点，表现为管壁不完整，无平滑肌成分，仅由有孔的内皮细胞和片状的基膜构成，呈高通透状态，易于肿瘤细胞发生转移。恶性实体肿瘤中新生血管的定量被认为是一种重要的独立的预后标志。

血管生成是促血管生长因子和抑制因子协调作用的复杂过程，一旦促血管生长因子上调或者血管生长因子功能障碍，二者的平衡被打破即发生肿瘤血管新生。VEGF和Ang-2是促血管生长因子的典型代表，与肿瘤的侵袭转移密切相关。VEGF是一种高度保守的同源二聚体糖蛋白，可直接作用于血管内皮细胞，诱导其有丝分裂，从而促进新血管生成，也可通过增加血管通透性，引起血浆蛋白外渗，为血管内皮细胞的迁移及肿瘤细胞的转移提供基质。郭刚等证明十全大补汤能降低大肠癌小鼠血清VEGF表达，抑制转移瘤血管生成。蒋益兰等通过研究健脾消癌方对裸鼠大肠癌术后影响，发现干预后裸鼠肝转移结节低于模型组，血清VEGF的表达低于模型组。

中医药防治大肠癌血管新生的体内研究目前多停留在动物皮下移植瘤模型上，不能真实模拟人体内肿瘤血管新生的环境，肿瘤细胞可以与细胞外基质相互作用，形成输送血液的管道系统，也称为血管生成模拟。这一过程导致肿瘤微环境的重塑，并与转移和预后有关。

编者等前期通过建立大肠癌肺转移动物模型，研究发现术藤合剂可有效抑制HCT116和LOVO细胞的结直肠癌血管生成模拟和迁移；去甲斑蝥素通过下调E-Cadherin和MMP-2/9活性抑制结肠癌血管拟态形成，以期能深入挖掘中药抑制肿瘤血管新生的机制。

第五节 抑制肿瘤侵袭转移

恶性肿瘤的侵袭、转移是一个复杂的过程，中药抗大肠癌转移机制包括：通过调节转移相关基因表达，抑制肿瘤生长及转移；抑制蛋白酶的表达，如 MMP、纤维蛋白溶解酶、肝素酶等，阻止肿瘤浸润。

有学者通过体内外实验研究证实 β－榄香烯和西妥昔单抗联合治疗可抑制 KRAS 突变体肿瘤的生长和淋巴结转移。发现 β－榄香烯与西妥昔单抗联合治疗可以通过诱导铁死亡和抑制 EMT 对发挥对 KRAS 突变的结直肠癌细胞的抗肿瘤作用。陆钊等通过建立 C57BL/6J 结肠癌肝转移小鼠模型，研究发现逍遥散可通过降低肝转移组织中 VEGR 和 CD31 的表达，对结肠癌肝转移具有显著的抑制作用。

第六节 逆转肿瘤多药耐药

肿瘤的多药耐药是指肿瘤细胞不仅对已使用的化疗药物产生耐药，同时对其他许多结构各异、作用机制不同的化疗药物亦产生交叉耐药。肿瘤多药耐药是一个十分复杂的生物学过程，发生的机制尚不完全清楚。现有的研究发现该机制主要包括以下几种：①膜转运蛋白过度表达，包括 P-gp、MRP 等；② MDR 相关酶表达异常，如拓扑异构酶Ⅱ（Topo Ⅱ），GST 和葡萄糖神经酰胺合成酶（GCS）等；③控制细胞凋亡的相关基因异常，如 Bcl-2、p53、HIF 和 NF-κB 等；④ DNA 损伤修复增强，导致肿瘤细胞对化疗不敏感；⑤其他机制：如肿瘤干细胞（TSC）把耐药性传给子代肿瘤细胞引起耐药。目前已发现某些中药可有效逆转 MDR。

黄芩汤四种活性成分（黄芩苷、黄芩素、汉黄芩素和甘草酸）的优化组合对伊立替康抗结直肠癌具有协同增敏的作用。

第七节　调节机体免疫

肿瘤宿主的免疫力与肿瘤的发生、发展有密切的关系，大肠癌可通过分泌和转化 TGF-131、IL-4、IL-6、IL-10、PGE_2 等免疫抑制分子抑制免疫功能，从而逃避免疫监视。

调节性 T 细胞（Treg）是一群免疫负调控细胞，能够抑制肿瘤免疫细胞。胡兵等研究表明藤龙补中汤（藤梨根、龙葵、蛇莓等）可以降低晚期大肠癌患者 Treg 细胞数量，以及 Treg 细胞相关细胞因子 IL-10、TGF-β 的水平，提示藤龙补中汤可以通过抑制 Treg 细胞改善大肠癌患者免疫功能。

中药抗肿瘤是多成分、多靶点的相互协调，这里仅列出部分中药抗肿瘤相关机制，目前高分文章主要集中在中药单体成分上，对于复方研究较少，无法体现中医药特色，复方研究多停留在某些指标的观察上，不深入其药物相互关系及分子机制，不利于中医整体观、辨证论治的治疗思想。应加强临床同实验研究的联系，明确中药的作用靶点，筛选有效中药成分和复方，相信随着研究的深入、技术的提升，中医药防治大肠癌有广阔的前景及更精确的靶点、适应证。

Hua Sui 等通过体内外实验研究发现虽然薏苡附子败酱散本身对结直肠癌细胞增殖没有抑制作用，但 YYFZBJS 介导的 Tregs 改变抑制了 CRC 癌细胞的生长，并降低了 β-catenin 的磷酸化水平，影响肿瘤生长和肿瘤免疫浸润，发挥抑癌作用。

大量研究发现替利珠单抗在治疗结直肠癌过程中导致肿瘤免疫微环境失衡，而参苓白术汤可增加肿瘤免疫微环境中 M1 巨噬细胞，降低 M2 巨噬细胞和 Treg 细胞，发挥了抗替利珠单抗治疗后引起的免疫失衡。与微环境中对巨噬细胞的调节作用相比，八珍汤可提高脾脏和肿瘤组织中 $CD4^+T$ 细胞与 $CD8^+T$ 细胞的比例，下调 T 细胞表面 PD-1 的表达。研究表明，八珍汤可以通过调节肿瘤免疫微环境治疗结直肠癌。

第八节　调节肿瘤代谢

肿瘤代谢作为调控肿瘤转移活性的关键环节，通过改变细胞内物质（如葡萄糖、氨基酸、脂质和核苷酸）代谢途径，影响肿瘤细胞的生长、侵袭及转移能力。尤其在肿瘤转移相关的多级联步骤中，肿瘤代谢都扮演着关键角色，可以对肿瘤组织原位解离、血行转移及远端定植等多个关键阶段发挥着至关重要的影响。

基于代谢组学和实验研究发现，传统中药制剂片仔癀可以控制肠道微生物群和代谢物，使其达到更有利的状态，改善肠道屏障功能，抑制致癌和促炎症途径，从而抑制结直肠癌的发生。

小檗碱通过调节肠道微生物群介导的溶血磷脂酰胆碱抑制高脂肪饮食相关的结直肠癌。健脾解毒汤可通过调节肠道菌群，减轻肠道炎症，改善肠道屏障功能，增强抗肿瘤免疫，有效抑制 CRC 生长，从而调节色氨酸代谢 -AhR 通路。

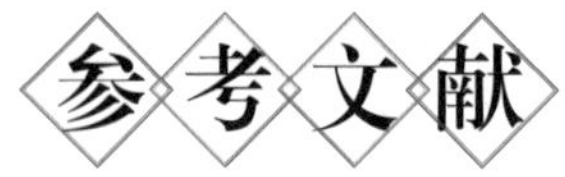

[1] 黄麟琅，刘运锋．白头翁汤抗结直肠癌的网络药理学研究 [J]. 内蒙古中医药，2023, 42(2): 163-168.

[2] 金彦彤，郑东林．白头翁汤治疗腹泻相关疾病研究进展 [J]. 河南中医，2023, 43(9): 1312-1316.

[3] 熊礼凤，孙杭．白头翁汤加味联合化疗治疗湿热蕴结型晚期结直肠癌临床观察 [J]. 浙江中医杂志，2021, 56(7): 509.

[4] 马建仁．白头翁汤加味辅助 mFOLFOX6 化疗治疗晚期结直肠癌湿热蕴结型疗效观察 [J]. 实用中医药杂志，2022, 38(7): 1203-1205.

[5] 宋聚才，巩跃生，刘全林．白头翁汤对结直肠癌小鼠肠道菌群、炎症因子及 HER-2 表达的影响 [J]. 中医药信息，2022, 39(3): 20-24.

[6] 赖曼，李娟，李瑶，李卓虹．芍药汤加减联合 FOLFOX6 方案、常规治疗对湿热蕴结型结直肠癌术后辅助化疗患者的临床疗效 [J]. 中成药，2022, 44(9): 2834-2838.

[7] 张丽华．芍药汤调控结肠炎相关性结直肠癌上皮—间质转化的机制研究 [D]. 南方医科大学，2013.

[8] 宋小平．芍药汤加减联合常规化疗治疗晚期结直肠癌的临床观察 [J]. 中国民间疗法，2020, 28(8): 74-76.

[9] 丁浩．芍药汤基于 IL-6/STAT3 信号通路对结肠炎相关结直肠癌的干预研究 [D]. 华中科技大学，2016.

[10] 曹阳，王艳杰，谢鑫等．四神丸对结肠炎诱发的小鼠结肠癌 CD133 蛋白表达的影响 [J]. 中国中医药现代远程教育，2013, 11(8): 145-146.

[11] 刘宝通．四神丸加味用于大肠癌围手术期治疗的临床研究 [D]. 辽宁中医药大学，2016.

[12] 姚忠强，王斐斐，李炜等．葛根芩连汤加减对结直肠癌患者炎症因子和免疫细胞水平影响的临床研究 [J]. 上海中医药杂志，2022, 56(7): 48-52.

[13] 范建平，林梅珊．腹腔镜微创术联合葛根芩连汤加减对结直肠癌患者免疫功能的影响 [J]. 中国医学创新，2023, 20(15): 95-98.

[14] 范建平，林梅珊．腹腔镜微创术联合葛根芩连汤加减对结直肠癌患者免疫功能的影响 [J]. 中国医学创新，2023, 20(15): 95-98.

[15] 蔡蓉，周燕萍，张金金等．葛根芩连汤治疗结直肠癌的潜在靶点及作用机制研究 [J]. 现代消化及介入诊疗，2022, 27(9): 1129-1140.

[16] 钟富强，毕磊，阎慧君等．加味葛根芩连汤治疗直肠癌保肛术后湿热型腹泻的临床观察 [J]. 中国医药指南，2020, 18(2): 166-167.

[17] 韩惠萍，张丽娇，董洁晨等．复方谷氨酰胺肠溶胶囊联合葛根芩连汤防治晚期结直肠癌 FOLFIRI 方案化疗相关性腹泻疗效 及对肠黏膜通透性和免疫细胞因子的影响 [J]. 现代中西医结合杂志，2017, 26(33): 3667-3670, 3739.

[18] 陈慧，高雅文，林红．葛根芩连汤加味治疗晚期结肠癌化疗相关性肠道湿热型腹泻 46 例 [J]. 浙江中医杂志，2014, 49(6): 425.

[19] 高红娟．真人养脏汤加减治疗结直肠癌术后腹泻的效果评价 [J]. 中国保健营养，2020, 30(30): 352-353.

[20] 宋进，邹洋．观察真人养脏汤加减治疗结直肠癌术后腹泻的疗效 [J]. 养生保健指南，2020,(19): 74.

[21] 吴本华，周应生，黄彦等．真人养脏汤加减治疗结直肠癌术后腹泻的疗效观察 [J]. 内蒙古中医药，2017, 36(14): 37-38

[22] 陈秋峰．真人养脏汤加减治疗结直肠癌术后腹泻患者临床疗效分析 [J]. 养生保健指南，2017,(46): 32.

[23] 杨正祥．真人养脏汤加减治疗结直肠癌术后腹泻患者临床疗效观察 [J]. 亚太传统医药，2016, 12(1): 133-134.

[24] 刘朝阳．真人养脏汤加穴位贴敷治疗结直肠癌术后腹泻疗效分析 [J]. 中医临床研究，2014,(30): 128-130.

[25] 马继恒．真人养脏汤加减治疗结直肠癌术后腹泻患者临床效果及复发率分析 [J]. 世界最新医学信息文摘，2021, 21(61): 219-220.

[26] 景风霞．真人养脏汤加减治疗结直肠癌术后腹泻 88 例观察 [J]. 中外健康文摘，2014,(14): 247-247.

[27] 曾郅纯，苏钊，谭珍怡等．加味黄芩汤联合化疗治疗湿热郁毒型结直肠癌临床观察 [J]. 山西中医，2024, 40(5): 27-29.
[28] 迟宏罡，赵兵，郑学宝等．黄芩汤体外诱导人结肠癌 SW620 细胞凋亡及其对凋亡相关因子表达的影响 [J]. 世界科学技术 - 中医药现代化，2015, 17(1): 56-60.
[29] 迟宏罡，张淑华，于丰彦等．黄芩汤对结肠炎相关结肠癌 Notch/Wnt 信号通路的影响 [J]. 广东医科大学学报，2018, 36(4): 375-380.
[30] 马旭冉，王敦方，冯雪等．基于 Wnt 信号通路研究黄芩汤干预炎症微环境下结肠癌细胞上皮间质转化与细胞周期进程的作用机制 [J]. 中草药，2023, 54(7): 2155-2162.
[31] 于洋，李晓松，武冰等．加味黄芩汤预防晚期肠癌患者伊立替康化疗所致迟发性腹泻疗效观察 [J]. 北京中医药，2015, 34(6): 427-430.
[32] 郑香琴，冯惠春，郑晓真等．浓煎大承气汤在老年癌性不全肠梗阻中的应用 [J]. 新中医，2021, 53(09): 102-106.
[33] 梁子成，文璐，陈泓秀等．基于网络药理学 - 分子对接探索大黄牡丹汤治疗大肠癌的作用机制 [J]. 湖南中医杂志，2021, 37(10): 177-182+189.
[34] 原志男，朱广灿，高宗跃．益气固涩温脾汤加减辅助治疗结直肠癌根治术后吻合口瘘的临床研究 [J]. 中国合理用药探索，2024, 21(3): 39-44.
[35] 郭阳．分析温脾汤加减治疗直肠癌术后吻合口漏的方法和效果 [J]. 饮食保健，2021,(9): 100.
[36] 陈琪．分析温脾汤加减治疗直肠癌术后吻合口漏的方法 [J]. 系统医学，2018, 3(7): 135-136, 139.
[37] 王政．温脾汤加减治疗直肠癌术后吻合口漏的体会 [J]. 中国民族民间医药，2012, 21(22): 80-80.
[38] 李志明，张芸，杨薇．“加味济川煎”灌肠治疗肿瘤患者阳虚型便秘 40 例临床观察 [J]. 江苏中医药，2013,(6): 34-35.
[39] 宋天宇，于永铎．基于生物信息技术探讨济川煎治疗慢传输型便秘的机制 [J]. 西部中医药，2023, 36(3): 62-67.
[40] 李岩岩，饶春晖．新加黄龙汤对于防治结直肠癌患者术后炎性肠梗阻的临床

效果 [J]. 中国现代医生 , 2020, 58(19): 135-138.
[41] 季乔雪 , 王成阳 , 余晓琪 . 新加黄龙汤防治结直肠癌患者术后炎性肠梗阻临床观察 [J]. 安徽中医药大学学报 , 2019, 38(2): 26-30.
[42] 徐雨琪 , 李文 , 高斐等 . 黄龙汤加减联合外科快速康复对直肠癌术后胃肠功能恢复的影响 [J]. 山西中医 , 2024, 40(4): 39-40.
[43] 张浩 , 李文 , 程婷婷等 . 新加黄龙汤加减联合针刺胃肠下合穴治疗Ⅱ、Ⅲ期直肠癌术后行 FOLFOX6 化疗致热毒伤阴证的临床研究 [J]. 四川中医 , 2023, 41(11): 128-133.
[44] 史丽敏 . 归脾汤对大肠癌根治术后患者胃肠功能恢复及睡眠质量改善的临床研究 [D]. 山西省中医药研究院 , 2023.
[45] 张继峰 , 周学鲁 , 胡灏 . 六味地黄丸防治化疗后血小板减少的临床观察 [J]. 中医临床研究 , 2013,(4): 17-18.
[46] 牛明了 , 吕秋霞 , 唐诚馨等 . 阳和汤联合西药对Ⅱ ~ Ⅲ期直肠癌术后免疫功能及炎症因子的影响 [J]. 中医研究 , 2024, 37(1): 30-34.
[47] 热娜古丽・艾则孜 , 付艳丽 , 何娜娜等 . 阳和汤加减治疗结直肠癌奥沙利铂化疗相关外周神经毒性的效果分析 [J]. 实用中医内科杂志 , 2023, 37(3): 4-6.
[48] 张毅鹏 . 加味阳和汤防治奥沙利铂周围神经毒性的临床观察 [J]. 中国现代医生 , 2018, 56(15): 124-126.
[49] 何秀云 , 李世杰 . 阳和汤加减治疗结直肠癌奥沙利铂化疗相关外周神经毒性的临床观察 [J]. 四川中医 , 2019, 37(9): 101-104.
[50] 付智钢 , 江小锋 , 陈克秀 . 芍药甘草汤治疗中晚期结肠癌临床观察 [J]. 中国中医药现代远程教育 , 2023, 21(21): 93-95.
[51] 任凤梅 , 杨超 , 曾晶晶等 . 薯蓣丸调控 M1/M2 型肿瘤相关巨噬细胞极化抗大肠癌进展的作用机制 [J]. 中国实验方剂学杂志 , 2023, 29(13): 20-26.
[52] 徐宏 . 薯蓣丸治疗结直肠癌化疗患者癌因性疲乏的临床研究 [D]. 成都中医药大学 , 2021.
[53] 刘鸿瀚 . 藿香正气丸通过调节 Nrf2/NF-κB/NLRP3 改善结直肠癌的研究 [D]. 吉林大学 , 2023.
[54] 王梦如 , 刘厚颖 . 刘厚颖教授运用五苓散加减治疗结肠癌腹泻之经验 [J]. 东

方药膳, 2021,(22): 192-193.

[55] 董聿锟, 李程, 刘访等. 曹波教授运用五苓散化裁治疗直肠癌术后综合征验案举隅 [J]. 中国民族民间医药, 2020, 29(17): 85-86.

[56] 戴超颖. 五苓散联合腹腔热化疗治疗晚期癌性腹水疗效观察 [J]. 浙江中西医结合杂志, 2014, 24(12): 1089-1090.

[57] 杨志新. 真武汤合大剂量参附注射液治疗结直肠癌腹水 18 例 [J]. 中国民间疗法, 2018, 26(13): 46-48.

[58] 高世勇, 李婉秋, 王帅等. 基于网络药理学的小陷胸汤治疗大肠癌的机制研究 [J]. 中草药, 2022, 53(3): 773-782.

[59] 桑晓光, 殷晓敏, 孙通华等. 黄连解毒汤、苦参碱对结肠癌 HT29 细胞增殖及凋亡的影响 [J]. 东方药膳, 2021,(6): 109.

[60] 孙健, 温庆辉, 宋宇等. 黄连解毒汤抗肿瘤作用的实验研究 [J]. 中国中药杂志, 2006, 31(17): 1461-1463.

[61] 盛丹洁, 钟薏. 香连丸及有效单体黄连素联合 5- 氟尿嘧啶对 HCT116 结肠癌荷瘤裸鼠的影响 [J]. 世界中西医结合杂志, 2023, 18(11): 2214-2222.

[62] 王静, 刘少玉, 齐文颖等. 杜怀棠教授"调气通腑"法治疗大肠癌经验 [J]. 环球中医药, 2021, 14(1): 106-108.

[63] 李鹏耀. 大柴胡汤治疗大肠癌的猜想 [J]. 中医临床研究, 2014,(32): 49-50.

[64] 许彬, 梁晓峰, 鲁佳等. 小柴胡汤及其寒热减方对结肠癌细胞增殖、脂肪及碱性磷酸酶的影响 [J]. 中国实验方剂学杂志, 2018, 24(14): 134-141.

[65] 张迪, 陈萌, 张冬梅等. 半夏泻心汤含药血清对人结肠癌细胞系 SW480 上皮 - 间质转化及 TGF-β1/Smads 通路的影响 [J]. 中医药学报, 2024, 52(6): 11-17.

[66] 林小力. 半夏泻心汤防治伊立替康致迟发性腹泻的临床研究 [D]. 成都中医药大学, 2022.

[67] 李英冬, 刘臣. 半夏泻心汤改善中晚期大肠癌患者生活质量的临床观察 [J]. 中国中医药现代远程教育, 2022, 20(11): 76-77.

[68] 王钰涵, 靳明明, 吕昌莲. 加减乌梅丸对结直肠癌治疗的研究进展 [J]. 中华中医药学刊, 2024, 42(04): 184-188.

[69] 朱亦邈 . 乌梅丸方基于外泌体 miRNA-148a-3p 调节 APC 及 KRAS 抑制结肠癌进展的研究 [D]. 南京中医药大学 , 2023.

[70] Li J, Shang L, Zhou F, et al. Herba Patriniae and its component Isovitexin show anti-colorectal cancer effects by inducing apoptosis and cell-cycle arrest via p53 activation[J]. Biomed Pharmacother. 2023; 168; 115690.

[71] Chen JH, Wei CM, Lin QY, et al. Notopterygium Incisum Extract Promotes Apoptosis by Preventing the Degradation of BIM in Colorectal Cancer[J]. Curr Med Sci, 2014, 6(5): 2023-2043.

[72] Li J J, Zhou F, Shang L, et al.Integrated network pharmacology and experimental verification to investigate the mechanisms of YYFZBJS against colorectal cancer via CDK1/PI3K/Akt signaling[J]. Front Oncol, 2017, 12(6): 961653.

[73] Yang H, Liu JX, Shang HX, et al.Qingjie Fuzheng granules inhibit colorectal cancer cell growth by the PI3K/AKT and ERK pathways[J]. World J Gastrointest Oncol, 2019, 11(5): 377-392.

[74] Tang RZ, Li ZZ, Hu D, et al. Sanjie Yiliu formula inhibits colorectal cancer growth by suppression of proliferation and induction of apoptosis[J]. ACS Omega, 2019, 6(11): 7761-7770.

[75] Shang L, Wang Y, Li J, et al. Mechanism of Sijunzi Decoction in the treatment of colorectal cancer based on network pharmacology and experimental validation[J].J. Ethnopharmacol, 2023, 302: 6754-6782.

[76] Wang M, Zhao X, Zhu D, et al. HIF-1α promoted vasculogenic mimicry formation in hepatocellular carcinoma through LOXL2 up-regulation in hypoxic tumor microenvironment[J].J Exp Clin, 2017, 36(1): 60-64.

[77] Zong S, Tang Y, Li W, et al. A Chinese herbal formula suppresses colorectal cancer migration and vasculogenic mimicry through ROS/HIF-1α/MMP2 pathway in hypoxic microenvironment[J]. Front Pharmacol, 2022, 11: 705.

[78] Chen P, Li X, Zhang R, et al. Combinative treatment of β-elemene and cetuximab is sensitive to KRAS mutant colorectal cancer cells by inducing ferroptosis and inhibiting epithelial-mesenchymal transformation[J].Theranostics,

2020, 10(11): 5107–5119.

[79] Zhao L, Zhu X, Ni Y, et al. Xiaoyaosan, a traditional Chinese medicine, inhibits the chronic restraint stress–induced liver metastasis of colon cancer in vivo[J]. Pharm Biol, 2020, 58(1), 1085–1091.

[80] Zhou H, Hu D, Zhao X, et al. An optimal combination of four active components in Huangqin decoction for the synergistic sensitization of irinotecan against colorectal cancer[J]. Chin Med, 2024; 19(1): 94.

[81] Sui H, Zhang L, Gu K, et al. YYFZBJS ameliorates colorectal cancer progression in ApcMin/+ mice by remodeling gut microbiota and inhibiting regulatory T–cell generation[J]. Cell Commun Signal, 2020; 18(1): 113.

[82] Deng X, Zhang C, Yang Y, et al.Shenling Baizhu Decoction (SLBZD) may play a synergistic role of tirelizumab in the treatment of colorectal cancer by influencing the imbalance of colon flora and Tumor microenvironment[J]. J. Cancer, 2024, 15(1), 30–40.

[83] Lu S, Sun X, Zhou Z, et al. Tang H., Xiao R., Lv Q., et al. Mechanism of Bazhen decoction in the treatment of colorectal cancer based on network pharmacology, molecular docking, and experimental validation[J]. Front Immunol, 2023, 14: 1235575.

[84] Gou H, Su H, Liu D, et al. Traditional Medicine Pien Tze Huang Suppresses Colorectal Tumorigenesis Through Restoring Gut Microbiota and Metabolites[J]. Gastroenterology, 2023, 165(6): 1404–1419.

[85] Chen H, Ye C, Wu C, et al. Berberine inhibits high fat diet–associated colorectal cancer through modulation of the gut microbiota–mediated lysophosphatidylcholine[J]. Int J Biol Sci, 2023; 19(7): 2097–2113.

[86] Chang Y, Ou Q, Zhou X, et al. Jianpi Jiedu decoction suppresses colorectal cancer growth by inhibiting M2 polarization of TAMs through the tryptophan metabolism–AhR pathway[J].Int Immunopharmacol, 2024, 6(3): 2076–2093.

[87] 曹文，周小青 . 湿热 – 痰结 – 瘀毒型小鼠肠癌模型的建立 [J]. 湖南中医药大学学报，2020, 40(1): 38–41.

[88] 刘见荣，徐燕丰，可飞等．抑癌方对结肠癌转移潜能及血管生成拟态的影响[J]. 辽宁中医杂志，2014, 41(3): 574-576,

[89] 侯风刚，李文，刘见荣等．去甲斑蝥素通过下调 VE-Cadherin 和 MMP-2/9 活性抑制结肠癌血管拟态形成的体外研究 [J]. 上海中医药大学学报，2014, 28(4): 64-69.

[90] 蒋益兰，朱克俭，李勇敏等．健脾消癌方防止裸鼠大肠癌术后肝转移的实验研究 [J]. 中国中医基础医学杂志，2010, 16(5): 379-380.

[91] 陆飞，蔡兵，沈洪薰．复方参七汤在人结肠癌细胞株裸鼠肝转移中的应用 [J]. 南通医学院学报，2004, 24(1): 47-49, 52

[92] 王小兵，杨幼林．三氧化二砷体内化疗抑制大肠癌转移的分子生物学机制研究 [J]. 生物医学工程与临床，2012, 16(3): 279-282.

[93] 郭刚，许建华，韩建宏等．十全大补汤对荷瘤小鼠结肠癌原发肿瘤切除后转移瘤生长及血管生成的影响 [J]. 中西医结合学报，2012, 10(4): 436 447.

[94] 胡兵，李刚，安红梅等．藤龙补中汤对晚期大肠癌患者 Th1 型免疫反应作用 [J]. 中国中西医结合消化杂志，2014, 22(8): 434-436, 439.

第二篇

大肠癌的全程化中医治疗

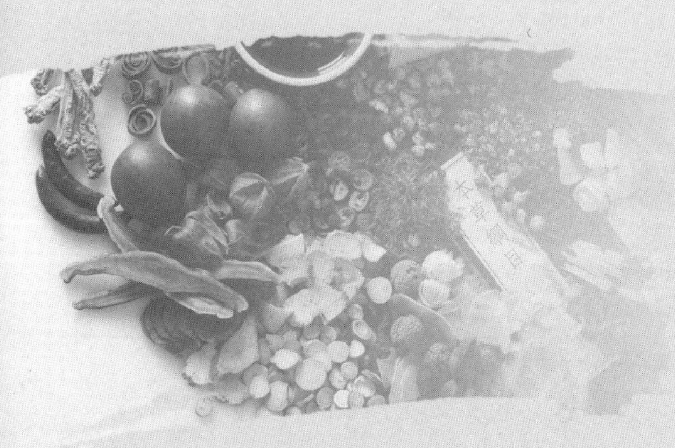

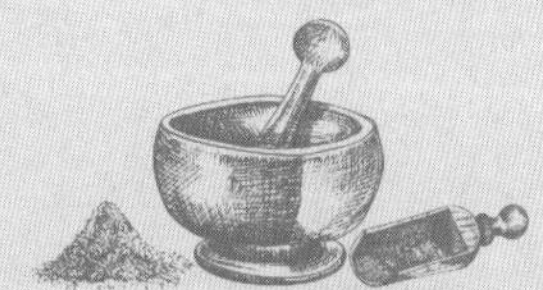

大肠癌的全程化管理，涵盖对该病的预防、早期诊断、术前新辅助、手术、术后放化疗、靶向免疫治疗、姑息治疗及康复等多个环节。随着肿瘤微环境、免疫学和分子病理学技术的不断发展，个体化治疗方案不断涌现。在这一治疗体系中，作为一种有效的干预手段，针对不同阶段的大肠癌，中医药的干预策略也各有侧重。例如：在术前期可通过中药调理患者体质，提高手术的成功率和患者的生存质量；在术后期可通过中药调理消化系统，减轻手术后的不适反应，促进康复；对晚期大肠癌，中医药则可以作为姑息治疗的重要组成部分，缓解症状、提高生活质量。

本篇根据 NCCN（美国国家癌症综合网络）和 CSCO（中国抗癌协会）指南的相关内容，结合当前研究成果，按照大肠癌疾病的不同阶段，着重探讨中医药在大肠癌治疗中的现状和进展。这不仅为临床医师提供了方便的信息检索工具，更为中医药在大肠癌治疗中的应用提供了坚实的理论基础和临床指导。

大肠癌全程化中医治疗概况如下图所示。

大肠癌全程化中医治疗概况

确诊
手术
术后6月
术后2年
术后5年

中药干预预防大肠癌发生
未手术
中医药联合新辅助化疗
中医药改善术后综合征
中医药参与术后联合治疗
中医药联合化学治疗
中医药联合放射疗法
中医药联合靶向治疗
中医药联合免疫治疗
中医药防术后复发第一阶段
中药治疗
非药物治疗
功法锻炼
情志疗法
中医药防术后复发第二阶段

术后复发、转移
带瘤生存
姑息阶段

中医药在晚期肠癌中的应用
单纯中医药治疗
中医药联合西医治疗
中医药联合化、放、靶、免治疗
中医药联合介入治疗
中医药联合热疗
中医药联合内镜治疗
原发病灶治疗
肺转移治疗
肝转移治疗
腹膜转移治疗
其他
肠道功能紊乱
腹腔积液
恶液质
肠梗阻
其他
中医药在肠癌并发症中的应用
糖尿病
高脂血症
高血压
其他

第一章 预防阶段：中医药干预预防大肠癌的发生

结直肠癌的发生是多因素、多阶段逐步积累的复杂过程，是机体的内因与环境的外因相互作用的结果。内因包括遗传易感性等因素，外因包括物理、化学和生物等环境致癌因素。从大肠息肉发展到腺癌也是一个渐进的过程。在大肠癌发生前，通过中医药手段进行干预，从而对抗致癌病因，防治癌前病变，阻慢或阻断大肠癌发生的过程。

第一节 中医药对抗结直肠癌环境因素的影响

结直肠癌发生的外因中物理、化学原因，采用中医药手段难逆转，对于结直肠癌发生的环境因素，则可采用中医药手段干预影响，对抗致癌病因。结直肠癌发生的环境因素影响包括饮食因素（红肉、肉制品、脂肪、纤维素、叶酸、维生素和钙、饮酒和咖啡），生活习惯（肥胖和锻炼、吸烟），肠道微生态。

一、饮食

1. 红肉、肉制品与脂肪摄入过多

红肉中含有饱和脂肪酸，大量研究资料表明，饱和脂肪酸的摄入和结直肠癌的发生呈正相关，而且高脂饮食尤其是高饱和脂肪酸饮食是结直肠癌的重要诱因。饱和脂肪酸诱发癌症的可能机制为：饱和脂肪酸的摄入，会增

加肠道内胆汁酸的分泌，胆汁酸在肠道细菌的作用下转变成脱氧胆酸及石胆酸，脱氧胆酸和石胆酸是促癌物质，可刺激肠道，对大肠隐窝上皮细胞有细胞毒性作用，会造成不可修复的 DNA 损伤，最终诱发结直肠癌。

2. 纤维素摄入过少

膳食纤维能促进肠道蠕动，稀释致癌物质，减少粪便转运时间及黏附肠腔内潜在的致癌物质、二级胆酸，降低粪便 pH 值，改善结肠菌群，从而有效预防和降低结直肠癌的发生。我国推荐的膳食纤维摄入量是每人每日 30 g。

3. 叶酸代谢障碍

叶酸代谢障碍可引起异常的 DNA 合成和 DNA 甲基化，从而破坏核苷酸生物合成和甲基化反应之间的平衡，诱导结直肠癌的发生发展。叶酸同结直肠癌的关系较为复杂，既有一定的保护作用，也存在潜在风险。叶酸作为一种水溶性维生素，为 DNA 合成提供甲基基团，足量的叶酸有助于正常 DNA 的合成和修复，当叶酸缺乏时，可能导致基因突变，增加结直肠癌发病风险。叶酸还具有一定的抗氧化功能，能清除体内自由基，减少氧化应激对肠道细胞的损伤，降低结直肠癌发生风险。但补充过量的叶酸，因肿瘤细胞本身具有较强的摄取和利用叶酸能力，过量叶酸会为肿瘤细胞提供营养物质，加速其发展，研究发现，对于已经存在肠道腺瘤性息肉等癌前病变的人群，过量补充叶酸会促进肿瘤细胞的生长和增殖。

4. 维生素和钙摄入不足

维生素和钙的主要食物来源为谷物、肉类、鱼类、家禽、蔬菜等。已有报道证实维生素 D 和钙可预防结直肠癌的发生，其机制可能为：维生素 D 和钙与胆酸、脂肪酸结合形成不溶性复合物，或直接作用于细胞周期，使结肠上皮细胞增殖减少和最终分化增加。

5. 饮酒、咖啡与大肠癌

有研究表明，每日饮酒的男性其乙状结肠癌死亡率为不饮酒者的 5 倍。咖啡因与体内抗肿瘤因子相互作用，能抑制肿瘤细胞 DNA 合成，抑制 DNA 潜在致死性修复，从而起到抗癌的作用。

在结直肠癌的预防中，应重视饮食因素的影响，中药是天然植物，中药中也含有增加纤维素、叶酸、维生素的药材成分，且中药药食同源，采用中医辨证思维逻辑选择食物，也有预防结直肠癌发生的作用。如伍肖玲等采用宏观微观辨证施膳预防大肠湿热证肠息肉术后复发，施膳组患者的总复发率为 10.0%（8/80），低于对照组的 31.25%（25/80）。

二、肥胖

肥胖是结直肠癌发生的高危因素，尤其是结肠癌。欧洲癌症与营养的前瞻性研究发现，体质指数（body mass index，BMI）每增加 5 个单位，结直肠腺瘤发生的风险就升高约 20%。中医药在控制体重中的作用是显著的，其方法包括中药治疗和非药物治疗。廖芝等对中医药治疗单纯性肥胖症相关临床研究进行 Meta 分析，肯定了中医药治疗单纯性肥胖症的总有效率优于西药和（或）健康教育、饮食运动治疗等，其治疗方法包括健脾祛湿中药、中药减肥颗粒、大柴胡汤、穴位埋线、针刺等。

三、肠道微生态

流行病学研究表明，结直肠癌高发地区与低发地区人群肠道菌群组成有较大差异，在肠道菌群中，同结直肠癌的发生相关的病原菌主要包括具核酸杆菌、致病性大肠杆菌、产毒性脆弱拟杆菌等。洛酸梭状芽孢杆菌有降低 CRC 发病风险的益处，能产生丁酸，丁酸盐具有为结肠上皮提供能量、维持肠道上皮完整性、调节肠道免疫应答、降低 DNA 氧化损伤、抑制肿瘤细胞生长、降低促癌酶活性的功能，能降低宿主肠道炎症和结直肠癌的发生风险。中医认为，人体是一个有机的整体，中药大多以口服的形式进入人体消化道，其有效成分大部分在肠道吸收，与肠道内微生物发生反应。现代研究发现，中药和肠道微生物群可能存在三种相互作用模式：中药通过肠道微生物的作用代谢成活性代谢产物；中药调节肠道微生物平衡，帮助有益菌、抑制致病菌，阻止细菌移位等；肠道微生物促进治疗性发酵产物的合成，如合成短链脂肪酸。中药同肠道菌群相关，如罗学文等实验发现大黄颗粒能增加双歧杆菌，减少肠杆菌和肠球菌，调节肠道微生态平衡，增加肠黏膜紧密连接蛋白和封闭蛋白的表达，减少硫酸吲哚酚等肠源性毒素。袁晓雯等发现桂枝汤干预改善了高脂饮食导致的 ApoE 基因敲除小鼠的肠道菌群失调，治疗 4 周后，回肠部位菌群结构改变，拟杆菌门增加，而厚壁菌门比例减少。

第二节　中医药防治癌前病变

大肠癌的癌前病变包括结直肠腺瘤、炎症性肠病和结直肠癌相关遗传病综合征。对于癌前病变的积极之力，有利于降低结直肠癌的发生率。

一、结直肠腺瘤

大肠癌的发生、发展是一个相对漫长的过程，从大肠息肉发展到腺癌是一个渐进的过程，从正常腺细胞到腺瘤再到腺癌，据文献报道需要 7~12 年，大致经过增生性腺瘤 - 管状腺瘤 - 绒毛状腺瘤 - 早期癌 - 浸润癌，若能在息肉未发展到浸润癌之前发现并切除息肉，特别是腺瘤等癌前病变，能够显著降低大肠癌的发生率。腺瘤于 5 年、10 年、20 年发展为癌的累积率分别为 2.5%、8.0%、24.0%。腺瘤癌变主要与其组织学类型、异型增生程度，以及腺瘤的大小、形态和数量有关。

1. 体质辨识

从中医体质入手，腺瘤性结直肠息肉患者的中医体质分布以阳虚质、痰湿质和湿热质居多。如赵喜颖等观察 705 例息肉患者和健康人群，回收 1 572 份问卷，腺瘤性结直肠息肉患者的偏颇体质比例高于肠镜未见病变的健康人群，以痰湿质和湿热质居多，分别为 31.91% 和 28.51%。吕琨等对结肠管状腺瘤患者进行体质分析，发现阳虚质为易患体质，其次为湿热质、痰湿质。

2. 中药治疗

中药内服治疗，其治疗原则主要有健脾利湿、温阳散结、清热燥湿、软坚散结等。

（1）健脾利湿　闫闯伟等采用参苓白术散联合双歧杆菌三联活菌肠溶胶囊治疗结肠腺瘤样息肉术后复发，发现观察组总有效率为93.02%，显著高于对照组的76.74%（$p < 0.05$），且患者术后出现的中医症候评分均低于术前，观察组术后复发率低于对照组。李小兰等认为大肠息肉患者多脾虚，内镜下切除后，正气更不足，脾胃更虚，脾失于健运导致湿热阻肠腑，其观察143例患者服用健脾清热化湿剂以健脾益气，清热化湿，提高机体免疫力，2年后患者复发率14.7%，低于对照组的32.2%，表明健脾利湿药物可降低息肉的复发率。

（2）温阳散结　吴洪磊等采用温阳散结汤（组成：红枣10 g，莪术15 g，五味子9 g，三棱10 g，肉豆蔻9 g，补骨脂15 g，升麻5 g，吴茱萸6 g，白花蛇舌草10 g，大黄10 g，干姜10 g，人参10 g，白术10 g，枳壳10 g，泽泻10 g）温补脾肾、鼓动阳气，可有效降低患者术后大肠息肉复发率。梁惠卿等采用阳和汤调节人体阴阳，发现其可预防腺瘤性结直肠息肉复发。杨伦等采用温阳益气散治疗大肠肿瘤切除术后患者，鼓舞患者阳气，有降低结肠息肉发生和改善患者症状的作用。冯祥兴等采用四神汤加减温补肾阳，发现中药能有效调节脾肾阳虚型体质患者肠道有益菌群，有效预防息肉复发。

（3）清热燥湿　肠道湿热是大肠息肉发生、复发的关键因素。鲁仕昱等研究发现白花蛇舌草有阻止结直肠息肉的作用，其能抑制细胞毒性作用、激活机体免疫系统、促进细胞凋亡、抑制淋巴管和血管生成、抑制炎性分子的表达。李世立等发现黄连素清热燥湿，也可有效预防腺瘤性息肉复发和癌变。

（4）软坚散结　李梦蕾等采用天马颗粒预防大肠息肉术后复发，1年后观察组复发率低于对照组，天马颗粒由蜈蚣、全蝎、半边莲、黄柏、三棱、胆南星、海藻、黄芪、山药、熟大黄组成，具有软坚散结作用。

3. 非药物疗法治疗

结直肠腺瘤的非药物疗法主要有中药保留灌肠、穴位贴敷等。王吉利等发现，五倍子乌梅汤保留灌肠不仅能清除肠道湿热，消散肠道瘀血积滞，其抗炎作用比西药组更能缓解大肠息肉切除术后腹胀、腹痛、泄泻等并发症，提高患者生活质量。孟曼等将升阳益气贴敷于神阙穴，通过经气传感，药力下达，温脏腑之寒，从而降低大肠息肉的发生。

二、炎症性肠病

炎症是结直肠癌发病的高危因素。根据炎性反应与结直肠癌的关系差异，将结直肠癌分为两类：散发性结直肠癌（sporadic colorectal cancer，SCRC）和结肠炎相关性结直肠癌（colitis-associated colorectal cancer，CAC），两者在基因表达的频度和时间上均存在差异，如 APC，KRAS 等。其中结肠炎相关性结直肠癌的发生同炎症性肠病（inflammatory bowel disease，IBD）有关，其中又以溃疡性结肠炎（ulcerative colitis，UC）为主，其发病机制涉及“炎症—增生—癌变”，涵盖 Wnt、β catenin，COX-2/PGE2、NF-kB、IL-6/STAT3 等信号通路。中药方剂具有多成分、多靶点的特征，可以通过调节细胞凋亡、改善肠道菌群、抑制炎症等方式预防结肠炎相关性结直肠癌，尤其对于中药提取物的研究，有助于进一步明确中药预防结肠炎相关性结直肠癌的机制。如黄芩汤有清热止痢的功效，在临床上应用于炎症性肠病的治疗，Ma 等在动物实验中发现对 DSS 诱导的小鼠结肠炎模型有治疗效果，蛋白质组学分析表明黄芩汤可以抑制细胞周期蛋白 D 依赖性激酶活性，进而抑制小鼠结肠炎相关性结直肠癌的发生；Pan 等也发现黄芩汤可以通过抑制肽基精氨酸脱氨酶 4 依赖性中性粒细胞胞外杀菌网络，来抑制小鼠结肠炎相关性结直肠癌的进展。黄芩苷是黄芩汤中君药的重要提取成分，进一步研究发现黄芩苷可通过调控 NF-κB、Wnt 等信号通路，预防 AOM/DSS 模型小鼠结肠炎相关性结直肠癌的发生。不仅黄芩汤，其他如藿香正气散、芍药汤等许多方剂，也有对结肠炎相关性结直肠癌小鼠起保护作用的报道。

三、结直肠癌相关遗传病综合征

结直肠癌相关遗传病综合征包括两大类：遗传性非息肉病性结直肠癌和遗传性结直肠息肉病。遗传性结直肠息肉病包括家族性腺瘤性息肉病和错构瘤息肉综合征。这类癌前病变同遗传密切相关，中医药对其干预作用小，目前暂无相关研究报道。

第三节　早期结直肠癌的概念与治疗

一、早期结直肠癌的概念

早期结直肠癌指的是浸润深度局限于黏膜层或黏膜下层的结直肠上皮性肿瘤，无论有无淋巴结转移。其中包括肿瘤局限于黏膜层、未突破黏膜肌层的为黏膜内癌（pTis），浸润至黏膜下层但未侵犯固有肌层的为黏膜下癌（pT1）。由于大肠黏膜层淋巴管稀少，因此黏膜内癌一般无淋巴结转移，内镜下或手术局部切除可完全治愈，但累及黏膜下层的早期结直肠癌有5%~10% 可发生局部淋巴结转移。

早期结直肠癌按组织学可分为腺癌（低分化、中分化、高分化）、黏液腺癌、印戒细胞癌、锯齿状腺癌、髓样癌、腺鳞癌和未分化癌等类型。

二、早期结直肠癌的治疗

早期结直肠癌的治疗以内镜下治疗或手术局部切除为主，结合前面所述，内镜治疗前应充分评估肿块是否浸润至黏膜下。

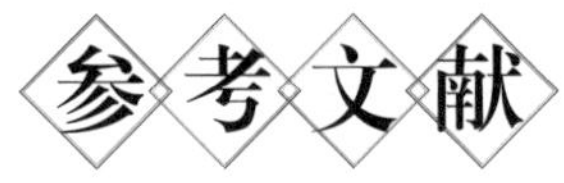

参考文献

[1] 赵喜颖，刘添文，张应杰等．705 例腺瘤性结直肠息肉患者的中医体质类型分析 [J]. 医药前沿，2021, 11(16): 176-178.

[2] 吕琨，杜文章，脱璐尧等．结肠管状腺瘤与中医体质相关性研究 [J]. 世界中医药，2019, 14(1): 232-235.

[3] 伍肖玲，李婷珊，徐洪侠等．宏观微观辨证施膳预防大肠湿热证肠息肉术后复发的研究 [J]. 中国实用医药，2021, 16(1): 16-19.

[4] 李琪，孙悦，丁成华等．肠道微生态与中医整体观探讨 [J]. 江西中医药，2023, 54(2): 66-69.

[5] 丁凤玫，邢海涛，赵菁莉．中医药调整肠道微生态的研究进展 [J]. 中医药学报，2022, 50(4): 79-85.

[6] 马晓田，杜锦辉，中药对肠道菌群影响的研究进展 [J]. 世界最新医学信息文摘（连续型电子期刊），2019, 19(30): 86, 89.

[7] 罗学文，曾玉群，王仕琦等．大黄颗粒对慢性肾脏病大鼠肠道微生态的影响 [J]. 北京中医药大学学报，2020, 43(8): 668-674.

[8] 闫闯伟．参苓白术散联合双歧杆菌三联活菌肠溶胶囊治疗结肠腺瘤样息肉术后复发的疗效观察 [J]. 中国肛肠病杂志，2024, 44(1): 21-23.

[9] 李小兰，袁刚，朱俊张等．健脾清热化湿法预防大肠息肉内镜下黏膜切除术后复发的研究 [J]. 中国中西医结合消化杂志，2021, 29(7): 460-463.

[10] 吴洪磊．温阳散结汤预防结肠息肉患者内镜下切除术后复发的效果 [J]. 深圳中西医结合杂志，2020, 30(3): 42-43.

[11] 梁惠卿，郑燕茹，刘垚昱等．吴耀南教授运用阳和汤治疗消化道息肉 [J]. 中医临床研究，2022, 14(5): 62-64.

[12] 冯祥兴，曾凡鹏，植冠光等．温补脾肾法预防阳虚型体质结直肠息肉患者术后复发的疗效研究 [J]. 现代中西医结合杂志，2020, 29(6): 644-647.

[13] 鲁仕昱，林辉，冯明丽．白花蛇舌草防治结直肠息肉 [J]. 中医学报，2022,

37(4): 757-764.

[14] 王伟强，李晓，陈玉华等．黄连素对结直肠腺瘤内镜下切除后复发的预防作用 [J]. 胃肠病学和肝病学杂志，2020, 29(1): 46-49.

[15] 王吉利．中药五倍子乌梅汤保留灌肠预防内镜下肠息肉摘除术后复发的效果研究 [J]. 实用临床医药杂志，2019, 23(23): 55-57.

[16] 孟曼，张涛，苏晓兰等．穴位贴敷改善大肠息肉切除术后腹部不适症状的临床疗效观察 [J]. 中国中西医结合消化杂志，2022, 30(1): 60-64.

[17] 郑正，江滨．结肠炎相关性结直肠癌药物预防及机制的研究进展 [J]. 中国肿瘤外科杂志，2023, 15(4): 324-329.

[18] Li MX, Li MY, Lei JX, et al.Huangqin decoction ameliorates DSS-induced ulcerative colitis: Role of gut microbiota and amino acid metabolism, mTOR pathway and intestinal epithelial barrier[J]. Phytomedicine, 2022, 100: 154052.

[19] Huang S, He J, Chen Y, et al. Effect of Huangqin decoction on regulating intestinal flora in colitis mice characterized as inhibition of the NOD2-dependent pathway[J]. Pharm Biol, 2022, 60(1): 108-118.

[20] Ma X, Wang D, Feng X, et al. Huangqin tang interference with colitis associated colorectal cancer through regulation of epithelial mesenchymal transition and cell cycle[J]. Front Pharmacol, 2022, 13: 837217.

[21] Pan Z, Xie X, Chen Y, et al. Huang Qin Decoction inhibits the initiation of experimental colitis associated carcinogenesis by controlling the PAD4 dependent NETs[J]. Phytomedicine, 2022, 107: 154454.

[22] Wang ZL, Wang S, Kuang Y, et al.A comprehensive review on phytochemistry, pharmacology, and flavonoid biosynthesis of Scutellaria baicalensis[J]. Pharm Biol, 2018.56(1): 465-484.

[23] Zeng S, Chen L, Sun Q, et al.Scutellarin ameliorates colitis-associated colorectal cancer by suppressing Wnt/β-catenin signaling cascade[J]. Eur J Pharmacol, 2021, 906: 174253.

[24] Zeng S, Tan L, Sun Q, et al.Suppression of colitis-associated colorectal cancer by scutellarin through inhibiting Hedgehog signaling pathway activity[J].

Phytomedicine, 2022, 98: 153972.

[25] Dong M, Liu H, Cao T, et al. Huoxiang Zhengqi alleviates azoxymethane/dextran sulfate sodium-induced colitis-associated cancer by regulating Nrf2/NF-κB/NLRP3 signaling [J]. Front Pharmacol, 2022, 13: 1002269.

[26] Wang X, Saud SM, Zhang X, et al. Protective effect of Shaoyao Decoction against colorectal cancer via the Keap1-Nrf2-ARE signaling pathway[J]. J Ethnopharmacol, 2019, 241: 111981.

[27] Li XM, Yuan DY, Liu YH, et al. Panax notoginseng saponins prevent colitis-associated colorectal cancer via inhibition IDO1 mediated immune regulation[J]. Chin J Nat Med, 2022, 20(4): 258-269.

[28] Kim HY, Seo JE, Lee H, et al. Rumex japonicus Houtt. Extract Suppresses Colitis-Associated Colorectal Cancer by Regulating Inflammation and Tight-Junction Integrity in Mice[J]. Front Pharmacol, 2022, 13: 946.

第二章 术前阶段：中医药联合新辅助放化疗

对于不可直接手术切除的结直肠癌患者，术前新辅助放化疗是肠癌治疗的重要手段之一，在治疗中可以起到降期作用，增加患者手术机会。但新辅助放化疗也会出现副作用，除了化疗药物本身的毒副作用外，在术前肿瘤未被手术切除的情况下，新辅助放化疗可能会导致肠壁水肿，增加手术困难，影响术后胃肠功能恢复，增加吻合口瘘风险。中医药可以减轻化疗药物的不良反应，在这个阶段，主要是在中药对于患者全身免疫力及抗化疗副反应方面的影响和降低放化疗引起低位直肠癌患者治疗反应两个方面。目的在于提高患者的耐受性和生活质量，并为患者创造有利的手术条件，缩短手术时间，减少出血量，促进术后胃肠道功能快速康复。

第一节 中医药对术前患者全身免疫力及抗放化疗毒副反应的影响

中医药联合肠癌新辅助化疗主要是在扶正固本方面，常采用健脾类药物提高患者免疫功能。赵敏等采用参苓白术散（组方：党参 20 g，茯苓 15 g，炒白术 15 g，炒白芍 15 g，龙葵 15 g，败酱草 15 g，山药 10 g，制半夏 10 g，薏苡仁 10 g，木香 6 g，当归 6 g，三棱 6 g，莪术 6 g，陈皮 6 g，炙甘草 3 g，砂仁 10 g）干预治疗新辅助化疗阶段肠癌患者，治疗后中药组 $CD3^{+}$、$CD4^{+}$、$CD4^{+}/CD8^{+}$ 比值高于化疗组，且中药组化疗期间恶心呕吐、腹痛、腹泻、血小板下降及白细胞下降发生率均低于化疗组。李建昌等研究纳入 40 例结直肠癌患者按治疗方案分成 A 组（单纯新辅助化疗）20 例，B 组（新辅助化疗 + 扶正固本治疗），结果发现新辅助化疗使结直肠癌患者细胞免疫功能明显下降，联合扶正固本治疗（组方：黄芪 30 g，当归 6 g，西洋参 5 g，白术 12 g，败酱草 30 g，白花蛇舌草 30 g，茯苓 30 g，山药 30 g，薏苡仁 30 g，甘草 6 g）能使细胞免疫功能改善。李宇飞等研究应用肠癌康复汤（组方：生炙芪各 15 g，白术 15 g，猪苓 15 g，茯苓 15 g，补骨脂 15 g，炙鳖甲 20 g，穿山甲 10 g，青蒿 15 g，白芍 15 g，莪术 15 g，半枝莲 15 g，柴胡 10 g）联合新辅助化疗在低位直肠癌患者术前应用，结果发现中药联合新辅助化疗组在改善食欲和降低化疗所致的恶心呕吐、腹泻、便秘等并发症发生方面明显优于单纯新辅助化疗组，肠癌康复汤联合新辅助化疗除了能有效减轻肿瘤负荷，降低 CEA，还能提高患者机能状态，改善新辅助化疗所致的毒副反应，进而提高患者对手术的耐受程度。

第二节　中医药对低位直肠癌术前患者的影响

直肠癌患者面临低位保肛的问题，术式的选择对于患者的生活质量尤其重要，在术前采用中医药手段干预，主要聚焦在采用清热解毒中药联合新辅助放化疗改善患者局部症状和中医药外治法保护肠黏膜两方面。

一、中医内治法联合新辅助放化疗对低位直肠癌患者的影响

低位直肠癌患者在新辅助放化疗阶段容易出现腹泻、肛门部疼痛等症状，从中医角度上观察，患者有局部红、肿、热、痛的表现，属于阳证，临床采用清热解毒的方法进行治疗，常用方剂如中药葛根芩连汤、黄芩汤等。刘玲等研究运用加味葛根芩连汤（组方：葛根 30 g，黄芩 10 g，黄连 6 g，生黄芪 30 g，党参 10 g，茯苓 15 g，薏苡仁 15 g，炒鸡内金 15 g，半枝莲 15 g，甘草 10 g）干预顺序行 mFOLFOX6 新辅助化疗、腹腔镜手术的低位直肠癌患者，观察分析患者的新辅助化疗毒副反应、手术效率及术后并发症发生率等，结果发现加味葛根芩连汤干预可显著降低骨髓抑制、恶心呕

吐、腹泻以及周围神经毒性反应发生率，提高患者免疫功能，减少免疫损伤。在手术效率及手术质量方面，中药联合组可显著降低手术时间、术中出血量、住院天数、尿潴留发生率，且术后首次肛门排气时间早于对照组。

二、中药外治法联合新辅助放化疗对低位直肠癌患者的影响

在术前新辅助放化疗阶段，放射性肠炎的出现可干扰患者的治疗。田君等研究发现采用中药灌肠干预后，未发生放射性肠炎的病例数明显多于对照组，差异有统计学意义，治疗组炎症细胞的浸润及黏膜溃疡的发生率均低于对照组，治疗组腺体增生变形的发生率和黏液分泌增多的发生率均显著低于对照组。崔伟等采用中药康复新保留观察，治疗患者 62 例，实验组平均症状的出现时间 21 日同对照组 14 日相比显著延长，实验组出现因放射性直肠炎暂停放疗人数同对照组相比有统计学差异。我们在临床上，采用直肠Ⅰ号栓（由直肠Ⅰ号灌肠中药改良而来），应用于放射性直肠炎的治疗中，对于患者肛门部位烧灼疼痛感的缓解率为 35%。

以上是术前新辅助治疗阶段中医药的作用，主要是在提高患者免疫力和减轻患者症状两个方面。在术前阶段中医药配合化疗的减毒增效方面的论述可参考术后阶段的相应药物描述。

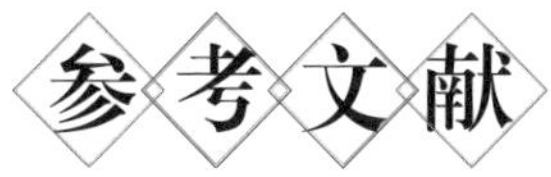

[1] Sclafani F, Cunningham D. Neoadjuvant chemotherapy without radiotherapy for locally advanced rectal cancer. Future Oncol, 2014, 10(14): 2243-2257.

[2] 赵敏，桑畅野，闫长红．参苓白术散对新辅助化疗直肠癌患者免疫功能及生活质量的影响 [J]. 河北北方学院学报（自然科学版）, 2022, 38(4): 19-21.

[3] 姜文利 . 藤龙补中汤联合新辅助化疗治疗低位直肠癌临床应用效果及保肛率观察 [J]. 中国保健营养 , 2019, 29(6): 335.

[4] 崔伟 , 王娟 , 蒋华勇等 . 保留灌肠对直肠癌新辅助放化疗患者保护肠黏膜损伤的作用分析 [J]. 中华普外科手术学杂志 (电子版), 2016, 10(4): 301-303.

[5] 刘玲 , 边士昌 , 王维生等 . 加味葛根芩连汤联合 mFOLFOX6 新辅助化疗治疗低位直肠癌患者临床研究 [J]. 天津中医药 , 2024, 41(05): 554-558.

[6] 李宇飞 . 肠癌康复汤联合新辅助化疗在低位直肠癌术前的应用研究 [D]. 中国中医科学院 , 2015.

[7] 李建昌 , 余南荣 , 黄志良 . 中医扶正固本法对结直肠癌新辅助化疗患者免疫功能的影响 [J]. 广西医学 , 2008(09): 1313-1314.

第三章 围手术期阶段：中医药联合手术治疗

谈及大肠癌的手术阶段，中医药在改善患者术后症状方面有显著的作用。在了解有哪些中医干预方法前，我们首先应了解大肠癌术式的差别，区分症状产生的原因是器质性，还是功能性的，详见附录篇第一章《大肠癌常用术式概述》。加速术后康复（Enhanced recovery after surgery，ERAS），指采用一系列有效措施来促进患者康复、预防并发症、提高患者满意度。ERAS 技术由 Kehlet 教授于 1997 年首次提出，并于 2007 年由黎介寿院士引入国内，ERAS 被证明在缩短患者住院时间、降低术后并发症、死亡率、复发率以及住院开销等方面较传统方法有明显优势，加快了患者从手术到康复的进程。我国中医药在大肠癌围手术期的应用，对减少术后并发症、提高患者生活质量有积极贡献，这一点同 ERAS 理念相符合，可将两者进行融合。其包括术前应用中医药手段干预，通过扶正的方式提高患者自身营养状况，增强患者体质等，从而使患者能耐受手术治疗；术后对营养、免疫、胃肠功能紊乱等方面发挥调节作用。

第一节 术前采用中医药手段干预治疗

本阶段是以扶正为主。大肠癌患者潜在发病时间长，常伴有梗阻、出血、腹痛等情况，并会出现营养不良、低蛋白血症等，直接影响患者手术后恢复。中医理论认为，“正气不足、邪气乘之”，正气不足，癌毒在体内形成，这个阶段祛邪考虑采用手术方法，对于正虚，则应当“虚则补之”，改善患者身体状况，为手术创造良好条件。具体治则、用药方法又可以分为以下几个方面。

一、虚则补之，为手术创造良好条件

在这个阶段采用补虚的方法，可以改善患者的身体状况，调节机能。常用的治则治法有补气健脾、气血双补、温阳补肾等方法，需要结合患者具体情况，立方加减。

1. 补气健脾

这是最常用的术前中药治疗方法，常用的方剂有四君子汤、香砂六君子汤、黄芪建中汤、补中益气汤等。彭双成等采用健脾益气方（药物：生黄芪 30 g，熟地 20 g，炒麦芽 30 g，陈皮 6 g，当归 15 g，焦山楂 30 g，阿胶 15 g，焦六曲 20 g，白花蛇舌草 30 g，阳春砂 2 g，怀山药 15 g，茯苓 15 g，紫河车 6 g，赤芍 15 g，党参 20 g，龟甲 15 g（先煎），薏苡仁 6 g，制半夏 6g）干预治疗 2019 年 12 月至 2021 年 12 月于安阳市第三人民医院普外科拟接受腹腔镜结直肠癌根治术治疗的 60 例结直肠癌患者，可有效缩短患者术后排气时间、排便时间，减少住院时间。邹瞭南等采用中药健脾通腑法干预治疗大肠癌患者，组方为四君子汤加减：党参 20 g，白术 15 g，茯苓 15 g，大腹皮 30 g，莱菔子 30 g，大黄 5 g，甘草 5 g。一日一次，术前 3 日服用，发现可明显缩短首次排气时间。

2. 气血双补

大肠癌是慢性疾病，术前患者可能已经长期存在贫血、低蛋白血症等情况，可见面色苍白、精神萎靡、舌质淡白、脉沉细等表现，可采用气血双补的药物以纠正，如四物汤、八珍汤、当归补血汤等。杨得振等采用当归补血汤干预治疗围手术期大肠癌患者，在术前 5 日及术后 7 日用药（当归 6 g，黄芪 30 g 组成），观察肠道菌群分布，中药组较对照组明显增多，IgG、IgM、IgA、$CD4^{+}/CD8^{+}$ 均上升，术后 1、2、4 月患者同一时点肛管高压带、肛管静息压、肛管最大收缩压均低于对照组，差异有统计学意义。

3. 温阳补肾

对于不仅后天之本受损，久病、重病，先天之本也不足的患者，可采用温阳补肾的方法术前干预，此类患者临床可见喜暖怕冷、四肢不温、腰酸膝软无力、大便溏薄，甚至腹水等表现，舌淡胖，脉沉细无力或浮大无根，可以采用黄芪、党参、附子、肉桂等药物温补肾阳。如周晓丽等采用补肾健脾法干预治疗大肠癌围手术期，方药组成党参 15 g，土茯苓 15 g，薏苡仁 30 g，肉豆蔻 20 g，补骨脂 15 g，五味子 10 g，炒白术 15 g，陈皮 6 g，吴茱萸 10 g，枳实 15 g，枳壳 15 g，儿茶 12 g，当归 20 g，五倍子 12 g，黄芪 20 g，甘草 6 g（湿热蕴毒证加黄连 12 g、黄芩 15 g、茯苓 20 g，去肉豆蔻；脾虚气滞证加炒山药 20 g、香附 12 g、柴胡 15 g；脾肾亏虚证加炒山药 20 g、牛膝 18 g；肝肾阴虚证加牛膝 18 g、肉苁蓉 20 g、熟地黄 24 g、枸杞子 12 g、山萸肉 15 g；气血两虚证加茯苓 20 g、白芍 15 g、大枣 20 g，去陈皮；瘀毒蕴结证加莪术 30 g、鳖甲 30 g、白花蛇舌草 20 g、半枝莲 20 g、山慈菇 20 g）。中药干预组术后肛门排气时间为（3.92±0.55）日，优于对照组的（4.63±0.46）日，术后并发症发生率远低于对照组。刘佳乐等采用补肾健脾法，干预治疗围手术期大肠癌患者，治疗组中医症状积分优于对照组，术后并发症发生率为 6.67%，优于对照组的 23.33%。其组方为：薏苡仁 30 g，当归 20 g，黄芪 20 g，肉豆蔻 20 g，党参 15 g，补骨脂 15 g，土茯苓 15 g，五倍子 15 g，枳壳 15 g，白术 15 g，吴茱萸 10 g，儿茶 12 g，陈皮 6 g，甘草 6 g。并根据患者情况在此基础上辨证加减，湿热蕴毒者适量增加茯苓、黄连、黄芪，并去肉豆蔻；脾虚气滞者适量增加柴胡、山药及香附；肝肾阴虚者适量增加熟地黄、牛膝、肉苁蓉、山萸肉、枸杞子；气血两虚证者增加大枣、茯苓、白芍，去陈皮；瘀毒蕴结者适量增加白花蛇舌草、莪术、鳖甲、半枝莲、山慈菇。

二、通里攻下，肠道准备

术前进行有效的肠道准备也是重要的内容，国内有学者采用中药“通里攻下”的方法进行术前准备，通里攻下类中药具有明显增加胃肠道推进性运动，具有除满、消胀、推陈致新、荡涤肠胃的作用，其中单味大黄制剂、番泻叶浸泡液、巴黄丸、三物备急散等简易剂型用于肠道准备已有不少报道。使用这些中药制剂进行肠道准备，不仅能完全替代口服抗生素，取得了更明显的效果，还避免了使用抗生素所带来的副作用。

如马必生等报道采用胃肠复元汤进行大肠癌术前准备，少量多次给药，对于不完全性肠梗阻的患者有较好的疗效。胃肠复原汤组成：枳壳 15 g，木香 15 g，莱菔子 12 g，黄芪 12 g，太子参 12 g，赤芍 10 g，桃仁 10 g，大黄 8 g，蒲公英 8 g，太子参 8 g，以益气活血、理气通下为治则。方中枳壳善于行气宽中、通腑除胀，木香理气止痛、调中消食，两者合用取其通畅六腑气机之功；莱菔子降气化痰、消食除胀，黄芪、太子参益气通脉、提升中气，助赤芍、桃仁清热凉血、活血祛瘀，大黄通下祛瘀泻热，蒲公英清热解毒、消痈散结，紫苏行气和胃、理气宽胸。胃肠复元汤可以促进胃肠推进作用和肠道的机械性清除能力，增加门静脉、肠系膜上动脉和胃肠的组织血流量、改善胃肠道微循环。在 1975 年至 1983 年间，马必生等发现采用中药干预后，患者术后切口感染率为 12.12%，低于对照组的 18.75%，中药准备组 33 例比抗生素准备组 32 例，两者无显著差异，但由于对照组是采用机械性肠道准备（清洁洗肠）和术前 18 h 内口服红霉素、新霉素，同时控制饮食的标准准备法，而中药准备组仅为术前三日开始每日服用 1~2 剂胃肠复元汤，不灌肠，同对照组一样控制饮食，方法简单、经济和方便，而且完全防止了术后二重感染的发生，术后首次排便或自人工肛门排便早期就成为成形粪便，完全避免了抗生素准备组后期可能出现的菌群失调。因而显示了应用中药进行结肠、直肠根治术前肠道准备的优越性。且相关研究发现，胃肠复元汤还可被作为术前肠道准备广泛地应用于幽门不全梗阻和慢性机械性不全肠梗阻的术前给药，一般采取小剂量多次给药并配合饮食质量控制。给药时间可适当延长至 5~7 日，常可取得满意的肠道机械性排空，使不全梗阻上方的黏膜水肿及肠管张力得以恢复，减少了术后吻合口水肿和外漏的危险，甚至有许多不全梗阻病例经过给药局部黏膜消肿后，避免了造瘘手术治疗。黄河选用通腑汤给直肠癌患者术前服用，对照组进行常规术前肠道准备，发现采用通腑汤的患者肠道菌群更加稳定，术后并发症更少，通腑汤的组成为：大黄 30 g，芒硝 10 g，厚朴 15 g，枳实 15 g。

在通里攻下时，除了内服的方法，非药物疗法干预也可起到一定的效果。术前的中医非药物疗法应用，主要是在使用中药汤药灌肠缓解患者不完全性肠梗阻方面，一般采用承气汤或单味大黄等药物。如孙柱等采用大黄汤保留灌肠治疗大肠癌术前不完全性肠梗阻 30 例，同 0.9% 的氯化钠注射液灌肠进行比较。结果提示，治疗组有效率（93.33%）明显高于对照组（70.00%，$p < 0.05$）。

三、情志调摄，缓解负面情绪

对于大肠癌患者，面对刚发现疾病，死亡的恐惧，担忧手术和后续一系列治疗的焦虑等负面情绪，情志疏导和中医一些方法可以起到缓解患者负面情绪的作用。彭美玉等采用经皮穴位电刺激联合中医情志干预，发现可有效调节患者围手术期紧张焦虑状态，同时可产生一定的镇痛作用，减少阿片类药物用量，提高患者围手术期舒适度和手术耐受水平，其情志调摄具体的做法分为 7 个步骤包括术前 1 日四诊合参—以从其意—音乐怡情—情志相胜—疏通开导—安神定志—耳穴压豆。杨清玉等也研究中医情志护理干预在缓解直肠癌患者术前焦虑中的作用，发现干预后患者焦虑评分明显低于对照组。

第二节　术中采用中医药手段干预治疗

在大肠癌手术中采用的中医药手段，这里主要指的是针刺麻醉，可以减少阿片类药物的使用，从而对患者认知功能起到的保护的作用。在老年大肠癌患者中，采用针刺麻醉可减低患者术后麻醉相关认知功能障碍（postoperative cognitive dysfunction，POCD）的发生。解建等发现，针灸组的瑞芬太尼用量明显低于对照组，且其机制可能同降低患者血清 S100β、基质金属蛋白酶 9（Matrix Metalloproteinases-9，MMP-9）水平和升高脑源性神经生长因子（Brain-derived Neurotrophic Factor，BDNF）水平相关，其采用的方法是，根据中医“醒脑开窍针法”理论，取双侧足三里、内关、三阴交及百会穴进针，并予以电针刺激，采用 2~100 Hz

的疏密波进行刺激，刺激强度从 1 mA 开始，逐步增强，以患者可耐受最大强度为宜。林舜艳等也观察了针刺麻醉对于老年患者肠癌切除术后认知功能障碍的影响，其选穴采用百会、内关、足三里。于洋等通过对于 118 例肠癌切除术患者的临床观察，采用百会、关元、足三里、三阴交，实验结果针刺联合全麻可减少老年患者肠癌切除术对认知功能的影响。尹利华等发现直肠癌手术时，全麻前加足三里、三阴交强针刺诱导有辅助麻醉的作用，其观察术中最低肺泡内有效浓度（Minimum Alveolar Concentration，MAC），观察到针刺麻醉可减低患者所需麻醉药用量。

第三节　术后采用中医药手段干预治疗

一、术后营养支持

大肠癌患者面临由于肠道功能障碍，原本就营养不良，手术后，营养状况亟需改善，这还关系着患者是否可以及时进行术后化疗。在治疗中主要选用健脾补益药物，如补中益气汤、归脾汤等，联合营养干预可改善结肠癌患者围手术期的营养状况。如钱雪梅等采用补中益气汤或归脾汤加减，补中益气汤加减：黄芪 30 g，党参 30 g，白术 12 g，当归 12 g，陈皮 9 g，升麻 9 g，柴胡 10 g，茯苓 15 g，炙甘草 6 g。归脾汤加减：黄芪 30 g，党参 30 g，当归 12 g，白术 12 g，茯苓 12 g，龙眼肉 15 g，酸枣仁 15 g，熟地黄 15 g，白芍 15 g，川芎 6 g，大枣 5 枚。对于患者血红蛋白、白蛋白、总蛋白、前白蛋白都有提升作用，说明中药联合治疗可以改善营养指标。吴庆旭等也采用补中益气汤结合营养干预，在术前及术后 5~7 日用药，基本组方为：黄芪 30 g，党参 30 g，陈皮 9 g，当归 12 g，白术 9 g，升麻 6 g，五味子 6 g，炙甘草 6 g，茯苓 15 g，麦冬 15 g；若心气虚加用黄精 15 g，肾气虚加用山茱萸 15 g，杜仲 15 g，结果患者血红蛋白、白蛋白、转铁蛋白、前白蛋白、血清白蛋白等有所改善。李昕哲等采用体舒颗粒治疗腹腔镜下结直肠癌根治术后脾虚型营养不良患者，其包含健脾扶正药物，发现对于患者营养状况有改善作用，且改善炎性水平，体舒颗粒组成：山药 40 g，当归 15 g，桂枝 5 g，生地黄 15 g，大豆卷 15 g，神曲 30 g，生甘草 10 g，川芎 15 g，红参 20 g，白芍 10 g，麦冬 15 g，杏仁 15 g，白术 20 g，白茯苓 20 g，木香 15 g，乌药 20 g，枳壳 25 g，槟榔 15 g。

二、免疫调理

目前已有的机制研究表明，针灸对于恢复结直肠癌患者围手术期机体免疫系统的异常状态具有显著作用。其作用机制主要是通过调节固有性免疫及适应性免疫。綦声波等观察 200 例结直肠癌腹腔镜手术患者，采用皮下持续负压引流联合中药口服，在术后第 4 日开始使用加味四逆汤加减方（干姜 11 g，制附子 21 g，砂仁 9 g，炙甘草 8 g，茯苓 25 g，肉桂 10 g，当归 12 g，制巴戟天 18 g，生姜 11 g，炒麦芽 14 g，炒谷芽 14 g，大枣 9 g），治疗后患者血清 $CD4^+$、NK 升高，$CD8^+$ 降低，说明其对术后患者的免疫功能有改善作用。杜小朋等采用自拟四通里汤治疗结直肠癌术后患者 52 例，方药组成：黄芪 15 g，柴胡 15 g，白术 15 g，半夏 12 g，白芍 6 g，丹参 6 g，枳实 6 g，大黄 6 g，黄芩 6 g，莪术 6 g，甘草 6 g，采用鼻饲的方法给药，中药组免疫功能 $CD4^+$、$CD4^+/CD8^+$ 较对照组降低，$CD3^+$、$CD8^+$ 较对照组升高，说明其对免疫功能有明显的改善作用。

三、胃肠功能调节

肠癌术后患者常出现腹痛、腹胀、腹泻、便秘等情况，多由于麻醉及手术干扰肠管，导致三焦气机不畅，腑气不通而引起，且患者手术后气血亏虚，脾胃虚弱，运化失常，浊阴停聚肠管，从而出现气胀、梗阻等情况，采用中药或非药物疗法可改善患者胃肠道功能。

1. 中药疗法

中药对胃肠功能的调节主要是以促进患者肛门排气、缓解腹胀、缩短治疗时间为主，常用四君子汤、承气汤等，主要以肠内给药为主，也有严重者也可采用灌肠给药。

张金飞等采用复方大承气汤治疗腹部手术后早期炎性肠梗阻疗效显著。莫非等采用自拟方剂观察 60 名患者腹腔镜大肠癌术后胃肠功能紊乱的改善情况，其自拟方为：党参 30 g，白术 20 g，茯苓 25 g，槐花 10 g，黄连 10 g，白芷 15 g，大黄 10 g，包含扶正通便药物，在患者首次排便时间、排气时间、肠鸣音恢复方面，中药组明显优于对照组，且对于恶心、呕吐、腹胀等症状的改善有积极意义。李志发等采用中药排气饮配合吴茱萸热熨促进微创结肠癌术后胃肠功能恢复，其中药排气饮为：泽泻 10 g，藿香 10 g，陈皮 10 g，厚朴 10 g，枳壳 10 g，乌药 10 g，香附 10 g，木香 6 g，煮取 100 mL，分早晚 2 次灌入，直至患者胃肠功能恢复，实验结果发现其术后恢复时间中药组较对照组有明显缩短。李东亮等发现对腹腔镜结直肠患者，在早期肠内营养阶段联合中药治疗，具体采用其院内制剂健脾通腑汤，由白术、茯苓、党参、大腹皮、莱菔子、大黄、甘草，观察患者首次排便时间、进食时间均短于对照组。

高艳楠等对于腹腔镜结肠癌术后出现肠麻痹的患者 86 例，采用厚朴 20 g、芒硝 15 g、大黄 15 g、枳实 15 g、莱菔子（包煎）15 g，煎煮后，过滤，取 200 mL 药汁，温度控制在 38~40 ℃，采用肛管，无菌石蜡油润滑，排出空气后，缓慢插入肛门 15 cm 至 20 cm，缓慢注入药汁，操作完成后，静卧 2 h，每日 2 次，治疗后，患者首次排便时间、排气时间、肠鸣音恢复均有所改善。

2. 非药物疗法

常用的有耳穴、穴位贴敷、推拿手法、针刺、封包外敷等方法进行干预治疗，缓解患者胃肠功能紊乱。

（1）耳穴贴压：谭双等在术后常规治疗和护理的基础上加用耳穴（取穴：脾、胃、大肠、十二指肠、交感、三焦）结合足三里治疗，结果提示可以缩短肠鸣音恢复时间、首次肛门排气时间以及首次排便时间，降低 72 小时腹胀发生率。

（2）穴位贴敷：王小英等采用中药穴位贴敷，中药为小茴香、乌药、枳实、玄明粉、冰片、大黄、槟榔，研磨成粉后，蜂蜜调匀，贴敷于神阙、足三里，干预治疗患者 21 例，发现可以缩短首次肛门排气时间、排便时间和首次进食时间。翁丽丽对腹腔镜结直肠癌根治术患者采用醋甘遂敷脐 15 例，肠鸣音等恢复均早于对照组。利雪珍等采用中药穴位贴敷内关、肾俞、足三里、关元和命门等，治疗结直肠癌患者对于术后胃肠功能恢复有作用，中药采用淫羊藿 5 g、女贞子 15 g、附子 10 g、姜半夏 5 g、刺梨 10 g、熟地黄 15 g、肉桂 10 g、灵芝 15 g、茱萸 10 g、黄芪 10 g，制成药膏，取 20 g 药膏，将其均摊于上述穴位，厚度 0.2 cm 左右，每次贴敷时间控制在 4~6 h，每日一次。

（3）推拿：黄文英等对 30 例大肠癌术后患者在常规治疗基础上采用手法按摩，取胃肠、脾、大肠痛点治疗，发现首次肛门排气时间、排便时间均较对照组明显缩短，第 3、5 日腹胀评分低于对照组。

（4）针刺：肖超等将 90 例肠癌术后患者随机分为对照组Ⅰ，对照组Ⅱ和试验组，试验组在常规治疗的基础上，术后 24 h 起采用电针（取双侧足三里、上巨虚，选择疏密波模式）连续治疗 5 日，可有效缩短患者肠鸣音恢复时间、肛门第一次排气、排便时间。

（5）封包外敷：郑晔辉采用中药封包外敷，药物成分包括厚朴、吴茱萸、大黄、肉桂及少量冰片，于中脘、神阙及足三里处外敷，干预老年结直肠癌术后患者 38 例，并与术后常规干预 38 例对照观察，结果显示，观察组术后肛门排气时间、肠鸣音恢复时间及排便时间均较对照组短（$p<0.05$）。

四、并发症的治疗

1. 吻合口炎

吻合口炎是常见的结直肠癌术后并发症，尤其是在直肠癌手术后。其病机为手术导致气血亏虚，瘀血凝滞，湿热下注。中医可采用直肠给药的方式，使药物直接作用于局部。李艺等采用清肠汤，药物组成为：黄芩、黄连、黄柏、苦参、侧柏炭、马鞭草、马齿苋、虎杖、槐花、山土瓜、木香等，直接直肠滴注给药，治疗结直肠癌术后吻合口炎 77 例，结果提示近期有效率为 83%。杨得振等采用莪黄灌肠液，药物组成：莪术、昆布、大黄、薏苡仁、人参、当归、黄芪，灌肠治疗直肠癌术后吻合口炎 67 例，14 日后有效率 91%，且核梭杆菌感染发生率降低明显。王新力等采用中药结肠滴注治疗肠癌术后吻合口炎，方剂组成：黄芩 20 g，黄连 20 g，黄柏 20 g，苦参 20 g，侧柏炭 20 g，马鞭草 15 g，马齿苋 30 g，虎杖 30 g，葵花 20 g，山土瓜 15 g，木香 10 g，对于患者腹痛、便血、腹泻等症状均有改善作用。周林等采用中药灌肠对直肠癌术后患者创面愈合有促进作用，具药物组成为：制大黄 100 g，苍术 300 g，佛耳草 300 g，赤芍 150 g，朴硝 100 g，泽兰 300 g，制川乌 100 g，制草乌 100 g，五倍子 100 g。

2. 尿潴留

结直肠癌术后患者气血虚弱，络脉受损，气血运行受阻，阳气无以挥发，导致膀胱气化不利，可能会出现尿潴留。近十余年来，随着结直肠癌手术技术的改良、腹腔镜等手术方式的出现，患者临床出现尿潴留的情况明显减少。但对于尿潴留，中医传统针刺的方法可以起到较好的效果。严银波等采用针刺合谷、血海、足三里、阴陵泉、三阴交、太冲，配合艾灸关元、神阙干预治疗 15 例腹腔镜下经腹会阴联合切除术后的直肠癌患者，发现试验组患者膀胱残余尿、术后排尿功能等级均优于对照组。韩旭等采用针刺中极、关元、水道、足三里、阴陵泉的方法治疗直肠癌术后排尿功能障碍 38 例，发现对直肠癌术后排尿功能障碍有帮助恢复作用。施钰岚等采用电针刺激气海、关元、足三里治疗直肠癌术后尿潴留患者 30 例，并与夹闭尿管常规治疗 30 例对照观察，治疗组尿管的保留时间及重复插入尿管的情况均明显少于对照组（$p < 0.05$）。

中医药手段延续千年，在疾病的治疗中有其不可替代的作用。在大肠癌的治疗中，将中医药手段同 ERAS 快速康复理念相互结合，在术前可以通过补气健脾、气血双补、温阳补肾的方法以补虚，采用通里攻下的方法来完善肠道准备；在术中可以配合针刺麻醉，尤其是微创手术；在术后采用中医药手段可改善患者营养、免疫、胃肠功能情况，减少并发症。目前研究也仅在小样本观察的程度上，且多数观察对于患者术式等没有进行分层分析，希望在今后能出现更好的中医药干预大肠癌手术快速康复的相关临床研究，并结合各种手术术式的特点改善患者症状，为临床提供有力、有效的中西医综合治疗方法。

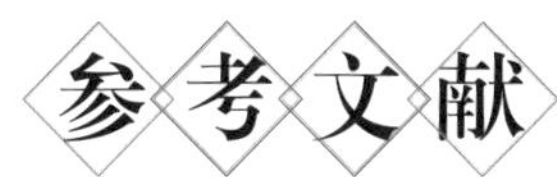

[1] 张兴茂，周志祥．外科治疗在结直肠癌治疗中的作用及其地位 [J]. 实用肿瘤杂志，2013, 28(1): 5-9.

[2] Hohenberger W, Weber K, Matzel K, et al, Standardized surgery for colonic cancer: completemesocolic excision and central ligation-technical notes and outcome[J]. Colorectal Dis, 2009, 11(4): 354-364.

[3] Maurer CA, Renzulli P, Kull C, et al. The impact of the introduction of total mesorectal excision onlocal recurrence rate and survival in rectal cancer: long-term results[J]. Ann Surg Oncol, 2011, 18(7): 1899-1906.

[4] 徐烨．大肠癌的外科治疗 [J]. 中国癌症杂志，2013, 23(5): 389-398.

[5] 陈楷，吴祖光，李志旺．腹腔镜全结肠系膜切除术在治疗右半结肠癌中的应用价值 [J]. 临床医学工程．2016, 23(3): 280-281.

[6] 李勇，王俊江，吴德庆等．腹腔镜横结肠癌根治术的技术要点和操作技巧 [J]. 中华消化外科杂志，2013, 12(12): 948-951.

[7] 秦长江，李全营，傅侃达等．腹部无辅助切口腹腔镜直肠癌根治术的应用体会 [J]. 中华胃肠外科杂志，2014, 17(5): 486-488.

[8] 张驰，胡祥，张健．腹腔镜经肛门括约肌间直肠癌切除术治疗低位直肠癌 [J]. 中华消化外科杂志，2016, 15(3): 284-289.

[9] 杨巍，张占东，花亚伟等．腹腔镜技术在左半结肠癌根治术中的应用 [J]. 中国

实用医刊, 2014, 41(6): 41-43.

[10] 徐惠绵. 低位直肠癌保肛手术并发症的防治与对策 [J]. 中国实用外科杂志, 2005, 25(3): 141-143.

[11] 涂小煌. 低位直肠癌的困惑与外科治疗选择 [J]. 国际外科学杂志, 2015, 42(8): 505-507.

[12] 黄颖, 池畔. 直肠癌外科治疗的规范化问题 [J]. 中国医师进修杂志·外科版, 2007, 30(5): 5-8.

[13] Kehlet H. Multimodal approach to control postoperative pathophysiology and rehabilitation[J]. Br J Anaesth, 1997, 78(5): 606-617.

[14] 中华医学会肠外肠内营养学分会加 - 速康复外科协作组. 结直肠手术应用加速康复外科中国专家共识 [J]. 中华胃肠外科杂志, 2015, 18(8): 785-787.

[15] 胡金晨, 胡三元. 加速康复外科在胃肠道肿瘤手术中的临床应用现状及进展 [J]. 中华普通外科杂志, 2011, 26(9): 797-799.

[16] 陈刚, 丁华, 张贯启. 快速康复外科临床应用进展 [J]. 结直肠肛门外科, 2010, 16(4): 264-265.

[17] 黄理哲. ERAS 技术与中医药干预在结直肠癌围手术期中的应用研究 [J]. 医药前沿, 2018, 8(22): 18-19.

[18] 杨建新, 苏智峰. 胃肠复元汤促进腹部手术后胃肠功能恢复 132 例 [J]. 内蒙古中医药, 2010, 29(6): 10-11.

[19] 杨秀荣, 王巧玲. 胃肠复元汤治疗炎症性肠梗阻患者的疗效及对免疫平衡的影响研究 [J]. 实用药物与临床, 2021, 24(12): 1090-1094.

[20] 曹迎, 刘琳, 石嘉恒等. 胃肠复元法治疗脓毒症胃肠功能障碍的临床研究 [J]. 中国中西医结合杂志, 2019, 39(8): 943-948.

[21] 彭双成, 徐文博. 健脾益气方在结直肠癌患者围手术期的应用效果 [J]. 中国肛肠病杂志, 2022, 42(11): 10-12.

[22] 邹瞭南, 刁德昌, 万进. 中医健脾通腑法联合快速康复外科在腹腔镜结直肠癌围手术期中的应用 [J]. 广东医学, 2013, 34(14): 2256-2258.

[23] 张株惠, 阮冠龙, 谢晓华等. 通腹健脾法对早期结直肠癌腹腔镜治疗围手术期的应用价值研究 [J]. 辽宁中医杂志, 2020, 47(6): 137-140.

[24] 蒋海涛，孙逊，章学林等．健脾益气方在结直肠癌患者围手术期的临床应用评价 [J]. 上海中医药大学学报，2020, 34(2): 22-25.

[25] 胡石甫，郝媛媛．当归补血汤对结直肠癌围手术期患者肠道菌群及机体免疫功能的影响 [J]. 光明中医，2021, 36(14): 2362-2364.

[26] 周晓丽，高宗跃．补肾健脾法应用于大肠癌围手术期的临床研究 [J]. 光明中医，2018, 33(2): 155-158.

[27] 刘佳乐，陆晔．补肾健脾法应用于大肠癌围手术期的临床研究 [J]. 中西医结合心血管病电子杂志，2019, 7(23): 155,158.

[28] 脱璐尧，辛红，吕琨等．405 例结肠癌患者围手术期的中医证型分布特征研究 [J]. 世界中医药，2023, 18(16): 2349-2353.

[29] 梁伟健，贾勇，杨得振等．中医外治法干预结直肠癌围手术期研究进展 [J]. 河北中医，2021, 43(2): 341-344, 348.

[30] 孙柱．结直肠癌合并不完全性肠梗阻术前人黄汤灌肠治疗临床分析 30 例 [J]. 内蒙古中医药，2018, 37(10): 9-10.

[31] 谭双．耳穴贴压结合针刺足三里对大肠癌术后胃肠功能 恢复的临床研究 [D]. 广州：广州中医药大学，2016.

[32] 王小英，彭彩丽，邱云婵等．中药穴位贴敷对结直肠癌患者术后胃肠功能恢复的影响 [J]. 中国肛肠病杂志，2018, 38(8): 51-52.

[33] 翁丽丽．醋甘遂敷脐对结直肠癌术后胃肠功能恢复影响的临床研究 [D]. 乌鲁木齐：新疆医科大学，2019.

[34] 黄文英．手穴按摩疗法促进结直肠癌术后胃肠功能恢复的随机对照研究 [D]. 成都：成都中医药大学，2017.

[35] 肖超．电针促进结直肠癌术后胃肠功能恢复的临床研究 [D]. 长沙：湖南中医药大学，2014.

[36] 郑晔辉．中药封包外敷腹部对老年结直肠癌术后胃肠功能恢复的影响 [J]. 内蒙古中医药，2018, 37(11): 93-94.

[37] 李艺，李俊，高秉承等．清肠汤直肠滴注治疗结直肠癌术后吻合口炎临床观察 [J]. 中国中医药信息杂志，2012, 19(4): 81-82.

[38] 杨得振，惠阳，贾勇等．莪黄灌肠液治疗直肠癌术后吻合口炎 67 例 [J]. 现代

中医药，2018, 38(6): 57-60.

[39] 杨得振，侯俊明，贾勇等．芪黄汤保留灌肠对结直肠癌术后肠道菌群及肠黏膜通透性的影响 [J]. 中医药导报，2018, 24(10): 46-49.

[40] 严银波．针灸促进腹腔镜下直肠癌腹会阴联合切除术后排尿功能恢复的临床研究 [D]. 南京：南京中医药大学，2011.

[41] 施钰岚，陈幼青，闻莉等．电针对直肠癌术后尿潴留患者排尿的影响 [J]. 中国中西医结合杂志，2008, 28(2): 158-159.

[42] 韩旭，刘悦．针刺手法联合电针治疗直肠癌术后排尿功能障碍临床疗效观察 [J]. 辽宁中医药大学学报，2017, 19(11): 196-198.

[43] 王缝军，张金飞．复方大承气汤对术后早期炎性肠梗阻肠黏膜屏障的保护作用 [J]. 中国基层医药，2014, 21(18): 2812-2814.

[44] 莫非，梁嵘，孙向东．口服中药自拟方剂促进腹腔镜大肠癌手术术后胃肠功能恢复及安全性的研究 [J]. 糖尿病天地，2021, 18(10): 38.

[45] 李志发，陈戎，吴小兵．中药排气饮配合吴茱萸热熨对微创结肠癌术后胃肠功能恢复及免疫功能的影响 [J]. 现代中西医结合杂志，2017, 26(9): 984-986.

[46] 李东亮．早期肠内营养联合中药疗法对腹腔镜结直肠癌患者术后肠功能恢复的研究 [J]. 首都食品与医药，2019, 26(17): 9.

[47] 高艳楠，于笑艳．中药灌肠在腹腔镜结肠癌术后肠麻痹治疗中的疗效观察 [J]. 临床医药文献电子杂志，2019, 6(30): 159.

[48] 周林，曾华．中药灌肠对直肠癌术后患者创面愈合的影响 [J]. 湖北中医药大学学报，2023, 25(1): 83-85.

[49] 利雪珍，白志宝，张璠等．中药穴位贴敷联合 ERAS 理念对结直肠癌患者术后康复、并发症风险及护理满意度的影响 [J]. 中外医学研究，2024, 22(9): 80-83.

[50] 綦声波，高成业，秦万民．皮下持续负压引流术联合中药口服对结直肠癌患者术后切口感染率、白细胞变化及免疫功能的影响 [J]. 中外医疗，2023, 42(19): 10-13, 19.

[51] 钱雪梅，胡德红，钟美华等．中药治疗结合营养干预对结肠癌患者围手术期营养状态的影响 [J]. 现代临床护理，2013,(3): 27-30.

[52] 吴庆旭 . 中药治疗结合营养干预对结直肠癌围手术期营养的影响 [J]. 中国继续医学教育 , 2018, 10(31): 136-139.

[53] 杜小朋 , 史桂玲 . 自拟四通里汤对结直肠癌手术患者胃肠功能恢复及免疫功能的影响 [J]. 糖尿病天地 , 2020, 17(7): 56.

[54] 彭美玉 , 丘景妮 , 郑文戈等 . 经皮穴位电刺激联合中医情志干预对腹腔镜直肠癌根治术患者免疫功能和心理应激的影响 [J]. 广州中医药大学学报 , 2024, 41(4): 951-958.

[55] 杨清玉 . 中医情志护理干预在缓解直肠癌病人术前焦虑中的作用分析 [J]. 健康必读 , 2019,(8): 3.

[56] 解建 , 郭君 . 针刺麻醉对老年直肠癌根治术患者术后认知功能和血清 S100β 、MMP-9、BDNF 蛋白水平的影响 [J]. 肿瘤药学 , 2023, 13(1): 84-88.

[57] 尹利华 , 李万山 , 招伟贤等 . 针刺麻醉在直肠癌手术中的作用 [J]. 中国针灸 , 2005, 25(12): 876-878.

[58] 林舜艳 , 尹正录 , 高巨等 . 针刺麻醉对老年患者肠癌切除术后认知功能障碍影响及其 S-100β 蛋白的变化 [J]. 中国针灸 , 2013, 33(1): 63-66.

[59] 贺必梅 , 李万瑶 , 李国才等 . 头针麻醉对肠癌患者术后炎症反应的影响 [J]. 针灸临床杂志 , 2006, 22(5): 5-7.

[60] 于洋 , 钟和 , 英徐兵等 . 针刺联合全麻对老年患者肠癌切除术后认知功能的影响 [J]. 陕西中医 , 2016, 37(8): 1070-1071.

[61] 黄河 . 通腑汤肠道准备对结直肠癌术后肠道菌群的影响 [J]. 山东医药 , 2016, 56(13): 62-63.

第四章 术后辅助治疗阶段：中医药联合术后治疗

第一节 中医药联合化学治疗

化学疗法（化疗）是结直肠癌治疗的重要手段之一。化疗可以通过使用化学药物杀死或抑制肿瘤细胞的生长和扩散，达到治疗肿瘤的目的。肠癌化疗在控制病情发展、消灭远处转移病灶、预防复发、缩小肿瘤体积和延长生存期等方面具有显著的优势。然而，化疗药物在杀死肿瘤细胞的同时，也会对正常细胞造成损伤，产生一系列毒副作用，如恶心、呕吐、腹泻、骨髓抑制、周围神经病变等，这些副作用可能会严重危害患者身体健康，降低患者化疗依从性，影响患者的生存质量和化疗效果。

中医药治疗肿瘤强调整体观念和辨证施治，通过调整患者的整体状态，提高机体的免疫力和抗病能力，达到治疗肿瘤的目的。中医药治疗肿瘤的方法多样，包括中药汤剂、中成药、针灸、推拿等，与单纯化疗相比中医药联合方案可明显提高化疗疗效，延长患者生命周期，控制疾病发展，改善患者症状，并且能减少不良反应，提高化疗安全性。现将中医药在化疗中的作用分述之。

一、中医药联合治疗增强直接化疗疗效

中医药可以通过调整患者的整体状态，提高机体对化疗药物的敏感性，

从而增强化疗药物的疗效。

（一）中药汤剂联合化疗

临床上中药联合化疗方案治疗大肠癌的治法多从“脾虚”入手，侧重于围绕“健脾法”辨证拟方，中焦脾虚是化疗期间及化疗后肠癌患者最基本证候。在健脾法的基础上，依据症状不同，辨证有机结合益气、化瘀、祛湿、解毒等治法，可以使经历化疗药物“药毒”损伤的脾胃功能得以恢复，使气血生化有源，兼去除有形实邪，增强药物敏感性，提高疗效。

1. 健脾益气

脾气虚是大肠癌的常见证型，尤其是化疗后患者，临床上针对大肠癌脾气虚患者应用健脾益气法取得了较好的临床效果，可明显改善患者症状，减少不良反应，延长生命周期，改善生活质量。Meta 分析显示健脾益气中药联合 XELOX 化疗方案可提高大肠癌患者临床疗效，且安全性较高。薛明杰等针对 80 例大肠癌患者进行疗效观察，随机分成两组，试验组（n=40）应用经典健脾益气方四君子汤，处方：炙甘草 10 g，党参 30 g，白术 15 g，茯苓 15 g，联合奥沙利铂治疗，结果显示连续治疗 5 个疗程，试验组患者总有效率为 90.0%，而对照组仅为 72.5%（$p < 0.05$），与单纯化疗相比，联合组的疗效更具优势。王燕莹等针对 60 例脾虚型大肠癌术后患者应用增益方，处方：党参、茯苓、白术、甘草、土茯苓、预知子、鸡内金、陈皮，联合两种化疗方案（FOLFOX6 方案或 XELOX 方案）治疗发现其可提高中医证候总有效率，提高卡氏（KPS）评分，并发现能促进肠道屏障功能修复。姚嵋方等研究发现益气健脾汤，处方：人参 10 g，半枝莲 10 g，莪术 3 g，汉防己 10 g，白花蛇舌草 10 g，白术 10 g，党参 15 g，白芍 6 g，甘草 6 g，生牡蛎 5 g，黄芪 30 g，联合 FOLFOX4 化疗方案治疗结直肠癌术后患者，与单纯化疗相比，患者中医证候总有效率提高（80.00% vs 66.67%，$p < 0.05$），术后 1 年生存率（88.57%vs75.76%，$p < 0.05$）及 3 年生存率（51.43%vs 39.39%，$p < 0.05$）显著高于对照组。

2. 健脾祛湿

水湿代谢离不开脾气的运化功能。化疗药物毒性会影响脾之运化，当脾的健运功能出现失调时，胃的调和作用也会受到影响，导致痰湿在体内滋生，进而阻塞肠道，加剧病情。因此，在联合大肠癌化疗的过程中，通常会同时兼顾健脾和化痰祛湿的治疗策略。师瑞瑞通过研究健脾化痰散结方配合SOX 化疗方案治疗晚期大肠癌的临床疗效发现，中药联合治疗方案相较于单纯化疗，更能显著改善患者的中医证候，提高化疗疗效和患者生活质量。

3. 健脾化瘀

气为血之帅，大肠癌患者化疗后中焦骤虚，行血乏力，血行不畅，故导致瘀血内停，形成气虚血瘀之证。而针对气虚血瘀之证，近些年来很多学者应用健脾益气、活血化瘀之法联合化疗治疗大肠癌取得了较好的疗效，并做了相关临床研究。邹永红等研究发现健脾祛瘀方，处方：黄芪、白花蛇舌草、半枝莲、党参、茯苓等，联合 FOLFOX 方案化疗治疗Ⅱ－Ⅳ期脾虚瘀毒型结直肠癌患者，联合治疗组患者肿瘤客观缓解率和疾病控制率分别为27.27% 和 79.55%，均显著高于单纯化疗（19.51%，58.54%）（$p < 0.05$）。杨保伟等将 82 例晚期直肠癌患者随机分为观察组和对照组，对照组均给予XELOX 方案治疗，观察组则在对照组的基础上另给予自拟健脾活血益气汤，处方：北沙参 10 g，党参 20 g，白花蛇舌草 20 g，黄芪 20 g，山慈菇15 g，制黄精 10 g，蜈蚣 6 g，半枝莲 15 g，女贞子 10 g，麦冬 10 g，研究发现观察组总有效率明显高于对照组（$p < 0.05$）。展鹏远通过选择 76 例大肠癌术后患者随机分为两组，观察组采用健脾活血中药方剂，处方：生黄芪 25 g，炙黄芪 25 g，党参 20 g，三棱 20 g，白术 10 g，川芎 10 g，茯苓 10 g，地龙 10 g，守宫 6 g，莪术 30 g，联合化疗治疗，发现健脾活血中药配合化疗可延长大肠癌患者术后生存时间，也能减轻化疗不良反应，对提高患者生活质量具有重要作用。

4. 健脾益肾

健脾补肾法强调了调补先后天的重要性，大肠癌患者化疗后脾虚以致后天之精乏源，不能充养先天之精，导致肾精亏虚，故常见脾肾两虚。故临床上现代医家常采用健脾益肾之法联合化疗治疗大肠癌，且取得较好临床效果。宁春晖采用健脾补肾序贯方，处方：菟丝子、黄芪、当归、党参、茯苓、白术等，联合 CapeOX 方案辅助化疗，发现健脾补肾序贯方可以提高结肠癌根治术后患者辅助化疗依从性。张计训等将大肠癌术后复发转移患者随机分为两组，其中参照组予单纯化疗方案（FOLFOX6、FOLFIRI、XELOX），治疗组加健脾补肾方治疗，处方：甘草 6 g，熟地黄 9 g，补骨脂 10 g，山茱萸 10 g，白术 10 g，莪术 12 g，神曲 15 g，蛇六谷（先煎 2 h）15 g，焦山楂 15 g，野葡萄藤 15 g，黄芪 15 g。通过 6 个月研究得出结论：中药联合治疗相较于单纯化疗组，可以显著提高疾病控制率（DCR）、总有效率（ORR），并能降低肿瘤标志物糖类抗原 199（CA199）、癌胚抗原（CEA）水平，提高生活质量，减少不良反应。

5. 健脾解毒

健脾解毒法兼顾扶正与祛邪多见于晚期结直肠癌的治疗，晚期大肠癌患者脾胃虚弱，加之化疗等“药毒”重伤脾胃之气，运化失常，气血津液运行不畅，痰、毒、湿、瘀郁于肠道，发为“脏毒”，故大肠癌又可称“脏毒”。现代医家在健脾护胃的同时多兼用解毒之法，在延长患者生存期和无进展生存期提高肿瘤治疗有效率方面疗效显著。陈健慧针对脾虚湿热型大肠癌术后患者，应用健脾解毒方联合化疗治疗进行随机对照临床观察，证实该疗法可以改善患者中医症状，延长无病生存期。雷彩云等通过随机对照临床研究探索健脾解毒方，处方：黄芪 30 g，西洋参 10 g，白术 10 g，茯苓 15 g，薏苡仁 20 g，菝葜 10 g，白花蛇舌草 10 g，蚤休 10 g，藤梨根 10 g，半枝莲 10 g，甘草 5 g，联合化疗治疗Ⅱ－Ⅲ期大肠癌术后患者的临床疗效，研究发现健脾解毒方汤剂联合 FOLFOX4 化疗方案结束后治疗组中医证候改善的总有效率高于对照组（$p < 0.05$），研究证实健脾解毒方能提高大肠癌化疗患者的临床疗效，改善生活质量。

（二）中成药制剂联合化疗

随着现代科学技术手段的不断发展，结合中医理论，按规定处方和标准制成的中成药制剂在中西医结合抗肿瘤治疗中的应用日益广泛。部分中成药制剂作为肿瘤治疗的辅助用药，可与化疗药物发挥协同抗肿瘤作用，提高化疗敏感性，进而提升化疗疗效。

1. 复方苦参注射液

复方苦参注射液具有凉血解毒、清热利湿、散结止痛之功效，是由苦参、土茯苓经提取加工精制而成的大品种中药注射剂。实验研究表明，复方苦参注射液的主要有效成分为苦参碱和氧化苦参碱，具有抑制肿瘤细胞增殖并诱导肿瘤细胞凋亡的作用进而发挥抗癌功效。循证医学证据表明，复方苦参注射液联合含奥沙利铂化疗方案治疗晚期结直肠癌，证实联合治疗可显著提高晚期结直肠癌患者临床疗效，降低不良反应发生率，化疗患者的生活质量得以提升，提高临床治疗的安全性。汪桔仙等将 50 例晚期大肠癌患者随机分为两组，每组 25 例，一组予以单纯 FOLFOX4 方案化疗，另组在 FOLFOX4 基础上加用复方苦参注射液，发现治疗组的生活质量 KPS 评分好转率为 68%，对照组 36%，差异有统计学意义（$p < 0.05$）。

2. 鸦胆子油乳注射液

鸦胆子油注射液是将具有清热解毒功效的中药鸦胆子其中的亚油酸等油脂成分提取出来制成的，文献表明，鸦胆子油乳注射液主要可通过作用于拓扑异构酶Ⅱ影响细胞 DNA 复制、诱导凋亡、抑制细胞增殖、诱导细胞分化、抑制 VEGF 等机制发挥抗肿瘤作用；还能逆转耐药性、增效增敏，使其抗癌药物的活性增强。管河延等研究发现，鸦胆子油乳注射液联合 CapeOx 方案治疗早发型结肠癌具有一定的增效减毒作用，能有效提高患者近期疗效，下调血清肿瘤标志物水平及抑制肿瘤血管生成，并提高化疗耐受性，改善患者生命质量。多项 Meta 分析表明针对鸦胆子油乳注射液联合化疗治疗中晚期结直肠癌 RCT 研究，通过 Meta 分析得出结论：联合治疗可以有效提高临床疗效，改善患者生活质量。

3. 华蟾素注射液

华蟾素注射液是从我国传统中药材野生中华大蟾蜍晾干全皮中提取的水溶液。它在抗肿瘤多个环节中发挥多重重要作用，能直接杀伤肿瘤细胞，抑制血管生成，诱导肿瘤细胞凋亡，抑制癌细胞 DNA、RNA 合成，起到反突变作用。于果等采用了国产 L-OHP（奥铂）联合 5-FU/CF 化疗，并加用华蟾素注射液治疗晚期胃肠癌 32 例，结果显示对大肠癌总有效率（CR+PR）57.9%，临床受益率（CR+PR+SD）84.2%，KPS 评分提高率

57.8%，得出结论奥沙利铂联合方案加华蟾素注射液治疗晚期胃肠癌具有增效减毒、提高生活质量的作用。

4. 康艾注射液

孙俊平等将98例晚期大肠癌患者，随机分为对照组45例和观察组48例，对照组采用常规化疗，观察组则在常规化疗基础上结合康艾注射液。近期疗效总有效率93.75%，显著高于对照组77.78%，并观察随访1、2、3年的生存率分别为89.58%、77.08%、52.08%，均显著高于对照组的75.56%、57.78%、28.89%。

（三）中医非药物治法联合化疗

目前，中医非药物疗法联合化疗的研究主要聚焦于提高患者免疫功能及减轻化疗毒副作用方面，针对中医非药物疗法联合治疗增强直接化疗疗效的研究还较少。

二、中医药联合治疗提高机体免疫功能

在化疗过程中，由于化疗药物的毒副作用，患者的体质和免疫力会受到影响。此时，中医药可以通过补益气血、调理脏腑功能等方式，改善患者的体质和免疫力，为化疗提供更好的身体基础。

（一）中药汤剂联合化疗

恶性肿瘤作为慢性消耗性疾病，对晚期结直肠癌患者的生命质量构成严重威胁。这类患者常伴有贫血或恶病质，导致机体免疫能力大幅下降，难以继续接受治疗，显著影响了其生存期。而化疗虽能有效杀灭肿瘤细胞，但同时也会削弱机体的自然防御机制。祖国医学认为人体抵抗外界侵袭与维持内部环境平衡的能力被称为“正气”。多种因素如阴阳失衡、正气衰弱、气血亏损以及脏腑功能紊乱，都可能削弱这种“正气”，进一步降低机体的免疫功能。为了增强患者的免疫状态和提高其治疗耐受性，辨证论治指导下的中药汤剂在调节机体免疫功能、改善患者预后方面可能具有潜在价值。

范改燕的研究显示，通过临床对照试验，发现健脾化湿方联合mFOLFOX6化疗方案对脾虚湿阻型大肠癌术后患者，能显著改善中医临床症状和生活质量，同时发现两组间治疗后比较，治疗组$CD3^+$、$CD4^+$、$CD4^+/CD8^+$水平均高于对照组（$p < 0.05$），提升了细胞免疫功能，增强患者的整体免疫力。董丹丹采用健脾益肾之脾肾方联合FOLFOX6方案化疗治疗大肠癌术后脾肾亏虚证化疗患者，治疗4周后发现采用脾肾方联合化疗可明显改善中医临床证候，且治疗组$CD3^+$、$CD4^+$及$CD4^+/CD8^+$比值数值均高于对照组，治疗组$CD8^+$数值均低于对照组（$p < 0.05$），表明脾肾方可以提高患者免疫功能。程曼曼等纳入62例结直肠癌患者，治疗组早晚各服200 mL健脾益气汤，处方：黄芪、党参、白术、茯苓、山药、陈皮、半夏、黄连、干姜、乌梅、薏苡仁、炙甘草，联合mFOLFOX6化疗，对照组单纯给予化疗，14日为1个周期，在治疗12周期后治疗组$CD3^+$、$CD4^+$绝对值计数下降的幅度小于对照组，$CD8^+$绝对值计数上升幅度低于对照组（$p < 0.05$），说明中药汤剂可以调节T细胞亚群各项指标，对结直肠癌术后化疗患者的免疫功能有调节修复作用，从而改善患者生存质量。胡燕勤等在研究中指出，结直肠癌的病机特点在于“气机不调”，他们采用调气通腑的大柴胡汤加减方，处方：白芍30 g，生石膏30 g，火麻仁30 g，生黄芪20 g，生白术20 g，枳实20 g，柴胡10 g，水蛭10 g，黄芩10 g，法半夏10 g，生大黄10 g，炙甘草6 g，生姜6 g，结合FOLFIRI化疗方案进行治疗，并进行了为期4个月的对照研究，结果显示与单独使用FOLFIRI化疗的患者相比，联合治疗方案显著提高了$CD3^+$、$CD4^+$和$CD4^+/CD8^+$水平（$p < 0.05$），表明患者的免疫功能得到了有效改善。另一项由孙栋等进行的研究中，他们采用随机对照试验的方式，比较了常规治疗加mFOLFOX6化疗与在此基础上加入益气健脾化湿、解毒祛瘀的加味葛根芩连汤的联合治疗效果。药物组成：葛根15 g，黄芪10 g，黄连5 g，马齿苋20 g，木香10 g，赤石脂20 g，薏苡仁30 g，党参15 g，白术15 g，茯苓20 g，陈皮10 g，白芍15 g，甘草6 g。每日早晚服用150 mL，连续观察4个周期（每周期14日）。结果显示，采用中药干预的观察组在$CD3^+$、$CD4^+$、$CD4^+/CD8^+$及NK细胞水平以及IgG、IgM方面均显著优于对照组和治疗

前（$p < 0.05$）。表明中药汤剂联合化疗对湿热蕴结型结肠癌术后化疗患者的免疫功能具有显著的改善作用，并提高了湿热蕴结型晚期结直肠癌患者的生存质量。

以上多项研究说明，中药汤剂联合西医治疗除了能协同增强临床近期和远期疗效外，在调节免疫功能上也具有一定的优势。

（二）中成药制剂联合化疗

1. 艾迪注射液

艾迪注射液由人参、黄芪、刺五加和斑蝥等配制而成，具有消瘀散结、清热解毒的功效，广泛应用于各类肿瘤的治疗，现代研究表明其可抑制肿瘤细胞增殖、增强免疫力、减毒增效，卢丹等研究发现对晚期结直肠癌患者行 FOLFIRI 方案联合艾迪注射液治疗，试验组采用联合疗法，对照组为单化疗组，其疾病控制率、卡氏功能状态评分（KPS）、$CD3^+$、$CD4^+$、$CD4^+/CD8^+$ 均高于对照组，不良反应总发生率低于对照组（$p < 0.05$）。针对艾迪注射液联合化疗对结直肠癌疗效及安全性的系统评价，发现该联合方案可以提高结直肠癌患者的免疫功能，提高晚期结直肠癌疾病控制率，改善患者生活质量。王大荣等将 158 例晚期大肠癌患者随机分为两组，对照组 78 例采用 FOLFOX4 方案化疗，观察组 80 例，采用艾迪注射液联合奥沙利铂治疗，结果表明中药联合化疗可有效改善患者生活质量，提高治疗的耐受性。

2. 康艾注射液

康艾注射液是融合了大补元气的黄芪与人参的中成药注射剂，并辅以化疗中药成分苦参素，形成了其独特的益气扶正之功效。研究证实，康艾注射液具有显著增强机体免疫力的效果，这使得它在治疗各种癌症所引发的白细胞减少等状况中得到了广泛应用。康艾注射液通过抑制 PI3K/Akt 通路诱导肿瘤细胞凋亡已被实验证实。在临床实践中，康艾注射液也展现出了其独特的优势。一项针对气血两虚型大肠癌术后患者的临床研究显示，康艾注射液与 XELOX 化疗方案的联合应用，不仅明显改善了患者“神疲乏力”等中医临床症状，还显著提高了 KPS 评分，减少了化疗带来的不良反应及毒副作用，极大地提升了患者的生活质量。

3. 复方斑蝥胶囊

复方斑蝥胶囊是经现代工艺研究而成的中成药制剂，已广泛应用于多种实体肿瘤治疗中，复方斑蝥胶囊组成药物中斑蝥乃攻伐之物，具有破血逐瘀、散结修复之效，全方多种中药协同共达扶正固本、益气健脾、破瘀散结、解毒通络的功效。徐春燕将 60 例肠癌术后患者随机分为治疗组（予 FOLFOX4 方案化疗同时服用复方斑蝥胶囊）和对照组（予 FOLFOX4 方案化疗）各 30 例。治疗两个周期后结果提示：复方斑蝥胶囊联合化疗能改善肠癌术后化疗患者的免疫功能，提高生活质量，减轻化疗药物不良反应，改善患者预后。陆友国等通过对观察组患者采用 mFOLFOX6 化疗 + 复方斑蝥胶囊治疗，对照组单独采用 mFOLFOX6 化疗，结果观察组治疗总有效率疗效优于对照组（$p < 0.05$），观察组治疗后 T 淋巴细胞亚群 $CD3^+$、$CD4^+$ 和 $CD4^+/CD8^+$ 水平高于对照组（$p < 0.05$），证明复方斑蝥胶囊联合 mFOLFOX6 化疗能改善晚期结肠癌患者的临床症状，提高患者的免疫力。

4. 参芪扶正注射液

蒋淳琪等将 120 例Ⅲ期结肠癌术后患者随机分为两组，治疗组 60 例，采用常规化疗加参芪扶正注射液，对照组 60 例仅用常规化疗。6 个疗程后发现，治疗组化疗后 $CD4^+$ 细胞、$CD4^+/CD8^+$、NK 细胞活性明显增高（$p < 0.05$），而对照组化疗后 $CD4^+$ 细胞、$CD4^+/CD8^+$、NK 细胞活性明显降低（$p < 0.05$），说明参芪扶正注射液能增加患者化疗的耐受性，提高患者的免疫功能。

（三）中医非药物治法联合化疗

中医非药物疗法因其不依赖大型设备，具有简便易学、疗效确切、安全可靠、绿色环保、费用低廉等特点，在临床中应用广泛，常见的中医非药物疗法包括针刺、艾灸、刮痧、火疗、热敷等，这些方法都有助于调节人体的阴阳平衡和整体功能。在肠癌化疗过程中，中医非药物疗法可以作为一种辅助手段，除了帮助患者缓解化疗带来的不适症状，还能够调节患者免疫功能。蒋著椿等将 50 例大肠癌术后化疗患者随机分为观察组（FOLFOX4 方案化疗联合中药吴茱萸加小茴香穴位热熨）和对照组（FOLFOX4 方案化疗）各 25 例，观察中药吴茱萸加小茴香穴位热熨对肠癌术后化疗患者生存质量及免疫功能的影响。结果显示观察组脾虚证候积分较对照组下降更明显，免疫功能指标、生存质量评分更高。提示吴茱萸加小茴香穴位热熨能拮抗化疗药物对患者免疫功能的影响，提高生存质量。康研等通过对脾肾阳虚型中晚期大肠癌患者进行艾灸配合化疗，发现治疗组总有效率（87.5%）高于对照组（62.5%）。治疗组治疗后 $CD4^+$、$CD4^+/CD8^+$ 数值增高，$CD8^+$ 数值降低，两组组间差异有统计学意义（$p < 0.05$），说明艾灸联合化疗可以改善中晚期脾肾阳虚型大肠癌患者的生活质量、中医证候、体力状态及免疫功能等，可减轻化疗所致的毒副反应，具有临床价值。

三、中医药联合治疗减轻化疗毒副作用

化疗常引起胃肠道反应、骨髓抑制、手足综合征等不良反应，其中恶心、呕吐、纳差、腹泻等胃肠道反应成为阻碍患者完成化疗的重要因素。研究显示，约 60% 的患者因不能耐受化疗所致的胃肠道不良反应需改变既定化疗方案，22% 患者因此减少化疗药物剂量，约 15% 患者被迫暂停化疗，从而影响预后。中医药可以通过补益气血、调理脏腑功能等方式，减轻化疗引起的毒副作用，如恶心、呕吐、腹泻等。

（一）中医药联合治疗减轻化疗后胃肠道反应

结肠癌患者在接受系统治疗过程中，常易出现恶心呕吐、食欲减退、腹泻、便秘、腹胀等消化道不良反应。化疗相关性恶心呕吐（CINV）最为常见，食欲减退在所有接受化疗的患者中发生率最高，化疗相关性腹泻（CID）及化疗相关性便秘（CIC）也很常见。其中严重不良反应事件发生率高达 34%。这些不良反应会使患者营养失调、代谢障碍、精神压力与焦虑，从而降低患者化疗依从性，最终影响患者的远期生存率。

1. 中药汤剂联合化疗

中药汤剂联合化疗在减轻化疗后胃肠道反应方面确实具有显著效果。中药汤剂主要是通过调节患者的脾胃功能，改善胃肠道的消化吸收能力，从而减轻化疗引起的胃肠道反应。具体来说，中药汤剂中的某些成分可以抑制胃肠道的炎症反应，减少胃肠道黏膜的损伤；同时，中药汤剂还可以促进胃肠道的蠕动，增加消化酶的分泌，提高患者的食欲和消化功能。

李高彪团队发现六君安胃方，处方：太子参 30 g，茯苓 10 g，炒白术 10 g，陈皮 10 g，姜半夏 10 g，炙甘草 6 g，可减轻 5-FU 诱导的小肠类器官形态学损伤和肠道屏障功能损伤，可通过上调 Occludin 和 Claudin-1 的表达来促进屏障功能的恢复。六君安胃方可通过调控 PI3K/AKT 和 MAPK 信号通路，减轻肠道细胞凋亡，进而改善化疗引起的肠道损伤。临床研究进一步证实六君安胃方可减轻肠癌化疗后腹泻发生率，改善结肠癌术后辅助化疗期间胃肠道反应的临床症状。

生姜泻心汤通过多个作用靶点有效降低晚期大肠癌的化疗一线用药伊立替康诱导的迟发性腹泻发生，包括野生型 UGT1A1*28 和 UGT1A1*6 变异的高危组患者，均在不影响化疗临床效果下，显著降低胃肠道毒性反应。该研究提示生姜泻心汤可能通过保护肠道黏膜的组织结构，促进肠细胞的再生，促进黏膜隐窝恢复，降低伊立替康引起的胃肠道毒性反应。刘萍等研究发现清热解毒、健脾益气的中药联合 XELOX 化疗治疗老年晚期结肠癌患者可以显著降低化疗后胃肠道反应发生率，并增强机体免疫功能。

刘梦涵研究发现肠积方联合 XELOX 方案 + 贝伐珠单抗治疗晚期大肠癌脾虚痰湿证能够提高临床客观疗效、KPS 评分、中医证候疗效，降低 NLR 水平，改善血液高凝状态，并可明显减轻化疗引起的恶心、呕吐、腹泻发生率、相关毒性如骨髓抑制、消化道不良反应。

中医灌肠疗法历史悠久，因其直达消化道而效果显著。吴艾平将 100 例结直肠癌患者分为两组，对照组行 mFOLFOX6 化疗或 FOLFIRI 化疗，14 日为 1 个周期，试验组在此基础上联合清肠消癌颗粒灌肠，治疗两周期后发现试验组的治疗有效率（46.0% vs 26.0%）和 DCR（78.0% vs 58.0%）均高于对照组（$p < 0.05$），并且试验组的腹泻（16.0% vs 34.0%）、呕吐

（34.0% vs 54.0%）、粒细胞减少（14.0% vs 32.0%）发生率均低于对照组（$p < 0.05$）。

2. 中成药制剂联合化疗

多种中成药制剂在化疗中联合应用均可起到减轻消化道不良反应的作用。裴育莹等的研究表明参苓白术散与伊立替康联合治疗结肠癌患者，可有效预防并减少迟发性腹泻，且不影响化疗疗效。

康艾注射液、艾迪注射液、人参多糖、参芪扶正注射液等具有扶正功效的中药注射剂，可减轻化疗后的胃肠道不适反应。钱玉梅观察康艾注射液联合 FOLFOX 化疗治疗结肠癌的临床疗效，随机对照试验结果显示相对于对照组康艾注射液治疗组患者出现恶心、呕吐等不良反应的情况少，并降低患者肿瘤标志物含量，提高机体免疫功能。Ai 等观察参芪扶正注射液治疗结肠癌的辅助作用，相比于单纯化疗组，加用参芪扶正注射液可以显著减轻消化道不良反应的发生率，且有良好的安全性。

徐国暑等研究消癌平片联合化疗对晚期结肠癌的临床疗效，发现患者化疗的胃肠道不良反应显著减少，消癌平片的主要成分是乌骨藤，乌骨藤具有抗肿瘤作用且本身毒副反应很小，能通过提高患者自身免疫功能来预防化疗相关的消化道不良反应。

3. 中医非药物治法联合化疗

（1）针刺　文献荟萃分析发现，针灸治疗食欲不振以及化疗相关性恶心呕吐相比于药物治疗，非药物疗法治疗具有可接受性较高、副作用少、价格低廉的特点，可被推荐用于肿瘤患者。实验研究也表明针刺穴位可通过减少 5-HT、内皮素、促胃液素等与呕吐相关递质的产生，促进受损胃肠黏膜的修复，或通过改善化疗所致的胃肠道功能紊乱，降低不良反应发生率。

针对化疗相关性恶心呕吐，常见针刺内关穴和合谷穴配以耳针；针对化疗相关性腹泻，常见针刺足三里穴、阴陵泉、天枢穴、三阴交穴、涌泉穴和神门穴；针对化疗相关性便秘，常见直刺天枢穴、大横穴、中脘穴和丰隆穴等穴位，加以电针刺激。林家省采用针刺治疗肿瘤化疗后的胃肠道反应，发现针刺疗法能迅速纠正胃肠道不良反应。此外，针灸足三里穴、公孙穴、内关穴等能有效预防迟发性的化疗相关性恶心呕吐、化疗相关性腹泻和相关性便秘。

（2）穴位贴敷　穴位贴敷是中医治疗肿瘤化疗后胃肠道不良反应的有效联合治疗措施之一，一般选用神阙穴、足三里穴、合谷穴、中脘穴等3~4个穴位配伍，用中药汤剂制成的膏药贴敷在上述穴位，可起到良好的消胀、止泻、止呕等功效，降低化疗后恶心呕吐与腹胀等不良反应的发生。蒋梅等采用姜橘暖胃膏穴位贴敷联合抗胃肠道不良反应药物托烷司琼治疗化疗相关性恶心呕吐，可起到温中止呕、和胃降逆，固本培元、和胃理肠之功，明显降低化疗期间恶心呕吐的发生率，缓解化疗中寒结或阳虚导致的化疗相关性腹泻和相关性便秘。王素华等用中药丸穴位贴敷足三里、神阙、天枢、中脘等穴位治疗化疗相关性腹泻的结肠癌患者，治疗组化疗相关性腹泻严重程度分级中处于Ⅲ、Ⅳ级病例数较治疗前明显减少，证明穴位贴敷可减轻患者化疗相关性腹泻的临床症状，从而提高临床疗效。

（3）艾灸疗法　多项临床对照试验表明艾灸止呕的效果和止吐药物的效果相似，并且价格更加低廉，安全性高，使用方便且操作简单，可能是因艾灸能有效促进机体内血液流动性等。艾灸足三里穴有健脾和胃、补虚益气、通络止痛、回阳救逆的功效，可减轻化疗不良反应。化疗期间采用温和灸配合隔盐灸3日即可显著降低化疗相关性恶心呕吐、化疗相关性腹泻和相关性便秘发生，使患者化疗过程更安全平稳。艾灸中脘穴可健脾和胃、理气祛湿，有效改善消化道恶性肿瘤患者腹腔积液等症状，提高患者生活质量。

（4）推拿按摩　近些年来，肿瘤患者被极大地鼓励使用推拿按摩来缓解化疗引起的恶心和呕吐。Robison等的研究证实推拿有助于最大限度减少相关性恶心呕吐等消化道不良反应，且推拿联合化疗的患者总体满意度更高。印度一项研究显示，足部按摩可有效减少相关性恶心呕吐发生，明显降低高致吐化疗药物引起的恶心、呕吐、干呕症状，提高接受化疗的结肠癌患者的生活质量，带来生存获益。Dadkhah等观察化疗的结肠癌患者，随机分成音乐联合眶周按摩治疗组和空白对照组，在接受化疗药物治疗的前后24 h使用罗德问卷评估恶心和呕吐严重程度，发现音乐联合眶周按摩显著降低了相关性恶心呕吐的发生率，两组差异有统计学意义。

（二）中医药联合治疗减轻化疗后骨髓抑制

1. 中药汤剂联合化疗

中医药联合治疗在减轻化疗后骨髓抑制方面展现出显著的优势。化疗过程中，骨髓抑制是一个常见的副作用，它会导致白细胞、红细胞和血小板等血细胞的减少，从而影响患者的免疫力和造血功能。

中医药通过辨证施治，可以根据患者的具体情况制定个性化的治疗方案。中医临床实践中，对于肠癌化疗后骨髓抑制的患者，中医药治疗可以从以下几个方面发挥作用。

（1）益气养血　中医药中的黄芪、党参、白术等益气健脾中药，可以提高化疗敏感性，减轻化疗毒性，同时增强机体的免疫力，促进造血功能的恢复。这些中药可以单独使用，也可以与其他药物配伍使用，以发挥更好的疗效。张国星探讨益气养荣汤，处方：人参 30 g，炙黄芪 20 g，当归 15 g，川芎 15 g，白芍 12 g，白茯苓 12 g，贝母 10 g，香附 10 g，甘草 8 g，对结直肠癌术后化疗患者骨髓抑制的影响，通过选取 92 例结直肠癌术后患者，随机分为研究组、对照组，对照组肠癌根治术后予以 FOLFOX6 方案化疗，于此基础上，研究组予以益气养荣汤治疗。与治疗前比较，两组治疗 1、4 个疗程后红细胞计数、白细胞计数、血红蛋白含量、血小板计数较低，但研究组优于对照组（$p < 0.05$）。研究得出结论：结直肠癌术后化疗患者联合益气养荣汤治疗效果确切，可促进患者免疫功能改善，减轻骨髓抑制程度及化疗不良反应，改善患者生存质量，延长生存期。

（2）调和脏腑　中医药注重调和脏腑功能，通过调节肝、脾、肾等脏腑的功能，改善患者的营养状况和消化吸收能力，从而有助于恢复骨髓的造血功能。林桐团队通过以“健脾温肾固髓”立法的固髓生血汤，联合常规化疗 FOLFOX 方案并在化疗前 3 日给予固髓生血汤。对照组 30 例应用 FOLFOX 化疗方案进行化疗，持续用药 2 个周期，观察其疗效。结果发现治疗组化疗后外周血象各项指标明显优于对照组。证实运用健脾温肾固髓的方法进行治疗，可以降低化疗后骨髓抑制的毒副作用，提高肿瘤患者生活质量，改善临床症状。

（3）活血化瘀　化疗后骨髓抑制往往伴随着血液循环不畅和血瘀等问题，中医药中的当归、鸡血藤等生血补血中药，可以活血化瘀，促进血液循环，有助于改善骨髓的供血情况，减轻骨髓抑制。

2. 中成药制剂联合化疗

目前多种中成药在减轻骨髓抑制方面表现出一定的效果，在包括肠癌在内的多种肿瘤化疗引起的骨髓抑制中均发挥重要作用及确切疗效，以下是一些临床常用的中成药及其功效。

（1）地榆升白片　该药具有气血双补的功效，对于白细胞减少症有很好的效果。

（2）复方皂矾丸　其功效包括温肾健髓、益气养阴、生血止血，适用于全血细胞减少者。

（3）再造生血片　此药能滋阴补肾、补气生血、活血止血，适用于骨髓抑制属气血两虚者。

（4）益髓生血胶囊　具有温阳益气化瘀、补肝益肾健脾的功效，主要用于骨髓抑制属脾肾阳虚者。

（5）生血宝合剂　它的主要功效是补气养血，也能在一定程度上帮助减轻骨髓抑制。

（6）参芪扶正注射液　此药为注射剂型，能补中益气，对于骨髓抑制有一定的调节作用。

3. 中医非药物治法联合化疗

针灸可抑制骨髓细胞的凋亡。路玫等研究表明，针灸可促进抗凋亡蛋白 Bcl-2 的表达，抑制促凋亡蛋白 Bax 的表达，降低 Bax/Bcl-2 比值，从而有效抑制骨髓细胞的凋亡。辛庆龄通过临床随机对照研究发现温针灸足三里、关元能有效改善化疗后患者的骨髓抑制情况，尤其对白细胞和粒细胞水平影响明显。郑艺等通过 84 例化疗的大肠癌患者观察雷火灸配合中西药治疗大肠癌化疗后骨髓抑制程度的临床疗效，发现雷火灸配合中西药在降低大肠癌化疗患者骨髓抑制程度上效果显著，在改善大肠癌化疗患者中医证候、身体状态及促进血清相关肿瘤标志物正常转化中也有一定的效果。王珏等将 60 例大肠癌患者随机分为治疗组和对照组，治疗组采用 FOLFIRI 化疗方案配合龟鹿二仙胶巴布剂外敷神阙穴，隔日更换 1 次，连用 14 d，对照组予 FOLFIRI 方案化疗同时使用安慰巴布剂，发现化疗后 7 日治疗组 KPS 评分稳定率高于对照组，第 14 日外周血（白细胞、中性粒细胞、血小板）计数高于对照组，中医症状积分低于对照组，未见明显肝肾功能损伤、皮肤过敏等不良反应。

（三）中医药联合治疗减轻化疗后周围神经病变

化疗诱导的周围神经病变（CIPN）是肿瘤患者最常见的不良反应。对于肠癌患者，奥沙利铂（Oxaliplatin）被广泛用于治疗结直肠癌等消化道恶性肿瘤。奥沙利铂是第三代铂类化疗药物，其有效且副作用少，但其对周围神经具有明显的毒副作用，导致奥沙利铂致周围神经病变（oxaliplatin induced peripheral neuropathy，OIPN）的产生。OIPN 属于剂量相关性化疗后周围神经病变，其严重程度与化疗次数、药物剂量密切相关。

1. 中药汤剂联合化疗

胡婷采用随机对照的方法，将 60 例入组患者，随机分为两组，其两组化疗方案均为奥沙利铂 + 亚叶酸钙 + 氟尿嘧啶方案，治疗组给予三磷酸胞苷二钠注射液配合温经通络汤，对照组仅使用三磷酸胞苷二钠注射液。观察温经通络汤对改善奥沙利铂所致手足麻木的临床疗效。发现中药联合组及对照组神经毒性发生率分别为：20.97% 和 37.48%，治疗组神经毒性发生率明显低于对照组（$p < 0.05$）。温经通络汤可以缓解奥沙利铂所致神经毒性引起的手足麻木症状。且温经通络汤对化疗影响不大，安全性高。在使用西药缓解神经毒性所致手足麻木的同时加用中药汤剂，可取得更好的疗效，充分发挥药效改善肿瘤患者化疗后的生存状态及生活质量。

除了内服中药汤剂，临床实践中，中药汤剂的外治法在联合肠癌化疗治疗周围神经病变方面也应该广泛。潘瑜凡等将 32 例结直肠癌术后经奥沙利铂化疗致神经毒性的患者分为两组，对照组予单纯甲钴胺营养神经治疗，观察组在此基础上加用温阳补肾、活血通络中药熏洗手脚，治疗 4 周后发现观察组临床总有效率（93.75% vs 62.50%）优于对照组（$p < 0.05$）。

2. 中医非药物治法联合化疗

针灸作为中医药特色疗法之一，作为辅助方法，针灸安全有效且不良反应发生率低。

（1）普通针刺　吴勇等将 60 例接受奥沙利铂化疗的腹部肿瘤患者随机分为单纯化疗组、甲钴胺加化疗组和针刺加化疗组，观察针刺防治奥沙利铂神经毒性的临床疗效。穴位取合谷、内关、曲池、血海、足三里、三阴交，针刺 1 次 /d，6 次为 1 个疗程。西药组予甲钴胺注射液 0.5 mg 静脉注射，1 次 /d，连续治疗 3 d 为 1 个疗程，单纯化疗组则未予干预措施。采用 Levi 感觉神经毒性评分作为疗效评价指标，结果显示针刺治疗组与西药对照组神经毒性分级均低于单纯化疗组（$p < 0.05$），而针刺治疗组与西药对照组神经毒性分级的差异无统计学意义（$p > 0.05$）。

（2）电针　基础研究证实电针不但能够缓解奥沙利铂诱导的机械痛，还可以改善冷痛，其机制可能是电针通过影响胆碱能和 5- 羟色胺能抑制系统继而缓解奥沙利铂介导的疼痛。孙贤俊等招纳 66 例接受奥沙利铂化疗患者，对照组采用还原型谷胱甘肽，500 mg/m^2 静滴治疗，1 次 /d，14 d 为 1 个疗程，治疗组在对照组基础上增加电针治疗，主穴选择关元、血海、足三里并连接电针仪，配穴根据临证加减，电针频率为 50~100 Hz，治疗 1 次 /d，14 d 为 1 疗程。采用 NCV 这一项客观指标反映电针改善神经损伤程度，以主观 Levi 感觉神经毒性评分反映感觉恢复情况。结果显示：在改善感觉神经毒性评分上治疗组总有效率 76.5%，其中治愈 17 例，对照组总有效率为 46.9%，治愈 8 例；在改善神经传导速度上，治疗组左侧腓神经、右侧尺神经的运动神经传导速度（MNCV）高于对照组（$p < 0.01$），双侧尺神经感觉神经传导速度（SNCV）较对照组高（$p < 0.05$）。

（3）艾灸　何燕燕等通过 70 例奥沙利铂化疗所致周围神经病变的肠癌患者随机分为对照组和观察组，对照组采用甲钴胺片口服治疗，观察组采用雷火灸热敏穴治疗，两组患者均治疗 2 周。比较两组患者的临床疗效、周围神经毒性严重程度及生活质量情况。结果发现两组患者数字分级法（NRS）疼痛评分均低于治疗前，且观察组 NRS 评分低于对照组（$p < 0.05$）；表明雷火灸热敏穴可缓解奥沙利铂化疗所致周围神经毒性反应，减轻其严重程

度，提高患者的生活质量。研究表明艾灸疗效满意，操作简便，适合临床推广用以治疗 OIPN。

（4）揿针 苏子舰采用皮内针的方法治疗胃肠癌患者化疗后的 OIPN，结果显示：揿针针刺能够有效降低慢性 OIPN 的发生率，揿针干预对 OIPN 有一定的疗效，且一定程度上能够提高患者的生活质量。

中医药联合肠癌化疗具有增效减毒、扶正固本、个体化治疗、改善预后等多方面的优势，具有广阔的发展前景和应用价值。然而，中医药联合化疗的应用仍需要进一步的探索和研究。未来，我们可以从以下几个方面进行深入研究：①深入研究中医药与化疗药物的相互作用机制，为临床用药提供科学依据；②探索更多的中医药与化疗药物的联合应用方案，以满足不同患者的需求；③加强中医药与化疗药物的配伍禁忌研究，避免不良反应的发生；④通过临床试验验证中医药联合化疗的疗效和安全性，为临床应用提供有力支持。

相信在未来的研究和实践中，中医药联合化疗将会为肿瘤治疗带来更多的突破和进步。通过合理的治疗方案和科学的用药方式，可以最大限度地发挥中医药联合化学疗法的优势，提高结直肠癌治疗效果和患者的生活质量。

（四）常用化疗药物同中药

自 20 世纪 50 年代以来，5- 氟尿嘧啶（5-Fu）一直是大肠癌的基本化疗药物；70 年代开始出现了 5-Fu 的衍生物，如呋喃氟尿嘧啶、双呋喃氟尿嘧啶、尿嘧啶替加氟片、去氧氟尿苷等；90 年代中后期开始，随着高效化疗药物如奥沙利铂、卡培他滨、伊立替康等药物的上市并在临床广泛应用，大肠癌的化疗疗效提升。目前中医药对化疗药物耐药及解毒增效方面的研究也不断深入，现按照常用的化疗药物梳理其相互关系。

1. 氟尿嘧啶衍生物

5-Fu 自 1957 年应用于临床以来，一直是治疗大肠癌的主要药物，此类化合物主要是作为胸苷酸合成酶的抑制剂即一种嘧啶合成过程中的限速酶发挥作用，氟尿嘧啶与亚叶酸钙结合能够提升氟尿嘧啶结合胸苷合酶的能力。近年来临床上常使用的氟尿嘧啶类药物主要是氟尿嘧啶注射液、卡培他滨、替吉奥、雷替曲塞。

（1）5-Fu　5-Fu 是临床上应用最广的抗嘧啶类药物，对消化道肿瘤有良好的疗效，在肿瘤内科治疗中有重要地位，在大肠癌的化疗方案中，基本都包含 5-Fu 类药物，再同其他类化疗药物结合，从而组成化疗方案。5-Fu 经酶转化为 5- 氟脱氧尿嘧啶核苷酸而具有抗肿瘤活性。5-Fu 通过抑制胸腺嘧啶核苷酸合成酶而抑制 DNA 合成。杨晨光等采用中医方法辨识 5-Fu 性味，根据 5-Fu 的副作用：口颊、舌边、上颚、齿龈等多处发生溃疡，周围红肿；持续剧烈的腹泻；恶心、呕吐等表现。依据中医“诸痛痒疮，皆属于心”“诸呕吐酸，暴注下迫，皆属于热”“诸逆冲上，皆属于火”的病机理论，而将之归于热性，其作用可使有形癥瘕积聚消散，有行气、行血的作用；归于辛味，从而认为 5-Fu 为苦辛大热，有毒之品。

中药有协同 5-Fu 的作用。魏行云等研究益气解毒方（由黄芪 15 g、黄连 10 g、党参 10 g、白花蛇舌草 20 g、天花粉 15 g、茯苓 10 g、甘草 6 g 组成）联合 5-Fu 可协同抑制结肠癌移植瘤的生长及凋亡，其机制可能与下调 Bcl-2、TNF-α 表达，上调 Bax、Caspase-3 表达，抑制 NF-κB 信号通路相关。陈映文等采用华蟾素注射液联合 5-Fu 观察对大肠癌 Lovo 细胞黏附侵袭能力的影响，发现联合用药效果显著，常规化疗优于单独使用华蟾素。在抗肿瘤同时，部分药物具有调节免疫功能的作用。如王艳等发现猪苓多糖能提高 5-Fu 对小鼠移植瘤的抑瘤率，拮抗免疫器官萎缩、提高巨噬细胞吞噬功能，提高 NK 细胞活性，有提高疗效、减少毒副反应的作用。

5-Fu 易引起肠黏膜炎，损害胃肠道黏膜的过程可以概括出 5 个阶段，包括开始、初级损伤反应、信号放大、溃疡和愈合。在最后 1 个阶段是通过上皮细胞的增殖和分化来实现肠屏障的重建和愈合，中药对于肠黏膜屏障的重建和愈合有帮助作用。如李兆栋等采用生脉胶囊进行小鼠实验，发现其对于 5-Fu 导致的小鼠化疗性黏膜炎有保护作用。周玉珍等采用超声介导下中药经穴渗透治疗 5-Fu 相关脾虚湿阻型腹泻，7 日为 1 个疗程，疗程结束后观察患者腹泻情况，发现观察组优于对照组，其具体方法是采用“四君子汤”，人参、白术、茯苓、甘草 4 味中药研磨成粉，取药粉 5 g 与醋 5 mL 调匀成膏状做成药丸，选取足三里，穴位敷贴，每次 30 min，每日 1 次。

5-Fu 的毒副作用除了常见的胃肠道反应、骨髓抑制外，其心脏毒性也值得关注。5-Fu 的心脏毒性主要机制有冠脉痉挛、血管内皮损伤、血栓形成、心肌直接损伤等，属于中医“胸痹”范畴，中医病机多为血瘀、气滞、寒凝、痰阻，可以采用益气活血法中药辨证论治。如丹红注射液有保护心脏血管、抗凝的作用，对心肌细胞具有保护作用，可促进血管再生，研究发现其可以减少采用 FOLFOX4 方案化疗患者心电图异常的发生，减轻心脏毒性，抑制心室重构。吴东垣等发现黄芪多糖可通过缓解氧化应激而抑制 5-Fu 诱导的心肌细胞凋亡。刘雨晴等通过临床研究发现 5-Fu 化疗同时采用川芎嗪，可在一定程度上抑制化疗药物的心脏毒性。

（2）卡培他滨　卡培他滨是一种口服氟尿嘧啶类药物，在细胞内被胸苷磷酸化酶转化成 5-Fu。在临床上其逐渐取代 5-Fu，提供了更方便的给药方法。

因卡培他滨给药方便，常被用于同中药治疗联合，治疗老年性大肠癌及无法耐受静脉化疗的大肠癌患者。张功等采用 meta 分析方法，对 2018 的 13 项中药联合卡培他滨的 RCT 研究进行分析（964 例），发现试验组与对照组相比，可提高卡氏评分、改善手足综合征、减少白细胞降低、减轻恶心呕吐、减轻腹泻、增加 $CD3^{+}$ 及 NK 计数，其选方大多采用健脾益气等补益类药物。如刘湘君等采用健脾复方（由陈皮 10 g、半夏 10 g、柴胡 10 g、茯苓 10 g、炒白术 15 g、黄芪 30 g、炒薏苡仁 30 g、藤梨根 30 g、白花蛇舌草 30 g 组成）联合卡培他滨治疗Ⅲ期结直肠癌患者，治疗组总体生存率高于对照组（单纯使用卡培他滨），其无进展生存期两组差异无统计学意义，中医证候疗效有效率治疗组为 97.56%。杨得振等采用当归补血汤联合卡培他滨节拍化疗治疗高龄晚期结直肠癌，治疗组有效率为 28.6%，疾病控制率为 71.4%，且发现治疗后两组的血清二胺氧化酶水平均有所上升，但当归补血汤（当归 6 g，黄芪 30 g）联合组上升仅（2.11 ± 0.52），同卡培他滨组的（3.31 ± 0.66）相比，$p < 0.05$，具有统计学差异，其中血清二胺氧化酶在肠黏膜屏蔽功能受损时释放入血，可提示肠黏膜屏蔽功能损伤程度。王智健等采用卡培他滨联合健脾化痰方治疗老年肠癌根治术后辅助化疗患者，发现 4 年内无病生存率显著高于对照组，健脾化痰方组成：薏苡仁 30 g，黄芪

30 g，陈皮 15 g，白术 15 g，炙甘草 6 g，预知子 20 g，茯苓 15 g，党参 15 g，浙贝母 20 g，制半夏 15 g。

卡培他滨一个显著的副反应是手足综合征，可见皮肤改变或皮炎，伴有感觉异常，甚至出现脱屑、水泡、出血、水肿等情况。临床常采用中药浸泡、外敷等方法进行治疗。如邬雨春等采用艾叶 20 g、桂枝 20 g、伸筋草 20 g、红花 20 g、鸡血藤 30 g、怀牛膝 10 g、木瓜 15 g 中药水煎后浸泡来疏通血脉，改善循环。王琪等采用红花愈肤洗剂治疗卡培他滨导致的大肠癌患者手足综合征疗效明显。谢燕华等采用血府逐瘀汤联合口服卡培他滨，观察血府逐瘀汤对于手足综合征的影响，共观察 98 例患者，观察组缓解率（20.41%）显著高于对照组。

（3）替吉奥　替吉奥也是一种口服的氟尿嘧啶类新药，由替加氟和吉美嘧啶、奥替拉西两种调节剂组成。替吉奥为二氢嘧啶脱氢酶抑制剂，其效果是尿嘧啶的 180 倍。吉美嘧啶能够抑制在二氢嘧啶脱氢酶作用下从 FT 释放出来的 5-Fu 的分解代谢，有助于延长 5-Fu 在血中和肿瘤组织中的有效深度，从而取得与 5-Fu 持续静脉输注类似的疗效。

目前报道的中药联合替吉奥的研究主要是在老年及晚期大肠癌患者中，如周京旭等采用祛瘀解毒法联合替吉奥治疗体力评分较差或老年大肠癌肝转移患者，其对照组给予单纯祛瘀解毒法中药者，结果提示两者结合对大肠癌肝转移患者有一定近期疗效，值得推广，基本方：党参 15 g，黄芪 25 g，茯苓 10 g，白术 15 g，半枝莲 20 g，白花蛇舌草 20 g，土鳖虫 6 g，桃仁 15 g，莪术 15 g，枳壳 15 g，甘草 6 g。陈悦等采用健脾补肾解毒方（太子参 30 g，炒白术 10 g，茯苓 10 g，女贞子 10 g，墨旱莲 10 g，炙甘草 6 g，天麻 10 g，钩藤 10 g，白花蛇舌草 15 g，土茯苓 15 g）联合小剂量阿帕替尼和替吉奥治疗转移性结直肠癌，中位无进展生存期和中位总生存期分别为 4.80 个月和 12.73 个月，疾病控制率为 68.29%，客观缓解率为 7.32%。

（4）雷替曲塞　雷替曲塞为抗代谢类叶酸类似物，特异性地抑制胸苷酸合成酶（thymidylate synthetase，TS）。TS 是胸腺嘧啶脱氧核苷酸三磷酸盐（TTP）合成过程的关键酶，TTP 是 DNA 合成的必需核苷酸，因而抑制 TS 可导致 DNA 断裂和细胞凋亡。

此部分的相关研究较少，主要采用扶正中药联合祛邪化疗药物进行治疗，且适用于晚期结直肠癌患者。如刘燕青等采用健脾益气法（基本方：党参 15 g，白术 10 g，茯苓 10 g，半夏 10 g，白芍 10 g，陈皮 10 g，川芎 10 g，当归 10 g，鸡内金 10 g，甘草 10 g，木香 9 g，砂仁 9 g，山茱萸 30 g，仙鹤草 30 g；恶心呕吐加竹茹 10 g，食欲减退加炒谷麦芽各 15 g，乏力加黄芪 30 g，便溏加薏苡仁 30 g、山药 15 g）联合含雷替曲塞化疗方案治疗晚期结直肠癌患者，发现可显著提高结直肠癌患者临床疗效，改善患者的临床症状，促进患者免疫功能的提高，同时可降低化疗中的不良反应，但纳入病例仅 72 例，为小样本临床观察。

（5）曲氟尿苷复方片（LonsurfLonsurf，TAS-102） 曲氟尿苷复方片是一种新型抗代谢复方药物，由抗肿瘤核苷类似物三氟胸苷和胸苷酸磷化酶抑制剂替吡嘧啶组成。中药方面暂无相关研究。

2. 伊立替康

伊立替康（CPT-11）是半合成的水溶性喜树碱衍生物，是 DNA 拓扑异构酶 Ⅰ 抑制剂，其特异性作用于 S 周期。在体内经倍羧酸酯酶代谢为 SN-38，CPT-11 及 SN-38 通过抑制人体细胞 DNA 复制所必需的拓扑异构酶 Ⅰ，诱导 DNA 单链损伤，阻断 DNA 复制而产生细胞毒性。

中药联合伊立替康对于化疗有增效作用，如任明智等采用中医扶正培本之法辅助伊立替康发现对患者血清 CA199、MMP-7 水平有降低作用。杨全海等采用参苓白术散加减（基本方：党参 15 g，茯苓 12 g，炒白术 12 g，当归 12 g，炒白芍 15 g，半夏 10 g，龙葵 15 g，薏苡仁 15 g，砂仁 6 g，败酱草 15 g，陈皮 12 g，山药 15 g，三棱 10 g，木香 6 g，莪术 10 g，炙甘草 3 g）辅助伊立替康和雷替曲塞治疗晚期结直肠癌，观察组总有效率（44.07%）和疾病控制率（77.97%），均高于对照组，但无统计学差异，观察组腹泻、恶心呕吐发生率低于对照组。

黄芩素和姜黄素是在伊立替康相关研究中，研究较为深入的中药单体。孟祥彩等研究黄芩素在伊立替康抑制结肠癌细胞增殖中的作用及相关机制，发现其通过抑制 Src-YAP 信号通路增强伊立替康对结肠癌 HT-29 细胞的抑制作用。唐阳等发现姜黄素可逆转伊立替康耐药结肠癌 LoVo/CPT-11R

细胞对伊立替康的敏感性。

伊立替康最显著的副反应是胃肠道迟发性腹泻，目前中医药对于此部分的研究较多。孙延沙等从中医时间学角度观察寅卯时应用伊立替康迟发性腹泻发生情况的变化，具体发生：CPT-11 180 mg/m^2，第 1 日通过四通道程控时辰输液泵静脉输注 6 小时，给药时间在 2：00~8：00 给药，5：00 达到峰值；雷替曲塞 3 mg/m^2，第 1 日恒速输注 15 min，给药时间 10：00~10：15，其中医理论依据是，平旦（寅、卯、辰）阴尽卫气行于阳，防卫机体的能力相对较强，此时用药能减轻肠毒性的发生。

用药除了常用的健脾法药物外，如参苓白术散灌胃，发现其对大鼠腹泻情况和肠黏膜损伤程度有缓解作用，黄芩汤和半夏泻心汤治疗 CPT-11 相关性腹泻的研究较为深入。

黄芩汤出自《伤寒论》，由黄芩、白芍、大枣、甘草四药组成，用于下腹痛、身热、口苦或热痢腹痛、舌红、脉弦数。PHY906 是黄芩汤的有效提取物，多项研究发现其可减轻 CPT-11 引起的肠毒性，同时具有提高 CPT-11 抗肿瘤治疗的作用。PHY906 早期不能抑制 CPT-11 引起的肠黏膜 DNA 损伤，但在 CPT-11 治疗 4 日后，PHY906 能通过肠道干细胞的修复和若干 Wnt 信号通路达到修复肠黏膜的内皮细胞，减少和抑制 CPT-11 引起的中心粒细胞 / 巨噬细胞浸润和促炎因子 TNF-α 在肠内的表达以及其血浆中的表达，达到治疗 CPT-11 引起的迟发性腹泻的作用。

半夏泻心汤也出自《伤寒论》，也含有黄芩，由半夏、黄芩、干姜、人参、炙甘草、黄连、大枣组成，具有辛开苦降、寒热并用、健脾和胃的功效。Mori 等研究发现，半夏泻心汤可显著降低 CPT-11 引起腹泻的等级，及Ⅲ或Ⅳ度评分腹泻的发生率。研究发现，黄芩苷作为该方剂中的有效成分，能够有效抑制肠道细菌中 β-葡萄糖醛酸酶的活性，显著降低肠道中 SN-38 的生成，达到有效减少迟发性腹泻的作用。王文明等采用加味半夏泻心汤，在给予伊立替康前 1 天，分别给予半夏泻心汤高、中、低剂量组灌胃治疗，连续 7 日，第 8 日检测 IL-15 含量，发现加味半夏泻心汤可以提升血清中 IL-15 的含量，达到抑制伊立替康迟发性腹泻的作用。

3. 奥沙利铂

奥沙利铂（L-OHP）作用机制与其他铂类相同，均以DNA为作用部位，铂原子与DNA链形成链内和链间交联，阻断DNA的复制与转录，其与DNA结合较快，与RNA也有一定的作用。

奥沙利铂是大肠癌化疗方案中常用药物，但其耐药性及其副反应周围神经病影响了奥沙利铂的应用，中医药在这两个方面均有深入的研究。

1）中药可逆转大肠癌奥沙利铂耐药性

中药逆转奥沙利铂耐药的机制比较复杂，主要有增加细胞内药物浓度、抑制相关耐药酶类活性、促进结直肠癌耐药细胞的凋亡、诱导结直肠癌耐药细胞自噬增加、增加DNA损伤与抑制DNA修复及诱导相关mRNA的表达、干预结直肠癌耐药细胞相关信号通路等几方面。

（1）增加细胞内药物浓度：目前已经实验证明多种中药单体对于人结肠癌耐药细胞株有促进其凋亡、逆转耐药的作用，如白头翁皂苷B4、粉防己碱、二氢杨梅素、竹节香附素A、雷公藤内酯醇、藤黄酸、姜黄素、五味子乙素、虎杖苷等。中成药物中，尹卫华等发现复方苦参注液加入L-OHP/SW480细胞株比较，P-GP、P-170、MRP mRNA及蛋白表达明显升高，证实复方苦参注射液逆转奥沙利铂耐药性，机制可能是通过降低相关蛋白表达。中药复方相关研究主要在动物体内研究，如张勇等研究发现健脾解毒方（黄芪、党参、白术、预知子、野葡萄藤、薏苡仁）对奥沙利铂抑制人结肠癌裸鼠原位移植瘤生长有增效作用，其增效作用可能与下调耐药相关铜转运蛋白ATP7A、ATP7B和mRNA及蛋白表达，增加细胞内奥沙利铂药物的浓度有关。

（2）抑制相关耐药酶类活性：中药干预多种同耐药相关的酶的活性，如丙酮酸激酶同工酶M2（PKM2）的过表达、基质金属蛋白酶（MMPS）及金属蛋白酶家族等。Sun等发现，灯盏乙素能够抑制PKM2活性，从而减少三磷酸腺苷（ATP）的产生，以激化OR-SW480和OR-HT29细胞中奥沙利铂诱导的线粒体凋亡途径；肖海娟等研究发现肠胃清联合奥沙利铂能显著抑制HCT116/L-OHP耐药细胞的增殖和侵袭能力，其侵袭抑制作用与ADAM-17、MMP-2、MMP-9蛋白下调有关。

（3）促进结直肠癌耐药细胞的凋亡：细胞凋亡是细胞受到损伤后启动的自我保护机制，与人结肠癌相关的蛋白及基因有 NDRG1、P53、Bcl-2 等。庞晓辉等研究发现重楼皂苷Ⅰ处理后的结肠癌耐奥沙利铂细胞中 BAX 和 Caspase-3 的蛋白水平升高，证明重楼皂苷Ⅰ能促进结肠癌细胞和耐药细胞的凋亡。其他中药单体如白藜芦醇、薯蓣皂苷、莲心碱等均有促进结肠癌耐药细胞凋亡的作用。

（4）诱导结直肠癌耐药细胞自噬增加：通常而言，化疗药物可以诱导细胞凋亡和自噬，自噬可通过降解药物分子发挥细胞保护作用，帮助肿瘤细胞规避凋亡。目前研究显示大麻二酚、6- 姜烯酚、积雪草酸等有调控自噬的作用，如 Jeong 等证实奥沙利铂和大麻二酚组合通过线粒体功能障碍诱导 ROS 的过量产生，从而克服奥沙利铂耐药性，降低 NOS3 磷酸化，导致肿瘤细胞自噬。张瑞娟等通过构建人结肠癌耐药奥沙利铂细胞株 HCT116/L-OHP 裸鼠皮下移植瘤模型研究发现，奥沙利铂诱导保护性自噬导致细胞凋亡减少，肠胃清逆转其耐药机制可能为通过调控 MIR-30A/BECLIN1 通路而抑制自噬逆转结肠癌耐药。

（5）增加 DNA 损伤与抑制 DNA 修复及诱导相关 MIRNA 表达：奥沙利铂导致的 DNA 损伤中最重要的 NER 调节因子是 ERCC1，ERCC1 及其催化剂 XPF 均被证明在奥沙利铂耐药中起关键调控作用。中药单体中姜黄素可逆转 HCT-116/L-OHP 的耐药特性，其机制可能是通过降低 ERCC1 表达，从而下调 Bcl-2、MRP、Survivin 等与耐药相关基因及蛋白的表达，增加其对 L-OHP 的药物敏感性，进而逆转结直肠癌细胞的耐药；Wei 等发现姜黄素与奥沙利铂联合用药后，mRNA 和蛋白水平 ERCC1、Bcl-2、MRP、P-GP、SURVIVIN 的表达降低，说明姜黄素可通过影响 MIR409-3P 介导的 ERCC1 表达逆转结直肠癌细胞对 L-OHP 的耐药性。

（6）干预结直肠癌耐药细胞相关信号通路：与结直肠癌耐药相关的信号通路有 PI3K/Akt/mTOR 通路、IL-6/STAT3/Bcl-2 信号通路、NOX1 信号通路、Wnt/β-catenin 通路、NF-κB/NRF2/MRP2 信号通路。Li 等研究发现柑橘皮中分离的天然黄酮类化合物陈皮素增强奥沙利铂对结直肠癌细胞增殖的抑制作用，其机制为下调 PI3K/Akt/mTOR 途径使结直肠癌对奥沙利铂化疗敏感。Wu 等发现肉桂醛可促进细胞凋亡来增加奥沙利铂对结直肠癌的疗效，其作用机制为肉桂醛和奥沙利铂协同逆转缺氧诱导的结直肠癌细胞的上皮－间质转化和干细胞性，并协同抑制缺氧激活的 wnt/β－catenin 通路。万顺等发现，不同干预剂量复方苦参注射液能够显著抑制 SW1463 奥沙利铂耐药裸鼠移植瘤中 ROS 生成，其作用机制可能是通过 NOX1 信号通路调控 ROS 水平从而逆转奥沙利铂耐药性。

以上是目前中药对奥沙利铂耐药的相关研究情况，虽相关研究数量较多，但存在以下问题：实验研究多于临床研究，在临床上研究较少；复方中药主要在动物实验方面，其作用机制不能完全明确；中药给药浓度，包括单体有效剂量未有定论，因此，需要进行更深入的研究。

2）中医对奥沙利铂导致周围神经病变的改善作用

首先，对于接受奥沙利铂治疗后容易出现周围神经病变的患者的中医证型，多项研究进行聚类分析，如陈婷等认为Ⅰ级神经毒性证型分布以瘀血阻络证为主，Ⅱ、Ⅲ级神经毒性以瘀血阻络、阳虚寒凝、气血两虚等证型兼见明显，Ⅳ级神经毒性证型分布以阳虚寒凝证为主。符茗铨等通过对中晚期结直肠癌患者的中医体质同化疗相关性周围神经病变发生率进行分析，认为其中医体质分布以平和质、气虚质和痰湿质为主，平和质占 49.02%，平和质与偏颇质之间化疗相关性周围神经病变发生情况无明显区别。

根据患者的证型，采用不同治则进行大肠癌术后奥沙利铂化疗引起周围神经病变的干预治疗。潘瑜凡等采用比较温阳补肾、活血通络外治法治疗奥沙利铂相关性周围神经病变，观察组总有效率（93.75%）优于对照组（62.50%），药物：川芎 30 g，黄芪 60 g，泽泻 20 g，黑附片 40 g，徐长卿 30 g，透骨草 20 g，淫羊藿 30 g，桂枝 60 g。热娜古丽等采用阳和汤加减（药物：熟地黄 30 g，葛根 20 g，通草 12 g，羌活 10 g，威灵仙 10 g，鹿角胶 9 g，白芥子 6 g，肉桂 3 g，生甘草 3 g，细辛 3 g，麻黄 2 g，姜炭 2 g）口服和同方熏洗治疗奥沙利铂相关性周围神经病变同甲钴胺比较，治疗前后比较血清神经生长因子有显著差异。胡莹等从血痹论治，采用当归四逆汤防治奥沙利铂致慢性周围神经病变，取得了一定的疗效。

第二节　中医药联合放射治疗

放射治疗（简称放疗）是直肠癌术后，肠癌肝、肺转移病灶治疗的主要手段。在肠癌接受放疗的患者中，放疗会导致一系列的副反应和后遗症，包括全身和局部的。在放疗的同时使用中药，可以从全身和局部进行治疗。放疗与中医药结合的方法和目的包含以下几个方面。①增强对放射线的敏感性，增强局部效果；②防止和减轻放疗的毒副反应和后遗症，如放射性直肠炎；③巩固放疗疗效，防止复发转移，提高患者生存率。

一、中医药的放疗增敏作用

人体组织对放疗的耐受剂量有限，在放射治疗的实际临床应用中存在肿瘤对放射性的敏感性降低、对放疗抵抗等问题，因此存在“放疗增敏剂”的概念，在肠癌放疗同时常使用小剂量卡培他滨增敏，也有一些新型化学纳米材料、寡核苷酸链、多肽增敏的报道。

中药及中药提取物也有对于放疗的增敏作用，目前仍主要集中在实验研究部分。姚学权等采用紫苏异酮作为放疗增敏剂，研究其对于缺氧诱导因子-1α（hypoxia inducible factor-1α，HIF-1α）及其上游磷脂酰肌醇3-激酶（phosphatidylinositol 3-kinase，PI3K）/蛋白激酶B（protein kinase B，AKT）通路的调节，结果显示紫苏异酮+照射组LoVo和HT-29细胞移植瘤较单纯照射组有抑制趋势，移植瘤体积在第3周差异有统计学意义。文兰香等采用β-榄香烯联合卡铂的方法，观察对于结肠癌SW480细胞的增敏作用，放射能量为8Gy，时间24 h，联合组的存活率水平、克隆形成数目明显降低，凋亡率、G1期比例及Caspase-3、Caspase-6 mRNA/蛋白表达水平显著升高（$p < 0.05$）。曹勤洪等采用华蟾素精作为人结直肠癌SW480、HT-29、HCT-116细胞增敏剂，同单独

放疗作用相比，华蟾素精和放疗联合能明显抑制肠癌细胞增殖，同时诱导和促进人结直肠癌细胞发生凋亡，调整细胞周期的变化。王东等探讨姜黄素对直肠癌细胞放疗增敏的作用，结果显示姜黄素联合放疗组较单纯放疗组在 48 h 和 72 h 的细胞生长抑制率明显增高，并采用基因芯片检测与基因损伤修复相关的 95 个基因的表达情况，发现同单纯放疗组相比，姜黄素联合放疗组 DNA 连接酶 4 和多聚核苷酸激酶 3 磷酸化酶基因表达下调，X 射线修复交叉补充蛋白 5 和细胞周期素 H 基因表达上调。王幸等研究姜黄素对体内、外直肠癌 $CD133^{+}$ 肿瘤干细胞样细胞群放疗敏感性的影响，低剂量姜黄素联合放疗对直肠癌干细胞样细胞群有明显的生长抑制作用，细胞凋亡率、瘤体体积两组有显著差异，提示姜黄素可显著提高 $CD133^{+}$ 肿瘤干细胞样细胞群的放疗敏感性。杨桂青等观察黑蒜提取液对 60Co γ 线照射结肠癌 HT-29 小鼠移植瘤的放射增敏和辐射的保护作用，结果发现黑蒜提取液可抑制肿瘤细胞生长，延迟肿瘤生长时间，提高放疗增敏比，下调移植瘤组织中 Bcl-2，上调 Bax，及 Caspase-9 蛋白表达（$p < 0.05$），并通过提高外周血白细胞计数和机体抗氧化能力提高对机体的辐射保护作用。中药复方在此方面的应用报道相对较少。

二、防止放疗副反应和后遗症

放疗由于技术和设备的不断改进，对机体的损伤相对有所减少，但对于患者还会产生生物效应和破坏作用，从而导致全身和局部反应。放疗的副反应和后遗症同剂量大小、照射部位和放射范围大小相关。肠癌放疗的反应主要包括乏力、食欲减退、腹泻、血象下降、骨髓抑制等；局部反应为局部组织水肿、坏死及纤维化，局部皮肤黏膜的红肿等，如果造成的损伤成为永久性损伤，则会产生远期毒性，如放射性直肠炎。

（一）放疗全身反应的中医药治疗

放疗是一种热毒之邪，能耗伤气阴，损伤津液。放疗后患者可出现舌质瘀斑、肌肤干枯、色素沉着等血瘀之象，甚至出现合并感染、发热等情况，多表现为瘀毒化热之象。在防治放疗的全身反应时，要依据中医理论临床辨证来立法，可采用益气养阴、生津润燥、调理脾胃、滋补肝肾、清热解毒、活血化瘀等法则来治疗。其全身反应主要集中在以下两个方面。

1. 消化道反应

放疗后出现食欲减退、恶心、呕吐、消化不良、腹泻、疲乏无力等。治疗可以采用健脾和胃、益气养阴之法，中药可采用黄芪、北沙参、白术、茯苓、橘皮、竹茹、山楂、山药、鸡内金、稻芽、谷芽等；针刺可取内关、曲池、中脘、足三里等穴位。

2. 骨髓抑制反应

大肠癌放疗后第 2 周会出现骨髓抑制反应，主要表现为外周血细胞下降。治疗可采用补血、补益肝肾之法，中药可采用生地、生黄芪、菟丝子、鸡血藤、女贞子、枸杞子、当归、茯苓、白术、阿胶、党参、鹿角胶、石韦、花生衣、山茱萸等；针刺可选用曲池、三阴交、绝骨等穴位。

（二）放疗局部反应的中医药治疗

放疗可以对患者局部皮肤、组织造成损伤，出现放射性直肠炎、放射性肺炎等。

1. 放射性肺炎

大肠癌肺转移性肺部放疗，足量放射后可出现放射性肺损伤（radiation-induced lung injury，RILI），急性损伤以放射性肺炎为主，慢性损伤则多出现放射性肺纤维化。临床会出现干咳、呼吸急促、胸痛、发烧等症状，严重者甚至会出现呼吸衰竭和死亡。目前西医预防放射性肺损伤的主要方法包括减少放射剂量、缩小放射野、改善放疗技术、积极治疗基础疾病，以及预防性使用辐射保护剂，治疗以激素和抗生素治疗为主。其损伤的机制包括炎性因子白细胞介素（IL-1）、白细胞介素 4（IL-4）、白细胞介素 6（IL-6）、白细胞介素 17（IL-17）、肿瘤坏死因子（TNF-α）等。

放射性肺损伤中医归于“喘证”“咳嗽”“肺痹”“肺痿”等范畴。研究提示放射性肺损伤模型大鼠有肺泡萎缩、肺间隔增宽、炎细胞浸润等特点，与热伤肺络相吻合。中医认为，放射性肺炎是由于放射线属于火、热、毒邪，性燥热伤肺阴，故治疗以养阴清肺、凉血化瘀为法，药物采用沙参、天冬、麦冬、玄参、前胡、橘皮、百部、金荞麦、金银花等。中药治疗 RILI 的作用机制包括影响细胞因子、防治细胞损伤和调节免疫等方面。

（1）影响细胞因子　目前认为同 RILI 放射性肺损伤相关的细胞因子主要有两大类：一类是促进炎症反应及局部损伤的因子，如肿瘤坏死因子 -α（TNF-α）、白细胞介素 -8（IL-8）、IL-10 等；另一类是参与组织修复及肺纤维化，以转化生长因子 -β（TGF-β）为主。李嘉斌等研究表明荔枝核醇提物对放射性肺损伤模型大鼠有一定的保护作用，其机制与降低炎症因子 IL-1β、IL-6、TNF-α、IL-8 及促纤维化因子 MMP-2、TIMP-1 的表达相关。林希熹等发现肿节风能下调 TGF-β1 的表达，抑制相关炎症因子的释放，减轻放射性肺损伤，保护肺功能。简小兰等在研究中发现地塞米松组和放炎方（药物：丹参 15 g，牡丹皮 15 g，当归 12 g，川芎 9 g，红景天 10 g，黄芪 12 g，麦冬 10 g，南沙参 10 g，款冬花 9 g，浙贝母 10 g，鱼腥草 15 g，桑白皮 15 g，黄芩 9 g，猪苓 15 g，茯苓 15 g，甘草 5 g）可改善放射性肺损伤模型大鼠肺部炎症、肺泡间隔增宽、炎症细胞浸润、炎症渗出、血管损伤等情况。以上是实验研究，在临床研究中孙兴华等研究自拟益阴清热解毒方（药物：北沙参 30 g，麦冬 15 g，玉竹 15 g，百合 15 g，天花粉 15 g，桔梗 10 g，桃仁 10 g，地骨皮 10 g，杏仁 10 g，白扁豆 10 g，桑叶 10 g，甘草 6 g），结果显示该方可通过下调 TNF-α、C 反应蛋白、TGF-β1 水平来改善急性 RILI 患者肺功能。

（2）修复细胞损伤　电离辐射引起Ⅱ型肺泡上皮细胞和血管内皮细胞损伤，细胞之间的连接被破坏，成纤维细胞异常增殖，细胞外基质沉积过多，进而出现肺纤维化。李成城等发现生地黄和甘草可用于治疗放射性肺损伤，生地黄中环烯醚萜苷类成分可降低丙二醛（MDA）水平，从而减轻肺组织生物膜氧化应激，甘草中的甘草苷可上调血清谷胱甘肽过氧化物酶（GSH-Px）和超氧化物歧化酶（SOD）表达，从而减轻放射性肺损伤的发生。王文龙等通过实验发现复方苦参注射液能够改善放射性肺损伤模型小鼠肺纤维化，其机制可能与抑制上皮间质转化（EMT）相关。

（3）调节免疫　在放射性肺损伤发生发展过程中存在 Th1/Th2 失衡，

Ghazy 等发现当小鼠暴露于 5Gy 和 10Gy γ 射线时会出现免疫刺激状态，细胞增殖增强和 IL−12 产生增加，IL−10 释放减少（Th1 偏倚）；暴露于 20Gy γ 射线时会表现为免疫抑制状态，IL−12 释放减少，IL−10 产生增加（Th2 偏倚）。Cao 等发现虎杖苷可抑制 TGF−β/Smad3 信号通路、上皮－间质转化、炎症及 Th1/Th2 失衡，从而减轻放射性肺损伤急性炎症和肺纤维化。Wang 等发现槲皮素可抑制 NF−κB 和丝裂原活化蛋白激酶（MAPK）途径，发挥对放射性肺损伤小鼠肺保护作用。

2. 放射性直肠炎

相较于放射性肺炎，放射性直肠炎（radiation proctitis，RP）是直肠癌放疗患者常见的不良反应。结肠、直肠放疗的耐受剂量为 40~50 Gy/4~5 周。主要的症状是腹痛、肛门坠胀感、里急后重、大便次数增多，黏液脓血便等，超过剂量时可发生溃疡甚至大出血。其机制主要是电离产生的自由基造成肠上皮细胞增生受抑制，肠黏膜下小动脉受损及肠壁组织慢性纤维化导致，其病理生理过程可分为 3 个阶段：起始阶段－放疗产生大量自由基；放大阶段－各种炎症信号之间相互作用，产生“蝴蝶效应”；修复阶段－多种生长因子共同作用促进细胞增殖、血管生成及组织修复。

中医理论认为，放射性直肠炎属于热毒蕴蓄下焦，伤及肠络，治疗以清热凉血、敛阴止泻为主，药物可采用生地榆、槐花、仙鹤草、马齿苋、败酱草、白头翁、秦皮、黄连、黄芩等，针刺可取八髎，此外还有艾灸、热熨、熏洗、坐浴等方法。放射性直肠炎的中医治疗方法主要包括口服和外治灌肠的方法。

1）中药灌肠法

中药灌肠具有通过肠道直接吸收、直达病所的作用，可以提高中药在直肠黏膜的浓度，在中医药治疗放射性直肠炎中广泛应用。赵苏然等基于数据挖掘探讨中药灌肠治疗放射性直肠炎的用药规律，发现前 5 位常选用的中药为黄连、白及、黄柏、地榆、当归，以味苦性寒药物为主，符合中医对于放射性直肠炎引起热毒的理论，在组方中以清热燥湿、凉血解毒、补益止血为基本治法。王馨曼等采用系统评价的方法，纳入 10 项 RCT 研究，702 例，分析结果显示，与对照组相比，中药保留灌肠治疗放射性直肠炎的总有效率较高，临床症状改善优于对照组。但在这些报道中，大部分放射性直肠炎是在宫颈癌患者放疗中出现的放射性直肠炎。直肠癌放射性直肠炎患者因为手术和放疗照射部位的关系，有其特殊性存在。

在放射性直肠炎的直肠给药，中成药方剂有加速创面愈合，预防和减少疤痕形成，降低放射性直肠反应的作用，在近几十年中也开发了如苦参凝胶、复方云南白药灌肠液等成药，笔者等也研制直肠一号栓等应用在临床放射性直肠炎中，并具有良好的疗效。

苦参凝胶是苦参的萃取物制成的半固态制剂，主要由苦参碱和卡波普尔组成，苦参碱具有抗炎和抗菌作用，并对癌细胞迁移、增殖和 NF-κB 相关信号通路有影响。苦参凝胶有生物粘附性，克服了灌肠中药作用时间短的问题，能保留在肠道中，提高直肠给药的生物利用度。苦参凝胶可吸附于直肠后壁上，形成保护层，降低放射线直肠炎发生的概率和严重程度。

复方云南白药灌肠液具有消炎、止痛、活血化瘀的作用。直接将云南白药制成灌肠液进行保留灌肠，具有止血作用，且可加速肠道上皮细胞的分裂繁殖，阻止其凋亡，有利于伤口的创面的恢复，对放射性直肠炎有较好的疗效。邓锦玲等研究报道了采用复方云南白药灌肠液治疗放射性直肠炎。

血余蛋黄油出自宋代吴彦夔《传信适用方》，从鸡子乱发膏衍化而来，鸡子黄与血余炭比例 100：15，适用于放射性皮肤溃疡及放射性肠炎。鸡子黄主要有生津润泽的作用，血余炭有止血的作用。念家云等采用血余蛋黄油保留灌肠，且在动物实验中发现可使小鼠因放射线带来的皮肤损伤快速止血，其机理可能是由于伤口处脂质过氧化反应被抑制。

2）中药内服

内治法是根据患者情况进行辨证，常见脾虚化湿、肝郁克脾、热伤血络证型，常用的治疗放射性直肠炎的中医治则包括健脾益气、疏肝健脾、清热凉血，常用方剂包括参苓白术散、痛泻要方、白头翁汤和葛根芩连汤等。

（1）脾虚湿盛

证候：腹胀，腹泻，纳差，甚则胸脘痞闷。

治则：补中益气，健脾除湿。

代表方：参苓白术散加减。

[相关研究]孙云等采用中医补脾清肠法治疗放射性直肠炎，具体采用其自拟健脾清肠汤（基本方：太子参 15 g，薏苡仁 30 g，白芍 30 g，赤芍 15 g，野菊花 30 g，山楂 30 g，黄连 6 g，槐角炭 10 g，葛根 30 g，当归 15 g，茯苓 20 g，甘草 10 g；黏液血便较重加白头翁 30 g、地榆炭 15 g、三七粉 5 g；若腹痛、里急后重明显加木香 12 g、槟榔 10 g）口服并配合黄柏 15 g、苦参 15 g、赤石脂 15 g、白及粉 30 g 灌肠，治疗放射性直肠炎有效率 100%，对照组有效率 72%（黄连素片 + 整肠生胶囊口服 + 利多卡因、庆大霉素灌肠）。黄辰羊等采用黄芪三参饮（黄芪、党参、北沙参、麦冬、玄参）治疗放射性直肠炎，证实可促进肠黏膜对受损组织的修复和再生，对患者的临床中医症状如腹泻、腹痛、里急后重等有改善作用。

（2）肝郁克脾

证候：肠癌术后情绪悲观、情志抑郁，时觉胃部不适，大便次数多、不定时。

治则：疏肝健脾。

代表方：痛泻要方。

[相关研究]崔宇等在放疗时让患者同时口服加味痛泻要方，与对照组相比，可显著提高患者耐受能力，改善患者生活质量，有效降低放射性直肠炎发生率。卢晟等对 60 例盆腔肿瘤放疗后患者进行观察，发现加味痛泻要方有预防、治疗放射性肠炎的作用。

（3）热伤血络

证候：肛门部位红肿热痛，伴有脓血便，大便次数多，里急后重感明显。

治则：清热凉血。

代表方：白头翁汤或葛根芩连汤加减。

[相关研究]赵坚祥等采用白头翁汤加味（药物：生薏苡仁 30 g，荆芥穗 10 g，槐花 10 g，葛根 10 g，秦皮 10 g，白头翁 10 g，延胡索 10 g，白术 10 g，木香 10 g，赤芍 10 g，黄柏 10 g，炒谷芽 10 g，炒麦芽 10 g，大黄炭 6 g，甘草 6 g，黄连 5 g，砂仁 3 g）辅助治疗盆腔肿瘤的首程放疗，发现其可推迟 1、2 级放射性直肠炎出现时间，并有效降低急性放射性直肠

炎发生时间。许晓英等采用自拟凉血解毒汤（药物：槐花 15 g，生地 15 g，赤芍 15 g，地榆 15 g，当归 12 g，荆芥 9 g，枳壳 9 g，升麻 9 g，天花粉 9 g，黄芩 9 g，黄连 6 g，甘草 6 g）治疗放射性肠炎，同美沙拉嗪比较，中药组有效率 86.67%，高于对照组 69.05%。

口服和灌肠治疗、全身和局部治疗两者相辅相成，在临床放射性直肠炎的治疗中经常同用。

三、放疗后中医药巩固疗效

大肠癌的放疗主要为直肠癌术后辅助放疗和复发转移病灶的姑息性放疗，在放疗结束后，需要继续巩固疗效，以预防肿瘤复发转移或使未能手术切除部位的肿瘤稳定。此阶段的中医药治疗除了采用健脾祛湿、疏肝健脾的中药外，还可采用解毒清热、软坚化瘀的药物。

第三节　中医药联合靶向治疗

一、结直肠癌常见的靶向药物

结直肠癌的发生与多种遗传因素有关，其中 KRAS、BRAF 和 PIK3CA 等基因的突变在肿瘤的发展过程中扮演了关键角色。靶向药物通过与特定的结合位点相互作用，阻断肿瘤细胞的信号传递，从而抑制肿瘤细胞的增殖和转移、血管生成。当前，临床上广泛使用的结直肠癌靶向治疗药物，如西妥昔单抗、帕尼单抗、贝伐珠单抗以及血管内皮生长因子受体酪氨酸激酶抑制剂，均已证明能为患者带来生存上的益处。尽管靶向治疗的成熟度逐渐提高并惠及广泛人群，治疗后产生的耐药问题以及相应的毒副作用给临床运用带来极大挑战。

（一）针对 EGFR 的靶向药物

表皮生长因子受体（Epidermal Growth Factor Receptor，EGFR），属于人表皮生长因子受体（HER）家族，广泛存在于哺乳动物细胞表面，是原癌基因 c-erB1 的表达产物。EGFR 在多种肿瘤中存在异常表达，尤其在乳腺癌、非小细胞肺癌和结直肠癌中表现出过度表达。EGFR 的激活能够启动一系列下游信号通路，推动肿瘤的发展。针对 EGFR 的靶向治疗药物包括西妥昔单抗和帕尼单抗。

西妥昔单抗通过结合 EGFR 的胞外结构域，阻断其信号传导，从而抑制肿瘤细胞的增殖。CRYSTAL Ⅲ期临床试验表明，与单独化疗相比，西妥昔单抗联合化疗能更有效地控制疾病进展。大量研究显示，西妥昔单抗可以显著延长晚期结直肠癌患者的生存期，提高缓解率。然而，对于 RAS 基因突变的患者，西妥昔单抗的效果有限，仅适用于 RAS 野生型患者。

帕尼单抗是一种全人源化 IgG2 高亲和性单克隆抗体，其作用机制与西妥昔单抗类似，但其细胞毒性较低，超敏反应风险也较小。临床研究表明，帕尼单抗联合 FTD/TPI 治疗显示出良好的抗肿瘤活性。除了直接靶向 EGFR，针对与 EGFR 相关的信号通路的靶向治疗也显示出良好效果。此外 BRAF 抑制剂达拉非尼、MEK 抑制剂曲美替尼、MET 抑制剂比米替尼联合帕尼单抗或西妥昔单抗可以带来生存获益。

（二）针对 VEGF 的靶向药物

血管生成对肿瘤细胞增殖至关重要，血管内皮生长因子（Vascular Endothelial Growth Factor，VEGF）因此成为靶向治疗的关键点。贝伐珠单抗是一种广泛应用的抗血管生成药物，也表现出良好的抗肿瘤效果。尼达尼布是一种口服多靶点激酶抑制剂，在与 mFOLFOX6 联合治疗中表现出优势，尽管其与安慰剂相比未能显著改善总生存期（OS），但无进展生存期（PFS）有所增加。呋喹替尼是一种高选择性的 VEGFR-1、2、3 抑制剂，通过抑制 VEGF 与受体结合，阻断下游信号传导，进而抑制肿瘤血管生成，发挥抗肿瘤作用。主要用于治疗既往接受过氟尿嘧啶类、奥沙利铂和伊立替康为基础的化疗，以及既往接受过或不适合接受抗 VEGF 治疗、抗 EGFR 治疗（RAS 野生型）的转移性结直肠癌患者。瑞戈非尼：是一种多激酶抑制剂，除了抑制 VEGFR-1、2、3 外，还可抑制其他与血管生成和肿瘤进展相关的激酶，通过抑制 VEGF 信号通路，减少肿瘤血管生成，从而抑制肿瘤生长和转移，适用于治疗既往接受过以氟尿嘧啶、奥沙利铂和伊立替康为基础的化疗，以及既往接受过或不适合接受抗 VEGF 治疗、抗 EGFR 治疗（RAS 野生型）的转移性结直肠癌患者。

二、中医药联合靶向治疗在结直肠癌中的运用

近年来的研究显示，中医药联合靶向治疗在结直肠癌中的运用逐渐显示出其独特的优势。中医药在调节机体整体、提高患者生活质量方面具有显著效果。通过整合中医药与现代医学靶向药物的治疗策略，可以发挥双重疗效，增强患者对靶向药物的耐受性，减轻药物的副作用，同时可能增强靶向药物的抗肿瘤活性。

在结直肠癌靶向治疗过程中，常见的副作用包括皮疹、高血压、消化道反应、肝肾功能不全等。中医药通过辨证论治，采用内外结合的方法，可以有效减轻这些不良反应。例如：对于因靶向治疗引起的皮疹，可以采用中药清热解毒、凉血润肤的治疗方法；对于高血压，可以使用中药平肝潜阳、活血化瘀的方法；对于消化道反应，可以采取健脾和胃、理气止痛的方法；对于肝肾功能不全，可以应用滋补肝肾、清热解毒的治法。

此外，中医药还可以增强靶向药物的抗肿瘤活性。多项研究表明，中药与靶向药物联用可以通过多途径、多靶点的协同作用，提高治疗效果。中医药联合靶向治疗为结直肠癌的综合治疗提供了一种新的思路和方法。随着相关研究的深入，中医药与靶向治疗的结合必将在结直肠癌的治疗中发挥越来越重要的作用。

三、中医药防治靶向药物相关不良反应的运用

（一）中医药在防治靶向药物相关高血压的运用

在使用抗血管靶向药物，如呋喹替尼、贝伐珠单抗等，特别是血管内皮生长因子抑制剂（VEGFIs）治疗中，高血压的发生率极高。研究表明，多达 80% 的患者在接受 VEGFIs 治疗期间会出现高血压或原有高血压加重。靶向药物通过影响血管生成，降低血管密度，破坏血管舒张与收缩的平衡，从而增加外周血管阻力，引起高血压。中医药在治疗高血压中，积累了丰富的经验，将高血压看作与“头痛”和“眩晕”相关的证候，认为与肝、脾、肾的功能紊乱有关，主要病机涉及肝阳上亢、痰饮内停以及肾阴亏虚，通过清肝泻火、平肝潜阳、滋补肝肾、燥湿化痰等方法调整体内平衡，以期治疗高血压。

1. 中医内治法

（1）肝火上炎

证候：头目眩晕，胸胁胀满疼痛，失眠多梦，烦躁易怒，舌红苔薄黄，脉弦细。

治法：清肝泻火。

代表方：丹栀逍遥散加减。

常用药：栀子、白术、牡丹皮、白芍、薄荷、柴胡、甘草、当归、茯苓。

（2）肝阳上亢

证候：眩晕耳鸣，头胀明显，时而头痛加剧，面色潮红，急躁易怒，少寐多梦，口苦，舌质红，苔黄，脉弦。

治法：平肝潜阳。

代表方：天麻钩藤饮加减。

常用药：天麻、钩藤、石决明、山栀、黄芩、牛膝、杜仲、益母草、桑寄生、夜交藤、茯神。

（3）气血亏虚

证候：血压高并伴有眩晕，动辄加剧，劳累即发，经常面色苍白，唇甲无光泽，心悸失眠，神疲懒言，饮食减少，舌质淡，脉细弱。

治法：补养气血，健脾养胃。

代表方：八珍汤加减

常用药：人参、白术、茯苓、炙甘草、当归、川芎、白芍、熟地黄。

（4）肾精不足

证候：血压高，且伴有眩晕，神疲健忘，腰膝酸软，遗精耳鸣。其中偏于阴虚者，表现为五心烦热，舌质红，脉弦细；偏于阳虚者，表现为四肢不温，舌质淡，脉沉细。

治法：滋补肾阴或温补肾阳。

代表方：左归丸或肾气丸加减。

常用药：熟地黄、山药、山茱萸、泽泻、牡丹皮、桂枝、肉桂、甘草。

（5）痰浊中阻

证候：血压高，且伴有眩晕，头重，胸闷，恶心，少食，多寐，舌苔白腻，脉滑。

治法：燥湿祛痰，健脾和胃。

代表方：平胃散加减。

常用药：苍术、厚朴、陈皮、生姜。

2. 针灸疗法

虚证：虚证高血压常见证型为气血不足、肝肾阴虚、脾肾阳虚等。针灸治疗以补益气血、滋补肝肾、温阳固本为主，常用穴位包括足三里穴、内关穴、肾俞穴、百会穴、三阴交穴。

实证：实证高血压常见证型为肝阳上亢、肝火旺盛、痰湿阻滞等。针灸治疗以清热平肝、疏风解表、化痰祛湿为主，常用穴位包括曲池穴、风池穴、太冲穴、合谷穴、阳陵泉穴。

（二）中医药在防治靶向药物相关皮疹中的运用

靶向药物皮疹反应属于中医学“药毒疹”“痹证”等范畴。中医认为靶向药为药毒之邪，药毒蕴结，瘀久化热，而致气血运行不畅，营卫失和，经脉失养。针对靶向药物引起皮疹的病机，中医药在防治靶向药物相关皮疹中的运用。大肠癌靶向治疗时，容易引起皮疹的药物主要是西妥昔单抗和呋喹替尼。

1. 中药内服法

（1）热毒炽盛

证候：表现为全身皮色鲜红成片或有密集粟粒样丘疹，皮疹处灼热痒痛，高出皮肤，边界清楚，大小不等，瘙痒较甚，身热，口干口渴，大便秘结，小便黄，舌红苔黄，脉数等。

治法：清热凉血解毒。

代表方：清营汤加减。

常用药：金银花、连翘、玄参、水牛角、淡竹叶、丹参、麦冬、黄连、生地黄。

（2）肝胆湿热

证候：局部红斑、肿胀，皮疹为圆形或椭圆或成片，压之褪色，伴有水疱、渗液等，局部瘙痒疼痛，可有肌肤糜烂、身重，可伴有口干口渴、烦躁易怒、胁肋胀痛，或阴囊湿疹，或带下黄臭、阴痒等，或身目黄如橘皮色，舌苔黄腻，脉滑数等。

治法：清肝泻火、祛湿止痒。

代表方：龙胆泻肝汤加减。

常用药：龙胆草、黄芩、栀子、当归、柴胡、地骨皮、薄荷、甘草。

（3）血热妄行

证候：皮疹色红，灼热疼痛，伴有心烦易怒，口渴喜冷饮等症。

治法：清热凉血、活血化瘀。

代表方：犀角地黄汤。

犀角（牛黄或羚羊角粉）、熟地黄、当归、白芍、知母、甘草。

（4）气血两虚

证候：皮疹多为散在斑片状或点状丘疹，色暗淡，干燥，有鳞屑脱落，瘙痒，兼有乏力少气，形体消瘦，舌淡红少苔，脉细数等。

治法：益气养阴、通络息风。

代表方：补中益气汤加减。

常用药：黄芪、人参、白术、甘草、当归、陈皮、柴胡、升麻。

2. 中药外洗法

靶向药物相关性皮疹主要发生在手足部位，外洗方是常用的治疗手段。林丽珠教授认为肺胃热盛为靶向药物皮疹的主要病机，采用加味荆防四物汤内服联合皮肤外洗方常取得明显疗效。李军等用复方苍公合剂内服加用药渣外敷治疗靶向相关手足综合征取得较好的疗效。常用的外用中药常有地肤子、苦参、白鲜皮、薄荷、蛇床子、冰片等；解毒祛湿常用黄连、大黄、黄柏、青黛、大青叶、金银花、连翘、紫草等；收敛止痒常用滑石、炉甘石、五倍子等；生肌常用乳香、没药、血竭等。

对于西妥昔单抗相关性皮疹，樊捷婷等采用止痒平肤液（主要药物为黄芩、马齿苋、苦参、白鲜皮）治疗晚期结肠癌西妥昔单抗痤疮样皮疹总有效率 90%，优于对照组的 70%。王圆圆等采用祛毒软膏（药物：马齿苋 15 g，花椒 9 g，苍术 9 g，防风 9 g，枳壳 9 g，芒硝 30 g，白矾 10 g，连翘 15 g，生侧柏叶 9 g，葱白 3 段）治疗西妥昔所致痤疮样皮疹，治疗组有效率 63.3%（19/30）。呋喹替尼相关报道较少。

3. 针灸疗法

通过针灸疗法，可以调节机体内环境，增强免疫功能，促进皮肤病变的恢复。

根据中医辨证施治的原则，常选取以下主要穴位进行治疗：曲池，清热解毒、利湿止痒；合谷，通调气血、解表散风；血海，活血化瘀、祛风止痒；三阴交，调理脾胃、通经活络；足三里，健脾和胃；大椎，清热解表；曲泉，清热利湿、活血化瘀。

对于皮疹伴有寒湿的患者，可配合使用艾灸以增强疗效。操作：选取穴位后，用艾条温和灸，每穴灸 10 min，至皮肤温热微红为度。

第四节　中医药联合免疫治疗

一、结直肠癌相关免疫治疗进展

免疫治疗作为抗肿瘤治疗的新思路、新手段在临床上逐步被应用和推广，尤其是 PD-1/PD-L1 等免疫检查点抑制剂的使用，这也标志着现代医学治疗肿瘤，从杀伤肿瘤细胞，向重塑肿瘤微环境、改善机体免疫方面的转化。肿瘤免疫治疗是基于 2002 年 Schreiber 和 Dumn 教授提出的“免疫编辑”学说，免疫编辑学说认为，在肿瘤形成的过程中，免疫系统经历了免疫消除、免疫均衡、免疫逃逸三个阶段，与患者肿瘤发生早期、肿瘤平衡期、临床肿瘤期三个阶段一一对应，免疫耐受和肿瘤细胞的免疫逃逸是肿瘤形成的关键。

结直肠癌的免疫治疗近年来取得了重要突破，帕博利珠单抗（Pembrolizumab）的应用显著降低了肿瘤负荷，开创了结肠癌免疫治疗的新篇章。对于 dMMR/MSI-H mCRC（错配修复缺陷 / 高微卫星不稳定转移性结直肠癌）患者，多项研究表明，单一免疫治疗能够有效控制疾病并改善长期预后。研究表明单药帕博利珠单抗在疾病缓解率和无进展生存期（Progression Fress Survival，PFS）方面显著优于传统化疗，其 PFS 时间为 16.5 个月，明显优于化疗组的 8.2 个月（$p < 0.0002$）。这一发现支持帕博利珠单抗作为 dMMR/MSI-H mCRC 的一线治疗。

此外，CheckMate-142 研究中使用双免疫疗法治疗微卫星不稳定性高 / 错配修复缺陷基因特征的不可切除或转移性结直肠癌，中位随访 13.8 个月以后，60% 的患者达到客观缓解，疗效远高于仅使用纳武利尤单抗单免疫的对照组。CheckMate142 研究进一步验证了免疫治疗在结直肠癌治疗中的潜力。该研究显示，患者接受纳武利尤单抗（Nivolumab，3 mg/kg，每 3 周

1 次）联合低剂量伊匹木单抗（Ipilimumab，1 mg/kg，每 6 周 1 次）治疗的客观缓解率（ORR）达到 69%，两年 PFS 率为 74%。这一结果表明，纳武利尤单抗与低剂量伊匹木单抗的联合用药不仅在治疗效果上表现出色，而且在耐受性方面也表现良好，使其成为 dMMR/MSI-H mCRC 的一线治疗选择。

对于微卫星稳定（MSS）型转移性结直肠癌，免疫和靶向治疗的结合展现了一定的疗效。具体来说，阿维单抗（Avelumab）和瑞戈非尼（Regorafenib）的联合治疗已被用于治疗至少经历了一线以上治疗失败的患者。研究结果显示，经过 6 个月的治疗后，有 53.5% 的患者达到了病情稳定（SD），然而 39.5% 的患者仍然出现了病情进展（PD）。

尽管免疫检查点抑制剂作为 dMMR/MSI-H mCRC 的一线治疗取得了显著进展，仍有部分患者在治疗后出现疾病进展。这一现象提示，后续研究需要进一步探讨免疫治疗后耐药的处理策略及其内在机制，深入了解导致耐药性的分子和免疫学基础，以开发更有效的组合治疗方案和新的治疗靶点。

二、中医药联合免疫治疗在结直肠癌中的运用

中医学强调整体观，提倡“阴平阳秘”“扶正固本”的观点。《医宗必读》对积聚的治疗，提出“积之成者，正气不足，而邪气踞之”，在治疗肿瘤时采用扶正和攻邪相结合的方式，更注重整体性、多系统、多靶点，改善患者体质，防止肿瘤复发转移。郁仁存等认为 PD-1/PD-L1 抑制剂有“益火之源，以消阴翳”的作用，能温通血脉，补益正气，性味为甘温，用后容易耗伤阴液，出现皮疹、疲乏、口干、发热等症状，在治疗时可酌情加疏风散热，益气养阴或调畅气机的中药，以平衡阴阳，达到中药治疗同免疫治疗协同的作用。

中医药联合免疫治疗在结直肠癌中的应用主要分两大部分：中医药同免疫治疗的协同作用；中医药对于免疫相关不良反应（Immune-related Adverse Events，irAEs）治疗作用。

在免疫治疗的过程中，患者可能会出现乏力、食欲减退、腹泻等症状，

可采用健脾补肾等方法进行干预治疗，如采用参苓白术散、补中益气汤等方剂或党参、黄芪、黄精等中药进行治疗。

中医药联合免疫治疗可增强患者对免疫治疗的耐受性，减轻药物的副作用，同时可能增强免疫治疗的抗肿瘤活性。在结直肠癌免疫治疗过程中，常见的免疫相关不良反应包括免疫相关性皮疹、免疫相关性肺炎、免疫相关性心脏毒性以及免疫相关性胃肠道反应。中医药通过辨证论治，采用内外结合的方法，可以有效减轻这些不良反应。例如：对于因免疫治疗引起的皮疹，可以采用中药清热解毒、凉血润燥的方法；对于免疫相关性肺炎，可以采用清肺化痰、润肺止咳的方法；对于免疫相关性心脏毒性，可以采用益气养阴、活血化瘀的方法；对于免疫相关性胃肠道反应，可以应用健脾和胃、理气止痛的中药等。总之，中医药联合免疫治疗在结直肠癌中的应用，为结直肠癌的综合治疗提供了一种新的思路和方法，必将在结直肠癌的治疗中发挥越来越重要的作用。

（一）中医药同免疫治疗的协同作用

中医药干预治疗结直肠癌免疫包括对于固有免疫和适应性免疫细胞的影响，在临床上多项研究发现中药复方对于肠癌患者免疫功能有疗效，并从体内和体外实验上证实了效果，探究其病机。

1. 中药调节固有免疫应答抗结直肠癌作用

固有免疫是机体抗肿瘤的第一道防线，受固有免疫细胞和肿瘤微环境的调控，同肿瘤的发生转移和机体的抗肿瘤能力密切相关。中药可通过调节免疫细胞，有效激活机体固有免疫和抗肿瘤免疫应答，从而发挥作用。其作用的靶点包括巨噬细胞、树突状细胞、粒细胞、自然杀伤细胞等。巨噬细胞：张欣悦等通过小鼠大肠癌移植瘤模型证实加味四君子汤的肿瘤抑制率，同模型组相比加味四君子汤组中小鼠肿瘤组织内巨噬细胞标记物 $CD68^+$ 和 M_2 型 TAMs 受体 $CD206^+$ 表达显著降低，提示抑制 M2 型 TAMs 的极化，从而抑制肿瘤生长。王海艳等研究证实复方肠泰作用于小鼠结肠癌 CT26 细胞能诱导肿瘤细胞分泌自噬体活化巨噬细胞，上调 TNF-α 和 IL-6 水平，增强巨噬细胞的抗肿瘤免疫应答。NK 细胞：杜锦芳等观察十全大补汤作用后对结肠癌小鼠免疫功能的影响，表达 $CD49^+$ 的 NK 细胞和表达 $CD335^+$ 的 NK 细胞比例均升高。DC 细胞：孙馨等发现低极性人参皂苷可诱导树突细胞分化成熟，增加其在肠癌瘤体周围的浸润，从而激活和参与抗肠癌的免疫应答。

2. 中药调节适应性免疫细胞的抗结直肠癌作用

适应性免疫是肿瘤免疫的主要应答方式，能够对实体肿瘤细胞产生免疫应答。T 淋巴细胞亚群水平的变化与肿瘤的发生、发展、转移密切相关。

（1）对辅助性 T 细胞的作用：张娟等采用补肾健脾消积方（药物组成：党参、黄芪、山药、骨碎补、白术、灵芝、绞股蓝、茯苓、猪苓、薏苡仁、红豆杉、藤梨根、白花蛇舌草、虎杖、莪术）联合化疗治疗大肠癌术后患者，治疗后 $CD4^+$T 淋巴细胞水平较治疗前有所上升。

（2）对细胞毒性 T 细胞的作用：刘平等研究发现扶正祛毒汤（由八珍汤演化而来，由生黄芪、太子参、茯苓、白术、山慈菇、补骨脂、白花蛇舌草、党参、丹参、何首乌、半枝莲、甘草组成）能活化 T 细胞，促进 T 细胞向肿瘤区域迁移，激活细胞毒性 T 细胞并增强其溶解杀伤功能。

（3）对调节性 T 细胞的作用：谭佳妮等发现消癌解毒方（由白花蛇舌草、半枝莲、山慈菇、太子参、莪术、麦冬组成）低剂量组和高剂量组均能降低小鼠外周血和脾脏中 Treg 细胞分布，提示通过抑制调节性 T 细胞的分化，从而抑制结肠癌荷瘤的增长。

中药免疫根据患者病情辨证论治，主要包括健脾益气和补肾健脾之法。

（1）脾气亏虚

证候：乏力，面色少华，大便不成形，纳差，舌质淡，脉细弱。

治法：健脾益气。

代表方：四君子汤加减。

常用药：人参、白术、茯苓、甘草。

（2）肾气不足

证候：乏力，腰酸膝软，舌质淡红，脉沉细。

治法：补肾健脾。

代表方：金匮肾气丸加减。

常用药：熟地黄、山药、山茱萸、泽泻、牡丹皮、肉桂、甘草。

（二）中医药对于免疫相关不良反应（irAEs）治疗作用

1. 免疫相关性皮疹

免疫相关皮肤不良反应属于中医“药毒疹”范畴。病机由于湿热毒邪郁于皮毛，浸润肌肤，再加上风邪侵袭，引发瘙痒、皮疹、白癜风和反应性毛细血管增生症等症状。内治应以祛湿解毒、清热燥湿、疏风止痒、益气养阴为主，常用方剂包括消风散、萆薢渗湿汤、清营汤和荆防四物汤等。外治则侧重于祛风、清热、止痒、燥湿，常用中药如苦参、金银花、白鲜皮、黄芩、马齿苋和蒲公英进行溻渍或药浴。通过外洗的方法可有效改善因 IrAEs 引起的皮肤瘙痒、皮疹、干燥和水疱等“药毒疹”症状。

2. 免疫相关性肺炎

轻度时一般无症状或者仅有轻微的气喘、呼吸急促，查肺 CT 显示病变部位＜肺实质 25%；中度时病变部位占肺实质的 25%~50%；重度时＞50%。但需要注意，只要一发现免疫相关性肺炎，都要立刻暂停免疫治疗。中医将免疫相关性肺炎看作与“咳嗽”“喘息”相关的症状，认为与肺、脾、肾密切相关。通过清肺化痰、补益肺气等方法调整体内平衡，治疗免疫相关性肺炎。

（1）肺热炽盛

证候：发热咳嗽，气喘胸痛，咽喉干燥，痰黄稠，口渴喜饮，舌红苔黄，脉数有力。

治法：清热解毒，宣肺止咳。

代表方：麻杏石甘汤加减。

常用药：麻黄、杏仁、石膏、甘草。

（2）痰湿阻肺

证候：咳嗽痰多，痰白而黏，胸闷气短，恶心欲吐，头重如裹，舌苔白腻，脉滑。

治法：化痰利湿，宣肺平喘。

代表方：二陈汤加减。

常用药：陈皮、半夏、茯苓、甘草、生姜、大枣。

（3）气阴两虚

证候：干咳少痰，气短乏力，声音嘶哑，口干咽燥，潮热盗汗，舌红少苔，脉细数。

治法：益气养阴，润肺止咳。

代表方：生脉散合百合固金汤加减。

常用药：人参、麦冬、五味子、百合、熟地黄、白芍、甘草、桂枝、石膏。

（4）肺脾气虚

证候：咳嗽无力，痰稀色白，食欲不振，四肢倦怠，面色萎黄，舌淡苔白，脉弱。

治法：健脾益气，补肺止咳。

代表方：六君子汤加减。

常用药：人参、白术、茯苓、甘草、陈皮、生姜。

（5）肾虚喘咳

证候：久咳气短，呼多吸少，腰膝酸软，畏寒肢冷，面色苍白，舌淡苔白，脉沉弱。

治法：补肾纳气，止咳平喘。

代表方：金匮肾气丸加减。

常用药：熟地黄、山药、山茱萸、泽泻、牡丹皮、肉桂、甘草。

3. 免疫相关性心脏毒性

免疫相关心脏毒性的临床表现多样，可能包括心肌炎、心包炎、心律失常和心力衰竭等。症状严重程度不一，从轻微的不适到急性心力衰竭甚至猝死。可以通过心脏生物标志物，如心肌肌钙蛋白（troponin）和B型钠尿肽（BNP），可通过影像学检查、心电图等评估心脏结构和功能变化。

在中医古籍中并无肿瘤免疫治疗相关心血管毒性的病名描述，根据临床表现可将抗肿瘤免疫治疗相关心血管毒性归属于“胸痹”“心痛”“心悸”等范畴。研究表明，复方丹参滴丸通过多组分协同作用可以改善缺血后心肌炎症。其中，丹参有效成分丹参酮ⅡA具有明确的抗炎和抗氧化特性，对抗氧化应激相关的心肌细胞凋亡有保护作用。此外，丹参酮ⅡA还可以作为钙离子拮抗剂，通过减弱钙离子释放或阻断钙通道，调节钙离子流量。小檗碱可以保护内皮细胞免受细胞因子和炎症因子的影响，抑制血管平滑肌细胞增殖，防止血管狭窄，从而发挥抗动脉粥样硬化的作用。

常见的辨证论治如下所示：

（1）气阴两虚

证候：心悸气短，乏力，头晕目眩，夜寐不安，口干咽燥，舌红少苔，脉细数。

治法：益气养阴，宁心安神。

代表方：生脉散合炙甘草汤加减。

常用药：人参、麦冬、五味子、甘草、炙甘草、生姜、大枣。

（2）气滞血瘀

证候：胸闷心痛，痛处固定，心悸，气短乏力，面色暗沉，舌质紫暗或有瘀斑，脉涩。

治法：活血化瘀，理气止痛。

代表方：血府逐瘀汤加减。

常用药：当归、川芎、红花、桃仁、桂枝、甘草、牡丹皮、枳壳、白酒。

（3）痰湿阻滞

证候：胸闷心悸，痰多黏腻，气短喘促，纳呆腹胀，肢体沉重，舌苔白腻，脉滑。

治法：化痰利湿，宣痹通阳。

代表方：二陈汤合瓜蒌薤白半夏汤加减。

常用药：陈皮、半夏、茯苓、甘草、生姜、大枣、瓜蒌、薤白、薄荷、人参。

（4）阴阳两虚

证候：心悸气短，面色苍白，畏寒肢冷，腰膝酸软，耳鸣健忘，舌淡苔白，脉沉弱。

治法：温补心肾，调和阴阳。

代表方：金匮肾气丸合炙甘草汤加减。

常用药：熟地黄、山药、山茱萸、泽泻、牡丹皮、肉桂、炙甘草、生姜、大枣。

（5）肝肾阴虚

证候：心悸怔忡，失眠多梦，耳鸣腰酸，五心烦热，舌红少苔，脉弦细。

治法：滋养肝肾，清心安神。

代表方：左归饮合天王补心丹加减。

常用药：熟地黄、山药、山茱萸、泽泻、牡丹皮、枸杞子、当归、甘草、丹参、柏子仁、红枣、龙骨、酸枣仁。

4. 免疫相关性胃肠道反应

中药可通过调节免疫系统的平衡，减少免疫系统对胃肠道的攻击，从而减轻胃肠道不良反应。

“免疫药毒”作用于胃肠道，导致湿热毒邪在脾胃内积聚，并下迫大肠，久而久之引发脾胃虚弱，从而出现腹泻和腹痛等症状。治疗应以清热利湿、健脾和胃为主要原则。临床上参苓白术散、香砂六君子汤、理中丸、葛根黄芩黄连汤等常用方剂的组合，可达到健脾和胃、清热燥湿的效果，还可以配合穴位按摩或中医传统五音疗法来缓解肠道炎症、腹泻和便秘等症状。有研究表明应用健脾固肠方（包括黄芪、党参、茯苓、白术、土茯苓、菝葜、预知子和藤梨根）可调节肠道菌群代谢、保护肠道免疫屏障，预防和减轻免疫过度应答引起的肠道炎症反应。此外，可通过针刺疗法，如针刺足三里、内关等穴位能够缓解 IrAEs 引起的恶心呕吐和腹泻等胃肠道症状，并降低其发生率。

（1）湿热蕴结

证候：腹痛腹泻，泻下急迫，便黄而臭，伴有恶心、呕吐、口苦，舌红苔黄腻，脉滑数。

治法：清热利湿，理气止痛。

代表方：葛根芩连汤加减。

常用药：葛根、黄芩、黄连、黄柏。

（2）脾胃虚寒

证候：腹泻稀薄，腹痛喜温，四肢不温，神疲乏力，舌淡苔白，脉沉弱。

治法：温中健脾，和胃止泻。

代表方：理中丸加减。

常用药：人参、白术、茯苓、甘草、干姜。

（3）肝郁脾虚

证候：腹痛腹泻，泻后痛减，情志抑郁，胸胁胀满，舌淡红，苔薄白，脉弦。

治法：疏肝解郁，健脾止泻。

代表方：痛泻要方加减。

常用药：人参、甘草、防风、白术、白芍、陈皮。

（4）脾胃气虚

证候：食欲不振，腹胀腹泻，面色萎黄，乏力气短，舌淡苔白，脉细弱。

治法：健脾益气，和胃止泻。

代表方：参苓白术散加减。

常用药：人参、白术、山药、茯苓、甘草、莲子、薏苡仁、桔梗、砂仁。

（5）胃阴不足

证候：恶心呕吐，口干咽燥，食欲不振，舌红少苔，脉细数。

治法：养阴益胃，降逆止呕。

代表方：麦门冬汤加减。

常用药：麦门冬、人参、甘草、生姜、大枣、石斛。

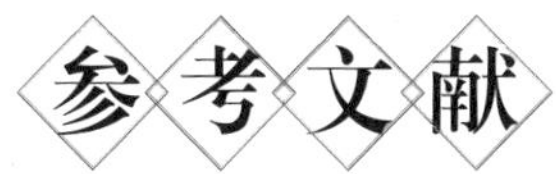

参考文献

[1] 赵轩竹，张春泽，何国平等．健脾益气中药联合 XELOX 化疗方案治疗大肠癌有效性及安全性的 Meta 分析 [J]. 湖南中医杂志，2022, 38(06): 121-128.

[2] 薛明杰，孙妍，黄敏．四君子汤治疗大肠癌患者化疗不良反应及对血清 PLT、AST、ALT 水平变化的影响 [J]. 现代肿瘤医学，2021, 29(07): 1161-1165.

[3] 王燕莹，王雷，殷晓玲等．增益方联合化疗治疗大肠癌术后脾虚型患者临床研究 [J]. 山东中医杂志，2021, 40(5): 476-481.

[4] 姚嵋方，李凤云，刘志等．FOLFOX4 方案联合益气健脾汤治疗结直肠癌的临床研究 [J]. 中国临床药理学杂志，2016, 32(18): 1663-1665, 1669.

[5] 师瑞瑞．健脾化痰散结方配合 SOX 化疗方案治疗晚期大肠癌的临床疗效分析 [D]. 南京：南京中医药大学，2020.

[6] 邹永红，徐娇，李静等．健脾祛瘀方择时用药联合化疗治疗脾虚瘀毒型中晚期结直肠癌的临床疗效及对 T 淋巴细胞亚群的影响 [J]. 河北中医，2022, 44(06): 968-972.

[7] 杨保伟，莫淑婵，田甜．自拟健脾活血益气汤联合 XELOX 方案治疗晚期直肠癌临床研究 [J]. 四川中医，2019, 37(03): 111-114.

[8] 展鹏远．健脾活血中药联合化疗治疗大肠癌术后患者临床观察 [J]. 新中医，2017, 49(04): 116-118.

[9] 宁春晖．健脾补肾序贯方影响结肠癌根治术后患者化疗依从性及辅助用药情况研究 [D]. 中国中医科学院，2024.

[10] 张计训，司仙科，李炜等．健脾补肾方联合化疗在大肠癌术后复发转移中的应用效果及对生存质量的影响研究 [J]. 中华中医药学刊，2019, 37(7): 1585-1587.

[11] 陈健慧．健脾解毒方对大肠癌术后患者炎症介质影响的临床研究 [D]. 上海：上海中医药大学，2019.

[12] 雷彩云，毛丹，丁陈陈等．健脾解毒方联合化疗治疗大肠癌术后患者的临床

观察 [J]. 湖南中医药大学学报 , 2016, 36(11): 64-67.
[13] 李华华 , 杨峰 , 裴俊文等 . 杨峰教授在清热解毒理论指导下运用复方苦参注射液治疗恶性肿瘤经验 [J]. 中医研究 , 2021, 34(7): 74-76.
[14] 周彤 , 王烁 , 胡帅航等 . 复方苦参注射液联合含奥沙利铂化疗方案治疗晚期结直肠癌临床疗效及安全性的 META 分析 [EB/OL]. 海南医学院学报 , 2021, 21(5): 12-15.
[15] 刘亚欣 , 谢雁鸣 , 张寅等 . 复方苦参注射液治疗结肠恶性肿瘤真实世界临床应用特征研究 [J]. 世界科学技术 - 中医药现代化 , 2017, 19(04): 623-628.
[16] 王鹤玲 . 鸦胆子油乳注射液在肠癌的临床研究及其作用机制的网络药理学研究 [D]. 武汉 : 湖北中医药大学 , 2020.
[17] 郝晶 . 鸦胆子油乳注射液联合化疗治疗中晚期大肠癌患者的临床观察 [J]. 当代医学 , 2019, 25(33): 33-35.
[18] 管河延 , 王璐 , 梁旭阳等 . 鸦胆子油乳注射液联合 CapeOx 方案治疗早发型结肠癌的临床研究 [J]. 现代药物与临床 , 2023, 38(11): 2808-2813.
[19] 廖鹃 , 郑星晗 , 赖春林等 . 鸦胆子油乳注射液辅助治疗大肠癌的 Meta 分析 [J]. 医学信息 , 2018, 31(21): 66-70.
[20] 彭莹莹 , 陈哲 , 孔宪斌等 . 鸦胆子油乳注射液联合化疗治疗中晚期结直肠癌疗效和安全性的 Meta 分析 [J]. 中医药导报 , 2020, 26(07): 78-83.
[21] 陈映文 , 廖泳欣 , 林敏等 . 华蟾素注射液联合 5- 氟尿嘧啶对大肠癌 LoVo 细胞粘附侵袭能力的影响 [J]. 中国医药导刊 , 2022, 24(02): 140-143.
[22] 张振玉 , 张昆和 , 王崇文等 . 华蟾素对三种消化系肿瘤细胞杀伤机制研究 [J]. 中药药理与临床 , 1999, 15(5): 28-29.
[23] 叶映泉 , 李庆林 , 朱耀东等 . 华蟾素抗肿瘤作用机制研究进展 [J]. 中药药理与临床 , 2022, 38(3): 215-221.
[24] 于果 , 关琦 , 曲洪澜 . 华蟾素联合化疗治疗晚期胃肠癌临床观察 [J]. 医学信息 (中旬刊), 2011, 24(3): 857-858.
[25] 魏文培 , 菅佳宁 , 由凤鸣等 . 中医药调节结肠癌免疫功能的研究进展 [J]. 中医肿瘤学杂志 , 2021, 3(4): 60-63.
[26] 任明名 , 王俊壹 , 程海波 . 中医药与肿瘤免疫治疗 [J]. 自然杂志 , 2019, 41(4):

275-280.

[27] 范改燕 . 健脾化湿方联合化疗对脾虚湿阻型大肠癌术后临床疗效观察 [D]. 福州 : 福建中医药大学 , 2019.

[28] 董丹丹 . 脾肾方对大肠癌术后脾肾亏虚证患者化疗免疫功能影响的临床研究 [D]. 长沙 : 湖南中医药大学 , 2019.

[29] 程曼曼 . 健脾益气方联合化疗对大肠癌术后调节免疫功能的临床观察 [D]. 南京中医药大学 , 2018.

[30] 胡燕勤 , 黄贤亮 , 姚华林 . 大柴胡汤加减联合 FOLFIRI 化疗治疗晚期大肠癌的近期疗效及对外周血 CTC、VEGF、免疫功能的影响研究 [J]. 辽宁中医杂志 , 2022, 49(12): 132-134.

[31] 孙栋 . 加味葛根芩连汤联合化疗改善湿热蕴结型结肠癌术后患者免疫功能的研究 [D]. 山东中医药大学 , 2020.

[32] 张新杰 . 艾迪注射液联合 mF0LF0X6 方案治疗中晚期大肠癌的临床观察 [D]. 武汉 : 湖北中医药大学 , 2017.

[33] 卢丹 , 熊兴波 . 艾迪注射液联合 FOLFIRI 方案对晚期结直肠癌患者免疫功能及预后的影响 [J]. 医学理论与实践 , 2021, 34(01): 68-70.

[34] 李伍祥 . 艾迪注射液联合 FOLFIRI 方案治疗晚期结直肠癌的疗效及安全性 Meta 分析 [D]. 南京 : 广西中医药大学 , 2019.

[35] 郑航 , 向子玲 , 肖淦辰 . 基于系统评价的艾迪注射液治疗结直肠癌的有效性和经济性评价 [J]. 中国处方药 , 2022, 20(09): 23-26.

[36] 胡帅航 , 王烁, 徐思雨等 . 艾迪注射液联合 FOLFOX4 化疗方案治疗中晚期结直肠癌的系统评价 [J]. 药物评价研究 , 2022, 45(07): 1387-1398.

[37] 李勇 , 刘炼玲 . 康艾注射液联合 CapeOX 化疗方案对晚期结肠癌患者 PI3K/Akt 信号通路变化及生存质量的影响 [J]. 中国临床研究 , 2020, 33(6): 803-806, 810.

[38] 张勇 . 康艾注射液联合化疗治疗肠癌术后气血两虚型患者的临床研究 [D]. 扬州 : 扬州大学 , 2020.

[39] 徐春燕 . 复方斑蝥胶囊联合化疗对大肠癌术后脾虚血瘀证患者的临床研究 [D]. 福州 : 福建中医药大学 , 2016.

[40] 陆友国，夏丽丽，刘余等．复方斑蝥胶囊结合 mFOLFOX6 化疗治疗晚期结肠癌的临床疗效及对细胞免疫功能的影响 [J]. 中华中医药学刊，2022, 40(1): 165–168.

[41] 蒋著椿，罗春艳．中药穴位热熨对大肠癌术后化疗患者生存质量及免疫功能的影响 [J]. 中医学报，2018, 33(242): 1170–1173.

[42] 康研．艾灸联合化疗对脾肾阳虚型中晚期大肠癌患者生活质量的影响 [D]. 河南中医药大学，2022.

[43] Aapro M, Caprariu Z, Chilingirov P, et al. Assessing the impact of antiemetic guideline compliance on prevention of chemotherapy-induced nausea and vomiting: Results of the nausea/emesis registry in oncology（NERO）[J]. Eur J Cancer, 2022, 166: 126–133.

[44] Krikorian S, Pories S, Tataronis G, et al.Adherence to oral chemotherapy: Challenges and opportunities[J]. J Oncol Pharm Pract, 2019, 25(7): 1590–1598.

[45] Arbuckle RB, Huber SL, Zacker C. The consequences of diarrhea occurring during chemotherapy for colorectal cancer: a retrospective study[J]. Oncologist, 2000, 5(3): 250–259.

[46] Escalante J, Mcquade RM, Stojanovska V, et al. Impact of chemotherapy on gastrointestinal functions and the enteric nervous system[J]. Maturitas, 2017, 105: 23–29.

[47] Andreyev H, Lalji A, Mohammed K, et al. The FOCCUS study: a prospective evaluation of the frequency, severity and treatable causes of gastrointestinal symptoms during and after chemotherapy[J]. Support Care Cancer, 2021, 29(3): 1443–1453.

[48] 李高彪．六君安胃方治疗结肠癌术后辅助化疗期间胃肠道反应的临床和实验研究 [D]. 北京中医药大学，2023.

[49] Deng B, Jia L, Tan H, et al. Effects of Shengjiangxiexin decoction on irinotecan-induced toxicity in patients with UGT1A1*28 and UGT1A1*6 polymorphisms[J]. J Tradit Chin Med, 2017, 37(1): 35–42.

[50] 刘萍，骆学新．肠益方联合 XELOX 化疗方案对老年晚期结直肠癌患者近期

疗效及对血清 SDC2、SEPT9 和免疫功能的影响 [J]. 中国老年学杂志，2022, 42(5): 1085-1087.

[51] 刘梦涵．肠积方联合 XELOX 方案 + 贝伐珠单抗治疗晚期大肠癌（脾虚痰湿证）的疗效评估 [D]. 山东中医药大学，2024.

[52] 吴艾平．清肠消癌颗粒灌肠联合化疗对晚期大肠癌近期疗效及生活质量的影响 [J]. 中国现代药物应用，2020, 14(22): 11-13.

[53] 裴育莹，贾立群．伊立替康导致腹泻中医证型及用药规律分析 [J]. 辽宁中医药大学学报，2018, 20(12): 144-147.

[54] 曹礼慧，蔡绍晖，徐俊等．4 种常用中药注射剂临床抗肿瘤有效性的循证药学评价 [J]. 中国药房，2014, 25(3): 268-272.

[55] 田劭丹，陈信义．中医药治疗恶性肿瘤特色与优势 [J]. 现代中医临床，2019, 26(2): 8-17.

[56] 钱玉梅．康艾注射液联合 FOLFOX 化疗方案对结直肠癌患者的影响 [J]. 实用中西医结合临床，2020, 20(3): 100-102.

[57] Ai Q, Zhang W, Xie Y, et al. Post-marketing safety monitoring of shenqifuzheng injection: a solution made of dangshen（Radix Codonopsis）and huangqi（Radix Astragali Mongolici）[J]. J Tradit Chin Med, 2014, 34(4): 498-503.

[58] 徐国暑．消癌平片联合化疗对晚期结肠癌的临床研究 [J]. 中华中医药学刊，2016, 34(6): 1527-1530.

[59] Zhao WP, Li J, Zhang YS, et al.Efficacy of acupuncture therapy for improving anorexia in tumor patients: a Meta-analysi[J].J Tradit Chin Med, 2021, 41(4): 507-514.

[60] 吴觅之，潘红英，王珍等．基于数据挖掘的术后恶心、呕吐病人选穴规律分析 [J]. 护理研究，2020, 34(8): 1338-1341.

[61] 林家省．针刺足三里、内关、公孙防治化疗致胃肠道反应的临床观察 [J]. 中医临床研究，2018, 10(25): 34-36.

[62] 蒋梅，周岱翰，郭然等．姜橘暖胃膏穴位贴敷联合托烷司琼和地塞米松预防化疗所致恶心呕吐的临床疗效研究 [J]. 中国全科医学，2020, 23(16): 2051-2056.

[63] 王素华，金淑．中药穴位贴敷治疗肿瘤化疗后恶心呕吐的临床观察 [J]. 中国中医药科技，2022, 29(1): 82-83.

[64] 宋嘉婷，黄绮华，肖文莉等．灸法防治肿瘤患者化疗不良反应的文献计量学分析 [J]. 护理学报，2021, 28(15): 20-24.

[65] 杨海霞，郭璟静，静茹．八珍汤加减联合艾灸对中晚期宫颈癌放化疗患者耐受力、止痛效果和生活质量的影响 [J]. 中国实验方剂学杂志，2018, 24(9): 173-178.

[66] 郭琪，姚昶，郭宇飞等．温和灸联合隔盐灸改善乳腺癌化疗胃肠道反应疗效观察及机制探讨 [J]. 中国针灸，2020, 40(1): 8-12.

[67] 徐林，李睿，张巧丽．艾灸联合温阳利水方辅助治疗卵巢恶性肿瘤腹腔积液临床观察 [J]. 中国针灸，2019, 39(12): 1294-1298.

[68] Robison JG, Smith CL. Therapeutic Massage During Chemotherapy and/or Biotherapy Infusions: Patient Perceptions of Pain, Fatigue, Nausea, Anxiety and Satisfaction[J]. Clin J Oncol Nurs, 2016, 20(2): 34-40.

[69] Asha C, Manjini KJ, Dubashi B. Effect of Foot Massage on Patients with Chemotherapy Induced Nausea and Vomiting: A Randomized Clinical Trial[J]. J Caring Sci, 2020, 9(3): 120-124.

[70] Dadkhah B, Anisi E, Mozaffari N, et al. Effect of Music Therapy with Periorbital Massage on Chemotherapy-Induced Nausea and Vomiting In Gastrointestinal Cancer A Randomized Controlled Trail[J].J Caring Sci, 2019, 8(3): 165-171.

[71] 张国星，李恩泽，温泉等．益气养荣汤对结直肠癌术后化疗患者骨髓抑制、Treg/Th17 细胞、无进展生存期的影响 [J]. 陕西中医，2024, 45(04): 490-493.

[72] 林桐．固髓生血汤对大肠癌化疗骨髓抑制（脾肾阳虚型）的临床研究 [D]. 长春中医药大学，2016.

[73] Donadio V, Incensi A, Leta V, et al. Skin nerve α-synuclein deposits: A biomarker for idiopathic Parkinson disease[J]. Neurology, 2014, 82(15): 1362-1369.

[74] 辛庆龄．温针灸足三里、关元对肿瘤化疗患者骨髓抑制疗效的临床研究 [D]. 安徽中医药大学，2021.

[75] 郑艺，何宁一，张毅鹏等．雷火灸配合中西药治疗大肠癌化疗后骨髓抑制疗效观察 [J]. 上海针灸杂志，2019, 38(11): 1233-1238.

[76] 胡婷．温经通络汤治疗结肠癌术后化疗所致手足麻木的临床研究 [D]. 长春中医药大学，2014.

[77] 潘瑜凡，王微，王荣桂．温阳补肾、活血通络外治法治疗大肠癌术后经奥沙利铂化疗致神经毒性的疗效观察 [J]. 江西中医药大学学报，2022, 34(4): 53-55.

[78] 吴勇，曾永蕾，冷玉玲．围化疗期针刺防治奥沙利铂神经毒性临床观察 [J]. 中医药临床杂志，2018, 30(4): 725-728.

[79] 施舍，范神栋，王凤娇等．电针和 CO_2 激光灸对奥沙利铂所致周围神经毒性大鼠的外周保护机制 [J]. 上海针灸杂志，2020, 39(9): 1189-1194.

[80] 崔光卫，程怀锦，陈颢等．电针对大鼠奥沙利铂所致周围神经毒性的缓解作用 [J]. 中华中医药杂志，2017, 32(6): 2670-2672.

[81] Lee JH, Go D, Kim W, et al. Involvement of spinal muscarinic and serotonergic receptors in the anti-allodynic effect of electroacupuncture in rats with oxaliplatin-induced neuropathic pain. [J] Korean J Physiol Pharmacol. 2016, 20(4): 407-414.

[82] 孙贤俊，何胜利，陈颢等．电针为主治疗奥沙利铂神经毒性的临床研究 [J]. 上海针灸杂志，2012, 31(10): 727-729.

[83] 何燕燕，陈毓雯，管慧芸等．雷火灸热敏穴治疗奥沙利铂化疗所致周围神经病变的临床观察 [J]. 中国民间疗法，2024, 32(07): 30-33.

[84] 苏子舰．皮内针疗法预防胃肠癌患者化疗致周围神经病变的临床研究 [D]. 上海：上海中医药大学，2019.

[85] 汪桔仙，许金钗，郑霞辉．复方苦参注射液联合化疗治疗晚期大肠癌 25 例观察 [J]. 浙江中医杂志，2015, 50(3): 230.

[86] 黎彩霞．康艾注射液联合化疗治疗晚期大肠癌的临床疗效观察 [J]. 现代诊断与治疗，2015, 12: 2741-2742.

[87] 王大荣，王萍，刘静．艾迪注射液联合奥沙利铂治疗老年晚期大肠癌的临床疗效 [J]. 实用临床医药杂志，2014, 18(11): 111-113.

[88] 杨晨光．辨析化疗药物的性味：丰富中医药学并为个体化应用提供新的思

路——附氟尿嘧啶类药物的性味辨析初探 [C]. 中华中医药学会 2012 年中医药防治肿瘤学术年会论文集, 2012: 613-616.

[89] 王杰, 胡钟竞. 氟尿嘧啶类药物心脏毒性中西医研究进展 [J]. 现代中西医结合杂志, 2021, 30(9): 1022-1026.

[90] 杨旭丽, 张华, 侯月梅. 参麦注射液对女性乳腺癌化疗患者的心脏保护作用 [J]. 临床心血管病杂志, 2011, 27(2): 138-141.

[91] 吴东垣, 刘炜, 李双斌等. 黄芪多糖对 5- 氟尿嘧啶诱导心肌损伤的干预作用研究 [J]. 中国实验诊断学, 2018, 22(11): 1995-1998.

[92] 刘雨晴, 陈国荣, 王子兵. 川芎嗪防治 5- 氟尿嘧啶心脏毒性的临床观察 [J]. 肿瘤防治研究, 2012, 39(6): 728-730.

[93] 李兆栋, 陈银潇, 李佳颖等. 生脉胶囊对 5- 氟尿嘧啶致小鼠化疗性肠黏膜炎的保护作用研究 [J]. 天津中医药, 2023, 40(12): 1581-1586.

[94] 周玉珍, 林友燕, 朱慧萍. 超声介导下中药经穴渗透治疗 5- 氟尿嘧啶相关脾虚湿阻型腹泻 50 例 [J]. 浙江中医杂志, 2022, 57(11): 812-813.

[95] 柳冬兵, 刘加新, 叶津津. 加味甘草泻心汤含漱治疗氟尿嘧啶类药物相关口腔黏膜炎效果观察 [J]. 中国乡村医药, 2022, 29(14): 12-13, 32.

[96] 张佳丽, 张磊, 宣子奇等. 中医药和肠内营养治疗结直肠癌 5- 氟尿嘧啶化疗所致肠黏膜损伤的研究进展 [J]. 中国现代医生, 2024, 62(11): 126-128.

[97] 刘湘君, 任建琳, 袁晨越等. 健脾复方联合卡培他滨治疗Ⅲ期结直肠癌临床观察 [J]. 辽宁中医杂志, 2024, 51(1): 82-86.

[98] 杨得振, 惠阳, 吴易超等. 当归补血汤联合卡培他滨节拍化疗治疗高龄晚期结直肠癌 [J]. 吉林中医药, 2019, 39(8): 1032-1036.

[99] 谢燕华, 王松海, 李琳婵等. 血府逐瘀汤对结直肠癌口服卡培他滨后手足综合征的治疗及预后的影响 [J]. 延安大学学报 (医学科学版), 2020, 18(4): 77-80.

[100] 陈悦, 江海军, 徐钰莹等. 健脾补肾解毒方联合小剂量阿帕替尼和替吉奥治疗转移性结直肠癌的疗效及安全性观察 [J]. 北京中医药大学学报, 2022, 45(5): 438-445.

[101] 刘燕青, 陈辉. 健脾益气法联合含雷替曲塞化疗方案对晚期结直肠癌患者

的临床疗效及免疫功能的影响 [J]. 现代消化及介入诊疗，2019, 24(7): 759-763.

[102] 任明智，姜媛．中医扶正培本辅助伊立替康化疗对晚期结直肠癌患者血清 CA199 及 MMP-7 水平的影响 [J]. 北京中医药，2019, 38(3): 277-280.

[103] 杨全海．参苓白术散加减辅助伊立替康和雷替曲塞化疗治疗晚期结直肠癌的临床研究 [J]. 中国肛肠病杂志，2021, 41(2): 14-16.

[104] 孙延沙，许尤琪，陆建伟．从中医时间学角度观察寅卯时应用伊立替康迟发性腹泻发生情况的临床研究 [J]. 江苏中医药，2013, 13(10): 33-34, 35.

[105] 孟祥彩，刘洋，武玉等．黄芩素在伊立替康抑制结肠癌细胞增殖中的作用研究 [J]. 陕西中医，2022, 43(12): 1682-1685.

[106] 闫磊，肖军，田静等．中医药预防和治疗伊立替康致延迟性腹泻的现代药理机制 [J]. 现代中西医结合杂志，2016, 25(21): 2392-2394.

[107] 唐阳，邓力，黄金活．姜黄素逆转伊立替康耐药结肠癌 LoVo/CPT-11R 细胞对伊立替康的敏感性 [J]. 深圳中西医结合杂志，2018, 28(7): 24-25.

[108] 苏鹏飞，陈小伍，朱达坚等．姜黄素对结肠癌细胞耐药性的影响及机制 [J]. 中华实验外科杂志，2018, 35(3): 450-452.

[109] 于洋，李晓松，武冰等．加味黄芩汤预防晚期肠癌患者伊立替康化疗所致迟发性腹泻疗效观察 [J]. 北京中医药，2015, 34(6): 427-430.

[110] 付静娅，马玉媛，胡泽玉等．中医药逆转结直肠癌奥沙利铂耐药性的研究进展 [J]. 现代中西医结合杂志，2023, 32(16): 2325-2331.

[111] 查华英，吴岩，尚洛南等．结肠癌患者谷胱甘肽巯基转移酶 P1(GSTP1) 基因多态性与奥沙利铂敏感性和中医证型的相关性研究 [J]. 世界华人消化杂志，2021, 29(9): 488-495.

[112] 陈婷，方灿途，李陆振．奥沙利铂致周围神经毒性中医证候、证素特点及与神经毒性分级相关性研究 [J]. 广州中医药大学学报，2022, 39(3): 498-507.

[113] 热娜古丽・艾则孜，付艳丽，何娜娜等．阳和汤加减治疗结直肠癌奥沙利铂化疗相关外周神经毒性的效果分析 [J]. 实用中医内科杂志，2023, 37(3): 4-6.

[114] 戴素华，嵇晓艳．益气活血方防治奥沙利铂致肠癌患者周围神经毒性的临床

效果研究 [J]. 大医生, 2023, 8(14): 94-96.
[115] 胡莹, 霍介格, 曹鹏等. 当归四逆汤防治奥沙利铂致慢性周围神经病变 [J]. 中国实验方剂学杂志, 2013, 19(20): 255-258.
[116] 彭湃澜, 廖斐. 结直肠癌化学性放射增敏剂的研究进展 [J]. 疑难病杂志, 2019, 18(3): 319-324.
[117] 吴冠楠, 还向坤, 吴晓宇等. 紫苏异酮对人结直肠癌裸鼠移植瘤放疗增敏作用及其分子机制的初步研究 [J]. 肿瘤综合治疗电子杂志, 2020, 6(2): 109-112.
[118] 文兰香, 覃世运, 陈丽君等. β-榄香烯联合卡铂对结肠癌 SW480 细胞放疗增敏作用的实验研究 [J]. 疑难病杂志, 2019, 18(12): 1263-1267.
[119] 曹勤洪, 吴震峰, 吴晓宇等. 华蟾毒精对人结直肠癌 SW-480、HT-29、HCT-116 细胞的放疗增敏作用 [J]. 中国肿瘤外科杂志, 2019, 11(5): 331-336.
[120] 杨桂青, 王义善, 王园园等. 黑蒜提取液对结肠癌 Ht-29 小鼠移植瘤的放射增敏效应及辐射保护机制研究 [J]. 时珍国医国药, 2013, 24(8): 1859-1862.
[121] 吴艳, 秦媛媛, 李晓岚等. 中药防治放射性肺损伤机制的研究进展 [J]. 江苏中医药, 2022, 54(1): 79-81.
[122] 李青峰, 李文婷, 李沐涵等. 中医药干预放射性肺损伤的机制研究进展 [J]. 南京中医药大学学报, 2020, 36(6): 915.
[123] 王蕊, 贾波, 侯天将等. 基于透法论治放射性肺损伤 [J]. 辽宁中医杂志, 2017, 44(4): 713-715.
[124] 李嘉斌, 丁杰英, 杜智. 荔枝核醇提物对放射性肺损伤大鼠的防护研究 [J]. 中医药导报, 2020, 26(13): 9-12.
[125] 陈东基, 李小军, 冯春兰. 川芎嗪对放射治疗胸部肿瘤患者放射性肺损伤的预防效果 [J]. 医疗装备, 2019, 32(11): 7-10.
[126] 林希熹, 张强强, 熊静等. 肿节风对放射性肺损伤患者临床疗效研究 [J]. 亚太传统医药, 2021, 17(9): 96-99.
[127] 孙兴华, 徐杨, 杨荣阁. 自拟益阴清热解毒方辅助治疗肺 癌急性放射性肺损伤患者的疗效观察 [J]. 中国中医急症, 2021, 30(8): 1428-1430.

[128] 郭曼，刘鹏，龙麟．防纤汤对放射性肺炎大鼠的影响及作用机制 [J]. 山东大学学报（医学版），2021, 59(8): 53-56.

[129] 简小兰，兰东强，王柱等．放炎方对放射性肺损伤模型大鼠肺组织病理的改变及其肺泡炎半定量分析 [J]. 亚太传统医药，2021, 17(4): 12-16.

[130] 刘伟，兰东强，王柱等．放炎方对大鼠放射性肺损伤及其 TGF-β1、IL-6 的影响 [J]. 亚太传统医药，2021, 17(2): 18-20.

[131] 李成城，张秋宁，王小虎．活性氧与放射性肺损伤的相关研究进展 [J]. 辐射研究与辐射工艺学报，2019, 37(6): 5-8.

[132] 陈岩岩，周淑娟，夏玉朝等．丹参提取物对放射性肺损伤大鼠的保护作用研究 [J]. 临床肺科杂志，2021, 26(4): 522-524.

[133] 王文龙，卢宏达，林胜友等．复方苦参注射液对放射性肺损伤的肺保护作用 [J]. 中国实验方剂学杂志，2020, 26(7): 42-44.

[134] Cao K, Lei X, Liu H, et al. Polydatin alleviated radiationinduced lung injury through activation of Sirt3 and inhibition of epithelial-mesenchymal transition[J]. J Cell Mol Med, 2017, 21(12): 3264-3270.

[135] Wang J, Zhang Y, Cheng J, et al. Preventive and therapeutic effects of quercetin on experimental radiation induced lung injury in mice[J]. Asian Pac J Cancer Prev, 2015, 16(7): 2909-2915.

[136] 赵苏然，孙景仙，高善语等．基于数据挖掘的中药灌肠治疗放射性直肠炎用药规律分析 [J]. 中医药通报，2023, 22(12): 38-41, 55.

[137] 王馨曼，安颂歌，张磊等．中药保留灌肠治疗放射性直肠炎疗效的系统评价 [J]. 护理研究，2016,(1): 59-62.

[138] Li X, Xiao C, Kong Y, et al. Rectal wall dose-volume effect of pre- or post KUSHEN Ningjiaos relationship with 3D brachytherapy in cervical cancer patients[J]. Radiation Oncology, 2019, 14(1): 149-152.

[139] 邓锦玲，陆新洲．复方云南白药灌肠液治疗放射性直肠炎 [J]. 交通医学，2000(4): 30-32.

[140] 念家云，赵文硕，许金等．血余蛋黄油保留灌肠治疗慢性放射性肠炎病例报告 [J]. 中医药导报，2019, 25(22): 121-123.

[141] 孙云，沈富林．中医补脾清肠法治疗放射性直肠炎的临床研究 [J]. 西部医学，2013, 25(12): 1840-1841, 1844.

[142] 许晓英，欧春．自拟凉血解毒汤治疗放射性直肠炎 45 例 [J]. 浙江中医杂志，2015, 50(1): 29.

[143] 黄辰羊．黄芪三参饮加减治疗放射性肠炎安全性和有效性的临床研究 [D], 南京：南京中医药大学，2014.

[144] 崔宇，姚嫱，董霞等．加味痛泻要方预防急性放射性肠炎临床研究 [J]. 实用中医药杂志，2010, 26(7): 453-454.

[145] 卢晟．加味痛泻要方预防急性放射性肠炎临床分析 [J]. 中外医疗，2011, 30(14): 37, 39.

[146] 吕文增，郑芳霞．中药放疗缓解汤治疗放射性肠炎 32 例临床观察 [J]. 四川中医，2005, 23(2): 47-48.

[147] 赵坚祥，石璐，梁婵等．白头翁汤加味防治急性放射性直肠炎的临床研究 [J]. 浙江中医药大学学报，2011, 35(2): 177-179.

[148] Sung H, Ferlay J, Siegel RL, et al. Global Cancer Statistics 2020: GLOBOCAN estimates of incidence and mortality worldwide for 36 cancers in 185 countries[J]. CA Cancer J Clin, 2021, 71(3): 209-249.

[149] Andre T, Gramont A, Vernerey D, et al.Adjuvant fluorouracil, leucovorin, and oxaliplatin in stage Ⅱ to Ⅲ colon cancer: Updated 10-year survival and outcomes according toBRAF mutation and mismatch repair status of the MOSAIC study[J]. J Clin Oncol, 2015, 33(35): 4176-4187.

[150] Tournigand C, Andre T, Bonnetain F. Adjuvant therapy with fluorouracil and oxaliplatin in stage Ⅱ and elderly patients (between ages 70 and 75 years) with colon cancer: subgroup analyses of the Multicenter International Study of Oxaliplatin, Fluorouracil, and Leucovorin in the Adjuvant Treatment of Colon Cancer trial[J]. J Clin Oncol, 2012, 30(27): 3353-3360.

[151] Andre T, Boni C, Navarro M, et al. Improved overall survival with oxaliplatin, fluorouracil, and leucovorin as adjuvant treatment in stage Ⅱ and stage Ⅲ colon cancer in theMOSAIC trail[J]. J Clin Oncol, 2009, 27(19): 3109-3116.

[152] Kuebler JP, Wieand HS, O'Connell MJ, et al. Oxaliplatin combined with weekly bolus fluorouracil and leucovorin as surgical adjuvant chemotherapy for stage Ⅱ and Ⅲ colon cancer: results from NSABP C-07[J]. J Clin Oncol, 2007, 25(16): 2198-2204.

[153] Haller DG, Tabernero J, Maroun J, et al. Capecitabine plus oxaliplatin compared with fluorouracil and folinic acid as adjuvant therapy for stage Ⅲ colon cancer[J]. J ClinOncol, 2011, 29(11): 1465-1471.

[154] Dilruba S, Kalayda G V. Platinum-based drugs: past, present and future[J]. Cancer chemotherapy and pharmacology, 2016, 77(6): 1103-1124.

[155]Miura K, et al. Drug delivery oforal anti-cancer fluoropyrimidine agents[J]. Expert Opin Drug Deliv, 2017, 14(12): 1355-1366.

[156]Yoshida Y, Yamada T, Kamiyama H, et al. TAS CC3 Study Group Combination of TAS-102 and bevacizumab as third-line treatment for metastatic colorectal cancer: TAS-CC3 study[J]. Int J Clin Oncol, 2021, 26(1): 111-117.

[157] Mayer RJ, Van Cutsem E, Falcone A, et al. Randomized trial of TAS-102 for refractory metastatic colorectal cancer[J]. N Engl J Med, 2015, 372(20): 1909-1919.

[158] Xu J, Kim TW, Shen L, et al. Results of a Randomized, Double-Blind, Placebo-Controlled, Phase III Trial of Trifluridine/Tipiracil(TAS-102) Monotherapy in Asian Patients With Previously Treated Metastatic Colorectal Cancer: The TERRA Study[J]. J Clin Oncol, 2018, 36(4): 350-358.

[159] 王丽焱 . 抗肿瘤药伊立替康的研究进展 [J]. 国外医学・药学分册，2004(01): 7-11.

[160] 张晓光 , 张侠 . 盐酸伊立替康致迟发性腹泻作用机制及防治的研究进展 [J]. 中国药物警戒 , 2012, 9(09): 535-538.

[161] TakanoM, Sugiyama T. UGT1A1 polymorphisms in cancer: impact on irinotecantreatment. [J] Pharmgenomics Pers Med. 2017, 28(10): 61-68.

[162] Roper J, Sinnamon MJ, Coffee EM, et al. Combination PI3K/MEK inhibition promotes tumor apoptosis and regression in PIK3CA wildtype, KRAS mutant

colorectal cancer[J]. Cancer Lett, 2014, 347: 204–211.

[163] Tejpar S, Stintzing S, Ciardiello F, et al. Prognostic and predictive relevance of primary tumor location in patients with RAS wild–type metastatic colorectal cancer: retrospective analyses of the CRYSTAL and FIRE–3 trials[J]. JAMA oncology, 2017, 3(2): 194–201.

[164] Rosell ó Keränen S, Wotherspoon A, Brown G, et al. RAS mutations and cetuximab in locally advanced rectal cancer: results of the EXPERT–C trial[J]. Eur J Cancer, 2014, 50(8): 1430–1436.

[165] Kim D, Xue JY, Lito P. Targeting KRAS(G12C): from inhibitory mechanism to modulation of antitumor effects in patients[J]. Cell, 2020, 183(4): 850–859.

[166] Hong DS, Fakih MG, Strickler JH, et al. KRASG12C inhibition with sotorasib in advanced solid tumors[J]. N Engl J Med, 2020, 383(13): 1207–1217.

[167] Jones JC, Renfro LA, Al–Shamsi HO, et al. Non–V600 BRAF mutations define a clinically distinct molecular subtype of metastatic colorectal cancer[J]. J Clin Oncol, 2017, 35(23): 2624–2630.

[168] Ward RL, Hicks S, Hawkins NJ. Population–based molecular screening for Lynch syndrome: implications for personalized medicine[J]. J Clin Oncol, 2013, 31(20): 2554–2562.

[169] Jiang W, Cai MY, Li SY, et al. Universal screening for Lynch syndrome in a large consecutive cohort of Chinese colorectal cancer patients: high prevalence and unique molecular features[J]. Int J Cancer, 2019, 144(9): 2161–2168.

[170] Yaeger R, Chatila WK, Lipsyc MD, et al. Clinical sequencing defines the genomic landscape of metastatic colorectal cancer[J]. Cancer Cell, 2018, 33(1): 125–136.

[171] Sartore–Bianchi A, Amatu A, Porcu L, et al. HER2 positivity predicts unresponsiveness to EGFR–targeted treatment in metastatic colorectal cancer[J]. Oncologist, 2019, 24(10): 1395–1402.

[172] Sartore–Bianchi A, Trusolino L, Martino C, et al. Dual–targeted therapy with trastuzumab and lapatinib in treatment–refractory, KRAS codon 12/13 wild–

type, HER2-positive metastatic colorectal cancer (HERACLES): A proof-of-concept, multicentre, open-label, phase 2 trial[J]. Lancet Oncol, 2016, 17(6): 738-746.

[173] Meric-Bernstam F, Hurwitz H, Raghav KPS, et al. Pertuzumab plus trastuzumab for HER2-amplified metastatic colorectal cancer (MyPathway): An updated report from a multicentre, open-label, phase 2a, multiple basket study[J]. Lancet Oncol, 2019, 20(4): 518-530.

[174] Cocco E, Scaltriti M. NTRK fusion-positive cancers and TRK inhibitor therapy[J]. Nat Rev Clin Oncol, 2018, 15: 731-747.

[175] Facchinetti F. Facts and New Hopes on Selective FGFR Inhibitors in Solid Tumors[J]. Clin Cancer Res, 2020, 26: 764-774.

[176] Weldon Gilcrease. Phase I/II study of everolimus combined with mFOLFOX-6 and bevacizumab for first-line treatment of metastatic colorectal cancer[J]. Invest New Drugs, 2019, 37: 482-489.

[177] Townsend. A Phase IB/II Study of Second-Line Therapy with Panitumumab, Irinotecan, and Everolimus(PIE) in KRAS Wild-Type Metastatic Colorectal Cancer[J]. Clin Cancer Res, 2018, 24: 3838-3844.

[178] Van Geel.A Phase Ib Dose-Escalation Study of Encorafenib and Cetuximab with or without Alpelisib in Metastatic BRAF-Mutant Colorectal Cancer[J]. Cancer Discov, 2017, 7: 610-619.

[179] Oliveiraa F, Bretes L, Furtado I. Review of PD-1/PD-L1 Inhibitors in Metastatic dMMR/MSI-H Colorectal Cancer[J]. Front Oncol, 2019, 9: 396.

[180] Andre T, Amonkar M, Norquist JM, et al. Healthrelated quality of life in patients with microsatellite instabilityhigh or mismatch repair deficient metastatic colorectal cancer treated with first-line pembrolizumab versus chemotherapy(KEYNOTE-177): an open-label, randomised, phase 3 trial[J]. Lancet Oncol, 2021, 22(5): 665-677.

[181] 姜沙沙，张影茹，王炎．转移性结直肠癌靶向药物的耐药机制及中医药治疗策略 [J]. 上海中医药大学学报，2024, 38(2): 1-7.

[182] 魏玉洁，曾进浩，郑巧等．中医药靶向 Wnt/β-catenin 信号通路防治结直肠癌的研究进展 [J]. 中药药理与临床，2023, 39(9): 117-123.

[183] 钱雨凡，刘宇婧，陆璐等．中医药调节结直肠癌免疫微环境的研究进展 [J]. 上海中医药大学学报，2021, 35(4): 94-100.

[184] Lenz H J, Van Cutesem E, Luisa Limon M, et al. FirstLine Nivolumab Plus Low-Dose Ipilimumab for Microsatellite Instability-High/Mismatch Repair-Deficient Metastatic Colorectal Cancer: The Phase Ⅱ CheckMate 142 Study[J]. J Clin Oncol, 2022, 40(2): 161-170.

[185] Cousin S, Bellera CA, Guégan JP, et al. REGOMUNE: A phase II study of regorafenib plus avelumab in solid tumors—Results of the non-MSI-H metastatic colorectal cancer (mCRC) cohort[J]. J Clin Oncol, 2020, 38(15): 4019-4029.

[186] 杨天地，王琦，冯淬灵．中医药治疗肿瘤靶向及化疗药物相关皮疹探析 [J]. 北京中医药，2022, 41(02): 168-170.

[187] 阎佳琪，倪育淳．中西医防治抗血管靶向药相关不良反应的研究进展 [J]. 中医临床研究，2023, 15(11): 138-143.

[188] 余玲，林丽珠．林丽珠中医药治疗原发性肝癌分子靶向药物不良反应的经验总结 [J]. 广州中医药大学学报，2014, 31(1): 133-134.

[189] 陆海燕，卢义，杨吉利等．中医药治疗靶向药物相关手足皮肤反应的研究进展 [J]. 中医肿瘤学杂志，2021, 3(6): 97-101.

[190] 李军，万强，张强等．复方苍公合剂治疗舒尼替尼相关手足综合征 26 例临床观察 [J]. 卫生职业教育，2016, 34(16): 118-119.

[191] Oliveriraa F, Bretes L, Furtado I. Review of PD-1/PD-L1 Inhibitors in Metastatic dMMR/MSI-H Colorectal Cancer[J]. Front Oncol, 2019, 9: 396.

[192] Andre T, Amonkar M, Norquist J M, et al. Healthrelated quality of life in patients with microsatellite instabilityhigh or mismatch repair deficient metastatic colorectal cancer treated with first-line pembrolizumab versus chemotherapy (KEYNOTE-177): an open-label, randomised, phase 3 trial[J]. Lancet Oncol, 2021, 22(5): 665-677.

[193] Lenz H J, Van Cutsem E, Luisa Limon M, et al. FirstLine Nivolumab Plus Low-Dose Ipilimumab for Microsatellite Instability-High/Mismatch Repair-Deficient Metastatic Colorectal Cancer: The Phase Ⅱ CheckMate 142 Study[J]. J Clin Oncol, 2022, 40(2): 161-170.

[194] 申文，彭艳梅，郑舒月等. 止痒平肤液外用治疗免疫相关性皮肤不良反应 2 例及文献回顾 [J]. 中医杂志，2020, 61(8): 733-736.

[195] Li X, Li L, Tan H. Y, et al. Compound Danshen Dripping Pill ameliorates post-ischemic myocardial inflammation through synergistically regulating MAPK, PI3K/AKT and PPAR signaling pathways [J]. Journal of Ethnopharmacology, 2021, 281: 114438.

[196] Ansari, MA, Khan FB, Safdari HA, et al. Prospective therapeutic potential of Tanshinone IIA: An updated overview [J]. Pharmacological Research, 2021, 164: 105364.

[197] Xu Y, Wang N, Tan HY, et al. Panax notoginseng saponins modulate the gut microbiota to promote thermogenesis and beige adipocyte reconstruction via leptin-mediated AMPKα/STAT3 signaling in diet-induced obesity [J]. Theranostics, 2020, 10(24): 11302-11323.

[198] 陈泓志，梁伟林，顾瞻等. 程序性细胞死亡蛋白 -1 及其配体抑制剂免疫相关不良反应的中医病因病机及治法 [J]. 世界中医药，2021, 16(9): 1386-1390, 1399.

[199] 吴婷婷，沈伟，钟薏等. 健脾固肠方改善Ⅲ、Ⅳ期肿瘤化疗患者肠道屏障功能的临床观察 [J]. 上海中医药大学学报，2017, 31(2): 27-32.

[200] 张欣悦，钟融，崔洪蛟等. 加味四君子汤对小鼠 CT26 大肠癌移植瘤的抑制作用及肿瘤相关巨噬细胞 CD68、CD206 蛋白表达的影响 [J]. 上海中医药大学学报，2019, 33(2): 5.

[201] 王海艳. 复方肠泰诱导结肠癌细胞自噬活化巨噬细胞的研究 [D]. 江苏，南京：南京中医药大学，2016.

[202] 杜锦芳，禹雯琦，周诣等. 十全大补汤对结肠癌原发瘤切除后转移瘤生长及 NK 细胞的影响 [J]. 上海中医药杂志，2017, 51(12): 79-83.

[203] 孙馨 . 中药新药低极性人参皂苷 ALK 抗结直肠癌的作用及机制研究 [D]. 浙江杭州 : 浙江大学 , 2018.

[204] 张娟 , 黄敏 , 胡平等 . 补肾健脾消积方联合 XELOX 方案治疗大肠癌根治术后患者的临床研究 [J]. 南通大学学报 (医学版), 2018, 38(1): 31-34.

[205] 刘平 , 徐静 , 方媛等 . 扶正祛毒汤对大肠癌患者免疫功能影响的研究进展 [J]. 肿瘤药学 , 2019, 9(4): 540-543.

[206] 谭佳妮 , 石文静 , 沈卫星等 . 消癌解毒方对结肠癌的抑制作用及对 Treg 细胞的影响 [J]. 南京中医药大学学报 , 2017, 33(5): 515-518.

第五章 术后康复阶段：中医药预防术后复发转移

第一节 大肠癌术后复发转移病因病机

大肠癌术后，局部病灶虽然被切除，但仍有癌毒潜伏于体内，伺机而发，称为“伏邪”。“伏邪”在适宜条件下造成大肠癌的复发转移，是术后康复阶段应重视的内容。从中医的角度而言，影响大肠癌复发转移的因素主要包括正虚、癌毒、瘀血、痰湿、情志因素几方面。

一、正虚

正气具有抵抗癌毒的作用，当人体正气亏虚时，伏邪容易失去约束而复发。在研究中发现体质同大肠癌的预后密切相关。张婷等发现大肠癌患者中偏气虚体质、阳虚体质、痰湿体质和血瘀体质的患者更容易出现远处转移。从病机上说正气不足而出现痰湿、血瘀等病理状态，从而导致肿瘤转移。王颖飞等也认为气虚质的肠癌患者更容易出现肺部转移，一是因为肺主一身之气，气虚则无力推动血液运行，瘀血化生；二是因为“肺为水之上源”“肺为贮痰之器”，正气不足的患者肺失宣肃，痰湿留滞而诱发复发转移。

二、癌毒

癌毒的强弱在大肠癌的复发转移中起决定性的作用，肿瘤的恶性程度、分期影响着患者的预后。循环肿瘤细胞、进入休眠期的肿瘤细胞、肿瘤干细胞都可以归于癌毒范畴。

三、瘀血

大肠癌术后患者的血液高凝状态是预后的不利因素。大肠癌患者体内瘀血蕴结于内，破坏气血津液的稳态，肿瘤微环境发生变化，从而造成肿瘤缺氧微环境和酸性微环境的改变，血管内皮细胞大量恶性增殖，为肿瘤细胞的快速增殖、转移提供了一个适宜的微环境。贾小强等研究大肠癌血瘀证与肿瘤生物学行为之间的相关性，其对大肠癌术后患者临床证候、病理类型、肿瘤浸润深度、侵犯周径、病理分期、转移情况等进行前瞻性研究，研究表明大肠癌的血瘀证与肿瘤生物学行为之间有显著的相关性。

四、痰湿

《灵枢·百病始生》曰:“湿气不行，凝血蕴裹而不散，津液涩渗，着而不去，而积皆成矣。”湿性缠绵，痰善流注，大肠癌患者常存在痰湿体质，痰湿符合肿瘤迁延难愈、容易复发的特点，对于大肠癌术后复发转移的发生与否有重要的影响。

五、情志因素

情志不畅容易造成肝气郁结，气机不畅促使各种病机产物堆积，最终形成癌毒复发。近期研究发现情志因素在肿瘤的发生、发展中的重要作用。

综上所述，肿瘤的复发转移同正虚邪盛，瘀血、痰湿、情志息息相关，在术后康复阶段，应保持情志舒畅、扶正祛邪、避免病理产物在体内的堆积，纠正偏颇体质，是这个阶段治疗的重点。

第二节　中医药预防大肠癌复发转移作用机制研究概况

近几十年来，中医药在大肠癌术后预防复发转移发生阶段广泛应用，相关学者也针对这个问题进行了深入的研究。中医药预防大肠癌复发转移的作用机制主要有以下几个方面：改变了肿瘤微环境，使在此环境不利于肠癌细胞的生长；抑制大肠癌的侵袭转移；改善肠道菌群；改变免疫微环境，提高机体抵抗力。

一、中医药改善肿瘤微环境

肿瘤微环境（tumor microenvironment，TME）是一个复杂且不断演变的过程，主要由肿瘤细胞、成纤维细胞、内皮细胞、间质细胞、免疫细胞、细胞外基质、细胞因子、趋化因子等细胞及非细胞成分构成。在肿瘤发生发展的不同部位、不同类型、不同阶段，肿瘤微环境呈现动态变化的特点，表现出炎性、缺氧、酸性、免疫抑制等微环境特征。肿瘤微环境在支持肿瘤生长和侵袭、保护肿瘤免受宿主免疫的杀灭、促进肿瘤恶性转化等方面发挥着十分重要的作用，也与肿瘤耐药的产生及免疫治疗效果密切相关。

1. 中药通过炎性微环境影响结直肠癌侵袭转移

炎症，无论是在慢性疾病相关性炎症的背景下发生，还是由肿瘤引起的炎症中发生，都对 TME 的组成，尤其是对肿瘤和基质细胞的可塑性有很大的影响。如长期服用阿司匹林可降低总体死亡率，特别是胃肠道癌症和远处转移的死亡率。实验刺激炎症消退或阻断炎症反应会导致肿瘤定植不良并根除微转移。

《灵枢·水胀》认为，“寒气客于肠外与卫气相搏……恶气乃起，息肉乃生”。表明全身阳虚状态下，邪气与卫气相搏，外邪积聚。这一过程与肿瘤炎性微环境中的炎症通过持续刺激引起基因突变，使机体阴阳失衡，促使炎性微环境中的组织异常生长形成肿瘤的“炎－癌转化”过程较相似。有学者认为，肿瘤微环境中存在的大量炎性细胞、炎症因子等与中医肿瘤“癌毒”学说中的痰、瘀、湿、毒等具有相似性，癌毒与这些病理因素互为因果、兼夹转化、共同为病，因此主张将清热解毒、以毒攻毒作为首要治则干预肿瘤炎性微环境，并应贯穿癌症治疗的整个过程。实验研究证实苦参、黄芩、白花蛇舌草、蒲公英等清热解毒中药具有显著的抗肿瘤作用，其机制可能与干预肿瘤炎性微环境有关。Kim 等发现，中药有效成分黄芩素可抑制 NF－κB 信号通路，并通过激活过氧化物酶体增殖物激活受体 γ，调节结直肠癌细胞的凋亡、迁移、侵袭和炎症反应。葛根芩连汤治疗的结直肠癌患者通过增加拟杆菌门 S24-7 来增加 $CD8^{+}T$ 细胞的含量，通过调节肠道菌群减轻炎症反应，恢复肠道屏障功能的完整性。藿香正气散也可以抑制 NF－κB 通路，缓解 NLRP3 炎症小体介导的炎症反应，降低 IL-1、IL-6 和 IL-17 等促炎因子水平，并增加 IL-27 和 IL-10 抗炎因子释放来缓解小鼠的结肠炎相关癌症。四逆汤干预的小鼠肠组织 IL-6、IL-17 和 TNF－α 水平降低，抑制炎性因子的分泌，缓解结直肠癌。

2. 中医药调节结直肠癌免疫微环境防治侵袭转移

中医药通过调节肿瘤微环境中的免疫细胞，如自然杀伤细胞（NK 细胞）、树突状细胞（DCs）和巨噬细胞等，来优化免疫微环境，增强机体对结直肠癌细胞的识别和清除能力。中药中的某些成分能够激活机体的免疫反应，促进免疫细胞的增殖和分化，同时抑制肿瘤细胞的生长和转移。

中医药对结直肠癌患者的免疫功能有积极影响，在 T 细胞介导的适应性免疫在肿瘤免疫治疗中极其关键。有研究表明参苓白术散能有效增加 T 淋巴细胞数量，改善结直肠癌患者的免疫功能，提高疾病控制率和生存质量。祛邪胶囊（ 吴茱萸、干姜、肉桂、乌头、黄连、半夏、橘皮、茯苓、槟榔、厚朴、枳实、石菖蒲、延胡索、人参、沉香、桔梗、琥珀、巴豆、鸡内金、大麦芽、皂角）能够通过增加 Th1 细胞数量并减少 Treg 免疫细胞来调节免疫抑制肿瘤微环境。中药复方对免疫微环境的调节作用往往是多方面的整体调节，例如葛根芩连汤在调控 NK 细胞的同时也调控 T 细胞的功能。巨噬细胞作为抗肿瘤免疫体系中的关键效应细胞，其调节功能一直是中医药领域研究肿瘤免疫微环境的核心内容。学者们通过将绿色荧光蛋白（GFP）标记的人结直肠癌细胞移植至 BALB/c 裸鼠脾脏，成功构建了裸鼠脾移植结肠癌模型，并通过加味四君子汤的干预实验，观察到该药物显著提升了模型裸鼠的存活率，并有效降低了结直肠癌肝转移的发生率。其潜在作用机制可能与巨噬细胞的调节有关，这为中医药在抗肿瘤免疫治疗领域的应用提供了有力支持。云南藤黄的活性组分 YTE-17 也展现出其在抗肿瘤领域的显著效果，该组分能够显著降低结直肠癌的发病率，并抑制 TAMs 标记物水平，包括 CD206、人精氨酸酶 1（Arg-1）、白介素 -10（IL-10）和转化生长因子 -β（TGF-β），表明 YTE-17 在缓解肿瘤负荷和巨噬细胞浸润方面具有积极作用，为结直肠癌的治疗提供了新的潜在药物选择。此外，另有研究指出，中医药能够显著提升 M1 型巨噬细胞水平，并降低 M2 型极化，表明中医药具有调节巨噬细胞极化状态的能力，有助于构建抗肿瘤免疫微环境。例如，大黄虫丸在结直肠癌肝转移模型小鼠的实验中，显著降低了转移瘤数量，减少了肝内 TAMs 的浸润，并抑制了巨噬细胞的 M2 型极化，进一步证实了中医药在调节巨噬细胞功能、改善肝脏免疫微环境、抑制结直肠癌肝转移方面的潜力。

正气不足乃是恶性肿瘤滋生与演进的根源所在。然而，当前肿瘤治疗的主流方法，如手术、放化疗等，均在一定程度上削弱了人体的元气，导致脏腑功能紊乱，邪毒乘虚而入，致使气机紊乱，气滞血瘀，痰湿凝聚，久而成岩。正如《黄帝内经》所言："正气存内，邪不可干""邪之所凑，其气必虚。"这句话强调了正气在抵御外邪入侵中的核心作用。《诸病源候论·积聚病诸侯》亦云："诸脏受邪，初未能成积聚，留滞不去，乃成积聚。"这句话揭示了邪气在脏腑中滞留，逐渐积累成肿瘤的过程。李进安等人的研究证实，四君子汤联合肠内营养干预能显著提升结肠癌术后患者血清中免疫球蛋白 IgA、IgG、IgM 的水平，并改善细胞免疫因子的表达，从而显著改善患者的免疫功能。王丽虹等人的研究揭示了四君子汤总多糖在促进化疗荷瘤小鼠肠系膜淋巴细胞分泌 IL-2、增加肠道 sIgA 分泌量方面的作用，有助于恢复化疗导致的免疫功能损伤。邹超等研究表明六味地黄丸与四君子汤这两种中药方剂在调节免疫细胞因子、Th1/Th2 平衡以及细胞水平方面均展现出显著效果。具体而言，四君子汤主要依赖于对免疫细胞因子的调控来实现其免疫调节功能，而六味地黄丸则侧重于通过影响免疫细胞来发挥其免疫调控作用。周创业等人的研究则发现，香砂六君子汤能显著改善腹腔镜结肠癌根治术患者的临床症状，提高 $CD4^+$、$CD4^+/CD8^+$ 水平，降低 $CD8^+$ 水平，维持良好的营养状况。这些研究成果为结肠癌改善免疫微环境提供了有力的支持。

3. 缺氧微环境与结直肠癌侵袭转移

缺氧，作为实体肿瘤微环境的一个显著特征，对肿瘤细胞的生存、增殖、凋亡等方面都产生深远影响。在这种独特的缺氧环境中，结直肠癌细胞经历了诸多复杂的生物学变化，而这些变化都为它们的进一步侵袭和转移提供了便利。在缺氧的“温床”中，结直肠癌细胞展现出其独特的“求生欲”。这些细胞在缺氧条件下，如 HIF-1α、VEGF、MMP-9、survivin、Bcl-2 等关键基因的 mRNA 和蛋白水平均呈现出显著的上升，这些基因的上调不仅促进了细胞的增殖和存活，还抑制了细胞的凋亡过程；而与此同时，一些促进凋亡的基因如 Caspase-3 的表达则明显降低，这无疑为肿瘤细胞的“野蛮生长”提供了条件。然而，中药的出现为这一困境带来了转机。例如，健脾消癌方等中药方剂，通过其独特的药理作用，能够精准地调节这些在缺氧微环境中变化剧烈的基因。它们不仅能够有效抑制肿瘤细胞的增殖，还能够促进其凋亡，为治疗结直肠癌提供了新的方法。可防己诺林碱，系源自防己科植物干燥根的天然化合物，具备独特的双苄基异喹啉类生物碱结构。在望永鼎等人的研究中，针对结肠癌荷瘤小鼠的实验表明，防己诺林碱可能通过调控 HIF-1α/VEGF/AKT 信号通路，有效抑制结肠癌细胞 HT-29 的增殖、侵袭及上皮间质转化过程，进而对结肠癌的发生与发展产生显著的抑制作用。这一发现为防己诺林碱在结肠癌治疗领域的潜在应用提供了科学依据。蟾灵膏，为国医大师刘尚义教授依据其丰富的临床经验精心研制而成，其成分包括蟾衣、葛花、葛根、贯众、砂仁、威灵仙等中药材。该药膏具有显著的行气活血、散结消癥之功效。据 YANG 等学者的权威研究，蟾灵膏能有效抑制裸鼠移植瘤的生长，并防止结直肠癌的肝转移，其原理在于通过调控 HIF-1α/SDF-1α-CXCR4/PI3K-AKT 信号通路，减少 VEGF 的合成与释放，进而实现抑制结直肠癌侵袭与转移的目的。解毒三根汤由藤梨根、虎杖、水杨梅根组成，临床广泛用于结直肠癌的治疗。Sun 等发现解毒三根汤可通过抑制 PI3K/AKT/HIF-1α 通路，调节糖酵解相关蛋白（HKII 和 Glut1）和胱天蛋白酶家族（Caspase3、Caspase9）从而抑制糖酵解，诱导细胞凋亡，最终显著逆转人结肠癌耐药细胞株 LOVO/5-FU 的耐药性。抑癌方由黄芪、白术、藤梨根、莪术、冬瓜子组成的复方中药，能有效抑制结直癌细胞的生长和血管生成拟态的形成，并呈剂量依赖性，其作用机制是通过 ROS/HIF-1α/MMP2 影响大肠癌 VM 的形成来抑制结直肠癌侵袭转移。

二、中医药抗侵袭转移机制

大肠癌的侵袭转移是患者预后差和死亡的主要原因，研究发现大肠癌侵袭转移涉及诸多分子机制，其过程受黏附分子、蛋白水解酶的调控，其过程有趋化因子及其受体、血管内皮生长因子、缺氧、非编码 RNA 等多种因素参与。

首先，黏附分子的异常表达在大肠癌的侵袭转移中扮演着至关重要的角色。这些分子通常参与细胞间或细胞与基质间的粘附，其表达水平的变化能够直接影响癌细胞的迁移能力和对周围组织的浸润。当黏附分子如 E- 钙粘蛋白减少或 N- 钙粘蛋白增加时，细胞间的粘附力减弱，使得癌细胞更易于从原发灶脱落并发生转移。片仔癀干预显著抑制大肠癌耐药细胞的转移，且通过调控 miRNA-200a/ZEB1/2 通路及其下游 E-cadherin、N-cadhrin 的表达可能是其抑制大肠癌转移的重要内在机制。

其次，蛋白水解酶，特别是基质金属蛋白酶（MMPs）及其抑制剂

（TIMPs）的平衡失调，也是大肠癌侵袭转移过程中的关键环节。这些酶类能够降解细胞外基质（ECM），为癌细胞的迁移开辟道路。当 MMPs 的活性增强而 TIMPs 的抑制作用减弱时，ECM 的完整性遭到破坏，促进了癌细胞的侵袭和远处转移。

此外，趋化因子及其受体系统通过介导细胞间的信号传递，调控着癌细胞的定向迁移。这些趋化因子，如 CXCL12、CCL2 等，能够吸引癌细胞沿着特定的路径向转移靶器官移动，并与该处的受体结合，激活下游信号通路，促进癌细胞的增殖和存活。

血管内皮生长因子（VEGF）作为促进血管生成的重要因子，在大肠癌的侵袭转移过程中同样发挥着不可忽视的作用。VEGF 的高表达能够刺激肿瘤新生血管的形成，为癌细胞的生长和转移提供充足的营养和氧气供应。同时，新生血管的形成也为癌细胞的扩散提供了便捷的通道。

在缺氧条件下，肿瘤细胞会启动一系列适应性反应，包括上调缺氧诱导因子（HIFs）的表达，进而激活一系列与侵袭转移相关的基因表达，如 VEGF、MMPs 等。

最后，非编码 RNA（ncRNA），特别是微小 RNA（miRNA）和长链非编码 RNA（lncRNA），作为表观遗传调控的重要参与者，也在大肠癌的侵袭转移过程中发挥着重要的调控作用。它们可以通过与靶基因 mRNA 的 3'UTR 区域结合，抑制其翻译或促进其降解，从而调控与侵袭转移相关的基因表达水平。

三、中医药调节肠道菌群机制

肠道菌群作为人体内最大的微生态系统，被认为是人类健康和疾病中“被遗忘的器官”。在稳态条件下，肠道菌群不仅保护肠黏膜屏障防御病原体入侵，而且通过参与和调节机体免疫，起到抑制炎症反应的作用。越来越多证据表明，肠道菌群失调与结直肠癌的发生、发展及治疗有密切相关性。肠道菌群可通过以下方式促进结直肠癌发生发展：①失调菌群导致“炎 – 癌”转化信号通路激活，如具核梭杆菌的独特黏附素 FadA 与 E- 钙黏素结合，

激活病毒整合位点 / β - 连环蛋白（Wnt/β-catenin）信号通路；②刺激炎症因子的产生，抑制免疫微环境；③细菌来源的基因毒素影响细胞 DNA，如大肠杆菌产生的细菌毒素（Colibactin）能引起 DNA 双链断裂及染色体的不稳定；④细菌代谢产生的致癌代谢物，如细菌代谢的次级胆酸能诱导慢性炎症发生，促进肿瘤生长；⑤导致结直肠癌相关基因突变，如 pks^+ 致病性大肠杆菌长期暴露于肠道内会诱导 DNA 双链断裂，造成结直肠癌相关基因突变风险增加。综上所述，肠道菌群主要通过激活结直肠癌相关信号通路、宿主代谢产物间接作用、肠黏膜炎性反应、免疫应答等机制影响结直肠癌的发生发展。

中药同肠道菌群的关系是相互的。一方面中药通过肠道菌群产生的特定代谢酶转化后生成新的活性代谢产物，进而改善机体代谢和免疫等功能。另一方面，肠道菌群通过对中药有效成分的代谢，使其发挥有效的药理活性或减少毒副作用，从而使中药发挥更好的治疗效果。

中药调节肠道菌群对结直肠癌的作用主要通过以下几个方面来体现：①纠正肠道功能紊乱，修复或者增强肠黏膜功能。肠黏膜屏障具有阻止肠腔内致病微生物、抗原和促炎因子进入血液循环的功能，此屏障受损可引起肠黏膜通透性增加，进一步导致肠道细菌移位和促炎因子大量释放，进而导致结直肠癌发生发展。Wang 等发现，四逆汤提取物（SND）可明显上调 AOM/DSS 小鼠结肠黏膜层 $CD8^+T$ 细胞及闭合蛋白（Occludin）蛋白表达，减少肠道脆弱拟杆菌和硫酸盐还原菌数量，增加乳酸杆菌、凝固酶芽孢杆菌、阿克曼菌和双歧杆菌数量。②调节肠道炎性微环境，防止炎性肠癌发生发展。肿瘤炎性微环境不仅能促进肿瘤血管生成导致肿瘤转移，还能导致抗肿瘤免疫应答以及产生化疗耐药，持续的炎性微环境也能通过诱发肠道菌群紊乱及基因突变导致 CRC 发生发展。王楠等研究发现，葛根芩连汤（GQD）能下调结肠癌模型大鼠肠道大肠埃希菌、肠球菌数量，上调乳酸杆菌及双歧杆菌数量，且同时 Wnt/β-catenin 通路蛋白表达降低，提示 GQD 调控 Wnt/β-catenin 通路可减轻肠道炎症反应。③对化疗药物的增效减毒。肠道菌群作为机体的一个“器官”，可为化疗药物提供对 CRC 细胞毒性作用的微环境。崔庆丽等研究发现，与单纯化疗组相比，人参健脾丸与化疗药联用治疗结直肠癌晚期患者对于减轻伊立替康引起的迟发性腹泻有效，且联合用药后患者肠道双歧杆菌和乳酸杆菌比例均上调，而炎症因子 TNF-α、IL-6、IL-1β 水平均下调，提示人参健脾丸能调节化疗药引起的菌群紊乱。④调节机体免疫系统，增强免疫功能。肠道中不同菌群机体能够改变机体中不同类型免疫细胞，肠道菌群能直接影响人体免疫系统组成。欧阳庆武等发现，经四君子汤干预 AOM/DSS 小鼠后，较模型组相比，干预组小鼠肠道双歧杆菌、乳酸杆菌、肠球菌水平及血清 IgG、IgA、IgM 水平和外周血 $CD3^+$、$CD4^+$、$CD8^+$T 细胞含量上调，提示四君子汤能通过维持肠道菌群平衡、调节免疫球蛋白和 T 淋巴细胞亚群，从而增强机体免疫功能。

结直肠癌术后患者肠道微生态失衡，若这一失衡状态持续性存在可能导致肿瘤的复发和转移。谭雅彬等通过健脾补肾方干预结直肠癌术后脾肾阳虚证患者，患者肠道内 γ-变形菌纲、芽孢杆菌纲、埃希菌属、克雷伯菌属等显著减少，脾肾阳虚症状明显减轻，提示健脾补肾方能改善结直肠癌术后患者的肠道微生态环境。秦艳青等发现，芪黄汤能显著增加结直肠癌术后双歧杆菌、乳酸杆菌等益生菌数量，降低肠道菌群紊乱发生率（13.16%，低于单纯手术治疗的对照组 37.84%，$p < 0.05$）。缪娴等研究发现，济生散能调节Ⅱ期结直肠癌患者术后肠道双歧杆菌、乳酸杆菌、粪肠球菌水平，减轻化疗引起的毒副反应，促进胃肠功能和肠道菌群平衡恢复。提示中药复方能够改善结直肠癌术后菌群紊乱发生率，从而防止结直肠癌复发。

第三节　中药预防大肠癌复发转移常用治则治法和药物

大肠癌术后康复阶段患者的中医治疗主要包括两个方面，扶正和祛邪。扶正指的是采用调理脾胃、益气固表的方法，提升患者免疫功能，改善微环境，通过对患者免疫机制的调整，监控体内肿瘤细胞的生长；祛邪指的是针对患者体内异常的体质状态、病理产物堆积等采用活血化瘀、祛湿解毒的方法，防止大肠癌的复发转移。

一、调理脾胃

中医理论认为，脾胃为后天之本，气血生化之源。大肠癌的发病与脾胃功能失调密切相关，调理脾胃成为预防大肠癌复发转移的重要治则。

（一）健脾益气

健脾益气是调理脾胃的核心。通过补益脾气，增强脾胃的运化功能，促进气血生化，从而增强机体的抗病能力。常用药物：党参、黄芪、白术、茯苓等。

（二）和胃降逆

大肠癌术后患者常伴有恶心、呕吐、食欲不振等消化道症状，和胃降逆能够缓解患者的消化道不适，改善食欲，增强机体的营养状况。常用药物：半夏、陈皮、砂仁等。

（三）消食化积

大肠癌术后患者常因脾胃虚弱，运化无力，导致食物积滞，形成积滞化热，进而加重病情，能够消除食积，减轻脾胃负担，促进脾胃功能的恢复。常用药物：焦三仙（焦山楂、焦神曲、焦麦芽）、鸡内金等。

二、益气固表

通过补益正气，增强机体的防御能力，从而抵御外邪的侵袭，预防大肠癌的复发与转移。

（一）补气升阳

补气升阳是益气固表的重要方法。通过补益阳气，提升机体的防御能力，使外邪难以入侵，能够增强机体的抵抗力，预防大肠癌的复发与转移。

常用药物：黄芪、党参、升麻等。

（二）调和营卫

通过调和营卫，使机体的内外环境保持平衡，从而预防疾病的复发与转移。常用药物：桂枝、白芍、生姜、大枣等。

三、活血化瘀

大肠癌术后患者常因癌毒内蕴，导致气血瘀滞，形成瘀血阻络，进而加重病情。通过活血化瘀，可以改善机体的微循环，增加血小板的通透性，降低血小板的凝聚性和黏稠度，从而抑制肿瘤的生长和转移。活血化瘀是消除瘀血、改善微循环的重要方法。常用药物：桃仁、红花、川芎、丹参等。

四、散结消癥

大肠癌患者常因癌毒内蕴，形成肿块或结节，通过散结消癥，能够消除肿块或结节，防止其复发与转移。常用药物：三棱、莪术、穿山甲等。

五、疏通经络

大肠癌患者常因气血瘀滞，导致经络不通，通过疏通经络，能够改善气血的运行，防止瘀血阻络，从而预防大肠癌的复发与转移。常用药物：柴胡、当归、赤芍、川芎等。

六、祛湿解毒

湿毒内阻可导致气机不畅、气血瘀滞，进而促进肿瘤的生长和转移。通过祛湿解毒，可以清除体内的湿毒邪气，恢复机体的正常生理功能，从而预防大肠癌的复发与转移。祛湿解毒的治疗原则在于“以清为要”，即通过清热燥湿、解毒散结的方法，清除体内的湿热毒邪。常用药物：茯苓、薏苡仁、浙贝母、土茯苓等。

第四节 非药物疗法预防肠癌复发转移

中医非药物疗法是一个宝库，对于调节机体状态有重要作用。在中医预防大肠癌复发转移阶段，非药物疗法具有协同作用。此阶段常用的非药物疗法包括：针灸、推拿、贴敷等。

一、针灸

针灸作为中医治疗的重要组成部分，对于大肠癌术后康复阶段的患者症状的缓解、提高大肠癌患者免疫力、抗癌能力方面具有良好的治疗效果。大肠癌患者可能伴有恶心、呕吐、失眠、疼痛等症状，针灸能够通过调节身体内部的能量平衡，帮助缓解这些不适症状，提高患者的生活质量。随着中医药事业的蓬勃发展，中医药在肿瘤治疗中的运用日趋重要并发挥着有效作用。目前针灸作为补充及代替疗法被广泛应用于临床治疗。美国国家癌症研究所于 2017 年首次提出“肿瘤针灸”的概念，将肿瘤针灸描述为是肿瘤治疗领域的一种实践行为。相关研究报道主要集中在调节胃肠道功能和调节患者免疫功能两方面。

（一）针灸对结直肠癌胃肠道功能的调节

针灸作为重要的代替或补充治疗方案，针灸疗法在胃肠道疾病有非常显著的临床优势但机制比较复杂，近年来针灸调节结直肠癌患者胃肠道功能的相关机制研究总体可概括为：对胃肠道益生菌群的调节；对胃肠动力相关的神经调节及对胃肠功能相关激素的调节。

1. 针灸对大肠癌患者肠道菌群的调节

针灸对结直肠癌患者肠道菌群的调节主要通过直接改善肠道菌群的含量，如提升双歧杆菌和乳酸菌等益生菌的数量、减少肠球菌和大肠杆菌等肠道菌的数量；或通过调节“肠脑轴”通路中细胞因子的表达以调节菌群的数量。大量实验结果显示针灸可通过调节菌群的数目变化以维持机体肠道菌群的稳态和多样性。赵珈宇等人为探讨针刺治疗应激性胃溃疡（SGU）可能的作用机制，观察针刺关元、下巨虚对SGU模型大鼠脑和肠组织及肠道菌群内Toll样受体4（TLR4）水平的影响，结果显示针刺组大鼠肠组织内的TLR4数量明显降低，其机制可能与增加肠道菌群多样性，促使紊乱的肠道菌群趋于正常，以及降低脑和肠组织内TLR4的数目有关。赵珈宇等的临床试验结果表明，对结直肠癌腹腔手术后患者电针处理足三里、上巨虚、太冲、合谷穴可明显改善其胃肠道动力及维持胃肠道菌群的平衡。

2. 针灸通过神经系统对结直肠癌的胃肠道的调节

现有研究认为针灸主要是通过调节神经通路来改善胃肠道动力。胃肠道相关神经系统可通过三个层次：自主神经系统（autonomic nervous system，ANS）、中枢神经系统（central nervous system，CNS）、肠神经系统（enteric nervous system，ENS）与胃肠道形成脑－肠轴内分泌网络。一般认为大脑的各级中枢及脊髓接收信号分子后，通过整合由脑－肠轴系统网络通路作用于胃肠道平滑肌细胞或传递至胃肠道内的神经丛来改善胃肠道功能。五羟色胺（5-hydroxytryptamine，5-HT）广泛存在于CNS与胃肠道中，被认为是调节胃肠道功能的主要神经递质。电针IBS-D模型大鼠的足三里、内关、太冲穴位可通过增加5-HT的含量加速收缩肠道平滑肌，同时大鼠血清中促炎因子IL-1β含量的升高、抑炎因子IL-10含量的降低不仅可反映针灸可有效改善肠道炎症，还可反映对肠道功能的恢复作用。

（二）针灸对结直肠癌患者免疫系统的调节作用

结直肠癌患者常伴随着不同程度的免疫机能受损，在术后康复阶段，患者免疫功能恢复的情况，同其预后密切相关。针灸可通过增强患者机体细胞的免疫能力、降低肿瘤细胞的负荷来提高结直肠癌的临床疗效。由于针刺治疗的多靶点多机制的特性，其可作用于由一系列细胞及细胞因子组成的复杂免疫网络系统。针灸能促进抗结直肠癌肿瘤因子对 T 细胞的调节是免疫应答的重要机制之一。辅助性 $CD4^{+}T$ 细胞在免疫过程中起重要调节作用，有 Th1 细胞和 Th2 细胞两种亚群。Th1 主要分泌 IL-2、TNF-β 和 IFN-γ，介导炎性反应和免疫杀伤作用；而 Th2 主要分泌 IL-4、IL-6、IL-10，可通过刺激 B 淋巴细胞，促进 IgE、IgG 等抗体产生，介导体液免疫。因此，调节 Th1/Th2 的平衡状态可能成为针灸改善结直肠癌免疫抑制状态的重要机制。一项临床试验结果表明电针可显著提升结直肠癌术后患者 $CD4^{+}T$ 细胞的含量，从而改善患者免疫抑制状态、减少 IL-6 分泌，同时显著提升血清中胃动素的含量和加速胃肠道的动能恢复。

二、推拿

推拿疗法作为中医外治法的重要组成部分，在大肠癌术后康复阶段预防复发转移方面展现出独特的优势。通过缓解疼痛、改善胃肠道不适、提高免疫功能等多种途径，能有效促进患者康复并降低复发转移的风险。

（一）推拿预防大肠癌复发转移作用机制研究概况

1. 改善免疫功能

（1）增强免疫细胞活性　推拿能够刺激机体免疫系统，提高免疫细胞的活性。研究表明，推拿疗法可促进 T 淋巴细胞、B 淋巴细胞等免疫细胞的增殖与分化，增强机体对肿瘤细胞的监视与清除能力。在大肠癌术后康复阶段，推拿疗法可通过增强免疫细胞活性，降低肿瘤复发与转移的风险。

（2）调节免疫因子分泌　现代研究发现推拿疗法能调节机体免疫因子的分泌，如促进白细胞介素、干扰素等免疫因子的产生。这些免疫因子在抗肿瘤免疫中发挥着重要作用，能够抑制肿瘤细胞的生长与扩散。

2. 促进局部血液循环

推拿疗法能够促进局部血液循环，加速血液与淋巴液的流动。在大肠癌术后康复阶段，局部血液循环的改善对于伤口的愈合、组织修复以及营养物质的输送具有重要意义。同时，血液循环的加速还能促进代谢废物的排出，减少肿瘤微环境中的有害物质积累，从而降低肿瘤复发与转移的风险。

3. 调节神经内分泌系统

推拿疗法通过刺激体表穴位与经络系统，能够调节机体的神经内分泌系统。神经内分泌系统在维持机体内环境稳定、调节免疫功能等方面发挥着重要作用。推拿疗法通过调节神经内分泌系统的功能状态，能够改善患者的心理状态与睡眠质量，减轻焦虑与抑郁情绪，从而有利于患者的整体康复与预防复发转移。有研究发现腹部推拿能有效改善溃疡性结肠炎模型大鼠腹痛症状，其作用机制可能与抑制脊髓背角 PI3K、NR1 表达，改善脊髓背角神经元形态有关。

4. 促进经络畅通与气血调和

推拿疗法强调经络畅通与气血调和的重要性。在大肠癌术后康复阶段，由于手术创伤、化疗药物等因素的影响，患者常出现经络不畅、气血失调等症状。推拿疗法通过手法作用于经络系统与气血运行的关键部位，能够疏通经络、调和气血，促进机体生理功能的恢复与平衡。

（二）推拿在大肠癌术后康复中的应用

大肠癌术后，患者常面临身体虚弱、免疫功能下降、疼痛、腹胀等多种问题。推拿疗法以其独特的优势，在促进患者康复、预防复发转移方面发挥着重要作用。

1. 缓解疼痛

大肠癌术后疼痛是患者常见的不适症状之一，严重影响患者的生活质量。推拿疗法通过点按疼痛敏感点及周围腧穴，如环跳、委中、承山、足三里等，可以放松或解除肌肉的紧张，提高疼痛阈值，从而有效缓解癌性疼痛。同时，推拿还能通过刺激经络腧穴，提高机体免疫功能，进一步减轻疼痛症状。

2. 改善胃肠道症状

腹胀、腹泻、便秘等胃肠道不适症状是大肠癌术后常见的并发症之一，由于手术刺激、肠道神经受损、麻醉剂抑制等原因，导致肠道蠕动减慢，出现腹胀、腹痛、腹泻、便秘等症状。动物实验研究发现腹部推拿可以有效缓解大鼠腹泻症状。推拿疗法可以通过按摩中脘、神阙、天枢等穴位，促进肠道蠕动，恢复肠道功能，从而有效缓解腹胀症状。

3. 提高免疫功能

大肠癌术后患者免疫功能普遍下降，容易受到各种病原体的侵袭，导致感染等并发症的发生。推拿疗法通过刺激机体免疫系统，提高免疫细胞的活性，增强机体对疾病的抵抗能力。同时，推拿还能促进淋巴液循环，加速体内代谢废物的排出，进一步改善机体内环境，有利于疾病的康复。

（三）推拿预防大肠癌术后复发转移的具体操作

1. 全身推拿

全身推拿旨在通过推、拿、按、揉等手法作用于全身各个部位和穴位，以促进气血运行和经络畅通。具体操作时，可根据患者身体状况和病情严重程度灵活调整手法和力度。对于大肠癌术后患者，应特别注意避免对手术部位和伤口的直接推拿，以免造成损伤。

2. 重点穴位推拿

针对大肠癌术后患者，可以重点推拿与肠道功能和免疫功能相关的穴位。如中脘、神阙、天枢等穴位具有调理脾胃、促进肠道蠕动的作用；足三里、三阴交等穴位具有健脾和胃、益气养血的功效。通过对这些穴位的推拿按摩，可以进一步改善肠道功能和免疫功能，有利于预防复发转移。

3. 配合其他疗法

推拿疗法在大肠癌术后康复阶段的应用并不是孤立的，它需要与其他疗法相结合才能发挥最佳效果。如与针灸、中药灌肠等疗法相结合，可以进一步提高疗效；与体育锻炼、健康饮食等生活方式干预相结合，则有助于巩固疗效并预防复发转移。

三、贴敷

近年来，贴敷疗法作为一种非侵入性、低副作用的治疗方法，在大肠癌术后康复阶段预防复发转移方面展现出独特优势。贴敷疗法通过药物直接作用于皮肤或穴位，利用皮肤吸收和经络传导作用，达到防治疾病的目的。

（一）贴敷疗法在大肠癌术后康复阶段的主要作用

1. 术后辅助治疗

大肠癌术后，贴敷疗法可作为辅助治疗手段，通过药物直接作用于手术部位或相关穴位，促进伤口愈合，减少感染风险，并抑制残留肿瘤细胞的生长和分裂。这种局部与整体的协同作用有助于降低复发风险。

2. 减少并发症

手术后患者常伴有疼痛、水肿、胃肠功能紊乱等不适症状，贴敷疗法中的药物成分能够活血化瘀、消肿止痛，从而缓解这些症状，促进患者康复。

（1）改善肠道功能紊乱　结肠癌患者围手术期应用中西 ERAS 方案联合中药穴位贴敷安全有效，可以加快患者术后排气功能的恢复，降低手术并发症的发生率。

研究发现肠癌术后患者应用肠通膏贴敷治疗，可缓解肠道功能紊乱。其产生疗效的机制可能与方中槲皮素、山奈酚等核心中药活性成分作用于 MAPK14、TNF 等核心靶点，在 AGE-RAGE、PI3K-Akt 等信号通路下降低炎性反应、调节免疫力、修复肠道屏障有关。

外用吴茱萸贴敷治疗可加速结肠癌患者术后胃肠道功能恢复，降低术后炎症反应，达到缩短疗程的效果，促进肠癌患者术后康复。

（2）降低恶心呕吐发生率　贴敷疗法中的药物成分能够调节机体内的神经递质水平，抑制呕吐中枢的兴奋性，从而降低术后恶心呕吐的发生率。这对于提高患者的舒适度、促进术后恢复具有重要意义。

（3）缓解疼痛　贴敷疗法中的药物成分多具有活血化瘀、消肿止痛的功效，能够直接作用于手术部位或相关穴位，缓解术后疼痛。这对于减轻患者的痛苦、提高术后生活质量具有重要作用。

（4）减轻肿胀　贴敷疗法通过促进局部血液循环，加速炎症物质的吸收和代谢，从而减轻手术部位的肿胀症状。这对于促进伤口愈合、防止感染等并发症的发生具有重要意义。

3. 增强免疫力

贴敷疗法中的某些药物成分能够调节机体的免疫功能，增强免疫细胞的活性和数量，从而提高机体的整体免疫力。这对于预防术后感染、促进伤口愈合等方面具有积极作用。

4. 缓解心理压力

贴敷疗法作为一种非侵入性的治疗方法，操作简便、无痛苦，能够缓解患者因手术创伤、术后疼痛等因素产生的心理压力和焦虑情绪。这对于提高患者的心理健康水平、促进术后康复具有重要意义。

5. 促进睡眠

贴敷疗法中的药物成分还能够调节机体的神经内分泌系统，改善睡眠质量。这对于缓解术后疲劳、促进身体恢复具有重要作用。

（二）贴敷疗法预防大肠癌复发转移作用机制研究概况

1. 药物透皮吸收

贴敷疗法通过将特定中药研磨成细粉后制成药饼，贴于经络穴位上。这些药物成分能够透过皮肤屏障，被皮肤吸收进入体内循环。皮肤作为人体最大的器官，具有丰富的毛细血管和神经末梢，这为药物的透皮吸收提供了良好的条件。

2. 经络传导作用

中医理论认为，经络是气血运行的通道，具有沟通表里、贯穿上下的作用。药物成分进入体内后，会沿着经络系统传导至全身各部位，从而发挥治疗作用。在大肠癌术后康复阶段，贴敷疗法能够利用经络的传导作用，将药物成分送达肿瘤相关部位，抑制肿瘤细胞的生长和转移。

3. 贴敷药物成分的抗肿瘤作用

（1）抑制肿瘤细胞生长　贴敷疗法中使用的药物多具有抗肿瘤活性。如中药中的黄连、黄芩等。这些药物通过贴敷方式作用于手术部位或相关穴位，能够直接抑制残留肿瘤细胞的生长和分裂，降低复发风险。

（2）抑制肿瘤新生血管生成　肿瘤新生血管生成是肿瘤生长和转移的重要条件之一。贴敷疗法中的某些药物成分能够抑制肿瘤新生血管生成因子的表达或阻断其信号传导通路等机制来抑制肿瘤新生血管生成从而减缓肿瘤的生长速度并降低其转移风险。

（3）调节机体免疫功能　中医认为，“正气存内，邪不可干”，机体的免疫功能是抵御外邪入侵和清除体内异常细胞的重要防线。贴敷疗法能够激发机体的免疫应答反应提高免疫细胞的活性和数量从而增强机体的抗肿瘤能力。

（三）贴敷疗法在预防大肠癌复发转移中应用的具体操作

（1）药物选择与制备　根据患者的具体情况和病情需要，选择合适的药物进行贴敷治疗。药物可以是中药散剂、膏剂、糊剂等形式。制备过程中应注意药物的纯度、稳定性和安全性。对于中药散剂，需将药物按配方比例混合均匀后研成细末；对于膏剂和糊剂，则需将药物与适当的基质混合均匀后制成药膏或糊状物。

（2）贴敷部位选择　贴敷部位的选择应根据患者的病情和需要确定。一般可选择手术部位、相关穴位或疼痛部位进行贴敷。对于大肠癌术后患者，可选择手术切口周围、关元穴、气海穴等穴位进行贴敷治疗。

（3）与其他治疗手段相配合　贴敷疗法作为中医外治法的一种，可以与中药整体治疗相配合，通过药物成分的作用调节机体气血平衡、脏腑功能等，从而增强机体免疫力和抗肿瘤能力。

贴敷疗法也可以与其他中医治疗方法如针灸、推拿、中药内服等相结合，形成综合治疗方案，提高患者的生活质量并降低复发风险。最新研究发现揿针联合穴位贴敷有助于提高全麻腹腔镜肠癌根治术后临床疗效，缓解创伤应激水平，调节胃肠道功能并抑制肿瘤的免疫逃逸，同时有助于降低术后并发症发生率。

（4）贴敷方法与注意事项　贴敷前应先清洁皮肤并保持干燥。将药物均匀地涂抹在纱布或专用贴敷材料上，然后贴敷于选定部位。贴敷时应注意药物的用量和贴敷时间，避免药物过量或贴敷时间过长导致皮肤损伤。同时，应注意观察患者的反应情况，如有过敏反应或其他不适症状应及时处理。

（5）疗程与随访　贴敷疗法的疗程应根据患者的具体情况和病情需要确

定。一般建议连续贴敷数天至数周为 1 个疗程，具体疗程可根据患者反应和疗效进行调整。在治疗过程中应定期进行随访观察，评估疗效和安全性，并根据需要调整治疗方案。

四、功法锻炼

大肠癌术后康复阶段的患者，不适宜剧烈的运动，宜采用柔和的功法进行锻炼。主要采用以八段锦为代表的导引类功法和以六字诀为代表的呼吸吐纳类功法。

（一）八段锦

八段锦是一套由八个动作编成的功法，简单易学。所谓“锦”，指丝织品，用以形容整套功法的柔和优美之意。从长沙马王堆西汉墓出土的帛画导引图，到南北朝陶弘景的《养性延命录》，再到唐代孙思邈的《千金方》论及的导引的内容早已有之。八段锦的名称最早见于北宋洪迈《夷坚志》，其文曰“尝以夜半时起坐，嘘吸按摩，行所谓八段锦者”，并称之为“长生安乐法”，但没有记载其具体功法内容。后世又有钟氏、曾氏等多种八段锦，在民间流传。1957 年人民体育出版社出版了《八段锦》一书，书中叙述了八段锦的作用、锻炼要领、介绍了站式和坐式八段锦。

八段锦在运动功法中属于强度适中的有氧运动，适合肿瘤患者进行锻炼，在大肠癌康复期患者中练习较多，临床也开展了修习八段锦对于大肠癌患者状况改善的相关研究。如王伟民等观察正念减压联合八段锦训练对于永久性肠造口患者正念水平、睡眠质量和心理健康状况的影响，发现有正向作用。吴仲华等观察到八段锦可以减少患者化疗期间胃肠道反应的发生率（13.3%），优于对照组（33.3%）。章洁苓等发现八段锦联合中医情志护理对直肠癌新辅助放化疗患者的生活质量有改善作用。

根据 2003 年中国国家体育总局发布的“健身气功·八段锦”，八段锦功法要点如下。

1. 双手托天理三焦

两脚平行开立，与肩同宽。两臂徐徐分别自左右身侧向上高举过头，十指交叉，翻转掌心极力向上托，使两臂充分伸展，不可紧张，恰似伸懒腰状。同时缓缓抬头上观，要有擎天柱地的神态，此时缓缓吸气。翻转掌心朝下，在身前正落至胸高时，随落随翻转掌心再朝上，微低头，眼随手运。同进配以缓缓呼气。练习 8 次。

2. 左右开弓似射雕

两脚平行开立，略宽于肩，成马步站式。上体正直，两臂平屈于胸前，左臂在上，右臂在下。手握拳，食指与拇指呈八字形撑开，左手缓缓向左平推，左臂展直，同时右臂屈肘向右拉回，右拳停于右肋前，拳心朝上，如拉弓状。眼看左手。动作同，唯左右相反，如此左右各开弓练习 8 次。

3. 调理脾胃须单举

左手自身前成竖掌向上高举，继而翻掌上撑，指尖向右，同时右掌心向下按，指尖朝前。左手俯掌在身前下落，同时引气血下行，全身随之放松，恢复自然站立。动作同，唯左右相反。如此左右手交替上举，练习 8 次。

4. 五劳七伤往后瞧

脚平行开立，与肩同宽。两臂自然下垂或叉腰。头颈带动脊柱缓缓向左拧转，眼看后方，同时配合吸气。头颈带动脊柱徐徐向右转，恢复前平视。同时配合呼气，全身放松。动作同，唯左右相反。如此左右后瞧，练习 8 次。

5. 摇头摆尾去心火

马步站立，两手叉腰，缓缓呼气后拧腰向左，屈身下俯，将余气缓缓呼出。动作不停，头自左下方经体前至右下方，像小勺舀水似的引颈前伸，自右侧慢慢将头抬起，同时配以吸气；拧腰向左，身体恢复马步桩，缓缓深长呼气。同时全身放松，呼气末尾，两手同时做节律性掐腰动作数次。动作同，唯左右相反。动作交替进行练习 8 次。

6. 双手攀足固肾腰

两脚平行开立，与肩同宽，两掌分按脐旁。两掌沿带脉分向后腰。上体缓缓前倾，两膝保持挺直，同时两掌沿尾骨、大腿向下按摩至脚跟，沿脚外侧按摩至脚内侧。上体展直，同时两手沿两大腿内侧按摩至脐两旁。如此反复俯仰，练习8次。

7. 攒拳怒目增气力

两脚开立，成马步桩，两手握拳分置腰间，拳心朝上，两眼睁大。左拳向前方缓缓击出，成立拳或俯拳皆可。击拳时宜微微拧腰向右，左肩随之前顺展拳变掌臂外旋握拳抓回，呈仰拳置于腰间。动作同，唯左右相反。如此左右交替，练习8次。

8. 背后七颠百病消

两脚平行开立，与肩同宽，或两脚相并。两臂自身侧上举过头，脚跟提起，同时配合吸气。两臂自身前下落，脚跟亦随之下落，并配合呼气。全身放松。如此练习8次。

（二）六字诀

六字诀是我国古代流传下来的一种呼吸吐纳为主配合简单导引动作的健身养生疗法，通过呼吸法的应用，提升机体膈肌舒张及收缩作用，从而加快全身血液循环，改善机体状态。

在《吕氏春秋》中就有关于采用引导呼吸治病的论述。《庄子·刻意》中提及“吹呴呼吸，吐故纳新，熊径鸟伸，为寿而已矣”，都是说采用呼吸吐纳的方法来进行养生。六字诀最早是在南北朝陶弘景《养性延命录》一书中说:“凡行气，以鼻纳气，以口吐气，微而行之名曰长息。纳气有一，吐气有六。纳气一者谓吸也，吐气六者谓吹、呼、嘻、呵、嘘、呬，皆为长息吐气之法。时寒可吹，时温可呼，委曲治病，吹以去风，呼以去热，嘻以去烦，呵以下气，嘘以散滞，呬以解极。”到唐代孙思邈编写《卫生歌》，更是按照五行相生顺序，配合四时之季节，提出了六字诀练习的方法:“春嘘明目夏呵心，秋呬冬吹肺肾宁。四季常呼脾化食，三焦嘻出热难停。”明代龚延贤《寿世保元》提及“不炼金丹，且吞玉液，呼出脏腑之毒，吸入天地之清”，六字诀“嘘、呵、呼、呬、吹、嘻”分别对应“肝、心、脾、肺、肾、三焦”。

大肠癌患者过程中，采用呼吸吐纳功法，操作简便，且利于调达患者体内气机变化，不少医家已经做过这方面的尝试和观察，可为借鉴。黄圣斐等采用六字诀气功联合芳香疗法改善结直肠癌患者睡眠质量和负性情绪，采用匹兹堡睡眠质量指数（Pittsburgh quality index，PSQI）和非精神科住院患者心理评定量表进行评估，发现干预后有助于改善结直肠癌的负面情绪，有利于患者的康复。具体的操作方法是患者在指导下，按照预备式→调息→嘘字诀→呵字诀→呼字诀→呬字诀→吹字诀→嘻字诀→调息→预备式。练习要领是校对口型，融会气息，寓意于气。调息、调声、调心。每日 2 次，分早晚，每次 30 分钟。崔爱惠等采用随机对照的方法，观察晚期结直肠癌患者 SOX 方案化疗联合六字诀的效果，发现对于化疗期间的症状恢复有意义，但未观察远期指标。

根据 2003 年中国国家体育总局发布的“健身气功·六字诀”，功法要点如下：

预备式　两足开立，与肩同宽，头正颈直，含胸拔背，松腰松胯，双膝微屈，全身放松，呼吸自然。

呼吸法　顺腹式呼吸，先呼后吸，呼时读字，同时提肛缩肾，体重移至足跟。

调息　每个字读六遍后，调息一次，以稍事休息，恢复自然。

1. 嘘字诀平肝气

嘘，读（xū）。口型为两唇微合，有横绷之力，舌尖向前并向内微缩，上下齿有微缝。

呼气念嘘字，足大趾轻轻点地，两手自小腹前缓缓抬起，手背相对，经胁肋至与肩平，两臂如鸟张翼向上、向左右分开，手心斜向上。两眼反观内照，随呼气之势尽力瞪圆。屈臂两手经面前、胸腹前缓缓下落，垂于体侧。再做第二次吐字。如此动作六次为一遍，作一次调息。

嘘气功治目疾、肝肿大、胸胁胀闷、食欲不振、两目干涩、头目眩晕等症。

2. 呵字诀补心气

呵，读（hē）。口型为半张，舌顶下齿，舌面下压。

呼气念呵字，足大趾轻轻点地；两手掌心向里由小腹前抬起，经体前到至胸部两乳中间位置向外翻掌，上托至眼部。呼气尽吸气时，翻转手心向面，经面前、胸腹缓缓下落，垂于体侧，再行第二次吐字。如此动作六次为一遍，作一次调息。

呵气功治心悸、心绞痛、失眠、健忘、盗汗、口舌糜烂、舌强语言塞等心经疾患。

3. 呼字诀培脾气

呼，读（hū）。口型为撮口如管状，舌向上微卷，用力前伸。

呼字时，足大趾轻轻点地，两手自小腹前抬起，手心朝上，至脐部，左手外旋上托至头顶，同时右手内旋下按至小腹前。呼气尽吸气时，左臂内旋变为掌心向里，从面前下落，同时右臂回旋掌心向里上穿，两手在胸前交叉，左手在外，右手在里，两手内旋下按至腹前，自然垂于体侧。再以同样要领。右手上托，左手下按，作第二次吐字。如此交替共做六次为一遍，做一次调息。

呼字功治腹胀、腹泻、四肢疲乏，食欲不振，肌肉萎缩、皮肤水肿等脾经疾患。

4. 呬字诀补肺气

呬，读（xì）。口型：开唇叩齿，舌微顶下齿后。

呼气念呬字，两手从小腹前抬起，逐渐转掌心向上，至两乳平，两臂外旋，翻转手心向外成立掌，指尖对喉，然后左右展臂宽胸推掌如鸟张翼。呼气尽，随吸气之势两臂自然下落垂于体侧，重复六次，调息。

呬字功治发热、咳嗽等肺经郁热所致疾患。

5. 吹字诀补肾气

吹，读（chuī）。口型为撮口，唇出音。

呼气读吹字，足五趾抓地，足心空起，两臂自体侧提起，绕长强、肾俞向前划弧并经体前抬至锁骨平，两臂撑圆如抱球，两手指尖相对。身体下蹲，两臂随之下落，呼气尽时两手落于膝盖上部。随吸气之势慢慢站起，两臂自然下落垂于身体两侧。共做六次，调息。

吹字功可治腰膝酸软，盗汗遗精、阳痿、早泄、子宫虚寒等肾经疾患。

6. 嘻字诀理三焦

嘻，读（xī）。口型为两唇微启，舌稍后缩，舌尖向下。有喜笑自得之貌。

呼气念嘻字，足四、五趾点地。两手自体侧抬起如捧物状，过腹至两乳平，两臂外旋翻转手心向外，并向头部托举，两手心转向上，指尖相对。吸气时五指分开，由头部循身体两侧缓缓落下并以意引气至足四趾端。重复六次，调息。

嘻字功治由三焦不畅而引起的眩晕、耳鸣、喉痛、胸腹胀闷、小便不利等疾患。

六字诀全套练习每个字做六次呼吸，早晚各练三遍。

五、情志疗法

大肠癌患者除了恶性肿瘤患者常有的对于肿瘤的焦虑、恐惧情绪外，人工肛门造瘘的患者面临着术后生活质量的下降，焦虑、悲观情绪更加明显。不良情绪同患者疾病的预后密切相关，在当今以患者为中心的医疗理念下，在大肠癌治疗的手术、康复阶段，对患者进行情绪治疗被提到日程上。《素问·生气通天论》中的“清静则肉腠闭拒，虽有大风苛毒，不能害”，《素问·上古天真论》中“恬淡虚无，真气从之，精神内守，病安从来”，都强调了情志在养生、疾病治疗中的重要性。在临床上，除了常规的西方心理学采用的行为、认知疗法手段外，中医的情志疗法在大肠癌的治疗中主要使用的有以下几种。

（一）音乐怡情

基于“五音通五脏”的中医五行音乐理论，结合《天韵五行乐》，选择适宜的音乐如《伏阳朗照》和《黄庭骄阳》。彭美玉等采用足三里、三阴交、百会、内关经皮穴位电刺激联合中医情志干预，其中包括病人访谈和音乐疗法干预，观察对腹腔镜直肠癌根治术患者免疫功能和心理应激情况的影响，且发现针灸联合情志疗法可产生一定的镇痛作用，减少阿片类药物的用量。

章洁苓等观察八段锦联合中医情志护理（音乐疗法）对直肠癌新辅助放化疗患者生活质量的影响，发现干预后 QLQ-C30 有显著的提高。

（二）情志相胜

中医把喜、怒、忧、思、悲、恐、惊称为“七情”，怒、喜、思、忧、恐称为“五志”。大肠归于金，土生金，火克金。在情志相胜理论中，《素问·阴阳应象大论》中“喜胜忧（悲）”，可引导患者看引发快乐情绪的视频短片，疏导患者心情，消除不良情绪。

（三）中药治疗

在临床上除了采用非药物疗法，中药在调整患者情绪中也有重要的作用，主要有两个经典名方甘麦大枣汤和柴胡疏肝散。

1. 甘麦大枣汤

甘麦大枣汤出自《金匮要略》，《金匮要略·妇人杂病脉证并治第二十二》曰：“妇人脏燥，喜悲伤欲哭，像如神灵所作，数欠伸，甘麦大枣汤主之。”其除了缓解情志病，现代研究发现还具有补血生血的作用。唐容川《血证论》中谈及，“三药平和，养胃生津化血，津水血液，下达子脏，则脏不燥，而悲伤太息诸证自去”。张艳景等采用加味甘麦大枣汤治疗恶性肿瘤相关性抑郁，并同氟哌噻吨美利曲辛片比较，发现有缓解恶性肿瘤患者抑郁的作用。孙宏新等运用柴胡加龙骨牡蛎合甘麦大枣汤治疗肿瘤性抑郁，其认为肿瘤患者多伴有焦虑、抑郁，同肝气郁结，气郁化火或血虚心失所养有关。吴继等采用甘麦大枣汤治疗肿瘤抑郁，发现抑郁相关炎性反应递质指标 5-HT、TNF-α、IL-6 改善，免疫指标 $CD3^+$、$CD4^+$ 水平观察组改善明显高于对照组。

2. 柴胡疏肝散

柴胡疏肝散是常用的经典理气药方，可疏肝解郁、行气止痛。最早出现在《证治准绳·医学统旨》中，由柴胡、芍药、枳实、甘草、白芍、甘草、陈皮组成。大肠癌患者情绪如低落，则会引起肝主疏泄功能失调，肝气郁滞，久而化火。王珊珊等发现柴胡疏肝散联合半夏厚朴汤、针灸对于脑卒中后焦虑抑郁的神经调控有作用，改善患者免疫炎症状态，减少神经及神志功能损害。除了柴胡疏肝散，小柴胡汤、逍遥散、柴胡加龙骨牡蛎汤等也有一定程度上的改善患者情志的作用，在临床可根据患者的情况辨证使用。

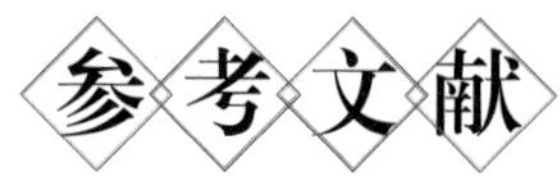

[1] 尹佳钰，吕欣妮，钱丽君等．中医体质辨识结合治未病在大肠癌防治中的应用[J]. 实用中医内科杂志，2023, 37(8): 92-95.

[2] 张婷．大肠癌体质分析及癌毒分布规律研究 [D]. 南京：南京中医药大学，2020.

[3] 王颖飞．Ⅳ期大肠癌患者转移部位与中医证型及中医体质的相关性分析 [D]. 成都：成都中医药大学，2016.

[4] 张翼臻，裴大兵．肿瘤浸润淋巴细胞数量、微卫星不稳定性与大肠癌分期的相关性及对预后的评估价值分析 [J]. 中国现代药物应用，2023, 17(20): 53-56.

[5] Rothwell PM, Wilson M, Price JF, et al. Effect of daily aspirin on risk of cancer metastasis: a study of incident cancers during randomised controlled trials[J]. Lancet, 2012, 379: 1591-1601.

[6] Panigrahy D, Gartung A, Yang J, et al. Preoperative stimulation of resolution and inflammation blockade eradicates micrometastases[J]. J Clin Invest, 2019, 130: 1601-1621.

[7] 金钊，夏孟蛟，郑川等．基于津液论自噬与肿瘤 [J]. 中国中医基础医学杂志，2019, 25(8): 1066-1069.

[8] 沈政洁，程海波，沈卫星等．肿瘤炎性微环境与“癌毒”病机相关性探讨 [J]. 北京中医药大学学报，2015, 38(1)14-17.

[9] 龙凤来，陈美红．清热药抗肿瘤作用的文献再评价 [J]. 科技视界，2017, 7(8): 232-261.

[10] Kim D H, Hossain M A, Kang Y J, et al. Baicalein, anactive component of Scutellaria baicalensis Georgi, inducesapoptosis in human colon cancer cells and prevents AOM/DSSinduced colon cancer in mice[J]. International Journal of Oncology, 2013, 43(5): 1652-1658.

[11] Li Y, Li ZX, Xie CY, et al. Gegen Qinlian decoction enhances immunity and protects intestinal barrier function in colorectal cancer patients via gut microbiota[J]. World J Gastroenterol, 2020, 26(48): 7633-7651.

[12] Dong M, Liu H, Cao T, et al. Huoxiang Zhengqi alleviates azoxymethane/dextran sulfate sodium-induced colitis-associated cancer by regulating Nrf2/NF-κB/NLRP3 signaling[J]. Front Pharmacol, 2022, 13: 1002269.

[13] Wang Y, Zhang X, Li J, et al. Sini Decoction Ameliorates Colorectal Cancer and Modulates the Composition of Gut Microbiota in Mice[J]. Front Pharmacol, 2021, 12: 609992.

[14] 王浩咏，刘国荣．参苓白术散联合化疗对结直肠癌免疫功能及生活质量的影响 [J]. 中国当代医药，2020, 27(09): 78-80, 84.

[15] Chen D, Yang Y, Yang P. Quxie Capsule Inhibits Colon Tumor Growth Partially Through Foxo1-Mediated Apoptosis and Immune Modulation[J]. Integr Cancer Ther, 2019, 18: 1534735419846377.

[16] Li Y, Li ZX, Xie CY, et al. Gegen Qinlian decoction enhances immunity and protects intestinal barrier function in colorectal cancer patients via gut microbiota[J]. World J Gastroenterol, 2020, 26(48): 7633-7651.

[17] Zhou JY, Chen M, Wu CE, et al. The modified Si-Jun-Zi Decoction attenuates colon cancer liver metastasis by increasing macrophage cells[J]. BMC Complement Altern Med, 2019, 19(1): 86.

[18] Sui H, Tan H, Fu J, et al. The active fraction of Garcinia yunnanensis suppresses the progression of colorectal carcinoma by interfering with tumorassociated macrophage-associated M2 macrophage polarization in vivo and in vitro[J]. FASEB J, 2020, 34(6): 7387-7403.

[19] 陈纯辉．大黄䗪虫丸改善外泌体 CCL2 启动介导的转移前微环境抑制结直肠

癌肝转移 [D]. 南方医科大学 , 2019.

[20] 李进安 , 王永多 , 王奎等 . 四君子汤对结肠癌术后患者胃肠恢复及免疫功能作用研究 [J]. 实用癌症杂志 , 2016, 31(06): 1034-1036.

[21] 王丽虹 , 罗霞 , 潘华新等 . 四君子汤总多糖对化疗荷瘤小鼠肠黏膜和整体免疫损伤的保护作用 [J]. 广州中医药大学学报 , 2012, 29(06): 669-673.

[22] 邹超 . 健脾补肾法降低Ⅱ、Ⅲ期结直肠癌术后复发转移的机理研究 [D]. 中国中医科学院 , 2017.

[23] 周创业 , 王培霞 , 彭金军 . 香砂六君子汤对腹腔镜结肠癌根治术患者免疫功能及营养状况的影响 [J]. 药品评价 , 2020, 17(10): 46-48.

[24] 望永鼎 , 刘文华 , 翟一飞等 . 防己诺林碱对结肠癌细胞恶性生物学行为及 HIF-1α/VEGF/Akt 通路的相关性研究 [J]. 中国免疫学杂志 , 2019, 35(24): 3042-3047.

[25] Yang B, Pan CS, Li Q, et al. Inhibitory effects of Chanling Gao on the proliferation and liver metastasis of transplanted colorectal cancer in nude mice[J]. PLoS One, 2019, 14(2): e0201504.

[26] Sun LT, Zhang LY, Shan FY, et al. Jiedu Sangen decoction inhibits chemoresistance to 5-fluorouracil of colorectal cancer cells by suppressing glycolysis via PI3K/AKT/HIF-1α signaling pathway[J]. Chin J Nat Med, 2021, 19(2): 143-152.

[27] Zong S, Tang Y, Li W, et al. A Chinese Herbal Formula Suppresses Colorectal Cancer Migration and Vasculogenic Mimicry Through ROS/HIF-1α/MMP2 Pathway in Hypoxic Microenvironment[J]. Front Pharmacol, 2020, 11: 705.

[28] Wang Y, Zhang X, Li J, et al. Sini Decoction ameliorates colorectal cancer and modulates the composition of gut microbiota in mice[J]. Front Pharmacol, 2021, 12: 609992.

[29] 王楠 , 方兴刚 , 廖莎等 . 葛根芩连汤基于 Wnt/β-catenin 信号通路对结肠癌模型大鼠肠道菌群作用机制研究 [J]. 辽宁中医药大学学报 , 2023, 25(2): 49-53.

[30] 崔庆丽，胡彦辉，崔庆安等 . 人参健脾丸治疗伊立替康所致迟发性腹泻及对肠道菌群和血清炎症因子的影响 [J]. 中医药学报，2021，49（5）：83-86.

[31] 欧阳庆武 , 费雁 , 魏运姣等 . 四君子汤对结肠癌小鼠肠道菌群及免疫功能的

调节作用 [J]. 中国老年学杂志 , 2021, 41(21): 4819-4823.

[32] 谭雅彬 , 朱名扬 , 王一同等 . 健脾补肾方对大肠癌术后患者肠道菌群的影响 [J]. 上海中医药大学学报 , 2021, 35(6): 22-30.

[33] 秦艳青 , 赵江 , 董苏兵等 . 芪黄汤保留灌肠联合足三针对结直肠癌患者术后肠道微生态、功能及康复质量的影响 [J]. 四川中医 , 2020, 38(12): 112-115.

[34] 缪娴 , 陶玉华 , 顾小侠等 . 济生散联合术后辅助化疗对Ⅱ期结直肠癌的疗效及对肠道菌群的影响 [J]. 中国肿瘤外科杂志 , 2019, 11(5): 346-349.

[35] Zia F Z, Olaku O, Bao T, et al. The national cancer in stitute's conference on acupuncture for symptom management in oncology: state of the science, evidence, and research gap[J]. J Natl Cancer Inst Monogr, 2017, 2017(52): 005

[36] 赵珈宇 , 王图南 , 王旋靖等 . 针刺对应激性胃溃疡模型大鼠肠道菌群及脑和肠组织内 TL R 4 含量的影响 [J]. 中国针灸 , 2021, 41(4): 413

[37] Fen Y, Qu M, Gao X, et al.Efficacy of electro-acupuncture for gastrointestinal motility after colorectal cancer surgery: study protocol for a randomized controlled trial[J]. Research Square, 2020, 24: 12-14.

[38] 李丹 , 李佳 , 吴松 . 电针 “足三里” “内关” “太冲” 穴对腹泻型肠易激综合征大鼠炎性反应相关物质的影响 [J]. 辽宁中医杂志 , 2021, 48(8): 43-45.

[39] Pais I, Correia N, Pimentel I, et al.Effects of acupuncture on leucopenia, neutropenia, NK, and B cells in cancer patients: a randomized pilot study[J]. Evid Based Complement Alternat Med, 2014, 32(3): 217397.

[40] 李文霞 , 赵静霞 , 冉德伟 . 不同频率电针对全麻腹腔镜下结直肠癌根治术后患者胃肠功能、应激反应、细胞因子及免疫机制的影响 [J]. 中医药导报 , 2021, 369(7): 93.

[41] 曹娟 , 管敏昌 , 娄召君等 . 中药取穴贴敷并推拿治疗小儿病毒性肠炎疗效及对血液 T 细胞亚群水平的影响 [J]. 中国卫生检验杂志 , 2021, 31(15): 1850-1853.

[42] 李青敏 , 王海军 , 张一平等 . 针灸推拿对淋巴系统作用的研究进展 [J]. 针灸临床杂志 , 2017, 33(04): 72-76.

[43] 陈金平 , 刘志凤 , 于天源等 . 基于 IL-17F/IL-17RC 信号通路及 M1 小胶质

细胞探讨“三法三穴”推拿手法即刻镇痛作用的机制 [J]. 北京中医药大学学报 , 2024, 47(01): 116-123.

[44] 方佳钰 , 江煜 , 林志刚等 . 腹部推拿对溃疡性结肠炎大鼠脊髓背角 PI3K、NR1 表达及神经元形态的影响 [J]. 中国中医药信息杂志 , 2024, 31(04): 118-123.

[45] 李华南 , 王毓岩 , 张小凡等 . 腹部推拿对内脏高敏感腹泻型肠易激综合征大鼠肠道肥大细胞、TRPV1 的影响 [J]. 辽宁中医杂志 , 2024, 51(03): 191-195, 228.

[46] 赫兰晔 , 陈楠 , 李嘉俊等 . 穴位贴敷在结肠癌围手术期应用的随机双盲对照研究 [J]. 北京中医药 , 2023, 42(04): 360-363.

[47] 李双 . 肠通膏穴位贴敷治疗大肠癌术后胃肠功能紊乱的临床疗效观察及网络药理学机制研究 [D]. 川北医学院 , 2023.

[48] 于晶 , 张子敬 , 刘永瑞 . 外用吴茱萸对结肠癌术后患者胃肠功能和炎性指标的影响 [J]. 中医外治杂志 , 2021, 30(06): 7-8.

[49] 章洁苓 , 黄芬 . 八段锦联合中医情志护理对直肠癌新辅助放化疗患者生存质量的效果 [J]. 实用临床医学 , 2024, 25(2): 115-116,

[50] 吴仲华 , 林静 , 江火玉 . 八段锦对肠癌术后化疗过程中患者食欲及睡眠质量的影响 [J]. 世界睡眠医学杂志 , 2018, 5(2): 214-217.

[51] 王伟民 , 董晓玲 , 王军等 . 正念减压联合八段锦训练对永久性肠造口患者正念水平、睡眠质量及心理健康状况的影响 [J]. 山东第一医科大学（山东省医学科学院）学报 , 2023, 44(5): 337-343.

[52] 包来发 . 八段锦简史 [J]. 中医文献杂志 , 2001,(2): 37-39.

[53] 黄圣斐 , 刘芳 , 魏艳艳等 . 六字诀气功联合芳香疗法对结直肠癌患者睡眠质量及负性情绪的影响 [J]. 实用临床医学 , 2022, 23(6): 59-63.

[54] 崔爱惠 , 张新安 , 路越 . 中医传统功法联合培土化毒方在 SOX 方案治疗晚期结直肠癌中的临床疗效 [J]. 医学信息 , 2019, 32(17): 5-8.

[55] 彭美玉 , 丘景妮 , 郑文戈等 . 经皮穴位电刺激联合中医情志干预对腹腔镜直肠癌根治术患者免疫功能和心理应激的影响 [J]. 广州中医药大学学报 , 2024, 41(4): 951-958.

[56] 章洁苓，黄芬．八段锦联合中医情志护理对直肠癌新辅助放化疗患者生存质量的效果 [J]. 实用临床医学，2024, 25(2): 115-116, 120.

[57] 刘赛．情志护理联合穴位按摩对结肠癌手术患者胃肠功能及生活质量的影响研究 [J]. 黑龙江中医药，2022, 51(2): 19-21.

[58] 王珊珊，薛秀娟，王文刚等．柴胡疏肝散合半夏厚朴汤联合五行针灸对脑卒中后焦虑抑郁的神经调控作用及对免疫炎症反应、认知功能损害和 HPG、HPT 的影响 [J]. 中国医院用药评价与分析，2024, 24(3): 303-307.

[59] 罗洁花．情志护理对结直肠癌手术患者围手术期应对方式及心境状态的改善情况 [J]. 健康之友，2021,(8): 200.

[60] 周青青，吴燕萍，栗原博等．柴胡疏肝散对情志应激致小鼠肝损伤的保护作用 [J]. 药学学报，2021, 56(11): 2968-2976.

[61] 杨大十．逍遥散合甘麦大枣汤治疗恶性肿瘤相关性抑郁症 55 例 [J]. 内蒙古中医药，2010, 29(14): 16-17.

[62] 吴继，王中奇，马海峰等．甘麦大枣汤改善肿瘤抑郁的临床疗效 [J]. 世界中医药，2020, 15(16): 2434-2437, 2442.

[63] 何任．《金匮》名方甘麦大枣汤 [J]. 浙江中医药大学学报，2011, 35(3): 305-307.

[64] 张艳景，吕素君，王培培等．加味甘麦大枣汤治疗恶性肿瘤相关性抑郁：与氟哌噻吨美利曲辛片比较 [J]. 国际中医中药杂志，2015,(6): 494-497.

[65] 沈阿灵，刘丽雅，齐飞等．片仔癀上调 miR-200a 抑制大肠癌耐药细胞转移的作用机制 [J]. 中华中医药杂志，2016, 31(09): 3682-3686.

[66] 段彦利，马连云，段永斌．揿针联合穴位贴敷对全麻腹腔镜肠癌根治术后创伤应激、胃肠激素及免疫逃逸的影响 [J]. 新中医，2024, 56(01): 185-190.

第六章 带瘤生存阶段：中医药治疗晚期大肠癌

《灵枢·百病始生》篇曰："是故虚邪中人也，……留而不去，传舍于肠胃之外，募原之间，留着于脉，稽留而不去，息而成积。或着孙脉，或着络脉，或着经脉，或着俞脉，或着于伏冲之脉，或着于膂筋，或着于肠胃之募原，上连于缓筋，邪气淫泆，不可胜论。"这一段文字的描述，类似大肠癌复发转移的过程，故医家多将大肠癌复发转移称为"流注""传舍"。其病因是正气亏虚、癌毒浸淫，流注他脏，故见肝、肺、腹膜（三焦）等多处转移。

第一节 肺转移

结直肠癌肺转移亦较为常见，根据最新数据显示，20% 的大肠癌患者会出现肺转移，另外，约 10% 的结直肠癌根治术后患者也常发生肺转移。并且由于直肠中下段的肿瘤细胞可以随直肠中、下静脉经髂静脉直接引流入下腔静脉而进入肺脏，因此直肠癌较结肠癌更易出现肺转移。对于结直肠癌肺转移患者，西医多选择手术切除、放化疗、射频 / 冷冻 / 微波消融等手段治疗。现代医学"肠 – 肺轴"初步解释了肠道肿瘤与肺之间关联密切的潜在原因，中医理论也有"肺与大肠相表里""肺朝百脉""肺为娇脏"等论述，也说明肠与肺的相互关系。

一、中医对大肠癌肺转移的认识

现代医学“肠－肺轴”所描述的是大肠和肺的组织同源性、功能互通性、菌群的相似性。大肠与肺的上皮组织都来源于内胚层，组织上具有同源性；肺和肠的菌群有着高度相似性。现代医学对于“肠－肺轴”的研究，也佐证了中医对于肺和大肠关系的认识。

一般认为，结直肠癌肺转移当属中医学中“流注”“传舍”的范畴。如肺系症状表现明显，可将之归于“息贲”“肺积”等范畴。

其病因不外正虚、邪盛两端，如《医宗必读》中所云：“积之成也，正气不足，而后邪气踞之。”其中正虚以先天肾精不足与后天脾气耗伤多见，邪盛以伏邪、痰浊、瘀血、癌毒为主。其病机主要在于正气亏虚、正不胜邪，从而导致癌毒浸淫、易于复发转移，并在病变过程中形成痰浊、瘀血等病理产物，进一步成为影响结直肠癌肺转移的重要因素。

在中医认识方面，肠和肺的关系也密不可分，中医基础理论中论及脏腑，有“肺为娇脏”“肺朝百脉”“肺与大肠相表里”的论述。“肺为娇脏”，具有易寒易热、易虚易实的特点，容易受癌毒、痰瘀等邪侵犯，虚是肿瘤转移发生发展的根本原因，肠癌患者，若正气不足，抗邪力降低，癌毒容易发生传舍，“肺为娇脏”容易受邪，是发生肺转移的根本原因。“肺朝百脉”，《素问·经脉别论》认为“食气入胃……经气归于肺，肺朝百脉”，百脉会于肺，癌毒也通过百脉传舍，流注于肺。在现代解剖学上血液可以从直肠系膜经脉经髂内静脉回流至下腔静脉入肺。该理论为结直肠癌肺转移的发生提供了主要传播途径。“肺与大肠相表里”，出自《灵枢·本输》“肺合大肠”。从经络上论，《灵枢·经脉》曰：“大肠手阳明之脉，起于大指次指之端……下入缺盆，络肺，下膈，属大肠。”肠癌肺转移是癌毒经阳明大肠“表传里”至太阴肺，体现了邪盛正虚，病情恶化的发展规律。从五运六气的角度认为肺属金，而大肠为阳明燥金，二者同属金气，同气相求，故易肠病及肺，这些认识为肠癌肺转移提供了生理病理基础。

二、单纯中医药治疗

对于结直肠癌肺转移的辨证分型，诸家论述大同小异，如张育建对 248 例晚期大肠癌患者中医证型进行研究后发现，晚期大肠癌患者以虚证为主，从多到少依次为脾肾阳虚证、气血两虚证、脾虚气滞证、肝肾阴虚证、湿热蕴结证、瘀毒内结证，其中肠癌肺转移患者以气血两虚证为多见。王颖飞认为在Ⅳ期大肠癌患者中，以脾虚气滞证、脾肾阳虚证及湿热蕴结证最常见，其中气虚质的患者更易发生肺转移。刘婕等研究认为晚期结直肠癌肺转移的患者以脾虚气滞证最多。此外，王喜环对 218 例结肠癌肝肺转移患者进行研究发现，左半结肠癌肺转移的中医证素以气虚、血瘀为主，而右半结肠癌肺转移以气虚、寒湿证为主。

前面所述，大肠癌转移同“毒”“瘀”“虚”相关。健脾补肾、活血化瘀、清热解毒是治疗大肠癌肺转移的常用治法。而各家选方用药则各不相同。刘潇等认为结直肠癌肺转移以气阴两虚为本，瘀血阻滞为标，治疗上选取生脉散、二陈汤、桃红四物汤加减化裁而成滋阴消癥汤，该方由黄芪、五味子、麦冬、半夏、陈皮、熟地、白芍、川芎、桃仁、红花组成，益气养阴以扶正、活血消癥以祛邪。许博文等通过数据挖掘及网络药理学研究李杰教授治疗结直肠癌肺转移的经验，总结提炼出了以益气健脾、清肺抗癌为主的治疗新方药，由生薏苡仁、芦根、桃仁、杏仁、贝母、百合组成。郭仁清对国医大师周仲瑛教授治疗大肠癌的用药规律进行数据挖掘研究发现，周老在治疗大肠癌肺转移患者时，使用频率较高的药物为仙鹤草、山慈菇、白花蛇舌草、泽漆、麦冬、生薏苡仁、北沙参；关联规则显示山慈菇、白花蛇舌草、仙鹤草具有较高的相关性，表明周老治疗时使用了较多的抗癌解毒药物，如山慈菇、白花蛇舌草、泽漆为主，同时配伍一定比例的滋养肺阴扶正药，如麦冬、北沙参等。程剑华主任根据多年经验，在临床治疗肠癌肺转移患者时，常用金荞麦、猪笼草、白英、橘红、石上柏、仙鹤草、浙贝母、瓜蒌皮、蜈蚣、全蝎、猫爪草、山慈菇、重楼等，同时配合服用金龙胶囊、紫金龙片、虫草胶囊、西黄胶囊等中成药，具有一定的疗效。

石晓静等采用健脾补肾方治疗，并观察对 MMP-2 的影响。在肠癌肺转移的治疗中，周华妙等采用动物实验的方法验证寒凝血瘀证对结肠癌肺转移模型小鼠肺组织 VEGF、MMP-2 表达的影响，复合造模组小鼠 MMP-2、VEGF 的表达均较单纯荷瘤小鼠增高，说明了中医药在干预治疗中，可根据患者情况选择活血祛瘀药物。谢斌等从肺入手，采用清燥救肺汤干预，观察对结肠癌侵袭相关蛋白 NF-kB、VEGF、VEGFR-1、MMP-9 的影响，也是治疗大肠癌肺转移的一个思路。赵锡民等从中华中医药学会肿瘤分会编制的《抗癌中草药》筛选出 101 味抗大肠癌的药物，根据《中华本草》分析药性，发现归肺经的药物有 50 味，占 49.5%。杨新阶研究不同归经的补益类方剂对结直肠癌肺转移的作用，当肺转移发生时，小鼠免疫功能处于抑制状态；以归肺脾经为主药物组成的补中益气汤对肠癌肺转移模型小鼠的 NK 细胞 NKG2D 的表达有明显上调作用，而以归肝脾经为主药物组成的十全大补汤对该位点则没有调节作用，从而认为在 NK 细胞表面受体分子 NKG2D 表达的差异可能是由肺经药物的这种归经差异所导致，为临床治疗肠癌肺转移患者选方用药提供了思路。

唐草片是一种用于治疗艾滋病及艾滋病毒感染的中成药，有提高 $CD4^{+}$ 淋巴细胞计数作用。该药由老鹳草、金银花、瓜蒌皮、柴胡、香薷、黄芪、甘草、木棉花、鸡血藤、糯稻根、龙葵、白花蛇舌草等组成，具有清热解毒、活血益气之效。吴瑞瑞建立了结肠癌肺转移小鼠模型，观察唐草片对其干预作用，结果发现唐草片可以抑制小鼠结肠癌细胞肺转移瘤的生长和转移；同时能升高外周血淋巴细胞的水平，增强小鼠的免疫力；还可以改善小鼠的生存状态，延长小鼠的生存时间。机制研究发现，与模型组相比，唐草片干预组小鼠 IL-6 和 p-STAT3 蛋白表达明显降低（$p < 0.05$）；同时 Cylin D1、CDK4、PCNA 蛋白的表达也明显降低（$p < 0.05$）；促凋亡蛋白 Bax 的表达显著升高（$p < 0.05$）；抗凋亡蛋白 Bcl-2 的表达显著降低（$p < 0.05$）；与侵袭相关的蛋白（MMP-2 和 MMP-9）的表达显著降低（$p < 0.05$）；提示唐草片干预后可能通过抑制 IL-6/STAT3 信号通路活化发挥抗肿瘤作用。

藤龙补中汤是上海龙华医院胡兵教授课题组经验方，从健脾利湿解毒立法，由藤梨根 30 g、龙葵 15 g、白术 9 g、薏苡仁 30 g、半枝莲 30 g 等组成，该课题组运用该方在结直肠癌肺转移方面进行了一系列研究，选取多种不同的结肠癌细胞株如 LoVo、SW620 等分别制备结肠癌肝转移小鼠模型并观察藤龙补中汤对其干预作用，结果显示该方能有效抑制大肠癌肺转移，其作用机制是多方面的：①抑制肿瘤相关巨噬细胞、降低肺转移灶中 VEGF 表达及血管生成；②降低 LoVo 大肠癌细胞肺转移灶整合素 αV 和 β3 表达（$p < 0.01$，$p < 0.05$），抑制 FAK 和 ERK1/2 磷酸化（$p < 0.01$）；③该方能抑制 SW620 肠癌细胞肺转移灶中 Wnt/β-catenin 通路相关蛋白 Wnt3、β-catenin、CCN2 和 CCND1 等的表达（$p < 0.05$）。吴杏黎选用 LoVo 结肠癌荧光细胞株构建小鼠结肠癌肝转移模型，观察健脾复方对其干预作用，结果发现健脾复方能下调 lnc-MALAT1 的表达，进而抑制 Wnt/β-catenin 通路中与侵袭转移相关蛋白的表达，最终发挥抑制结直肠癌细胞肺转移作用。吴新楠等研究健脾解毒方（药物：党参 15 g，黄芪 15 g，薏苡仁 20 g，预知子 9 g，生白术 12 g，野葡萄藤 20 g）对结肠癌 HCT-116 细胞肺转移模型裸鼠组蛋白去甲基化酶 JMJD2C 的影响。结果显示，健脾解毒方能够显著下调裸鼠结肠癌肺转移灶中 JMJD2C 蛋白表达，抑制 JMJD2C 蛋白在结直肠癌细胞胞核内的累积，从而抑制结直肠癌肺转移。

在大肠癌的治疗中最常用的一味药物就是藤梨根，其相关研究较多。郭勇等采用复方藤梨根（药物：藤梨根 30 g，水杨梅根 30 g，虎杖根 30 g，薏苡仁 30 g，党参 15 g，茯苓 15 g，白术 12 g，炙甘草 6 g）灌胃，通过 PET-CT 观察发现第三周显示抗肿瘤活性抑制转移的作用。王文萍等研究中药复方肠安泰胶囊对大肠癌肺转移模型小鼠肠黏膜 T 细胞及 NK 细胞的诱导作用，发现治疗组同对照组相比，T 细胞和 NK 细胞在小肠有显著性增加，肠安泰胶囊的成分为藤梨根、薏苡仁、黄芪等中药按照一定比例组成。王垒选用 CT26 结肠癌细胞建立小鼠肺转移模型，观察三氧化二砷对模型小鼠结肠癌肺转移灶调节性 T 细胞（Tregs）的影响，结果发现三氧化二砷能显著降低肺转移结节数目，并上调肺转移灶及外周血中 Tregs，下调脾脏中的 Tregs，提示三氧化二砷可通过调节 Tregs 在体内的重新分布来发挥抗结肠癌肺转移的作用。

在中药单体研究方面，Han 等研究牛蒡子苷元（来源于牛蒡子），发现可抑制大肠癌肺转移，给药组肺结节数量同对照组相比减少 30%，其机制同 Snail、β-catenin、Vimentin、N-cadherin 相关，通过抑制 CT26 细胞间质转化、促进细胞自噬和凋亡实现。

三、中医药治疗协同化疗、靶向治疗

1. 联合奥沙利铂

吴瑞影等研究肠胃清（药物：黄芪 30 g，党参 15 g，生白术 15 g，猪苓 24 g，薏苡仁 30 g，预知子 24 g，野葡萄藤 30 g，红藤 30 g）联合腹腔注射奥沙利铂，对小鼠结肠癌肺转移模型的影响，与 L-OHP 组比较，肠胃清 +L　OHP 组肺转移结节数目减少、肿瘤组织微血管密度值下降，肺组织 VEGF-A、MMP2、MMP9 和 mRNA 的表达均下调。梁梦婷从粒细胞集落刺激因子（G-CSF）- 髓源性抑制细胞（MDSCs）途径角度入手，研究肠胃清联合奥沙利铂化疗干预结肠癌肺转移小鼠，结果显示，与化疗组相比，肠胃清联合化疗可以下调小鼠外周血 G-CSF 的表达，降低小鼠外周血和脾脏内 MDSCs 的募集，从而抑制结肠癌肺转移，达到中药联合化疗药物治疗肿瘤增效减毒的作用。

2. 联合贝伐单抗

任建琳等观察散结抑癌方（药物：生黄芪 30 g，炒白术 18 g，白茯苓 18 g，制半夏 9 g，炒薏苡仁 30 g，藤梨根 30 g，白花蛇舌草 30 g，天龙 3 g，蜈蚣 3 g，甘草 6 g）对于裸鼠结直肠癌肺转移模型侵袭、转移的影响，及其对血管内皮生长因子（VEGF）蛋白表达的作用，采用尾静脉注射液人源 HCT116 荧光细胞的方法，构建 BALB/c 裸鼠肺转移模型，西药组采用贝伐珠单抗；联合组采用散结抑癌方 + 贝伐珠单抗；对照组采用生理盐水。联合组和西药组小动物成像定量分析结果提示生物发光光子数均少于对照组，HE 染色结果提示，对照组转移面积最大，转移处大于联合组。

第二节　肝转移

结直肠癌肝转移（colorectal cancer liver metastasis，CRLM）极为常见，有 20%~25% 患者在初次确诊时已伴有肝转移；在原发灶根治切除术后，异时性肝转移发生率达 30% 左右，即在结直肠癌过程中约有 50% 的患者最终发生肝转移。对于晚期肿瘤患者西医多以姑息治疗为首选方案，但在三线治疗时晚期肿瘤患者多因不能耐受西医治疗，转而求助中医中药治疗，以期能有效提高患者的生活质量，减少姑息治疗的毒副反应，延长生存期的作用。

一、中医对大肠癌肝转移的认识

大肠癌肝转移的患者可伴有肝区疼痛、腹胀、纳差、乏力等症状，可将之归于“鼓胀”“积聚”范畴，如肝部症状明显者，可将之归于“肝积”。

其病因不外乎两种：一为正虚，尤其是脾虚；二是邪盛，痰、湿、瘀、癌毒实邪。大肠癌正虚责之于脾，乔大伟等对比大肠癌和大肠癌肝转移患者的中医证型，发现大肠癌肝转移脾虚证患者明显多于结直肠癌脾虚者。大肠癌邪盛以癌毒盛为主，《疡科心得集》云：“癌瘤者，非阴阳正气所结肿，乃五脏瘀血浊气痰滞而成。”由此，其病机为本虚邪盛致癌毒流注，“肝与大肠相通”“肝藏血”“肝体阴而用阳”的生理特性，是中医角度发生肝脏传舍的基础。脾虚导致内生痰湿，下注大肠，日久痰湿蕴热化脓，壅阻肠道，阻碍气血运行，化瘀为癌毒，加之脾虚日久导致肝脾两虚，癌毒禀受痰湿流窜之性，驻于肝则发生肝转移。在治疗上根据病因病机，应从扶正祛邪两方面，调护肝、脾、肾三脏，并结合理气、活血、祛湿、化痰之法，进行治疗。

二、单纯中医药治疗

对于大肠癌肝转移的中医分型，各家有不同的论述，如卫桐等提出 5 种大肠癌肝转移常见证型：肝脾气虚、脾肾阳虚、肝肾阴虚、肝郁气滞、湿热蕴结证，且发现肿瘤原发部位同中医证型密切相关，原发部位在结肠者以肝脾气虚和脾肾阳虚证为主，原发部位在直肠者以脾肾阳虚和湿热蕴结证常见。白傲雪等对 35 例大肠癌肝转移患者进行分析，认为虚实夹杂者居多，根据其症状将其分为肝郁脾虚、湿热内蕴、脾肾阳虚、肝胃不和、瘀毒内阻 5 型。王贺平等将 71 名大肠癌肝转移患者辨证分型后发现，证型分布从高到低依次为肝郁脾虚、湿热内蕴、肝肾阴虚、瘀毒内阻、脾肾阳虚、气血两虚，应结合患者的情况，进行辨证分析，攻逐癌毒治疗。在分型研究中发现，大肠癌肝转移患者的辨证分型同治疗手段、肿瘤的发展阶段等均相关，符合本书分阶段诊疗的理念。

根据大肠癌肝转移的病因病机，对于大肠癌肝转移的治疗，主要从祛邪和扶正两方面入手。凌耀星教授针对大肠癌肝转移采用石见穿、白花蛇舌草、龙葵等具有抗肿瘤药理作用的药攻局部之实；使用黄芪、白术、黄精等补益药补整体之虚。王晞星教授认为，结直肠癌肝转移为脾虚日久，木虚土乘；或为脾虚癌毒日结，反侮肝木；最终导致肝脾不和、肝郁脾虚、加以癌毒、痰瘀互结，本虚标实之证。治以健脾舒肝和胃、化痰通络抗癌为主。王教授通过大量的临床经验总结出治疗结直肠癌肝转移的经验方——健脾疏肝和胃方（方药组成：党参、炒白术、茯苓、清半夏、陈皮、柴胡、白芍、枳实、石见穿、蜈蚣、天龙、浙贝母、山慈菇、甘草），该方以六君子加四逆散为底方，加以天龙、浙贝母、山慈菇化痰散结抗癌，加石见穿、蜈蚣主入肝经，引诸药达病灶兼以散结通络抗癌，甘草调和诸药，能有效缓解晚期肿瘤患者的主观不适，明显改善患者的生活质量，减少患者痛苦。尤建良教授积多年治疗肿瘤之经验，创立了“隧道逆癌疗法”，治疗大肠癌肝转移患者临床疗效显著。首先选用柴胡桂枝汤为基础方打开肿瘤治疗的入口，其后通过辨证论治，脾胃气虚则予益气健脾；湿毒久蕴者则予清热利湿解毒；气滞血瘀者则予活血化瘀；正气不足者则予扶正培本；同时结合辨病论治，加用广谱抗肿瘤中草药（如半枝莲、白花蛇舌草等）、针对肠癌的中草药（如藤梨根、山慈菇等）及针对肝癌的中草药（如预知子、龙葵、夏枯草等）各2味以改善肿瘤生长环境。在此基础上，着重解决三个出口问题：①去积排气、排出毒素，药如苏梗、厚朴、莱菔子、红曲米、鸡内金等；②开发腠理、调节水液以开鬼门、洁净府，抑制肿瘤高速增长态势，药如荆芥、防风、防己、泽泻、葶苈子等；③通大便以去宛陈莝、祛瘀生新，药如枳实、虎杖、决明子等。程剑华主任根据多年经验，认为肠癌肝转移的"病本"是脾虚，其标是血瘀或热毒、癌毒，中药治疗重在调理脾胃、疏肝理气、活血散结，药用党参、黄芪、茯苓、怀山药、蜈蚣、全蝎、穿山甲、猫爪草、山慈菇、穿破石、三棱、莪术、鳖甲、谷精草等，同时配合服用中成药如金龙胶囊、安康欣胶囊、西黄胶囊等，有一定疗效，可供临床治疗时参考。此外，许多医家在治疗大肠癌肝转移时提出采用虫类药物加强化瘀散结、通络止痛的效果，如国医大师周仲瑛认为，晚期大肠癌伴有肝转移者多为久病入络，可以采用搜剔通络方法借助虫类药物入络攻邪散结，如九香虫、土鳖虫、蜈蚣、僵蚕等。

杨运高等研究经方抵当汤对小鼠结肠癌肝转移模型中肿瘤增殖细胞核抗原（PCNA）的作用，发现该方能有效抑制小鼠结肠癌肝转移的发生，其机制与该方对肿瘤细胞周期调控和抑制异常增殖有关，该研究结果提示活血化瘀法可以用于大肠癌肝转移的治疗。微调三号方为无锡市中医院肿瘤科经验用方，长期用于治疗结直肠癌中晚期患者，因具有较好的临床疗效，被制成院内制剂，该方由潞党参15 g，白术10 g，茯苓10 g，薏苡仁30 g，怀山药30 g，猪苓30 g，炒谷、麦芽各10 g，苏梗10 g，炙枇杷叶10 g等中药组成，重在微调中焦脾胃，调气化瘀、健脾化湿、扶正祛邪。尤建良教授临床擅长运用微调平衡理论治疗恶性肿瘤转移，如治肠癌肝转移，常在微调三号方的基础上，酌加疏肝理气、和中化积之药（药物：柴胡、预知子、川楝子、制香附、郁金、白芍、大腹皮、枳壳、山慈菇等），逆转肿瘤微环境。王旺胜等在临床疗效的基础上，研究微调三号方对大肠癌肝转移模型小鼠肝转移灶的影响，结果发现微调三号方配合化疗能抑制基质金属蛋白酶-2

（MMP-2）的活性，增加转移灶内金属蛋白酶组织抑制因子 -2（TIMP-2）的生成，显著降低移植瘤内 MMP-2/TIMP-2 比值，同时能够抑增加抑癌基因 nm23-H1 mRNA 的表达，降低促癌基因 VEGF 及 CD44 mRNA 的表达，从而达到抑制大肠癌肝转移的效果。湖南省名中医蒋益兰教授根据虚、毒、瘀并存的病机特点，从健脾益气、化瘀解毒立法，创制了防治大肠癌肝转移的经验方健脾消癌方，该方由白花蛇舌草 30 g、石见穿 30 g、薏苡仁 30 g、人参 15 g、茯苓 15 g、郁金 15 g、莪术 10 g、炒枳壳 10 g、淫羊藿 10 g 组成，临床用于结直肠癌肝转移患者屡获良效。进一步实验研究发现，该方能够显著降低大肠癌肝转移裸鼠模型肝组织中基质金属蛋白酶 -9（MMP-9）及组织金属蛋白酶抑制剂 -1（TIMP-1）表达，保持二者间的动态平衡；同时能够升高 PI3K/Akt 通路相关蛋白 PTEN 蛋白表达，降低 p-PTEN、p-Akt 蛋白表达；也能降低肿瘤微环境中转移相关因子 CXCR4、TGF-β、ITGαvβ5、S100A4、S100A8、S100A9 等的表达；升高 miRNA-200c 表达，降低 PD-1、PD-L1、ZEB1 等的 mRNA 及蛋白表达。

除中药治疗外，中医外治法如针刺、艾灸等治疗对大肠癌肝转移也能起到一定的作用。侯文珍采用裸鼠建立结肠癌肝转移模型，选取肝俞穴、足三里穴进行艾灸干预，根据治疗周期不同分为艾灸预防、艾灸治疗、艾灸预防 + 治疗等不同组别，结果发现艾灸治疗可激活结肠癌肝转移裸鼠模型的固有免疫系统，增加肝脏组织中 NK 细胞的活化率和脾脏组织中巨噬细胞的含量，增强对结肠癌肿瘤细胞的杀伤力和吞噬功能，从而有助于抑制种植于脾脏的移植瘤的生长，迅速杀灭转移于肝脏的肿瘤细胞，降低结肠癌肝脏转移率；其中艾灸对肝脏中 NK 细胞活化率的上调作用具有一定的普适性，体现了中医抗癌治疗中“扶正”的思想。

三、中医药治疗协同手术治疗

手术治疗是大肠癌肝转移治愈的主要方法，术后要警惕复发，越早复发，患者的预后越差。在肝转移肿瘤切除术围手术期采用中医药干预，协同治疗，可以降低术后复发率，减少并发症发生。陶丽等对比中西医联合方案对比单纯西医化疗方案，对大肠癌肝转移根治性手术患者预后的影响，发现中医药辨证治疗是影响患者预后的重要因素。黄亮等通过对128例根治性大肠癌肝转移患者进行分析，发现采用槐耳颗粒辅助化疗，可提高围手术期化疗的完成率，提高术后3年、5年总生存率和无复发生存率。

四、中医药治疗协同介入治疗

介入治疗包括局部射频消融、肝动脉灌注化疗术等，在大肠癌肝转移的治疗中也有重要的作用，尤其是消融治疗。王向阳等采用活血化瘀、理气化痰及益气健脾功效的抗肿瘤中药制剂参丹散结胶囊联合多针扇形交叉立体定位消融治疗老年性大肠癌肝转移，发现观察组肿瘤客观缓解率，1、3年生存率明显高于对照组。

五、中医药治疗协同化疗、靶免治疗

（一）联合化疗

中药对于化疗药物有减毒增效的作用，前已详述，对于大肠癌肝转移患者，其正气更亏耗，采用中医药治疗主要以扶正为主，采用健脾补肾药物为主，黄东彬等将50例大肠癌肝转移患者随机分为两组，试验组采用六君子汤为基础方联合化疗，对照组单纯化疗，发现试验组总有效率、生活质量评分均高于对照组。李伟良等采用自拟健脾化痰方（太子参、黄芪、薏苡仁、白术、茯苓、白芥子、胆南星、陈皮、桔梗、莪术、鸡血藤、仙鹤草、白花蛇舌草、甘草），联合FOLFOX6方案治疗脾虚痰瘀型大肠癌肝转移患者，发现对比单纯FOLFOX6者，联合健脾化痰方可显著提高患者近期疗效，改善患者体力状况。

（二）联合免疫

免疫疗法是近年来肿瘤治疗领域新兴的一种方法，然而单用 PD-1/PD-L1 抑制剂仅有部分高度微卫星不稳定（MSI-H）晚期结直肠癌患者能获益，大部大肠癌肝转移患者对抗 PD-1 疗法存在抵抗，使相关研究陷入瓶颈。最新研究表明，肝转移导致全身抗肿瘤免疫功能下降，与肿瘤微环境中的 $CD8^{+}T$ 缺失关系密切。肝转移瘤可以通过改变免疫微环境和抗原表达募集全身抗肿瘤 $CD8^{+}T$ 并发生凋亡，导致肿瘤的全身性进展，并且抑制抗 PD-1/PD-L1 免疫治疗的效应。庄艺等从 PD-1/PD-L1 疗法角度探讨了温和灸法抑制大肠癌肝转移的机理，认为温和灸干预可能通过显著降低免疫抑制性肝髓系巨噬细胞表达，诱导 $CD8^{+}T$ 富集与活化，恢复结肠癌细胞对抗 PD-1 疗法的敏感性，最终抑制结肠癌细胞肝转移。

第三节　腹膜转移

结直肠癌腹膜转移是导致结直肠癌患者死亡的主要原因，表现为肿瘤结节弥漫分布于腹膜和肠系膜表面，导致难治性腹水、进行性肠梗阻及难以缓解的腹痛，患者生存期 6 个月左右，生活质量差。积极的控制肿瘤是治疗肠癌腹膜转移的关键，治疗包括肿瘤细胞减灭术（Cyto-reductive Surgery，CRS）和放化疗、靶免治疗。

孟丹等将 53 例青年结直肠癌腹膜转移患者分为中西医综合组（25 例）和西医组（28 例），西医组根据患者既往常规西医治疗方案，化疗方案包括（FOLFOX、FOLFIRI、卡培他滨、替吉奥等），联合靶向药物（如西妥昔单抗、贝伐珠单抗等），以及常规放疗，针对转移灶及复发转移病灶，可进行手术切除、射频消融、介入治疗等局部治疗。中西医综合组在上述西医常规治疗基础上，中药辨证治疗以扶正健脾益气为主，给予胃肠安方（药物：太子参 12 g，炒白术 12 g，茯苓 15 g，姜半夏 9 g，青皮 5 g，陈皮

5 g），并根据病情变化调整用药。观察两组患者总生存期、中位生存期等，结果显示中药治疗与青年晚期结直肠癌腹膜转移患者生存期有显著相关性（P=0.015），中西医综合组中位生存期（33.37 个月）显著高于西医组中位生存期（20.35 个月）（$p < 0.05$），中西医综合组 1、2、3 年生存率依次为 60%、48%、41%，高于西医组的 42%、31%、27%。该研究表明中药治疗是青年晚期结直肠癌患者生存期延长的独立保护因子，提示以健脾为主的中药能够在一定程度上延长结直肠癌腹膜转移患者的生存期。

罗波将 108 例肿瘤细胞减灭术术后达到满意减瘤的结直肠癌腹膜转移患者随机分为 3 组，每组 36 例，A 组采用 mFOLFOX 静脉化疗方案；B 组在 A 组基础上，于细胞减灭术后 48 小时内行腹腔热灌注（Hyperthermic Intra-peritoneal Perfusion，HIPEC）治疗 3 次；C 组在 B 组基础上加用鸦胆子油乳注射液腹腔灌注和静脉滴注。静脉化疗 12 周期后三组进行比较，结果显示鸦胆子油乳 +HIPEC 联合全身静脉化疗，能明显延长结直肠癌腹膜转移癌患者生存期，提高患者生存率，同时能降低外周血肿瘤标志物浓度，提高患者免疫力，但并发症和化疗毒副作用的发生率和严重程度并没有明显增加，值得临床推广应用。

孙永发将 60 例收集的直肠癌腹膜转移患者随机分为对照组和治疗组各 30 例，对照组接受 XELOX 方案化疗，治疗组在 XELOX 方案化疗的基础上给予培本益阳汤（药物：炒党参 10 g，茯苓 10 g，白术 10 g，肉桂 3 g，补骨脂 10 g，白芍 10 g，防风 10 g，乌药 10 g，高良姜 3 g，吴茱萸 3 g，藤梨根 20 g，石见穿 20 g，炙甘草 6 g）治疗，共观察 4 个周期（12 周），结果显示：培本益阳汤对直肠癌腹膜转移患者化疗期间临床常见的脾肾阳虚型证候、症状的改善、化疗毒副反应症状的减轻、机体自身免疫功能的调节以及控制实体瘤增长方面均有独特优势，值得临床应用。

结直肠癌腹膜转移患者常有胃肠功能的紊乱，采用中药和针灸的方法对其进行干预有较好的效果，详细可参考《中医药干预治疗大肠癌相关并发症》。何佩珊等采用针刺防治结直肠癌腹膜转移患者术后肠道功能紊乱，治疗组患者首次自主排便时间、拔除胃管时间、胃管引流量、腹胀评分优于对照组，其选穴采用列缺、偏历、足三里、三阴交。

第四节 脑转移

结直肠癌多见肝、肺和腹膜转移，脑转移相对罕见，随着结直肠癌患者的生存期延长，有报道脑转移的发病率为9%。结直肠癌脑转移多见于老年、分期较晚者，西医治疗主要采用全脑放疗（whole-brain radiotherapy，WBRT）联合或不联合替莫唑胺治疗。

一、中医对于大肠癌脑转移的认识

脑转移根据其病症特点归于中医“眩晕”“真头痛”“偏枯”范畴，结直肠癌脑转移的病机也为“正虚邪凑”，“正虚”指脾肾不足，而“邪凑”指癌毒走窜。绝大多数的结直肠癌脑转移发生在肝、肺转移之后，此时患者正气更虚，《类经》谓之“五脏六腑之精气，皆上升于头，以成七窍之用，故为精明之府”，脏腑受癌毒侵害，精气不能上输于脑，脑窍空虚则易受癌毒侵害。从症状上观察，结直肠癌脑转移者多见恶心呕吐和头痛。恶心在影像学上可见脑水肿征象，舌苔可见水润或湿腻，认为其由于痰浊内阻引起，脾为生痰之源，肾阳能温化水饮，脾肾不足，而致痰浊等病理产物发生。结直肠癌脑转移症状中的头痛，常不伴步态障碍，其病机为脾肾不足引起的肝风为主，而非外邪直中。

二、单纯中医药治疗

（一）温补脾肾，滋养脑髓

结直肠癌脑转移多发于晚期，病程日久，各种抗肿瘤的手段和药物进一步损伤正气，待正邪的低水平平衡再度被打破而出现脑转移。在治疗中应温补脾肾，补脾可用黄芪、党参，补肾用桑寄生、怀牛膝、枸杞子、沙苑子、菟丝子等，通过填精补髓来充实脑髓并增加抗邪能力，延缓脑转移。如患者头痛、头晕、恶心等较为明显，补虚的时机应掺杂在治疗的过程中或后移。

（二）平肝息风

对于有头痛、肢体活动不利的患者，同肝风内动密切相关。此时“急则治其标”可采用天麻、钩藤、菊花、决明子、龙骨、牡蛎等草本之药平息肝风，并采用鳖甲、玄参、山萸肉等药物来填补肝肾阴精。常用蔓荆子、藁本、葛根，《神农本草经》中描述蔓荆子“主湿痹，明目，利九窍”；藁本“除风痛，长肌肤，悦颜色”；葛根“疗诸痹，起阴气，解诸毒”，此三药对于患者头痛、烦躁等症状有改善效果，可在临床选用。

（三）豁痰开窍

放化疗治疗主要针对癌毒，对于痰湿等不具有改善作用。在临床治疗中，应联合治疗痰湿的中医方剂，如半夏白术天麻汤，还可加用胆南星、土茯苓、僵蚕进行治疗。

（四）以毒攻毒

肿瘤复发后虽然接受放化疗等使肿块明显缩小，但其仍处于余毒未清状态，可以采用少量搜筋剔骨，强化抗癌散结、活血攻坚、理清余毒之功。常用全蝎、蜈蚣、僵蚕、水蛭配伍使用，四药同用能开“气血凝聚之处”，并引诸药上行脑络，发挥活血消坚的作用，但临床上应重视，应中病即止，以防变证。

第五节 中医药维持治疗

一、维持治疗的概念和理论基础

维持治疗（maintenance therapy）是指恶性肿瘤患者进行一定数量的化疗、靶向、免疫治疗后，在肿瘤处于稳定状态时，采用低强度、低毒性药物进行治疗，以延长患者的无疾病进展生存期（PFS），减少不良反应、延缓肿瘤复发时间的一种治疗模式。

其经典模式是保留其中一个药作为持续维持（continuation-maintenance）直到疾病进展，或换一个副反应较小的药物维持（switch-maintenance）。在大肠癌的西医维持治疗中主要采用卡培他滨、替吉奥、雷替曲塞、伊立替康、贝伐单抗、西妥昔单抗。

维持治疗产生是建立在经典假说模型上。Goldie 及 Goldman 模型假设认为随着时间延长，肿瘤组织中耐药细胞的比例会增加，需要尽早使用非交叉耐药的药物，在耐药细胞产生前杀死更多的肿瘤细胞。Repolution 模型假设则指出治疗间隙残留的肿瘤细胞会再增殖，最终导致治疗失败，因此，应进行巩固治疗。Norton-Simon 模型假设认为维持治疗可预防肿瘤细胞再生长，将疗效获益最大。这是维持治疗产生的理论基础。

但对于是否采用维持治疗也存在争议，如英国医学研究理事会（MRC）开展的研究则发现相较于完全无化疗间期（completely chemotherapy-free interval，CFI）患者，维持化疗患者的 OS 和 PFS 没有明显获益，且 CFI 降低了化疗药物的毒性蓄积，保存了患者进一步接受治疗的能力，同时发现 CFI 间隔越长，再次诱导化疗的有效率越高。那么是否能在维持治疗阶段采用中医药的方法值得关注。中药为多靶点作用，且副反应相对较小，可在维持治疗阶段，满足治疗上维持疗效、减少不良反应、避免耐药的要求。

二、中药维持治疗

维持治疗是中医药作为替代补充治疗在恶性肿瘤治疗中的重要组成部分。在治疗中，一方面充分挖掘中医药宝库抗肿瘤药物，另一方面采用辨证论治、病证结合的中医诊疗思维理念进行治疗。

（一）中成药维持治疗

中药静脉注射液是现代药学挖掘中医药宝库的成果，如复方苦参注射液、艾迪注射液、生脉注射液、华蟾素注射液等，在维持阶段采用中药静脉注射联合或部联合化疗，已有多项研究证明其有效性。马海青等采用生脉注射液联合华蟾素注射液，在抗肿瘤的同时，兼顾患者体质，发现可降低患者复发转移率，使 2、3、5 年生存率得到一定程度提升。广州市中西医结合医院探索了复方苦参注射液联合中医药对晚期结直肠癌的维持治疗效果，将接受氟尿嘧啶的标准化疗的患者随机分为联合组（中药加复方苦参注射液）60 例和对照组（口服中药）41 例，联合组患者生活质量评分、中位无进展生存期均优于对照组。

在口服的中成药中，片仔癀的相关研究值得关注，片仔癀维持治疗转移性结直肠癌的临床试验结果表明，片仔癀治疗大肠癌具有“多靶点、多途径”的特点，可通过调控 STAT3 等多条细胞信号通路调节 Bcl-2 等多个癌基因，影响大肠癌患者肠道菌群丰度，从而诱导大肠癌细胞凋亡、抑制肿瘤增殖、抗肿瘤血管生成。周雍明等采用康力欣胶囊联合辨证中药维持治疗晚期结直肠癌 1：1 入组，治疗组和对照组的 PFS 分别为 7 个月和 5 个月。

（二）中药提取物维持治疗

目前中药提取物因成果转化等原因，主要还是在实验方面开展的研究。在临床研究方面，参一胶囊，其主要成分为人参皂苷 Rg3 组成，在一项参一胶囊联合卡培他滨维持治疗晚期结直肠癌的临床研究中发现，试验组同对照组相比 mPFS 为 10 个月和 8 个月，无进展生存状况优于对照组。

（三）中药复方维持治疗

采用中药复方进行维持治疗的临床应用较为广泛，但单纯中医药治疗同化疗疗效的对照 RCT 研究较少，主要以回顾性研究为主。李辰慧等进行一项评价晚期结直肠癌患者辨证应用中药维持治疗的疗效获益研究，研究者纳入 120 例晚期结直肠癌患者，1∶1 随机分为中药组、卡培他滨维持组，结果显示中药组和卡培他滨组 PFS 分别为 5.4 个月和 2 个月，$p < 0.05$，且两项次要指标 NK 细胞和 $CD4^+/CD8^+$ 结果两组也有统计学意义。吴旋等通过“证素”为基础进行辨证分析，设立中药组和卡培他滨治疗组维持治疗晚期结直肠癌，卡培他滨组 TTP3.67 个月，中药组 4.91 个月，中药组 80% 的时间使用中药，脾虚者用健脾益气之四君子汤；肾虚者用温补脾肾之右归丸；阴虚者用滋养肝肾之知柏地黄丸；血虚者用补血生血之四物汤；气滞者用疏肝理气、和胃降逆之大柴胡汤；湿阻者用健脾利湿之苓桂术甘汤；瘀血者用活血化瘀之桃红四物汤；癌毒者用抗癌解毒之三根汤（藤梨根、水杨梅根、野葡萄根）。

第六节　中医药联合介入治疗

介入治疗是通过影像设备的引导进行诊断和治疗的技术，作为传统治疗的补充，明显提高中晚期肿瘤患者的无进展生存期，显著改善了肿瘤患者的生活质量，其治疗效果被越来越多的临床医生认可。最早的介入治疗主要应用于原发性肝脏肿瘤的治疗中，随着医疗理念和技术的革新，介入治疗在大肠癌及相关并发症（包括肝、肺、骨转移，下消化道出血，肠梗阻等）的治疗中发挥了重要作用。

目前临床上开展的针对大肠癌及其转移瘤的介入治疗有局部动脉灌注化疗、消融（射频 / 微波 / 冷冻 / 化学）和 ^{125}碘粒子植入术等；针对大肠癌相关并发症的介入治疗有肠梗阻导管置入术，肠道支架植入术以及选择性动脉栓塞止血术。

中医药联合介入治疗相关文献主要包括在介入同时服用中药以顾护正气和直接应用中药进行肝脏血管栓塞或抗肿瘤治疗。

一、介入治疗同时配合中医药口服治疗

晚期患者正气亏虚、邪毒盘踞体内，多见乏力，纳差，腹胀不适等表现，在进行针对肠癌肝转移、肺转移及未切除肿瘤原发部位介入治疗阶段，部分患者因为无法耐受而不得不放弃治疗，在介入治疗同时配合中药治疗可以起到减毒增效的作用。其治则主要以益气健脾、疏肝理气为主，临床多采用四君子加减方剂。既往临床研究观察提示在肝介入时配合补益中药有增强介入效果，延长患者生存期，减少毒副反应，改善生活质量的作用。

在介入同时采用补益剂治疗得到较多医家认可，可根据患者的情况选择不同的方药。李红波等采用补益剂按照不同阶段介入、巩固强化阶段辨证施治，观察发现两组近期疗效无显著差异，但中药治疗组毒副反应发生率及远期生存率优于对照组。秦迎春等针对 43 例不能或不愿意手术切除的中晚期结直肠癌患者，在介入治疗同时，给予补益脾肾及补气养血中药，如：生黄芪、当归、黄精、枸杞子、女贞子、鸡血藤、补骨脂、石斛、熟地、天花粉、北沙参、麦冬、白术、薏苡仁、砂仁、西洋参等泡水频服，1 周期后，显效 30 例明显高于静脉化疗和单纯灌注疗法。马海庆等采用益气健脾、理气化湿、疏肝柔肝、活血软坚中药自拟方：党参、白术、白芍、广郁金、鸡血藤各 15 g，茯苓、砂仁、陈皮、炮山甲、莪术各 10 g，柴胡 12 g，薏苡仁 30 g，浙贝母 20 g，甘草 6 g 配合介入化疗，近期有效率 50%，平均生存期 21 个月，生活质量评分上升。

在介入联合使用的药物中，四君子汤是常用的方剂，四君子汤有健脾扶正的作用。张元朝等采用介入化疗结合中药治疗结肠癌肝转移 74 例，以益气健脾、理气疏肝、活血软坚为治疗原则，采用四君子汤合四逆散加减，处方：党参 10 g，白术 15 g，茯苓 10 g，柴胡 12 g，陈皮 10 g，白芍 10 g，鸡血藤 15 g，莪术 10 g，枳壳 10 g，赤芍 15 g，甘草 6 g，并根据病情随

症加减，完全缓解 4 例，部分缓解 42 例，有效率为 62%，最长生存期 98 个月，平均 26 个月。孟志强等采用随机对照的方法观察大肠癌肝转移介入结合中药的疗效，中药以健脾理气药物为主，四君子汤为主方，治疗组有效率为 30%，如包括微效病人有效率可达 45%，中位生存期 18.6 个月，生活治疗评价均优于对照组。

在中成药方面，有报道将金龙胶囊联合肝动脉化疗栓塞术治疗结肠癌肝转移，金龙胶囊是以鲜活守宫、鲜蓟蛇、鲜金钱、白花蛇等新鲜动物药为主要成分，具有扶正祛邪、解毒散结及通络祛瘀的功效，对照组采用单纯 TACE(洛铂 + 氟尿嘧啶 + 表柔比星)治疗，治疗组在此基础上用金龙胶囊，治疗 3 个月后，虽在有效率方面无显著差异，但治疗组进展率明显低于对照组，且生活质量评分与免疫功能改善方面均优于对照组。

二、直接中药介入治疗

中药介入治疗是将中药直接应用于介入，注入动脉血管中，该方法开始于 70 年代初。临床上将一些具有抗癌活性或栓塞效应的中草药提取物灌注到肝动脉，常用的药物有白及、得力生、鸦胆子油、榄香烯、华蟾素、斑蝥素等，最初主要是针对肝癌进行肝动脉灌注治疗，近年来也对肠癌病灶，肠癌肝转移和肠癌肺转移病灶联合化疗药物进行动脉灌注栓塞治疗。

1. 白及

白及功效为收敛止血，消肿生肌，作为中药止血剂历史悠久，其主要成分为甘露聚糖、淀粉、挥发油等，在肝肾恶性肿瘤，骨肉瘤的动脉栓塞中有较好疗效。1985 年冯敢生等报道用动物实验及临床应用的结果，认为白及具有作为栓塞剂的理化和药理作用，优于明胶海绵，且其所含黏液质（薜荔果多糖）是一种广谱抗肿瘤成分。

2. 鸦胆子油

鸦胆子油的抗癌活性主要是油酸和亚油酸等，能抑制癌细胞 DNA 的合成，破坏肿瘤细胞膜的结构，增强机体细胞的免疫力，通过激活凝血系统起栓塞作用。张宝南等对大肠癌肝转移患者先用鸦胆子乳油 100 mL/m^2 灌注，再用鸦胆子油：碘油（1∶2）混合后行靶血管栓塞，治疗组在治疗前后 KPS 评分及介入术后综合征有显著差异。

3. 榄香烯

榄香烯是中药莪术中提取的抗癌成分，以 β－榄香烯为主，有广谱抗肿瘤作用。其作用机理是通过干扰肿瘤细胞的生长代谢，对肿瘤细胞有直接杀伤作用。张思奋等采用术前灌注榄香烯乳方法治疗 20 例直肠癌细胞免疫功能的影响，治疗后 $CD3^+$、$CD4^+$ 和 $CD4^+/CD8^+$ 比值较介入前升高，介入治疗后癌组织中 sIL-2R 较治疗前降低。张思奋等对灌注后的肿瘤组织采用 TUNEL 法及 SP 法测定细胞凋亡指数（AI）和增殖指数（PI），发现榄香烯灌注前后 7 ~10 d，AI 分别为 5.68%、11.21%；PI 分别为 50.05%，40.16%（$p < 0.01$）。陈南江等采用经皮植入药盒腹主动脉灌注给药治疗晚期直肠癌，植入药盒后每 3 周经药盒灌注化疗药物 5-Fu、中药榄香烯乳（0.6~0.8 g），近期疗效总有效率为 62.5%。卢丽琴等采用肝动脉栓塞化疗结合榄香烯注射液治疗肠癌肝转移患者 31 例，对照组采用单纯动脉栓塞化疗，结果显示治疗组近期疗效 61.3%，对照组近期疗效 43.3%。

4. 华蟾素

华蟾素由中华大蟾蜍加工提取而成，蟾蜍性味辛、甘，温，有毒，有攻毒消肿、开窍止痛的功效。现代研究发现，华蟾素注射液的抗肿瘤机制为抑制细胞 DNA 复制，诱导细胞凋亡，提高机体免疫力，抑制血管内皮生长，逆转多药耐药等。石晓兰等用华蟾素注射液经药盒持续灌注治疗胃肠道肿瘤肝转移，治疗组在临床疗效、生活质量评分、免疫功能及不良反应等方面均优于对照组（灌注 5-Fu 和顺铂）。

5. 得力生

得力生注射液中含蟾酥、斑蝥、人参、黄芪 4 味中药的有效成分，具有消积止痛、软坚散结及益气扶正的功效。董晶等将 64 例结直肠癌术后肝转移患者随机分为治疗组和对照组，对照组采用 XELIRI 方案（伊立替康 + 卡培他滨）化疗，治疗组加用得力生注射液肝动脉灌注，结果提示治疗组在临床疗效、生存质量显著优于对照组。

6. 斑蝥素

斑蝥素是斑蝥的主要成分，可干扰细胞蛋白质和核酸的合成，从而抑制肿瘤细胞增殖，被用于原发性肝癌的直接给药治疗，但目前尚无应用于大肠癌的报道。

中药介入治疗的优势主要在于以下几点：①中药副作用小，部分全身情况差，或肝功能差无法耐受化疗药物介入的患者仍可以接受中药介入治疗；②和化疗药物同时使用，可起到化疗增效剂的作用；③中药具有多途径的抗肿瘤作用，不容易产生耐药性，且对于机体免疫力有改善作用。

第七节　中医药联合热疗

肿瘤热疗是将热能应用于肿瘤治疗的一种方法。热源包括高频电磁波、红外线、超声波、热水浴等，又分为全身热疗和局部热疗。全身热疗包括微波全身热疗，局部热疗包括腹腔热灌注治疗和高强度局部超声聚焦刀等。相较于放化疗，热疗的副反应较小的优势，且有明确疗效，其同中医药结合，必将在大肠癌的治疗，尤其是不可切除或局部复发的大肠癌患者姑息治疗方面发挥更大作用。

一、微波全身热疗

全身热疗，从中医理论上可以解释为一种“温阳”的过程，是把肿瘤这种“有形物质”蒸腾气化为无形的过程。《景岳全书》载：“阳动而散，故化气，阴静而凝，故成形。”癌毒之根本为脾虚、肾亏、正气不足，阳气乃人体扶正之根本，温阳化气可使阳气充足，则可祛除癌毒。中医药联合热疗，两者可相互影响，加强热疗的治疗作用，减轻热疗的副作用。

（一）加强热疗抗肿瘤效果

中药联合全身热疗，可加强相互的作用，常用的方药包括抗肿瘤药物和扶正药物。李潇等应用榄香烯注射液联合微波热疗治疗消化道恶性肿瘤各30例（其中大肠癌治疗组12例，对照组14例），研究提示治疗组在总体健康状况、躯体功能、疲倦症状改善等方面优于对照组。陆娓娜等应用体外高频热疗联合中药自拟方保留灌肠治疗中晚期大肠癌，治疗组（高频热疗+中药保留灌肠），对照组（单纯高频热疗）各30例，治疗组中医证候疗效、体重和卡氏评分均显著优于对照组。都志豪等观察XELOX方案联合扶正安中汤（药物：生黄芪30 g，仙鹤草15 g，无花果15 g，石斛15 g，灵芝10 g，竹茹10 g，酸枣仁25 g，谷芽25 g，山药20 g，绿梅花20 g，橘络20 g）、微波热疗治疗晚期结直肠癌的近期疗效，干预组客观缓解率和临床获益率分别为50.00%、86.67%，对照组为23.33%、63.33%。王振兴等研究了三棱、莪术提取物联合热疗对结肠癌SW620细胞凋亡及迁移、侵袭能力的影响，发现联用热疗可增强三棱或莪术提取物对细胞的杀伤作用。

（二）缓解热疗副作用

热疗的副作用主要为加热区域疼痛、烧灼样感、局部水疱、脉搏增快、血压升高等。目前中药主要是采用外用药物改善局部皮肤对热疗的不良反应。如高海波等采用自制活血止痛膏（洋金花、血竭、马钱子、冰片等组成）热疗前外敷，共164例，观察发现使用膏药患者对热疗耐受性显著提高，热疗副反应（局部疼痛及皮下脂肪硬结）的发生率明显下降。

二、腹腔热灌注

在大肠癌晚期患者中，腹膜转移和腹腔积液是常见的并发症，腹腔热灌注治疗在晚期癌性腹水治疗中疗效获得肯定，优于单纯腹腔穿刺引流，但其操作风险、副反应也较大，联合中药治疗有加强利水效果，减少毒副反应的作用。血性腹水者不适宜采用腹腔热灌注，会加重瘤体破裂出血情况。中药联合腹腔热灌注方法包括直接中药注射液腹腔注射联合热疗、口服中药联合腹腔热灌注、中药外敷联合腹腔热灌注。

（一）中药注射液腹腔灌注联合热疗

王静等采用榄香烯腹腔灌注联合热疗治疗恶性腹腔积液，观察组有效率80.96%，优于对照组66.67%。在临床中笔者采用华蟾素注射液腹腔注射液治疗大肠癌癌性腹水，尤其是血性腹水者。

（二）口服中药联合腹腔热灌注

曾家耀等应用消瘤汤（党参、黄芪、紫河车、三七、山慈菇、半枝莲、薏苡仁、甘草）联合腹腔热灌注化疗（氟尿嘧啶＋顺铂）治疗进展期大肠癌术后复发，发现治疗组生活质量改善、CEA水平下降、不良反应发生率优于对照组。戴超颖等采用五苓散联合腹腔热化疗治疗晚期癌性腹水。结果显示，治疗组总有效率88.4%，对照组69.2%，治疗组生活质量改善、毒副反应发生情况均优于对照组。

（三）中药外敷联合腹腔热灌注

何宁一等应用戟黛方（青黛、大戟、黄瓜籽、细辛、黄芪、桂枝、莪术、龙葵、半枝莲、白术、茯苓、猪苓、泽泻、大腹皮、蜂蜜）外敷联合热疗治疗恶性腹水，治疗组采用戟黛方外敷腹部并局部热疗，对照组采用顺铂腹腔灌注，同对照组相比治疗组在临床疗效、生活质量改善和毒副反应（白细胞下降和腹痛）发生率降低方面均有显著疗效。

三、高强度聚焦超声刀

高强度聚焦超声刀（High Intensity Focused Ultrasound，HIFU）利

用超声波具有穿透性、方向性和聚焦性等物理特点，通过体外低密度的超声波在肿瘤靶区聚焦，使聚焦点的温度达到 65 ℃ ~110 ℃，使肿瘤组织发生凝固性坏死，同时，被灭活的肿瘤组织作为肿瘤抗原、激发人体产生抗肿瘤抗体，起到后续免疫抗肿瘤效应。其也归属于热疗范畴，在大肠癌肝转移及腹腔转移有实体瘤的患者中被临床应用，采用结合中药的方法可加强抗肿瘤效果。如陈武进等采用 HIFU 联合复方苦参注射液治疗腹膜后淋巴结转移癌患者治疗后 CR16.66%，PR33.33%，且治疗后患者疼痛缓解率 91.17%（31/34）。

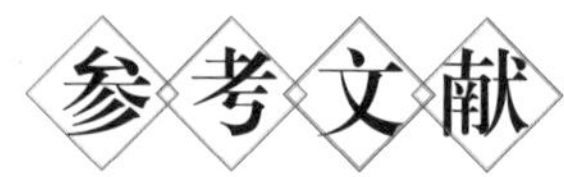

参考文献

[1] 严亦慈，朱颖，余洁茹等．从中医理论探析肠癌肺转移 [J]. 浙江中医杂志，2024, 59(4): 317-318.

[2] 张莹瑄，任建琳，吴杏等．散结抑癌方联合贝伐珠单抗对 BALB/c 裸鼠结肠癌肺转移的影响 [J]. 国际消化病杂志，2021, 41(3): 200-204, 229.

[3] 吴瑞影，张勇，梁芳等．肠胃清抑制化疗诱导的小鼠结肠癌肺转移的实验研究 [J]. 上海中医药杂志，2018, 52(6): 62-66.

[3] 郭勇，徐玉芬，杨树业等．PET/CT 图像 SUV 值评估复方藤梨根制剂抑制小鼠结肠癌细胞肺转移的研究 [J]. 浙江中西医结合杂志，2013,(12): 965-967.

[4] 王文萍，姜良铎，王垂杰等．中药复方肠安泰胶囊对大肠癌肺转移模型小鼠肠黏膜 T 细胞及 NK 细胞的诱导 [J]. 北京中医药大学学报，2001, 24(4): 34-36.

[5] 周华妙，郭勇．寒凝血瘀对结肠癌肺转移模型小鼠肺组织 VEGF、MMP-2 表达的影响 [J]. 浙江中西医结合杂志，2012, 22(6): 429-432.

[6] 李蒙丽，严然，由凤鸣等．基于结肠癌转移差异再论“肺与大肠相表里”[J]. 中医杂志，2020, 61(12): 1098-1100.

[7] 石晓静，包益洁，胡送娇等．健脾补肾方对小鼠肠癌原位移植瘤肺转移及

MMP-2 蛋白表达的影响 [J]. 上海中医药大学学报 , 2015, 29(1): 49-52, 65.
[8] 赵锡民 , 谌霓 , 张继鹏 . 治疗肺癌大肠癌中药的药性分析 [J]. 中国中医药现代远程教育 , 2009, 7(11): 76-77.
[9] Han YH, Kee JY, Kim DS, et al. Arctigenin inhibits lung metastasis of colorectal cancer by regulating cell viability and metastatic phenotypes[J]. Molecules, 2016, 21(9): 95-103.
[10] 朱万莉 , 张润冬 , 张亚陆等 . 结直肠癌肺转移的研究进展 [J]. 重庆医学 , 2021, 50(04): 689-693.
[11] 秦松林 , 党琳 . 直肠癌肺转移的中医病机探微 [J]. 四川中医 , 2018, 36(02): 44-46.
[12] 林怡 , 陶丽 . 结直肠癌转移的中医理论构想 [J]. 上海中医药杂志 , 2020, 54(02): 6-9.
[13] 张育建 . 晚期大肠癌中医证型分布规律及其相关因素分析 [D]. 广州中医药大学 , 2022.
[14] 刘婕 . 晚期结直肠癌肝肺转移中医证型研究 [D]. 南京中医药大学 , 2022.
[15] 王颖飞 . Ⅳ期大肠癌患者转移部位与中医证型及中医体质的相关性分析 [D]. 成都中医药大学 , 2017.
[16] 王喜环 . 218 例左右半结肠癌肝、肺转移差异性及中医证素关联性研究 [D]. 成都中医药大学 , 2021.
[17] 刘潇 , 刘海晔 , 彭雪靖 . 滋阴消癥汤治疗结直肠癌肺转移验案举隅 [J]. 湖北中医杂志 , 2019, 41(04): 56-57.
[18] 许博文 , 吴静远 , 李杰等 . 李杰教授治疗结直肠癌肺转移数据挖掘及网络药理学研究 [J]. 辽宁中医药大学学报 , 2021, 23(06): 65-72.
[19] 郭仁清 . 基于数据挖掘的国医大师周仲瑛辨治大肠癌处方用药规律研究 [J]. 辽宁中医药大学学报 , 2019, 21(04): 142-145.
[20] 程剑华 . 癌症的中医论治思路和临床实践 [M]. 化学工业出版社 , 2016.
[21] 袁幸 , 韦青 , 应杰儿 . 结直肠癌肺转移治疗进展 [J]. 结直肠肛门外科 , 2020, 26(02): 133-136.
[22] 杨新阶 . 不同归经补益方剂治疗肺转移癌的机理研究 [D]. 北京中医药大学 ,

2013.
[23] 吴瑞瑞 . 唐草片对小鼠结肠癌细胞肺转移的防治作用 [D]. 郑州大学 , 2022.
[24] 梁梦婷 . 肠胃清通过 G-CSF-MDSCs 途径抑制化疗后结肠癌肺转移的实验研究 [D]. 上海中医药大学 , 2023.
[25] 邓珊 , 安红梅 , 胡兵 . 藤龙补中汤对大肠癌肺转移及肿瘤相关巨噬细胞作用 [J]. 中国中西医结合消化杂志 , 2016, 24(07): 515-519.
[26] 王双双 , 黄晓伟 , 李淼等 . 藤龙补中汤对大肠癌转移和整合素 -FAK-ERK1/2 通路蛋白表达的影响 [J]. 中华中医药杂志 , 2020, 35(04): 1697-1699.
[27] 李淼 , 王双双 , 郑佳露等 . 藤龙补中汤对 SW620 大肠癌转移和 Wnt/β-catenin 通路蛋白表达的影响 [J]. 中华中医药杂志 , 2022, 37(07): 4083-4085.
[28] 吴杏黎 . 健脾复方调控 lnc-MALAT1/Wnt/β-catenin 通路抑制结直肠癌侵袭转移的机制研究 [D]. 上海中医药大学 , 2021.
[29] 吴新楠 , 李瑞晓 , 李昊泽等 . 健脾解毒方调节组蛋白去甲基化酶 JMJD2C 抑制结直肠癌转移 [J]. 上海中医药大学学报 , 2021, 35(06): 42-48, 65.
[30] 王垒 . 三氧化二砷降低结肠癌肺转移小鼠调节性 T 细胞的实验研究 [D]. 大连医科大学 , 2016.
[31] 王雪 , 高宏 , 张惠子 . 晚期结直肠癌临床特征及用药规律分析 [J]. 山西中医 , 2018, 34(10): 41-43.
[32] 殷杰 . 基于真实世界王晞星教授中医辨证治疗大肠癌肝转移经验研究 [D]. 晋中 : 山西中医药大学 , 2019.
[33] 乔大伟 , 李玉芳 , 张蕾等 . 128 例结直肠癌肝转移患者中医证及相关因素研究 [J]. 时珍国医国药 , 2020, 31(1): 127-130.
[34] 李奔驰 . 孙玉冰教授防治结肠癌术后复发转移经验探析 [J]. 环球中医药 , 2019, 12(5): 784-786.
[35] 杨越 , 刘宁宁 , 张程程等 . 大肠癌转移的中医病机探讨 [J]. 中华中医药学刊 , 2018, 36(9): 2214-2216.
[36] 马培宏 , 尹涛 , 陈丽等 . 从肝论治肠腑病的理论探讨 [J]. 世界科学技术 - 中医药现代化 , 2021, 23(1): 94-98.

[37] 姜惠中，杨兵，李高等．基于“肝与大肠相通”理论的结直肠癌肝转移的中医发病机制探讨 [J]. 时珍国医国药，2021, 32(4): 925-927.
[38] 闻晓琳，程海波．癌毒病机理论辨治大肠癌转移探讨 [J]. 中华中医药杂志，2021, 36(11): 6497-6499.
[39] 郝淑兰，张福鹏，钱雅玉等．王晞星应用补中益气汤化裁论治大肠癌肝转移经验 [J]. 中国民间疗法，2022, 30(2): 36-38.
[40] 王霞，许尤琪．从肿瘤微环境谈治疗大肠癌肝转移 [J]. 临床医学研究与实践，2018, 3(26): 109-110; 196.
[41] 刘婕．晚期结直肠癌肝肺转移中医证型研究 [D]. 南京：南京中医药大学，2021.
[42] 卫桐．结直肠癌肝转移中医证型分布特征及关联因素的研究 [D]. 晋中：山西中医药大学，2020.
[43] 白傲雪．结直肠癌术后肝转移中医证型及相关因素分析 [D]. 沈阳：辽宁中医药大学，2020.
[44] 吴士延，陈越，蒋霆辉等．应用队列分析方法评价凌耀星治疗大肠癌肝转移临床疗效 [J]. 中医文献杂志，2010, 28(3): 38-41.
[45] 王利民，高宇，张福鹏等．王晞星辨治大肠癌肝转移经验 [J]. 上海中医药杂志，2020, 54(6): 79-81.
[46] 张锡磊，霍介格．国医大师周仲瑛从脾虚胃弱、湿热浊瘀论治大肠癌的经验 [J]. 江苏中医药，2018, 50(1): 16-17.
[47] 罗治文，陈晓，张业繁等．同时性结直肠癌肝转移术后早期复发的影响因素 [J]. 中华肝胆外科杂志，2020, 26(10): 741-747.
[48] 陶丽，朱莹杰，顾缨等．中医药辨证治疗对结直肠癌肝转移根治性切除的预后影响 [J]. 中华中医药学刊，2018, 36(5): 1051-1056.
[49] 黄亮，胡焕新，罗双灵等．槐耳颗粒联合术后辅助化疗对结直肠癌肝转移预后的影响 [J]. 中国临床解剖学杂志，2020, 38(1): 78-82.
[50] 王向阳，樊萍，樊橡伟．参丹散结胶囊联合多针扇形交叉立体定位射频消融术治疗老年结直肠癌肝转移临床研究 [J]. 陕西中医，2019, 40(8): 1001-1005.
[51] 黄东彬，管静．六君子汤加减联合化疗治疗不可切除大肠癌肝转移的临床观

察 [J]. 内蒙古中医药, 2018, 37(4): 53-55.

[52] 李伟良, 卜文静, 方祯等. 健脾化痰方联合 FOLFOX6 方案治疗结直肠癌肝转移的临床疗效及安全性 [J]. 现代中西医结合杂志, 2021, 30(33): 3673-3676; 3722.

[53] 葛少华, 孔凡萍, 邓正明等. 自拟健脾补肾方对结直肠癌肝转移患者血清 MMP-9、TIMP-1 的影响 [J]. 肿瘤药学, 2018, 8(4): 569-573.

[54] 邹骁鸣, 尤建良. 尤建良运用"隧道逆癌疗法"治疗大肠癌肝转移的经验 [J]. 江苏中医药, 2015, 47(01): 25-27.

[55] 程剑华. 癌症的中医论治思路和临床实践 [M]. 化学工业出版社, 2016.

[56] 杨运高, 华何与, 陈先明等. 中药抵当汤对小鼠结肠癌脾移植肝转移模型肿瘤增殖细胞核抗原的影响 [J]. 中国老年学杂志, 2013, 33(03): 579-581.

[57] 江雨晨. 尤建良教授运用微调平衡理论治疗恶性肿瘤转移的临床经验 [J]. 中医临床研究, 2019, 11(29): 106-108.

[58] 王旺胜, 尤建良, 浦琼华. 微调三号方对小鼠大肠癌肝转移灶基质金属蛋白酶 -2 及金属蛋白酶组织抑制因子 -2 的影响 [J]. 中西医结合肝病杂志, 2011, 21(03): 159-161.

[59] 王旺胜, 尤建良, 浦琼华. 微调三号方 (WD-3) 对小鼠大肠癌肝转移灶 nm23-H1 mRNA、CD44 mRNA、VEGF mRNA 的影响 [J]. 四川中医, 2011, 29(08): 21-23.

[60] 王容容, 杨张琪, 蒋盛昶等. 蒋益兰辨治大肠癌肝转移经验介绍 [J]. 新中医, 2023, 55(01): 197-200.

[61] 杨晓, 蒋益兰, 李勇敏等. 健脾消癌方对大肠癌肝转移裸鼠模型肝组织 MMP-9、TIMP-1 表达的影响 [J]. 中国中医基础医学杂志, 2016, 22(10): 1323-1325.

[62] 王容容, 谭小宁, 李勇敏等. 健脾消癌方对大肠癌肝转移裸鼠模型肝组织 PI3K/Akt 通路相关蛋白表达的影响 [J]. 中国实验方剂学杂志, 2018, 24(06): 177-181.

[63] 何威华, 邓兰, 蒋益兰. 健脾消癌方对结肠癌肝转移裸鼠模型肿瘤微环境转移相关因子表达的影响 [J]. 中国实验方剂学杂志, 2023, 29(03): 81-87.

[64] 赵晔，胡广生，蒋益兰等．基于 PD-1/PD-L1 及 miR-200c/ZEB 通路研究健脾消癌方治疗结肠癌肝转移的作用机制 [J]. 湖南中医杂志，2023, 39(07): 142-148.

[65] 侯文珍．基于固有免疫探讨艾灸干预对结肠癌肝转移裸鼠模型的影响 [D]. 南京中医药大学，2021.

[66] Lee V, Murphy A, Le DT, et al. Mismatch Repair Deficiency and Response to Immune Checkpoint Blockade[J]. Oncologist, 2016, 21(10): 1200-1211.

[67] Quiroga D, Lyerly HK, Morse MA. Deficient Mismatch Repair and the Role of Immunotherapy in Metastatic Colorectal Cancer[J]. Curr Treat Options Oncol, 2016, 17(8): 41.

[68] Yu J, Green MD, Li S, et al. Liver metastasis restrains immunotherapy efficacy via macrophage-mediated T cell elimination[J]. Nat Med, 2021, 27(1): 152-164.

[69] 庄艺，孙建华，蒋诗媛等．温和灸抑制结肠癌肝转移 [J]. 中医学报，2024, 39(06): 1182-1187.

[70] 孟丹，江联萍，朱莹杰．以健脾为主的中药治疗对青年晚期结直肠癌腹膜转移预后的影响 [J]. 中华中医药杂志，2019, 34(12): 5885-5888.

[71] 罗波．鸦胆子油乳 +HIPEC 联合全身静脉化疗治疗结直肠癌腹膜转移癌的临床疗效及安全性评价 [D]. 西南医科大学，2020.

[72] 孙永发．中药培本益阳汤联合 XELOX 化疗方案治疗直肠癌腹膜转移的临床研究 [D]. 南京中医药大学，2019.

[73] 何佩珊，姜敏，杨公博等．针刺防治结直肠癌腹膜转移患者术后胃肠功能紊乱的临床疗效 [J]. 世界中医药，2023, 18(5): 658-661.

[74] 阿丽・赛力克，张津铖，程志强．浅谈中医药辅助治疗结直肠癌脑转移的经验 [J]. 中日友好医院学报，2023, 37(3): 180-181, 189.

[75] 李辰慧，赵文硕，冯利等．中医辨证维持治疗晚期结直肠癌的临床研究 [J]. 北京中医药，2014, 33(2): 93-96.

[76] 张仕林．艾迪注射液辅助奥沙利铂联合替吉奥治疗晚期结直肠癌的临床观察 [J]. 中国药房，2015, 26(36): 5075-5077.

[77] 马海青，嵇学仙．生脉注射液联合华蟾素注射液对结直肠癌术后复发的防治

作用 [J]. 新中医 , 2015, 47(6): 220-221.

[78] 龙德 , 吕卓 , 樊霞等 . 晚期结直肠癌诱导治疗后复方苦参注射液维持治疗 101 例的临床研究 [J]. 中医肿瘤学杂志 , 2019(1): 24-27.

[79] 吴旋 , 李辰慧 , 张青等 . 晚期结直肠癌辨证中药维持性治疗的临床观察 [J]. 北京中医药 , 2011, 30(10): 774-776.

[80] 周雍明 , 关念波 , 谢燕达等 . 康力欣胶囊联合辨证中药维持治疗晚期结直肠癌的临床观察 [J]. 世界中医药 , 2017, 12(4): 800-802, 806.

[81] 周雍明 , 侯炜 , 任锡祥 . 结直肠癌 103 例预后相关因素分析 [J]. 肿瘤研究与临床 , 2011, 23(10): 697-699.

[82] 杜美璐 , 侯风刚 , 朱光辉等 . 中药维持治疗对晚期大肠癌患者生存期的影响 [J]. 上海中医药大学学报 , 2023, 37(4): 9-21.

[83] 张元朝 , 施红 , 刘文贵等 . 介入化疗结合中药治疗结肠癌肝脏转移 74 例 [J]. 南京中医药大学学报 (自然科学版), 2001,17(6): 387-387.

[84] 孟志强 , 徐益语 , 刘鲁明等 . 肝介入结合中药治疗大肠癌肝转移临床疗效观察 [J]. 中西医结合学报 , 2003, 1(3): 187-188， 233.

[85] 李红波 , 王保吉 . 中药补益剂在介入疗法治疗中晚期大肠癌疗效观察 [J]. 陕西中医 , 2007, 28(1): 51-52.

[86] 秦迎春 , 金高娃 , 葛永利 . 直肠癌介入治疗配合中医药的临床应用 [J]. 北方药学 , 2014,(1): 81-82.

[87] 马海庆 , 王世乾 , 蒋明 . 介入化疗配合中药治疗肝转移癌 40 例 [J]. 中西医结合肝病杂志 , 2004, 14(2): 111.

[88] 张华 . 中药介入治疗肝癌进展暨十年工作概述 [C]. 第十一届全国中西医结合肿瘤学术大会暨国际中医、中西医结合肿瘤学术交流大会论文集 . 2008: 859-868.

[89] 汪秋红 , 李金才 . 鸦胆子油提取制剂及临床应用 [J]. 黑龙江医学 , 2002, 26(10): 762-762.

[90] 张宝南 , 尤建良 . 鸦胆子油行 TACE 术改善大肠癌肝转移生存质量研究 [J]. 辽宁中医杂志 , 2008, 35(1): 84-85.

[91] 张思奋 , 赵江宁 , 罗湛滨 . 术前灌注榄香烯乳对直肠癌细胞免疫功能的影响

[J]. 大肠肛门病外科杂志 , 2004, 10(3): 183-185.
[92] 张思奋 , 任东林 , 罗湛滨等 . 动脉灌注榄香烯乳与直肠癌细胞的凋亡和增殖 [J]. 肿瘤学杂志 , 2002, 8(5): 264-265.
[93] 陈南江 , 陈颖娟 , 张桂萍 . 经皮植入药盒腹主动脉灌注给药治疗晚期直肠癌初步观察 [J]. 现代肿瘤医学 , 2003, 11(2): 127-128.
[94] 吴宏磊 , 陈进宝 , 徐可等 . 华蟾素抗肿瘤作用及其机制研究进展 [J]. 中国临床药理学杂志 , 2021, 37(2): 192-196.
[95] 唐雪瑶 , 邱艳艳 , 殷佩浩 . 华蟾素抑制结肠癌细胞增殖转移的实验研究 [J]. 上海中医药大学学报 , 2018, 32(4): 65-69.
[96] 金赟 , 范跃祖 , 孙健等 . 去甲斑蝥素对环氧合酶 -2 过表达人大肠癌裸鼠移植瘤的抑制作用 [J]. 中华中医药杂志 , 2013, 28(7): 1981-1985.
[97] 杨倚天 , 房星宇 , 宋海洋等 . 金龙胶囊联合肝动脉化疗栓塞术治疗结肠癌肝转移疗效分析 [J]. 解放军医学院学报 , 2014,(3): 231-233, 237.
[98] 石晓兰 , 孙珏 . 华蟾素注射液经药盒持续灌注联合中药治疗胃肠道肿瘤肝转移的临床研究 [J]. 上海中医药杂志 , 2012, 46(5): 39-41.
[99] 卢丽琴 , 赵同伟 . 榄香烯注射液结合肝动脉栓塞化疗治疗肝转移癌的临床观察 [J]. 中华中医药学刊 , 2011, 29(2): 253-255.
[100] 董晶 , 陆宁 , 史国军等 . 得力生注射液肝动脉灌注配合化疗治疗结肠癌肝转移临床观察 [J]. 上海中医药杂志 , 2014, 48(11): 27-29.
[101] 李潇 , 贾玫 , 祈硕等 . 榄香烯注射液联合微波热疗提高消化道肿瘤患者生活质量临床研究 [J]. 中国临床医生 , 2011, 39(12): 39-41.
[102] 王静 , 杨英 , 王莹等 . 榄香烯腹腔灌注联合热疗治疗恶性腹腔积液疗效分析 [J]. 浙江临床医学 , 2021, 23(9): 1305-1306.
[103] 都志豪 , 李崇慧 , 黄仁宝等 . XELOX 方案联合扶正安中汤、微波热疗治疗晚期结直肠癌患者的近期疗效 [J]. 山西中医药大学学报 , 2023, 24(11): 1282-1285.
[104] 曾家耀 , 赫军 , 王清坚等 . 消瘤汤联合腹腔热灌注化疗预防进展期大肠癌术后复发的研究 [J]. 广西医学 , 2010, 32(6): 645-648.
[105] 陆娓娜 , 韩伍龙 , 袁春樱 . 体外高频热疗联合中药保留灌肠治疗中晚期结直

肠癌的临床观察 [J]. 中国中医药科技 , 2012, 19(5): 452-453.
[106] 高海波 , 成晔 , 彭守先等 . 自制活血止痛膏防治肿瘤射频热疗时局部疼痛的临床观察 [J]. 肿瘤研究与临床 , 2002, 14(1): 52-53.
[107] 都志豪 , 李崇慧 , 黄仁宝等 . XELOX 方案联合扶正安中汤、微波热疗治疗晚期结直肠癌患者的近期疗效 [J]. 山西中医药大学学报 , 2023, 24(11): 1282-1285.
[108] 王振兴 , 李水芹 , 赵梓亦等 . 三棱、莪术提取物联合热疗对结肠癌 SW620 细胞凋亡及迁移、侵袭能力的影响 [J]. 中国药房 , 2018, 29(24): 3386-3391.
[109] 何宁一 . 戟黛方外敷联合热疗治疗恶性腹水 25 例临床观察 [J]. 河北中医 , 2015, 37(2): 190-192.

第三篇

中医药干预治疗大肠癌并发症和合并症

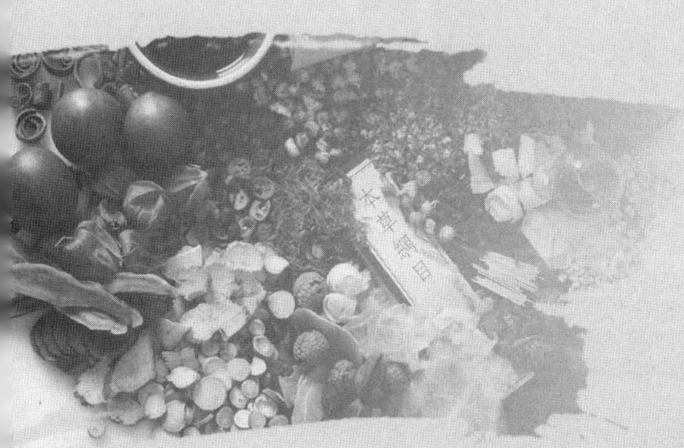

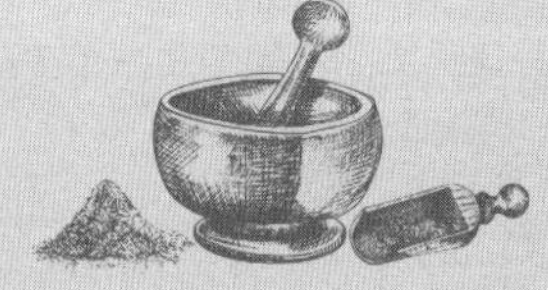

第一章 中医药干预治疗肠癌并发症

随着结直肠癌的疾病进展，或者治疗过程增加所引起的不良反应，其中包括肠道功能障碍、恶性腹腔积液、恶液质、肠梗阻等是结直肠癌常见的几种并发症，严重影响患者生存时间，降低患者生活质量。中医学本着“整体观念、辨证论治”的思想，具有增效减毒，改善症状，辅助治疗等特点，在多种并发症的治疗过程中都有着比较好的临床疗效，以下将从各类并发症的中医认识及治疗的角度分别进行论述。

第一节 肠道功能障碍

大肠癌术后肠道功能障碍是肠癌患者常见症状，手术治疗后患者肠道生理结构改变易出现肠道功能紊乱。其不仅出现在围手术期，在术后6~24个月，甚至更长时间都会存在，严重影响患者生活质量，改善肠癌术后肠道功能障碍，有益于提高肠癌患者的生活质量。

术后的肠道功能障碍在临床上的表现分为两类，第一类包括便秘、排便不畅、排便不尽感等症状，第二类包括腹泻、大便失禁、排便急迫感、排便次数增加等症状。西医对于症状严重者，推荐采用吸附剂、益生菌、抗胃肠动力药、渗透性轻泻药、润滑药等治疗，但多着重于短期临床症状的缓解，长期效果不明显，停药后容易出现症情的反复，甚至可进一步加重肠道功能紊乱。中医药对于肠道功能的恢复在多种疾病如慢性肠炎、克隆恩氏病、肠激惹综合征等中都有协同改善作用，在大肠癌相关性肠道功能障碍，中药和非药物疗法有干预作用。

一、中医对肠道功能障碍的认识

结直肠均属大肠，大肠属六腑，其特性为“实而不能满”“泻而不藏”。临床上许多医家针对肠癌术后患者排便异常症状的治疗做了不少探索、研究，多从腹泻、便秘两大主要症状入手，改善排便功能。尤其以改善术后患者的排便急迫感、不尽感、肛周坠胀感等症状为优势，取得了较好的疗效。

（一）肠道功能紊乱的总体病因病机

中医认为，肠癌术后肠道功能障碍多因手术创伤导致血脉凝滞、筋脉受损、气机不通、脾胃失调所致。手术损伤正气，脾胃运化功能减弱，气血生化无源，加之术后麻醉、药物刺激及炎症反应，进一步影响肠道功能，形成“肠结”“中满”等证候。

对于便秘，中医认为基本病机为术后大肠的传导失常，与肺、脾、胃、肝、肾等脏腑的功能失调有关。辨证时常辨虚秘、实秘。虚秘当辨气虚、血虚、阴虚、阳虚；实秘当辨热秘、气秘、冷秘。

对于腹泻，基本病机为脾虚与湿盛，致肠道功能失司，肠癌术后的腹泻病程较长，当属久泄，以脾胃虚弱证、湿热蕴结，脾肾阳虚、肝气乘脾证为多见。

（二）肠道功能紊乱的总体治疗原则

基于上述病因病机，中药治疗肠癌术后肠道功能障碍的治疗原则主要为理气醒脾、化湿和中、补益脾肾。通过理气醒脾恢复促进气化运动，化湿和中缓解肠道湿阻症状，补益脾肾以恢复胃肠功能，从而达到调理肠道功能的目的。

二、肠道功能障碍的辨证施治

（一）大肠癌术后便秘的辨证施治

1. 健脾益气

肠癌术后出现脾胃运化无力，大便不畅的情况，可采用四君子汤、参苓白术散、补中益气汤加减治疗，以健脾益气。如杨晓会通过观察补中益气汤加减合穴位贴敷联合枸橼酸莫沙必利片治疗大肠癌术后便秘（脾气亏虚型）患者的临床疗效，结果发现口服补中益气汤合穴位贴敷联合枸橼酸莫沙必利片治疗大肠癌术后脾气亏虚型便秘在排便难度、便质、排便便意、肛门疼痛、腹痛、腹胀方面的总体症状改善上有明显的效果。

2. 峻下热结

肠癌术后，津液亏耗，热结肠道，可采用大承气汤、小承气汤或增液承气汤等加减，峻下热结，使肠道得通。但如患者体质较差，应用缓下，不能过用峻下之药。在肠癌术后，王永强等通过研究 77 例结肠癌根治术患者，观察大承气汤对结肠癌术后患者早期腹胀便秘的临床治疗效果，发现大承气汤组患者排便容易度、排泄不完全感均明显改善，大承气汤治疗结肠癌术后患者早期腹胀便秘疗效显著，可有效促进患者肠鸣音恢复，改善腹胀、便秘症状。

（二）大肠癌术后腹泻的辨证施治

1. 脾胃虚弱

针对脾胃虚弱型，采用健脾益气、和胃止泻法进行治疗，可采用四君子汤合参苓白术散加减，常用药物包括党参、白术、茯苓、甘草、山药、莲子肉、薏苡仁等。王昊教授等采用自拟补肠止泻方治疗脾胃虚弱型腹泻，其拟定的补肠止泻方采用茯苓、白术、党参、山药、芡实、陈皮、薏苡仁、白扁豆、黄芪、肉豆蔻、土茯苓、土贝母、诃子、金樱子、甘草组成。

2. 湿热蕴结

针对湿热蕴结型腹泻，采用清热利湿、止泻止痛法进行治疗，可采用芍药汤、葛根芩连汤加减，常用药物包括白芍、木香、槟榔、葛根、黄芩、黄连、炙甘草、金银花、连翘等。如赖曼等采用芍药汤加减联合 FOLFOX6 方案治疗湿热蕴结型结直肠癌术后辅助化疗患者，观察组总有效率高于对照组，恶心呕吐、腹泻、肝功能损害、皮肤损害发生率降低；彭慧等采用加味葛根芩连汤治疗大肠癌术后湿热蕴结型排便功能异常，有效率优于对照组。

3. 脾肾阳虚

针对脾肾阳虚型腹泻，采用温补脾肾、固涩止泻法进行治疗，可采用四神丸合附子理中汤加减，常用药物包括补骨脂、肉豆蔻、吴茱萸、五味子、附子、干姜等。华校琨等采用补肾健脾法（健脾补肾方组成：黄芪 30 g，菟丝子 30 g，补骨脂 15 g，杜仲 15 g，枸杞子 15 g，女贞子 15 g，党参 10 g，茯苓 10 g，薏苡仁 10 g，炒白术 10 g，陈皮 10 g，炙甘草 10 g，木香 10 g），联合 FOLFOX 化疗方案治疗脾肾阳虚型大肠癌患者，临床疗效有效率高于对照组。

4. 肝气乘脾

针对肝气乘脾型腹泻，采用调和肝脾、止泻止痛法进行治疗，可采用痛泻要方加减，常用药物包括白术、白芍、防风、陈皮等。如李爱英等采用痛泻要方加味（药物组成：白术 20 g，白芍 15 g，陈皮 12 g，柴胡 10 g，枳壳 10 g，木香 10 g，防风 9 g，甘草 6 g）联合蒙脱石散治疗结直肠癌肝郁脾虚型腹泻；胡鸣旭等采用柴芍解郁汤（药物组成：柴胡 15 g，白芍 20 g，枳实 15 g，郁金 15 g，远志 15 g，蒺藜 15 g，白术 15 g，陈皮 15 g，升麻 15 g，黄芪 15 g，防风 15 g，补骨脂 15 g，甘草 15 g，预知子 10 g，水红花子 10 g，藤梨根 10 g，生麦芽 25 g）治疗肝郁脾虚型大肠癌术后患者，发现患者焦虑和抑郁评分治疗组明显低于对照组。

三、肠道功能障碍的其他疗法

（一）针刺

针刺是最常见的改善胃肠道功能的非药物疗法。从针刺选穴方面切入，通过文献报道发现，针刺治疗大肠癌术后肠道功能紊乱多从足阳明胃经，足太阴脾经选穴，还根据“肺合大肠”的原则选取手太阴肺经的腧穴。

1. 脾胃经选穴

中医学认为，脾胃虚弱、气滞血瘀是导致结肠癌术后胃肠功能紊乱的根本病机，手术损伤肠道络脉，瘀血内生，阻滞经脉，产生痞塞不通现象，故循经取足阳明胃经、足太阴脾经的腧穴，达到健脾益气、行气活血之功。

刘婷婷等运用数据挖掘技术分析针刺治疗术后肠梗阻取穴组方规律，发现针刺治疗术后肠梗阻取穴、组方方面有一定规律可循。选取腧穴使用频次前 5 位是足三里、天枢、上巨虚、下巨虚、中脘；选取经络使用频次前 3 位是足阳明胃经、任脉、足太阴脾经。穆立新等将 60 例已行大肠癌切除术的患者随机分为治疗组和对照组，治疗组取中脘、内关、足三里为主穴，便秘、腹泻加天枢、上巨虚、阴陵泉为配穴；恶心加下脘、公孙为配穴；食欲不振加脾俞、胃俞为配穴，以大便次数及恶心、呕吐、食欲不振等症状的严重程度为评价指标，发现治疗组效果明显高于对照组，经统计学处理差异显著（$p < 0.001$），提示针灸在大肠癌术后具有很好的调节肠道功能的作用。代志毅等将 60 例结、直癌术后诊断为胃肠功能紊乱的患者随机分为针刺组和对照组，对照组予以常规药物治疗，针刺组选取足三里、三阴交、绝骨、血海予以针刺。以症状缓解情况及疗效为评价指标，发现针刺组症状缓解情况明显优于对照组，经统计学处理差异显著（$p < 0.05$）；提示针刺可有效降低大肠癌术后患者腹痛、腹胀、恶心、呕吐发生率。韩旭等探讨特定穴在肠癌术后胃肠运动功能恢复中的作用，将 120 例结直肠癌根治术后患者随机分为特定穴组和红霉素组各 60 例，特定穴组针刺中脘、天枢、足三里、上巨虚、内关、公孙治疗，以首次肠鸣音出现时间、排气时间、排便时间、进

流食时间，为评价指标，发现特定穴组与红霉素组比较各指标的差异均有统计学意义（均 $p < 0.05$），提示针刺特定穴在肠癌术后胃肠运动功能恢复中优于红霉素治疗。

2. 肺经选穴

除选用足阳明胃经、足太阴脾经的腧穴外，针刺治疗大肠癌术后肠道功能障碍还可以基于肺与大肠相表里的理论，取属于手太阴肺经的腧穴。《灵枢·经脉》记载："手太阴之脉，起于中焦，下络大肠，还循胃口，上膈属肺。"阐述了"肺与大肠相表里"的理论，表明肺与大肠在生理和病理方面相互影响、相互联系，通过刺激手太阴肺经的列缺、尺泽、太渊等穴，可以传导大肠气机，达到促进胃肠道蠕动的目的，以治疗大肠癌术后的肠道功能障碍。

黄展明等观察宣肺利气法针刺对胃肠癌术后患者胃肠功能恢复的促进作用，将 60 例胃肠癌术后患者随机分成治疗组和对照组（常规基础治疗），治疗组同时给予宣肺利气法针刺治疗（选手太阴肺经孔最、尺泽、列缺等穴），以术后首次排气时间、术后首次排便时间、术后恢复全流时间、平均住院时间为观察指标，发现治疗组患者的术后首次排气时间、术后首次排便时间、术后恢复全流时间、平均住院时间均较对照组明显缩短，差异均有统计学意义（$p < 0.05$），提示宣肺利气法针刺治疗可以明显促进胃肠癌术后患者的胃肠功能恢复。龙莹等观察电针肺经原络穴治疗大肠癌术后肠梗阻的临床疗效，将 60 例大肠癌术后患者随机分为治疗组和对照组（常规基础治疗），治疗组同时给予电针肺经原穴太渊、络穴列缺治疗，以两组患者术后肠鸣音恢复时间、首次排气时间、首次排便时间、恢复流质饮食时间以及术后住院时间为观察指标，发现治疗组患者的肠鸣音恢复时间、首次排气时间、首次排便时间、恢复流质饮食时间和术后住院时间均明显缩短，与对照组比较，差异有统计学意义（$p < 0.05$），提示电针肺经原络穴治疗大肠癌术后肠梗阻操作安全、简便，能明显地减少术后肠梗阻的发生率，促进胃肠功能恢复。李凯歌等的研究探讨电针大肠俞募穴对肠易激综合征疗效和相关作用机制是否存在差异，结论发现，电针"大肠俞"和"天枢"穴均可降低肠易激综合征模型大鼠的内脏敏感性，减缓腹痛，并且改善大便性状，"天枢"穴的治

疗效果优于“大肠俞”穴。

（二）艾灸

艾灸是中医传统的外治法之一，具有疏通经络，促进气血运行的作用，对于大肠癌术后的肠道功能障碍有较好的治疗作用。

1. 单纯艾灸

曹细香等采用灸法治疗脾肾阳虚型肠癌患者，选取 116 例脾肾阳虚型肠癌患者为研究对象，随机分为对照组（常规基础治疗）和观察组，观察组灸肾俞、中脘、天枢、关元、足三里、上巨虚，观察两组疗效、临床症状改善情况，结果表明观察组治疗效果明显优于对照组，提示灸法治疗能改善脾肾阳虚型肠癌临床症状。

2. 隔姜灸

除单纯艾灸外，隔姜灸也能明显改善大肠癌术后肠道功能障碍。韦巧玲研究隔姜灸联合咀嚼口香糖促进结直肠癌术后胃肠功能恢复的临床疗效，将结直肠癌术后患者随机分为 3 组，常规组给予常规治疗，口香糖组给予咀嚼口香糖，联合组在口香糖组的基础上，给予隔姜灸合谷穴、曲池穴、足三里、内庭穴，比较三组患者术后胃肠功能恢复情况，结果表明，通过应用隔姜灸联合咀嚼口香糖干预，结直肠癌术后患者首次肛门排气、排便时间均明显缩短，同时，术后疼痛得到一定程度缓解。有研究表明，术后咀嚼口香糖作为一种假饲的干预，模仿进食动作，促进胃肠蠕动，可以刺激胃肠动力，促进术后胃肠功能的恢复。隔姜灸与传统艾灸相比，可以借助生姜的辛散温通之力，将艾灸的温热刺激传导至皮肤，结合咀嚼口香糖治疗，可以有效促进胃肠道手术术后的肠道功能恢复，并且安全、简便。梁成芳将 70 例腹部术后患者随机分为对照组（常规治疗）和观察组，观察组在对照组基础上加用隔姜灸治疗，以观察组与对照组患者肠鸣音恢复时间及肛门排气时间为观察指标，发现观察组患者肠鸣音恢复的时间及肛门排气时间均比对照组提前，差异显著，具有统计学意义（$p < 0.05$），提示隔姜灸能够促进腹部手术术后胃肠功能的恢复。

3. 雷火灸

雷火灸属于灸法的一种，首见于《本草纲目》，有活血化瘀、舒筋通络的作用。陈瑱瑶等的研究表明，将大肠癌术后患者随机分为治疗组和对照组（常规治疗及补中益气汤加减方口服治疗），治疗组在对照组治疗的基础上，给予雷火灸，穴位选取足三里、上巨虚、下巨虚，结果表明治疗组患者的首次肠鸣音恢复时间、首次排气时间及首次排便时间均明显缩短，与对照组比较，差异有统计学意义（$p < 0.05$），提示雷火灸联合中药治疗大肠癌术后患者，可明显促进胃肠功能的恢复。

从上述文献中，分析艾灸选穴，艾灸改善术后肠道功能障碍常选的主要穴位是足三里、神阙、中脘、上巨虚等穴位，针对病证主要为虚证、寒证、瘀证，起到温通经脉、舒筋活络的作用。

4. 子午流注法

此外，有文献研究表明，子午流注法对于艾灸疗效有改善作用。杨艳等将 68 例大肠癌术后胃肠功能紊乱患者随机分为对照组（常规基础治疗）和治疗组，治疗组在对照组基础上联合择时艾灸疗法，即按照子午流注法选择 7∶00~9∶00 时进行艾灸治疗，穴位选择天枢穴、足三里、上巨虚、下巨虚、大横穴，以肠鸣音恢复时间、首次肛门排气时间、首次肛门排便时间、固定食物摄入及住院天数作为观察指标，结果表明治疗组患者临床总有效率为 82.35%，显著优于对照组患者的 50.00%（$p < 0.05$），提示择期艾灸能够明显促进大肠癌术后肠道功能的恢复。

（三）拔罐

《黄帝内经》记载:“菀陈则除之，出恶血也。”拔罐能起到通经活络、行气活血的作用，陈勇等的现代研究表明，拔罐可使局部组织充血，血流加快，血流量增高，引起局部经皮测氧分压升高，增快新陈代谢，进而产生治疗作用。Yin 等的临床研究表明，拔罐灸可用于治疗功能性腹泻，增强胃肠及免疫功能。

1. 留罐法

留罐法是临床最常用的拔罐方法。田叶红等将癌性不全性肠梗阻患者随机分为对照组（给予常规治疗）和治疗组，治疗组在对照组的基础上加拔罐疗法，以两组治疗 7d 后肠梗阻改善情况及治疗前后 KPS 评分为观察指标，两组比较，治疗组肠梗阻改善情况及治疗前后 KPS 评分均有明显差异，具有统计学意义（$p < 0.05$），提示拔罐能迅速缓解肠梗阻症状。

2. 走罐法

走罐法即在拟操作部位涂上润滑剂，吸住罐后，医生手握罐体，将罐按照一定路线往返推动，此法适用于腰臀等面积较大，肌肉丰厚的部位。王宝莲等运用走罐法治疗便秘，选取双侧大肠俞至八髎部位进行走罐疗法，效果显著。选取大肠俞可通调大肠腑气，使大肠传导功能正常，八髎可调理下焦。选取八髎至大肠俞区域走罐，可以宣畅大肠气机，使传导功能恢复正常。笔者采用隔姜走罐灸治疗肠癌术后肠道功能紊乱，详见第一章相关论述。

3. 闪罐法

闪罐法是一种中医拔罐疗法的特殊手法，属于快速拔罐操作。通常一次闪罐只维持几秒钟，然后快速移开罐体。在同一部位或其他部位反复操作，通常每个罐的吸附时间较短，反复拔罐可以多次刺激该区域。每次拔罐后都立即解除负压并移走罐体。这个过程可以多次在一个区域操作，直到皮肤轻微发红，出现温热感或皮肤表面有瘀斑为止。于溯等应用腹部闪罐加针灸治疗术后肠梗阻 55 例，计 46 例病症缓解，腹痛、腹胀减轻，肠梗阻情况好转。

拔罐疗法重点选用脾经、胃经、大肠经等经络及其穴位进行治疗，六腑以通为用，拔罐产生真空负压，罐体的吸拔之力作用在经络穴位上，能够疏通经络气血，沿经络走罐可以调畅局部气机，达到疏通腹部经络气血的目的。陈勇等关于拔罐的生物学机制研究表明，拔罐可以刺激局部的新陈代谢，通过神经 - 免疫调节作用于整体。

（四）耳穴压豆

耳穴压豆法，临床多用王不留行籽或磁珠贴敷在相应耳穴位置，通过刺激脏腑对应的耳穴，间接调控人体的脏腑器官，达到治疗疾病的目的。《素问·口问》记载："耳者，宗脉之所聚也。"中医认为耳与经络、脏腑在生理和病理上均关系密切，根据按相应部位选穴原则，大肠癌术后肠道功能障碍的耳穴贴压治疗多选用胃、大肠、小肠穴，通调脏腑，与常规疗法相比，具有简、便、廉、验的优点，且治疗过程中患者痛感较轻，起到疏通经络，调节胃肠的目的。现代研究表明，耳穴压豆可以有效刺激耳廓及其周围分布的丰富的神经、淋巴、血管，进而调节神经体液系统，影响激素的分泌，进而促进胃肠道功能。

朱丹英等在对结直肠癌术后胃肠功能紊乱患者实施耳穴压豆治疗对肠功能恢复影响效果的研究中，观察组在常规治疗的基础上，予以耳穴压豆治疗，选用脾、胃、十二指肠、大肠、小肠、交感、内分泌、三焦相穴位，以患者肠鸣音、术后首次排气及首次排便时间为观察指标，发现胃肠功能恢复时间观察组短于对照组，差异有统计学意义（$p<0.05$），提示耳穴压豆可以促进大肠癌患者术后的肠道功能恢复。姜家康等研究耳穴贴压法联合中药治疗脾虚湿滞型大肠癌术后泄泻，将 90 例符合脾虚湿盛型大肠癌术后泄泻患者分为治疗组和对照组，对照组给予西药盐酸洛哌丁胺胶囊对症治疗，治疗组给予耳穴贴压联合参苓白术散加减口服治疗，以两组患者的临床疗效及治疗前后炎症因子（TNF-α、IL-6）水平为观察指标，发现治疗组总有效率（95.56%）明显高于对照组（82.22%），差异有统计学意义（$p<0.05$），治疗组患者 TNF-α、IL-6 水平均低于对照组，差异有高度统计学意义（$p<0.01$），结论耳穴贴压法联合中药可以通过刺激经络，促进大肠传导，达到治疗泄泻的目的。张阳德等将 100 名腹腔镜术后患者随机分为耳穴按压组和对照组（常规治疗），耳穴按压组在术前 24 h 开始至术后 72 h 进行耳穴按压，以术后肠鸣音恢复时间、肛门排气时间、术后腹胀发生率、呕吐发生率等作为观察指标，发现耳穴组患者术后肠鸣音恢复时间、术后肛门排气时间、术后腹胀发生率、术后呕吐发生率，均较对照组显著提前，差异有显著性（$p<0.01$），提示耳穴按压可促进术后胃肠功能恢复。陈秋婉在磁珠耳穴贴压促进腹部术后胃肠功能恢复作用的研究中，将 80 例腹部手术患者随机分为观察组和对照组，观察组采用磁珠耳穴贴压，以术后第 1 次肛门排气时间为观察指标，发现观察组术后第 1 次肛门排气时间明显早于对照组，

且差异显著，具有统计学意义（$p < 0.01$）。

（五）穴位敷贴、按压

1. 穴位敷贴

穴位敷贴是中医常见的外治法之一，有助于腹部手术后尽早恢复胃肠功能。穴位敷贴一般以脐部为主，即神阙穴，属于任脉，任脉与督脉相表里，又任脉、督脉、冲脉一源三歧，中医认为“脐通百脉”。神阙穴部位皮肤组织较薄，且血管、淋巴管和神经丰富，有利于药物透皮吸收，故敷贴神阙穴具有推动气血运行，促进肠胃蠕动的作用。

周银屏将 42 例腹部手术后患者随机分为两组，对照组予常规治疗，观察组予大黄、芒硝以 1∶1 比例混合后装袋敷于脐部，发现观察组胃肠功能恢复时间明显短于对照组，且差异有意义（$p < 0.05$）。刘洁等将 50 例行腹部手术术后肠梗阻患者随机分为两组，对照组予常规治疗，观察组在对照组基础上加用丁桂散穴位贴敷神阙穴，发现观察组的临床总有效率明显高于对照组，且差异有意义（$p < 0.05$）。张澍澄将 88 例胃肠道术后早期肠梗阻患者随机分为两组，对照组给予常规治疗，观察组在对照组基础上予以逐瘀泻热方合穴位贴敷治疗，发现观察组腹痛、腹胀症状缓解时间明显短于对照组，得出结论穴位敷贴能够促进肠道蠕动，改善术后肠梗阻症状。

2. 穴位按压

穴位按压是中医常见的外治法之一，具有简易、方便、经济、安全的特点。余志敏等的研究表明，腹部手术后按压中脘、足三里、内关、三阴交等穴位，可使胃蠕动增强，增加胃肠血液流速，促进肠道蠕动，减少腹胀，加快术后排气。

汪永坚等在观察术后穴位按压促进妇科腹腔镜术后患者胃肠功能恢复的研究中，发现采用穴位按压足三里的观察组患者的术后首次排便时间较对照组显著提前，两组差异有统计学意义（$p < 0.05$）。罗坚女等对腹部术后患者采用足三里穴位按摩方法，发现按摩足三里能够刺激较早恢复肠蠕动，促进排气。穴位按摩多选取足三里穴，足三里为足阳明胃经合穴，具有健脾和胃，扶正培元，通经活络，升降气机的作用，有助于恢复术后的肠道功能。

3. 穴位敷贴联合穴位按压

在临床应用中，穴位敷贴与穴位按压联合治疗能够取得较好的疗效，与单一治疗相比，穴位敷贴联合穴位按压对穴位的刺激具有协同作用。

范花等在中药饼穴位敷贴联合穴位按压促进结肠癌患者术后恢复的研究中，将 80 例结肠癌术后患者随机分为观察组和对照组（术后常规护理），观察组在对照组基础上采用中药饼穴位敷贴配合穴位按压，中药饼外敷中脘穴，穴位按压以足三里、上巨虚、天枢为主，以术后肠鸣音恢复时间、首次肛门排气和排便时间为观察指标，结果观察组的两个指标均早于对照组，差异显著，有统计学意义（$p < 0.05$），得出结论，中药饼穴位敷贴配合穴位按压的综合护理干预能够有效促进肠蠕动，改善结直肠癌患者术后胃肠功能。

金慧英等将结直肠癌术后患者 90 例随机分为实验组和对照组（常规治疗），实验组在常规治疗的基础上穴位按压联合中药足三里外敷治疗，穴位按压根据患者症状对症取穴，以 2 组术后肠胃功能指标及手术前后胃液量、胃动素、胃泌素为观察指标，研究发现，观察组的观察指标均优于对照组，差异显著，具有统计学意义（均 $p < 0.05$）。余志敏等研究发现，穴位按压联合中药足三里外敷可以通过刺激经络，起到调和气血的功效，进一步促进胃肠功能快速恢复。

第二节　恶性腹腔积液

恶性腹腔积液（Malignant ascites，MA）是一种由多种原发的腹部和腹外肿瘤引起的病理状态。高达 15% 的胃肠道癌症患者在疾病的某个阶段出现腹水，在结直肠癌中出现恶性腹腔积液的原因主要是腹膜转移。

恶性腹腔积液的症状表现为腹胀和内脏受压，以及蛋白质和电解质的丧失。这些症状包括腹痛、呼吸困难、恶心、呕吐、厌食、运动障碍和疲劳。液体平衡的病理调节导致严重的电解质紊乱、蛋白质丢失、浮肿和厌食状态。晚期肿瘤患者，恶性腹腔积液促进腹部感染和败血症的发展。

恶性腹腔积液的特点是恶性细胞细胞学阳性和高腹水蛋白，临床上除了腹部 CT 或 B 超检查外，恶性腹腔积液的诊断还需要取腹水或组织标本进行实验室分析。同时，乳酸脱氢酶（LDH）、胆固醇、pH 和纤维连接蛋白的液体分析已被提出用于区分恶性和非恶性腹腔积液。

恶性腹腔积液的病因病机主要涉及腹腔液的产生和再吸收。恶性腹腔积液的特征是肿瘤新生血管（肿瘤毛细血管通透性增加），随后是液体排出障碍（腹膜淋巴孔闭塞）。原发肿瘤表达的血管内皮生长因子（VEGF）在改变血管通透性方面发挥重要作用，进而导致腹水积聚。恶性腹腔积液与壁腹膜新生血管增加有关。淋巴通道的微观和宏观侵袭是恶性腹腔积液发生发展的另一个重要因素。肿瘤在腹膜腔内的生长导致横膈膜淋巴管完全阻塞，直到胸主导管闭塞，液体排出中断。此外，恶性腹腔积液还涉及荷尔蒙机制，因为腹水增加导致循环血容量耗尽，从而激活肾素－血管紧张素－醛固酮系统和钠滞留。

综上所述，淋巴吸收减少和液体产生增加是恶性腹腔积液形成的主要因素，液体收集的增加是继发于毛细血管通透性较高的整体血管膜表面的增大，较高的腹膜蛋白浓度导致从毛细血管床到腹膜腔的进一步渗出。

目前西医治疗晚期恶性腹腔积液尚无统一标准，以姑息治疗为主，以减缓患者症状、延长生存期、提高生活质量为主要目的，最常见的一线选择是利尿剂和间歇性穿刺术，留置导管、端口和分流术，腹腔热灌注化疗等都是为了减少发病率和改善生活质量而提出的。此类治疗对患者免疫力及生活质量方面副作用明显。引流后短时间内腹水迅速增加，逐渐形成恶性循环，进一步减少患者的生存期。中医通过多种方式（药物和非药物疗法）治疗胸腹腔积液且副作用少，在减轻症状方面有着较好的作用，可为临床治疗提供参考。

一、中医对恶性腹腔积液病因病机的认识

根据临床症状，恶性腹腔积液可归为中医学“臌胀”等范畴，临床以腹

大胀满，绷急如鼓，皮色苍黄为特征。《诸病源候论》云:“大腹水肿者，或因大病之后，或积虚劳损……令水气不散，流溢肠外，三焦闭塞，小便不通，水气结聚于内，乃腹大而肿。”描述了臌胀是因为大病之后或体虚劳损而水气结聚形成的。癌性腹水乃水积于内，鼓形于外，外似有余，内实不足，病机乃肝脾肾三脏俱损，三焦决渎无权，水液内聚而成臌。属于中医学中医悬饮、痰饮（广义）范畴，由“谷入而胃不能散其精”或“水入而脾不能输其气”，或水因气逆而流溢所致。本病病机不外乎肝、脾、肾三脏受病，气、血、水瘀积体内而成，且由于晚期肿瘤病人多接受过手术或放、化疗等多种治疗方法，手术可大伤元气，使正虚邪恋，放疗的射线和化疗药物均属热毒，在杀伤肿瘤细胞同时可煎熬津液，使肝肾阴液亏耗，又克伐中焦阳气，造成脾胃呆滞、气血生化乏源，久之则气、血、阴、阳俱虚，肺失肃降，脾失健运，肾不制水，阴水日聚，耗气伤阳。《金匮要略》云:“血不利则为水”,《血瘀论》亦谓，“瘀血既久，化为痰水”。病机特点是本虚标实，本虚是五脏六腑功能虚弱，气化功能失调，标实是痰、瘀、毒聚结，水饮内停，因虚致实，水停为患，水液代谢紊乱导致，故治疗上多采用健脾化湿、温阳化饮等治则，同时予软坚散结、活血化瘀等中药的应用。

二、中医药干预治疗恶性腹腔积液

（一）内治法

恶性腹腔积液属中医学“臌胀”“痰饮”范畴，早在《灵枢》中就有“臌胀”的记载，称此属中医四大难症之一。现代医者通过临床经验总结，进一步丰富了恶性腹水的病因病机和治则，主要有以下三点：①阳虚理论。恶性腹水可能的形成原因为命门火衰，恶性腹水病在阳虚，证属三阴，脾肾阳虚不能化气行水，宜从“阳”论治。②气、血、水三因为患。瘤毒及瘀水互结是恶性腹水的基本病机，腹水是气、血、水三者相因为患，活血利水法为其重要治则。③脾肾肝功能失调理论。腹水的发生为癌毒消耗正气，影响脏腑功能，尤其是脾肾肝功能失调进一步导致了腹水的发生，故提出癌毒为本、腹水为标的病机。根据患者病情，标本同治，各有侧重。

1. 温阳行气利水

《素问·阴阳应象大论》曰:“阳化气，阴成形。”水液属阴，只有在阳气的温煦气化作用下才能在人体正常运化代谢。所以《金匮要略·痰饮咳嗽病脉证并治》云:“病痰饮者，当以温药和之。”《灵枢·五癃津液别》云:“阴阳气道不通，四海闭塞，三焦不泻，津液不化，水谷并行于肠胃之中，别于回肠，留于下焦，不得渗膀胱，则下焦胀，水溢则为水胀。”因此，中下焦阳气不足，水液不化，致水饮内停发生腹水，治疗应温脾肾阳气，行气化饮利水。

真武汤是阳虚水泛的经典方，在以阳虚水泛为病因病机的恶性腹水临床试验中，多以真武汤为基础加减内服，温阳化气、利水消肿。臌胀中脾肾阳虚主要表现为腹大胀满，入夜尤甚，脘闷纳呆，神疲，肢冷，双下肢浮肿，小便短少，舌体胖大、舌质紫暗，脉沉弦无力，治疗原则与真武汤温补脾肾，化水行气之义不谋而合。方中附子为君，温肾暖脾，运化水湿；臣药茯苓健脾利水渗湿，白术健脾燥湿，生姜辛散温饮；白芍为佐，敛阴和营，利小便以行水气，防止附子燥热伤阴，共奏温阳利水之功。同时可以选用五苓散、苓桂术甘汤、防己黄芪汤等经典利水渗湿或温阳利水方剂，具有温阳化气、健脾利水之意。

杨志新等对36例结直肠晚期恶性腹腔积液患者，采用真武汤联合大剂量参附注射液，参附注射液每次静滴60~80 mL，真武汤：制附片（先煎）10 g，茯苓30 g，白芍10 g，白术15 g，生姜10 g。每日一剂，早晚服用，观察腹水量控制总有效率61.1%，腹水无进展生存时间中药组优于对照组。骆嘉华等采用真武汤联合腹腔化疗（顺铂、氟尿嘧啶）治疗脾肾阳虚型癌性腹水，临床治疗总缓解率高于对照组，且可提高患者机体免疫力，则不良反应少。

2. 补虚利水化积

正气虚损，水湿积聚于腹为恶性腹水的主要病机，在“气、血、水”三大病理因素中，“水”为恶性腹水的主要病理因素，故恶性腹水的治疗上以补气药及利水消肿药为主；且除“气”“血”外，“癌毒”亦为恶性腹水的病理因素，故清热解毒药、理气药、活血药为治疗恶性腹水的次要药物。因恶性腹水发病以正虚为本，故治疗上多用补虚药物，气虚无力推动水液，则水液停聚于腹，故补气药物可选用白术、黄芪等；水湿为恶性腹水的主要病因及病理产物，乃恶性腹水之“标”，故利水渗湿药亦为治疗恶性腹水的主要药物，代表药物为茯苓、泽泻、猪苓、薏苡仁等。恶性腹水的病机虽以正虚为本，但癌毒始终贯穿恶性腹水全程，故治疗上常配伍清热解毒之药，以半枝莲、白花蛇舌草、龙葵为代表。水停于腹，阻遏气机，气机不畅，气停则水液进一步停聚，故治疗上佐以理气药，取“气行则水行”之意，代表药物主要为大腹皮、陈皮、枳实、香附等。临床上根据患者的临床表现，可辨证合用小柴胡汤、异功散、五苓散、真武汤、分消汤加减，亦可使用药对加强治疗效果，如加入白花蛇舌草、半枝莲加强解毒抑癌作用；气滞明显者加用枳实、香附；湿阻中焦加用厚朴、砂仁；兼有泄泻者加薏苡仁、车前子；肝郁血瘀加莪术、柴胡；虚寒呕吐加人参、半夏等，可根据临床加减组合，灵活运用，以取得更好的疗效。

戴超颖等采用五苓散联合腹腔热化疗治疗晚期恶性腹腔积液，在开始腹腔化疗第 1 日，开始服用五苓散（茯苓 30 g，猪苓 15 g，泽泻 10 g，白术 10 g，桂枝 6 g），发现治疗组总有效率为 88.4%，优于对照组 69.2%。张红等运用猪苓汤加味治疗阴虚水热互结型癌性腹水 75 例，治疗结果显示：猪苓汤组有效率 87.5 %，明显高于对照组（$p < 0.05$）。周禄荣等采用加味五苓散治疗恶性腹水 70 例，结果表明治疗组有效率为 70.7 %，且中医证候改善明显。

3. 健脾疏肝调水道

对于大肠癌腹水，多由于腹膜转移或恶液质引起腹水，在其治疗中，保持三焦水道通利有重要作用，其主要是通过健脾疏肝，气机升降而达到，常用的方剂为柴胡汤证等，调达水道通畅。柴胡汤用于腹水的治疗，在肝病引起的腹水中应用较多，在恶性肿瘤中，根据患者情况进行辨证，以通利三焦而利水。李彬彬等采用小柴胡汤联合环磷酰胺对腹水瘤细胞株肝癌小鼠进行干预，发现中药组和中药联合西药组，对于肿瘤组织内新生毛细血管结构有破坏作用，可降低 VEGF 蛋白表达。柴胡汤在肠癌腹水的研究报道目前较少，但在临床上应用较广，值得进一步开展深入研究。

（二）外治法

中医外治法是中医药治疗的特色，其历史悠久，早在《黄帝内经》中便有记载。外治法可较好地解决中药汤剂内服与腹水患者限制液体摄入之间存在的矛盾，易于被患者接受。目前常见方法有贴敷疗法、敷熨疗法、针灸疗法等，因临床辨证和病因病机的不同而选用不同的外治方法，并随中西医结合疗法的进展，中药外敷或联合腹腔热灌装化疗，或联合深部热疗等方法，大致归纳如下。

1. 贴敷

贴敷疗法是将药物制成膏剂或粉剂，用水或其他溶剂调和后外敷于病变部位或相关穴位，以达到舒经通络，散结消水等目的，可减轻患者疼痛、胸闷、腹胀等症状。该法能减轻患者腹胀症状，提高生活质量。总之，贴敷疗法在治疗恶性腹腔积液操作简单，安全性高，可有效减少积液，减轻患者痛苦。

王佛有等将党参、猪苓、大腹皮、黄芪、茯苓、木瓜、白术、木香制成实脾消水散穴位贴敷肺俞、脾俞、肾俞、阳陵泉、水分、水道穴位，治疗恶性腹腔积液 20 例。结果临床总有效率较高，中医症状积分较治疗前有明显改善。苏婉等用皮硝大黄粉外敷腹部联合西医常规治疗恶性腹水 30 例，对照组 30 例予西医常规治疗。结果总有效率治疗组为 83.33% 显著高于对照组的 56.67%，且治疗后临床症状的改善及 KPS 评分的提高治疗组均优于对照组。许建新等将晚期肿瘤恶性腹水 90 例随机分成对照组和治疗组各 45 例，两组均予常规利尿、补充蛋白、腹腔穿刺放液等对症治疗，治疗组加用腹水消方（黄芪、牵牛子、桃仁、大腹皮、莪术、丁香、没药等）外敷神阙穴周围皮肤进行治疗，结果总有效率、生活质量评定及中医证候积分改善治疗组均优于对照组。徐弋等采用中药自拟方（透骨草 50 g，茯苓 50 g，川乌 20 g，大黄 20 g，甘草 20 g，木通 20 g，姜黄 30 g，苍术 30 g，槟榔 25 g，白及 25 g，当归 15 g，芫花 15 g，三七 10 g，白胡椒 10 g），研磨成糊状，冷却后放入冰片，取神阙、中脘、天枢、腹结、气海、关元等穴，每处药泥 3 g，外用宣纸包敷，治疗恶性腹腔积液总有效率为 81.6%。

2. 敷熨

熨法主要将药物制成散剂用纱布包裹后加热作用于体表积液或相关穴位处，配合加热或应用发热器具熨于液体沉积区，促使透皮吸收以达到消积化饮，调畅气机等作用。文献研究表明，敷熨疗法具有减少腹围，改善腹胀、腹痛、呼吸困难等临床症状的作用。热熨治疗对控制恶性腹腔积液具有较好的疗效，可借助温热之力，将药物的药性内达脏腑，畅通气机，利水消肿，使得积液消散。如蔡亚红等采用中药（生黄芪、川椒、龙葵、桂枝、细辛、冰皮）脐疗联合盐包热熨治疗癌性腹水，编者在临床中也使用中药热奄包外敷腹部，临床对于缓解患者腹胀、腹部不适症状有一定的疗效。

3. 针灸

针灸通过局部取穴及全身配穴，针对积液的不同位置及脏腑归经选取相应的穴位进行治疗，其中包括耳针、电针等。针灸联合中药治疗恶性腹腔积液，主穴取章门、期门、关元、京门、云门、归来、中极、水道，肺虚加肺俞、膻中；脾虚者加足三里、阴陵泉；肾虚加肾俞与太溪。结果显示该法可改善患者的临床症状，降低腹腔引流次数，提高患者生活质量。

刘丹等将 60 例大肠癌晚期恶性腹腔积液患者随机分为对照组和治疗组各 30 例。两组均用利尿、腹腔穿刺放液等常规对症治疗，治疗组加用艾灸神阙、中脘、水分、气海、中极 5 个穴位及配合自制利水膏（桂枝、黄芪、甘遂、芒硝、桃仁各等份制成）外敷脐部治疗。结果总有效率对照组为 40.0% 低于治疗组的 64.4%，其治疗 2 周、4 周后生存质量评分亦低于治疗（$p < 0.05$）。江烽等使用温阳利水中药（含黄芪、桂枝、附子、花椒、冰片等）脐疗配艾灸治疗恶性腹水患者 30 例，结果患者体重、腹围较治疗前明显下降，尿量较治疗前明显增加。

4. 其他

其他外治法包括浸洗法、涂搽法、煨法、箍围消散法、药捻法、腐蚀法、熏洗法等。目前，临床对于恶性腹腔积液的发病机制尚不明确，其治疗尚无统一标准，临床医师治疗胸腹腔积液也处于探索阶段。另外采用中药离子导入法、超声导入法、超声介入法等将一些经典有效的治疗肿瘤恶性腹腔积液的中药应用于临床，这些方法不仅可发挥中药的治疗作用，还可以借助直流电、超声波的作用，增加局药物浓度，增强疗效，减轻毒副作用。

（三）中药腹腔注射

对于恶性腹腔积液，也有报道将中药注射剂直接腹腔给药，目的控制腹水增加速度，常用的有多糖类和华蟾素。笔者在临床上发现，对于血性恶性腹腔积液，腹腔注射华蟾素 25~50 mL，部分患者，可明显在 2~3 日内缓解血性腹水情况。杨冬野等对 66 例腹水患者随机分组，腹腔注射猪苓多糖，结果提示腹水缓解率、生活质量评分治疗组优于对照组，且不良反应率低，可抑制炎性因子（IL-6 和 TNF-α）分泌。李娟等应用华蟾素注射液腹腔灌注治疗湿热型恶性腹水 61 例，治疗组有效率为 65.2%，明显高于对照组，且能有效改善生活质量。除此以外，也有用其他一些中药注射液腹腔注射治疗恶性腹腔积液的报道，如朱伯扬等应用香菇多糖注射液 + 注射用羟喜树碱 + 鸦胆子油乳注射液 + 香丹注射液行腹腔灌注治疗恶性腹水 45 例，并与对照组应用顺铂注射液腹腔灌注治疗 28 例对照观察。结果：治疗组腹水控制有效率 77.8%，对照组腹水控制有效率 50.0%，治疗组优于对照组（$p < 0.05$）。

三、中医药对恶性腹腔积液的预防

早在《内经》中就提出了“治未病”的思想，包含未病先防和既病防变。腹水未形成期，是指恶性肿瘤患者，有潜在的导致机体产生腹水的诱发因素，但是还未出现腹水的时期。在此时期，适当选用扶正类中药提高机体的免疫力来抑制瘤细胞的增殖，以达到预防腹水的产生。恶性腹腔积液的形成机制可概括为，肿瘤患者本身正虚邪实，加之手术、放疗、化疗等再度损伤人体正气，使机体正虚不足以抗邪，邪盛则进一步侵袭机体，阻碍脾脏运化水湿的功能，则出现腹水等病理现象。故为防止恶性腹腔积液的出现，治疗应以扶助正气为主，方药以黄芪、西洋参为主，辅以生山药、天门冬、白花蛇舌草、莪术、水蛭等，具有益气养阴、清热解毒、活血祛瘀之功效。现代药理研究显示黄芪等扶正类中药具有调节机体免疫功能、直接抑制肿瘤细胞的生长和增殖、促进肿瘤细胞的凋亡、抑制肿瘤血管生成、影响机体氨基酸代谢的作用，达到抑制肿瘤细胞增长和转移。故在预防恶性腹腔积液形成阶段应以中药扶正为主。

第三节　恶性肠梗阻

恶性肠梗阻（Malignant bowel obstruction，MBO）是指癌症患者由于肿瘤或者抗癌治疗导致的肠梗阻，定义为在原发性腹腔内恶性肿瘤或原发性腹腔外恶性肿瘤的基础上，并确认有腹膜播散的情况下，具有十二指肠悬韧带以外的肠梗阻的临床或影像学证据，肠道内容物在肠道通过受到阻碍，从而引起的代谢紊乱疾病。恶性肠梗阻属于一种常见且严重的晚期并发症，最常见于晚期结直肠癌和妇科癌症。恶性肠梗阻的主要发病病因为恶性肿瘤导致的外源性管腔梗阻或者动力障碍引起的机械性或功能性肠梗阻，患者临床症状主要表现为阵发性腹痛、腹胀、恶心呕吐等症状，发病晚期可出现毒血症等并发症，情况严重的患者可出现休克甚至死亡。

恶性肠梗阻的进展通常是隐匿的，许多患者临床上出现越来越频繁且持续时间较长的自愈性不全性发作，其特征是恶心、呕吐、短暂便秘、腹绞痛和腹胀，偶尔还会出现溢出性腹泻。症状通常逐渐开始，持续超过 72 h 的便秘通常预示着进展为更明确的梗阻，当发生完全梗阻时变得更加频繁和严重。其中，大量的胆汁呕吐、厌食、脐周疼痛和轻到中度的腹胀提示小肠梗阻；明显的腹部膨胀、少量呕吐和局部疼痛更符合大肠梗阻。在许多这样的患者中，由肠梗阻引起的绞痛、痉挛性腹痛叠加在由肿瘤过程引起的慢性疼痛的背景上。

恶性肠梗阻是一种通过放射影像学检查确诊的临床诊断，过去，X 线腹部立位片是肠梗阻疾病最为常见的诊断方法，但因腹部脏器结构的重叠，X 线腹部立位片诊断存在局限性。近年来，CT 诊断在肠梗阻疾病的诊断中有着较高的临床价值。美国放射学会推荐，多功能计算机断层扫描（Multi-detector Computed Tomography，MDCT）与静脉造影剂是恶性肠梗阻的首选诊断工具。MDCT 对于确定阻塞节段的位置和数量以及是否存在绞窄、穿孔或广泛腹膜疾病等症状至关重要。MDCT 特征报告的敏感性和特异性大于 93%。此外，MRI 提供了与 MDCT 相当的敏感性和特异性，并且在评估腹膜播散范围方面可能更胜一筹，但价格昂贵且可用性有限。

一、中医对恶性肠梗阻病因病机的认识

恶性肠梗阻发展的机制是多因素的，可分为两大类：机械性梗阻和功能性梗阻。机械性梗阻的病因病理包括外源性管腔梗阻，例如肠系膜、网膜肿块的粘连和纤维化，肠内肿瘤生长引起的腔内梗阻，以及肠壁内肿瘤阻塞壁内，损害肠道运动。而功能性梗阻是动力障碍的结果，这可能是由于肠系膜、肠神经丛的肿瘤浸润以及副肿瘤综合征等原因引起。持续的肠扩张会导致腔内液体和气体积聚，增加腔内压力和蠕动收缩，更重要的是会触发炎症、血管活性和伤害性介质的释放，由此产生的肠壁充血和水肿进一步导致液体分泌过多和积聚，随后加剧肠扩张。此外，非恶性因素也可能诱发或加重晚期癌症患者的肠梗阻（BO），包括便秘 / 粪便嵌塞、药物（即阿片类药物、腹膜内化疗）、纤维化以及既往手术和放疗造成的粘连。

恶性肠梗阻在临床表现上多呈现不全性的特点，在中医传统典籍中，不完全性肠梗阻并没有系统专门的论述，根据不完全性肠梗阻“痛、吐、胀、闭”的症状表现，将其归属于“肠结”“便秘”“关格”等范畴。中医学认为其主要病机在于肠腑气机痞塞，肠道不通。其病位在肠道，与肺、脾、胃、肝、肾、心等脏腑功能失调有关。肠道取其精华，排其糟粕，泻而不藏，为传化之腑，功能以通降下行为顺；胃为受盛之官，功能主受纳腐熟水谷，二者以降为和；脾为中焦，主运化，是气机升降的枢纽，脾胃之气的升清降浊是维持人体气血津液正常代谢的基础。肠道阻滞，浊气不降，则胃气受累，通降受阻，气机升降失常，肠胃失司，相互影响。故而肠道阻塞，气、血、津液不能顺利通行，存留于肠道间，产生不能被机体代谢利用的废物，则诱

发不完全性肠梗阻的病变。再者，肠道不通，不仅影响胃气的通降和脾气的运化，还影响肺气的肃降及肾气的推动和固摄作用，日久导致各脏腑功能失司。

二、中医药干预治疗恶性肠梗阻

恶性肠梗阻多发生于晚期肿瘤患者，患者或曾进行手术及行放化疗治疗，年龄较大且合并较多基础疾病，严重影响患者的生活质量。由于患者的基础情况，很多患者无法手术或希望接受保守治疗，既往西医治疗主要通过禁食、肠外营养支持、纠正水电解质紊乱、抗感染等对症治疗，易出现治疗周期长、难以完全治愈、停药后易复发等现象。单纯西医治疗常疗效有限，中医药具有独特优势，中西医结合治疗可增强疗效。中医学认为，恶性肠梗阻的基本病机是正气虚损、腑气不通，六腑“以通为用”“以降为顺”，为治疗恶性肠梗阻提供理论依据。根据长期临床实践，中医从内治和外治两个方面，已研究出包括中药内服、外敷及针灸、刺血拔罐等多种治疗手段，可以有效地缓解患者症状，改善生存质量，且患者接受度更高，在恶性肠梗阻的治疗中起到重要作用。

（一）内治法

恶性肠梗阻患者肠结之症继发于癌毒正气的邪正之争，标本两者同时存在，相互为病，故而此时标本同治既能扶正祛邪，同时也能解除肠结之症。但由于患者肠梗阻或不完全性肠梗阻，患者进食少，或无法进食，内治法使用较少，多采用外治法。采用内治时，药物剂量需要严格控制。

1. 以标为主，活血行气

西药治疗后，癌毒残留在体内，导致正气有所亏损。但腹痛腹胀长期反复出现，常有肠鸣过多或排气排便减少或消失的情况出现。因此，应考虑手术或化疗引起的气血阻塞。经络不通，导致气血循环不畅，肠腑气机失调，升降失司，肠内糟粕蓄积。此时，肠结之症状更为明显，局部气血闭塞，症状明显，患者常有腹痛等症状，往往稍有虚象。肿瘤相关检查表明，肿瘤治疗有效，癌毒较弱。在这种情况下，遣方思路以治标为主，处方则以活血化瘀、破血消癥、行气消积为主。君药理应多选用理气活血药或化瘀活血药，用量相对较大。如果患者进食量多，肠内梗阻有大量粪便，建议以大黄为君药，主以通下降气，常选用大黄牡丹汤为底方，辅以木香、乌药等草药，以行气导滞。如果患者舌唇暗淡，脉弦，多考虑有明显的瘀血，选用活血药为君，根据程度选用桃仁活血润下或是莪术破血消癥。如果患者术后胃肠功能尚未恢复，局部气血循行不畅，气为血之帅，导致局部血瘀。考虑到气血调和，乌药汤常被用作基础方，主要选择气中之血药香附或是血中气药川芎，或用乌药行气止痛与鸡血藤活血补血，气血同调。同时，考虑到抗癌治疗后正气不足和癌毒残留，可使用小剂量黄芪健脾益气，兼顾扶助正气，同时使用小剂量白花蛇舌草或半枝莲预防癌毒复发。

2. 以本为主，抗癌扶正

这类患者在长期患病或反复西药抗癌治疗后，癌毒反复侵入身体并消耗人体正气，经常出现腹痛和腹胀等症状，这些症状并不明显或逐渐恶化。脾肾是后天之本，脾气生化不足，肾气耗伤，人体正气不足，癌毒在体内持续存在，正虚邪恋致使气机阻滞，经络闭阻。瘀血积于腹腔，排便不畅，传导动力不足，随着时间的推移，肠道中形成肠积。最常见的临床表现是患者多表现为疲劳，语声低微，没有明显的实证表现。肠梗阻的症状经常表现为隐痛，时发时止，此时以正虚邪恋为本。因此，为了取得更好的治疗效果，我们应该注重扶正祛邪，健脾补肾，扶正益气，减缓癌毒的复发和侵袭，同时调节气血，从而减少肠内积滞。此时，遣方思路是以扶正祛邪为主，常用补中益气汤和四君子汤丸为基础。如果患者年老体弱，则经常调整为在基础配方中加减六味地黄丸，以黄芪为君药健脾益气。考虑到久病患者阴液不足，不宜过量补充，常选用太子参补虚生津或党参补脾益肺代替人参。对于久病的老年患者，添加补肾益精的药物，选用淫羊藿、巴戟天、补骨脂等药，助益先天之精。在扶正的同时可以使用中等剂量的白花蛇舌草或是半枝莲、半边莲等药物用来对抗癌毒。针对肠腑气血不通的情况，可选用温和的益气活血药，在理气方面，用木香、陈皮等药物行气健脾，在活血方面，用鸡血藤活血化瘀，或用香附、川芎等药物气血同调。如张健等采用益气健脾通腑方胃管鼻饲治疗晚期癌症患者合并肠梗阻，治疗组同对照组相比有统计学意义，益气健脾通腑方组成为黄芪 30 g，炒白术 15 g，厚朴 25 g，炒莱菔子 30 g，枳实 10 g，生大黄 10 g，芒硝粉 6 g，处方包含标本兼治的临证思路。

（二）外治法

《理瀹骈文》曰："外治之法，即内治之理；外治之药，亦内治之药，所异者法耳。"中医外治法是相对于内治而言的，主要是将药物加工成散剂、膏剂等，通过贴敷、涂敷、擦拭、灌导等作用于局部病灶或体表穴位，药物透过皮肤、黏膜、腧穴、孔窍等部位直接吸收，对病灶局部或穴位产生刺激，通过整体及局部调节作用，以达到阴阳脏腑气血调理、祛邪拔毒作用。中医外治法具有不良反应较少、针对性较强等优点，在临床中应用广泛。

1. 贴敷

穴位贴敷是以中医的经络学为理论依据，将药物制成粉状或膏状剂型后通过穴位给药，具有刺激与调节穴位和吸收药物药效的双重作用，作用患者全身或局部的一种无创穴位疗法。《医宗金鉴》有云："神阙穴能主治百病。"神阙即为脐，为任脉上主要腧穴，与冲、督经脉及带脉紧密相关，沟通诸经百脉、上下内外、五脏六腑；且脐部皮肤薄、渗透力强，有利于药物吸收，药物通过脐下腹膜丰富的静脉网进入血液循环而影响机体。故中医外治法常选取神阙穴治疗不完全性肠梗阻患者。脐敷在一定程度上可改善患者的症状、体征，能有效缩短患者的肠鸣音恢复、首次排便及排气、腹胀缓解及 X 线片梗阻消失等时间，减轻患者的腹痛感，改善患者生活质量，且穴位贴敷较口服药物不受"首关效应"的影响，提高了药物的利用度，适用于不完全性肠梗阻不能口服的患者。

宁芝南等将生大黄研磨成粉后调成糊状涂抹于胶布后贴敷于神阙穴上再配合耳穴压豆可改善 X 线片梗阻情况，减轻患者腹痛感，改善患者生活质量。聂奔等对比研究痛舒膏穴位贴敷与大承气汤治疗大鼠不完全性肠梗阻的疗效，发现其效果相当，且穴位贴敷较口服药物不受"首关效应"的影响，痛舒膏和大承气汤干预后，小肠黏膜损伤评分显著降低，血浆和小肠组织中

NO 水平降低，SOD 活性显著升高，痛舒膏为由马陆、马钱子、木鳖子、川乌、草乌、乳香、没药等组成的自制膏剂。

2. 中药热敷

中药热敷即中药热奄，属中医传统外治方法之一，药物可直接作用于患处，不经消化道吸收代谢，且利用热力可促进血流循环加快，行瘀通络，缓解不完全性肠梗阻的疼痛、腹胀等症状。将大黄研磨成粉装入棉布袋内加热后热敷于神阙穴并加盖棉被，可加快患者排气、排便的速度，有效减轻患者的腹痛腹胀症状，缩短住院时间，可明显促进患儿胃肠道功能的恢复，且无明显不良反应，便于患者接受。

李方刚选择 100 例不完全性肠梗阻患者，在常规治疗的基础上添加中药热敷，将生大黄研磨成粉装入棉布袋内加热后热敷于神阙穴并加盖棉被，发现其可加快患者排气、排便的速 度，有效减轻患者的腹痛腹胀症状，缩短住院天数。陶海云采用芒硝湿热敷治疗 88 例肿瘤所致麻痹性肠梗阻，治疗组患者临床症状缓解时间提前，同对照组相比有统计学意义。

3. 摩法

《说文解字》云:“摩，研也。”摩法是按摩手法中古老且常用的基础手法之一。其以中医学理论为指导，以经络腧穴学说为基础，以按摩为主要施治，是用来防病治病的一种手段。主要操作方法为用手指、掌或辅助按摩器械对人体的经络、腧穴、关节等处，施以点、揉、按、搓、推、拿、抓、打、压等手法，舒筋活血、和调表里。通过按摩，一方面可以增加腹部压力，刺激肠蠕动，达到促进排气排便的目的；另一方面可以安慰稳定恶性肿瘤合并肠梗阻患者焦虑等负面情绪。

杨玉红采用腹部按摩配合清洁灌肠结合强化肠外营养支持治疗胃癌合并肠梗阻，发现可改善患者的胃肠功能，提高免疫功能。具体的操作方法为，腹部以脐为中心采用顺时针方向进行圆圈按摩，5~10 min，在丹田处进行神阙静振法按压 3 min，并以拇指在足三里穴位中实施轻柔按压 1 min。刘娟对外科手术后出现的不完全性肠梗阻，采用按摩足三里的方法进行干预护理。周凡等采用茶油胃管注入配合腹部按摩治疗成人不完全性肠梗阻，治疗组总有效率 92%，高于对照组的 64%，可缩短肛门排气时间、肠鸣音恢复时间，减轻患者痛苦。

4. 针灸

针灸是针法与灸法的总称，通过针刺或艾灸腧穴，调畅气血阴阳、畅通全身经络而发挥止痛、止呕、通便及除胀作用。主穴多取足三里、大横、大肠俞、内关、气海、天枢；气机壅滞证加中脘，行间等穴；实热内结证加曲池、合谷、支沟；脉络瘀阻证加血海，气阴两虚证加脾俞、肾俞。临床上有效性强、安全性高，能疏通经络、行气止痛、调和气血、扶正补虚。针灸有行气通便之效，使不完全性肠梗阻患者的腹胀、便秘症状得到缓解，有利于改善患者症状，促进患者康复。

蒋钰在胃肠减压的基础上使用温针灸治疗腹部肿瘤术后的不完全性肠梗阻，选穴位双侧中脘、下脘、上巨虚、下巨虚、天枢、三阴交和足三里，研究发现观察组（温针灸组）总有效率明显高于对照组（常规治疗组），且前者腹胀缓解时间、腹痛缓解时间、首次排气时间、首次排便时间、术后饮食时间均明显短于后者，表明温针灸可提高治疗效果，促进患者早期恢复，提高患者生活质量。万晓燕采用温针灸联合胃肠减压治疗腹部肿瘤术后不完全性肠梗阻，有效率为 90%，选穴采用上巨虚、下脘、足三里、中脘、天枢、下巨虚等穴位。

5. 中药灌肠

中药灌肠是将药物直达肠道，大肠作为药物吸收的场所，再将药物输入其相络属的经络，朝百脉而散于全身，既避免了患者长期口服药物对胃肠的负担，又避免了胃内酸性因子对药物的破坏，从而使药物得到充分利用。中药灌肠治疗肠梗阻可以刺激直肠壁感受器，强化肠管蠕动，促进排便反应，恢复胃肠功能，改善肠梗阻患者的生活质量。李曼等采用中药灌肠联合中药敷脐、针灸治疗癌性不全性肠梗阻，中药保留灌肠方用厚朴 25 g，莱菔子 15 g，枳壳 15 g，枳实 15 g，延胡索 15 g，大黄 15 g，桃仁 12 g，赤白芍各 10 g，芒硝粉 5 g，以承气汤为底方加减。金叶采用中药灌肠治疗癌症晚期肠梗阻患者 50 例，有效率 76.92%，所用处方为益气通腑方，其组成为：黄芪 30 g，厚朴 12 g，枳实 10 g，生大黄 10 g（后下），芒硝粉 6 g（冲入），赤石脂 15 g，白芍 15 g，红藤 30 g，炒莱菔子 30 g，全瓜蒌 30 g，大腹皮 30 g。随症加减：兼津液不足阴血亏耗者加柏子仁、麻仁；瘀血阻滞者加桃仁、生蒲黄等；寒凝中焦者加制附子、细辛、干姜等；湿热壅滞者加紫花地丁、土茯苓、生薏苡仁等。除了常用的承气汤灌肠缓解肠梗阻，赵凤举等用结肠造瘘口灌肠，并配合拍击脐部和脐周 5 个穴位（神阙、水分、左右天枢、气海）以缓解不完全性肠梗阻状况。

三、中医药对恶性肠梗阻的预防

通过做好手术康复干预工作，可使术后肠梗阻的发生得到有效预防。在结直肠癌围术期应用加速康复外科理念，总结分析引发肠梗阻的因素并制定有针对性的处理措施，有助于预防结结直肠癌术后发生肠梗阻。同时，早期中医综合干预对腹部手术后粘连性肠梗阻有一定的预防治疗作用，可达活血化瘀、行气止痛之功效。有研究表明，结直肠癌术后患者给予中医综合干预，可有效降低在术后出现肠梗阻相关症状的概率，凸显中医综合干预临床价值。

第四节　手足综合征

化疗后手足综合征（hand-foot syndrome，HFS），也称为掌跖红斑、掌跖感觉丧失性红斑、肢端红斑、伯格多夫反应，是恶性肿瘤患者进行化学治疗后出现的以手掌及足底感觉障碍或化疗药物致肢端皮肤出现红斑为特征的一组临床综合征，其发生机制主要与化疗药物引起的周围神经毒性相关，其特征性表现包括手足皮肤麻木或疼痛，可伴有脱屑、皲裂、渗液、破溃等。结直肠癌患者化疗后可能出现化疗后手足综合征，对患者的影响与其发生的严重程度有关，轻者不影响日常生活，严重者可导致患者丧失生活自理能力，降低患者化疗依从性，延误治疗。该并发症是结直肠癌治疗过程中伴随的一种相对常见的化疗皮肤反应，虽然化疗后手足综合征不被认为危及生命，但它可能是痛苦的并干扰日常活动，从而严重影响生活质量，近年来一直未找到有效的防治方法，所以临床对该领域的研究从未停止。

化疗后手足综合征具有独特的临床表现。通常在使用药物 2 至 21 日内起病，但在具有持续药代动力学的药物，如口服卡培他滨或持续输注阿糖胞苷，可在 10 个月后发生。主要表现为掌趾感觉障碍，初始刺痛感，并在几日内进展为灼热性疼痛。疼痛和温度感觉减弱，但力量、轻触和本体感觉被保存下来，这可能是由于小的神经纤维病变所致。随后，界限清楚的掌底红斑和水肿斑伴随着神经病变症状的出现，最突出的是手指的外侧和远端脂肪垫。如果患者血小板减少，可能会出现紫癜症。红斑可以发展成水泡，随后出现脱屑、侵蚀和溃疡。化疗后手足综合征对手掌的影响比对脚掌的影响更大，它也可能累及手背和脚背。如果组织学上可见融合的上表皮坏死，可能会出现与营养不良时相似的虫胶状鳞片。临床症状在反复暴露后复发，停药后减轻。

化疗后手足综合征的临床严重程度差异很大，在很大程度上是一个临床诊断。鉴别包括过敏药疹、接触性皮炎、血管炎、多形红斑或红斑痛。如果诊断不明确，可能需要多次活检以明确病理性质。同样重要的是要将化疗后手足综合征与免疫抑制患者中更常见的感染性原因区分开来。

一、中医对化疗后手足综合征病因病机的认识

（一）西医学对于化疗后手足综合征病因病机的认识

了解手足综合征的西医病因病机，有利于认识疾病根源，从而利用中医中药方式防治手足综合征。手足综合征在显微镜下可观察到：病损部位组织血管扩张、白细胞浸润及炎性改变；皮肤基底角质细胞空泡变性；皮肤血管周围淋巴细胞浸润；角质细胞凋亡和皮肤水肿等表现。其发生的病因病机，因药物不同，也有所差异。

1. 小汗腺分布丰富

手足部位有丰富的小汗腺，部分抗肿瘤药物及其代谢产物容易在局部蓄

积，通过汗腺渗出，引起局部反应。Charrois 等发现多柔比星在手足部位半衰期延长；脂质体多柔比星的亲水性涂层使药物更容易从汗腺排出，但是手足部角质层又阻碍药物挥发，导致局部药物浓度升高，产生氧化应激反应，导致手足综合征的发生。

2. 代谢酶分布的差异

代谢酶分布的差异可能是氟尿嘧啶类药物引起手足综合征的主要机制。其相关的酶为胸苷磷酸化酶和胞嘧啶脱氨酶等。在手足皮肤角质层有高水平表达的胸苷磷酸化酶，这是氟尿嘧啶类药物的代谢酶，可能造成药物在手足部位的浓度分布差异，导致手足综合征的发生。研究表明手足部位胞嘧啶脱氨酶过表达同严重的手足综合征发生相关。

3. 毛细血管损伤

在多靶点酪氨酸激酶抑制剂的使用时，抗肿瘤药物可抑制血管内皮生长因子受体和血小板衍生生长因子介导的血管修复，造成毛细血管损伤，当手足部位毛细血管受到压力和摩擦时，机械压力增高，可加重损伤，引起药物外渗，造成皮损，出现手足综合征反应。

4. 特异性基因

近年来，有文献报道抗肿瘤药物引起的手足综合征发生同患者体内特异性的基因或标志物相关，对此研究不断增多。Lin 等研究卡培他滨代谢途径相关基因的单核苷酸多态性（SNP）同转移性乳腺癌患者服用卡培他滨后手足综合征相关性，发现胸苷激酶合成酶基因（the thymidylate synthase gene，TYMS）和亚甲基四氢叶酸还原酶基因（the methylene tetrahydrofolate reductase gene，MTHFR）中有 4 个手足综合征阳性位点，TYMS rs2606241 基因型 GT 和 TYMS rs2853741 基因型 CT 是手足综合征的危险因素，MTHFR rs3737964 基因型 AG 和 MTHFR rs4846048 基因型 AG 是手足综合征的保护因素。Dong 等也研究证实了 TYMS 可在中国结直肠癌患者中预测卡培他滨相关性手足综合征发生。

（二）中医学对化疗后手足综合征病因病机的认识

因既往无化疗药物干预，所以中医古籍中没有手足综合征的相关论述，但是通过对于患者症状的观察，运用中医理论分析，抗癌药物引起的手足综合征应归属于“痹证”“毒疮”“瘑疮”范畴。

“痹证”之名出自《内经》,《素问·五脏生成》篇中论述“痹”,“血凝于肤者，为痹”;《素问·长刺节论》中定义“肌痹”为“病在肌肤尽痛者，为肌痹”。手足综合征者手足皮肤出现病变，局部经脉瘀阻坏死，且伴有疼痛，可归于“痹证”的范畴。抗肿瘤药物引起的手足综合征，病因为“毒”，聚于局部，损伤皮肤而为“疮”，属于“毒疮”的范畴。“瘑疮”出自《医宗金鉴》,《医宗金鉴》中记载的“瘑疮”类似于现代手足综合征的表现，其描述为“瘑疮生于指掌之中，形如茱萸，两手相对而生。亦有成攒者，起黄白脓疱，痒痛无时，破津黄汁水，时好时发，极其疲顽，由风湿客于肤腠而成”，认为其同风湿相关。了解其中医病名，有利于阐述其病机，并借鉴中医理论来针对手足综合征进行中医辩证治疗。

结合各家采用中医中药治疗手足综合征的相关论述，认为其病机主要有以下几方面：①手足失于濡养，肌肤麻木，脱屑，不荣则痛。贾立群教授认为主要为“气血亏虚，经络瘀阻”，而出现手足综合征，确立“行气活血，通络解毒”的治疗原则。②脾虚，水谷精微运化不利，痰湿毒瘀留于四肢末梢。如许博文等基于“诸湿肿满，皆属于脾”分级辨证治疗手足综合征；卢雯平也认为抗癌药物引起的手足综合征从湿论治。③毒热聚于局部，局部络脉及皮肤损伤。如赵燕从络病理论来探讨手足综合征，认为其发生同络脉虚滞、络脉瘀阻、络脉损伤密切相关，治疗以通络为治则。

由此及借鉴西医病理机制，患者在抗肿瘤治疗过程中，本已正气亏虚，脾虚不运，加之药毒侵犯，生化乏源，鼓动无力，四肢末端筋脉失养，湿热痰毒客于皮肤，瘀血伤络而形成本病。

2022 年中国中医药研究促进会肿瘤分会及中国抗癌协会肿瘤传统医学专业委员会制定《手足综合征中医辨证分型及治法方药专家共识》，其中将手足综合征分为：阳虚血瘀证（主症以局部“黑、疮、寒、痛”为特征）；热毒蕴结证（主症以局部“红、肿、热、痛”为特征）；血虚风燥（主症以局部“暗、裂、燥、痛”为特征），其中对于三种分型内服外用方有所涉及。各医家也根据经验，进行手足综合征辨证分型，如张淑香根据经验将手足综合征分为四种证型，采用中药口服治疗，分为营卫失和型、气血亏虚型、阴虚毒热型、肝肾阴虚型。卢雯平从湿论治，根据手足皮肤的改变、病程，将手足综合征分为“干性”和“湿性”。“干性”见于初期，皮肤干燥；“湿性”见于后期，可见手足皮肤红斑、破损、溃破等。

二、中医药干预治疗化疗后手足综合征

目前化疗后手足综合征最有效的治疗方法是中断治疗或调整剂量强度，症状通常在1~2周内改善。依据患者局部及全身症状酌情使用外用或口服药物，如局部涂抹尿素霜、氢化可的松软膏、糠酸莫米松软膏、阿达帕林凝胶，或口服维生素E，如有局部溃烂可考虑使用抗菌药物，以及注意疼痛控制。目前临床上对于化疗后手足综合征的中医治疗方案日渐增多，其中包括内治法及外治法，但由于化疗后手足综合征主要是皮肤疾病，目前中医的治疗以外治为主，方法有浸泡、熏洗、涂擦等。

（一）内治法

化疗后手足综合征属于中医学中“痹证”范畴。《素问·五脏生成》曰：“血凝于肤者，为痹。”本病病位在手足，病性本虚标实，病机为经络瘀阻。《灵枢·百病始生》云：“壮人无积，虚者有之。”肿瘤患者脏腑气血阴阳失调，正气已虚，不耐攻伐，考虑化疗药物或靶向药物均为有毒之品，药毒损伤气血，客于经络，发而为病。癌症患者本就正气亏虚，脾胃虚弱，化疗药物乃大毒之物，更伤人体正气，气为血帅，气虚则难以推动血行，则经络瘀阻，脾为气血生化之源，脾胃虚弱则气血无源可生，则致气血两虚，脾虚则不能转运多余的水分到肺肾，积聚于体内生痰、湿、饮，日久化热，则有体内湿热瘀阻，内热又反煎灼津液，而致气阴两虚，阴虚内热，复感外邪，外邪入里化热，内热更盛，伤及营阴，而致营伤血瘀。

1. 补气活血

药毒之气损害机体，而致机体功能减弱，气虚则推动无力，血行不畅，缓慢涩滞，终致瘀血阻络。《内经》云：“邪之所凑，其气必虚。”肿瘤患者

体质多为正虚邪实或是虚实夹杂并见，即气血多为亏虚。抗癌药物多是毒邪，易损伤脾胃，脾主运化，胃主受纳腐熟水谷，脾胃虚弱则水谷精微无以化生，气血生化乏源，则致气血亏虚，无以充养脉道，故脉道空虚。气血不足，则肌肤失养，故见手足麻木、感觉迟钝；气为血之帅，血为气之母，气虚则血停，血停则瘀阻，不通则痛，故见手足的疼痛；根据其临床表现，辨证当为气血亏虚，营卫失和，血行涩滞，而致经络瘀阻。抗癌药物所致化疗后手足综合征常见辨证为"气血亏虚，经络瘀阻"。恶性肿瘤患者病久正气虚衰，脏腑功能受损，久之气血俱虚，气虚血液运行无力，导致瘀阻脉络，而见手足麻木、刺痛感、肌肤甲错、舌质暗淡或有瘀斑。补阳还五汤是经典的益气活血方。方中重用黄芪，补益元气，意在气旺则血行，瘀去络通；当归尾活血通络而不伤血；赤芍、川芎、桃仁、红花协同当归尾以活血祛瘀；地龙通经络，力专善走，周行全身，以行药力；白芍、大枣、人参益气健脾、补血和血而不滞血、伤血；熟地黄具有滋肾填精；鸡血藤活血补血舒筋通络；川牛膝活血通经，引血下行；桑枝、木瓜祛风湿利关节，舒筋活络。以上诸药合用，可健脾益气，以固后天之本，使气血生化有源，气血充足，脉络通畅，则筋脉得以濡养，使得诸症得以缓解。炙甘草调和诸药，既减少药物对胃的刺激，又可补益脾胃之气。若化疗后手足综合征患者手足部症状为麻木、疼痛较轻、肌肤甲错等，伴面色苍白、爪甲色淡、神疲乏力、少气懒言、纳差便溏等气血、脾胃虚弱之象，医者在运用活血药时当注意顾护脾胃，益气养血。赵晶等采用补阳还五汤加减（黄芪、当归、地龙、赤芍、川芎、桃仁、红花）治疗卡培他滨化疗后气虚血瘀型手足综合征，有效率为57.14%，降低患者手足疼痛积分。

2. 清热滋阴

肿瘤治疗中刀圭、药毒无不伤气夺阴。手足局部或因气阴不足，阴虚血燥，筋脉失养出现肌肤麻木；或因气血推动无力，血行瘀滞，出现刺痛、肌肤甲错；全身症状可出现乏力、心烦意乱、潮热盗汗、腰酸耳鸣等气阴亏损症状。对于痹证阴血亏虚的病机，《景岳全书》首先论及："风痹之证，大抵因虚者多……唯血气不充，故风寒得以入之……""然则诸痹，皆在阴分，亦总由真阴衰弱，精血亏损，故三气得以乘之而为此诸证。"可以在用沙参、麦冬、石斛、天冬益气养阴的同时，重视活血药物的运用，以川芎、鸡血藤、当归、赤芍养血活血，通经活络，再合白英、白花蛇舌草清热解毒，临证加减灵活应用。黎鹏等采用仙方活命饮治疗卡培他滨所致化疗后手足综合征，并在动物实验中，验证其疗效：可促进细胞修复，具有对抗 5-Fu 造成的细胞损伤效应的作用。

（二）外治法

中医外治法直接作用于患处，操作简单，起效迅速，刺激小，患者乐于接受，具有非常显著的优势及特色。不管是中药外治还是非中药外治，或者二者联合外用，终归是作用于患处局部，以中医辨证施治、辨证施护为总体治疗原则，兼顾寒热虚实、为患者制定最适宜的中医外治处方。与内治法相比，具有“殊途同归，异曲同工.”之妙。中医外治法以多样的形式缓解患者病情，在临床得到了有效应用。

1. 外治法的选方用药

（1）经典方　主要选择温阳化气的经方方剂，外用浸泡或熏蒸来治疗抗癌药物引起的手足综合征。陈子佳等采用阳和汤为主方（熟地黄 30 g，鹿角胶 9 g，麻黄 3 g，白芥子 6 g，肉桂 3 g，甘草 3 g，炮姜炭 3 g，当归 10 g，桂枝 10 g，全蝎 5 g，蜈蚣 2 条）浸泡法治疗卡培他滨相关性手足综合征，每日 2 次浸泡 15 min，治疗前后患者中医证候（麻木、灼热、干燥、肿胀、瘙痒、红斑）好转。陈青青等使用加味桂枝汤熏蒸预防卡培他滨引起的手足综合征，具体用药为桂枝 12 g，白芍 18 g，威灵仙 30 g，刺蒺藜 30 g，连翘 30 g，红花 6 g，生姜 10 g，生甘草 10 g，煎成 1 000 mL，祛渣，放于熏蒸器中加热到 80 ℃，熏蒸 10 min，待温度降低到 35 ℃左右时，浸泡 20 min，每日二次，治疗组和对照组比较手足综合征发生率分别为 16.7% 和 41.2%，$p < 0.05$。徐玲等采用黄芪桂枝五物汤为主方，中药（当归 20 g，黄芪 20 g，杜仲 20 g，干姜 20 g，独活 20 g，羌活 15 g，透骨草 15 g，桂枝 10 g，伸筋草 10 g，苍术 10 g，桑寄生 10 g，炒蜂房 10 g，威灵仙 12 g）浸泡治疗阿帕替尼导致的手足综合征。

（2）经验方　在采用中医外治法治疗抗癌药物引起手足综合征时，各医家采用经验方较为多见，主要是采用活血通络的药方，如陈州华等采用芪归通络汤（黄芪 60 g，紫草 30 g，木瓜 30 g，桂枝 20 g，姜黄 20 g，当归 20 g，细辛 10 g，红花 10 g，附片 10 g）水煎浸泡预防卡培他滨引起化疗副反应，中药治疗组损伤明显低于对照组。徐琦等采用生肌活血方（生黄芪 45 g，生大黄 15 g，当归 15 g，生地黄 30 g，红花 10 g，紫草 10 g，川芎 15 g）熏蒸浸泡治疗阿帕替尼引起的手足综合征，试验组总有效率为 80.49%，高于尿素霜涂擦组的 56.10%。崔勇等采用温经通络方（黄芪 45 g，白芍 15 g，三棱 15 g，羌活 15 g，桂枝 15 g，生姜 15 g，莪术 15 g，威灵仙 15 g，鸡血藤 15 g，川芎 5 g，刺蒺藜 15 g，细辛 9 g，独活 15 g，大枣 12 g，炙甘草 12 g）熏洗治疗阿帕替尼引起的手足综合征，试验组的中医证候积分及疼痛程度低于对照组。也有采用清热解毒经验方治疗热毒壅盛型手足综合征者，如覃霄燕等采用五味消毒饮熏洗联合心理疏导治疗阿帕替尼后手足综合征。

（3）选药　在治疗时，有研究采用数字挖掘方法，对于药物频率、关联强度等进行分析，如邵文博等采用数据挖掘及网络药理的方法，分析采用中药外洗法治疗手足综合征相关文献 115 篇，选择 75 个中药外治组方，通过关联规则分析，关联强度最高的中药为黄芪、红花、当归、桂枝。属于温阳化气、活血补血药物。张静怡等采用聚类分析和关联分析的方法研究卡培他滨相关手足综合征的中药用药规律，纳入文献 46 篇，涉及方剂 39 首，外用中药中清热解毒药占比最大，占 21.3%，外用药物中用药频率较高的为红花、当归、桂枝、赤芍、黄芪，涉及药物还包括：甘草、桃仁、川芎、黄柏、鸡血藤、白芍、苦参、防风、紫草、威灵仙、细辛、蒲公英、牡丹皮、没药、草乌、川乌。总结其选药，在治疗中选药应在中医基础理论基础上，根据其分型采用清热解毒，活血化瘀、益气温阳、复脉通络之法。

2. 浸泡法

浸泡法是将病损部位，手足部位放入含有中药的汤液中浸泡，水温一般维持在 40℃左右，20~30 min。因该方法操作较为方便，适合患者居家时使用，是常用的中医外治手足综合征的方法。各医家根据经验选取药物，如乔冠英等采用凉血通络方（忍冬藤、飞扬草、牡丹皮、赤芍、苦参等 8 味药物组成）外洗浸泡防治甲磺酸阿帕替尼相关性手足综合征，观察组手足综合征发生率 26.9%，低于对照组的 53.3%，观察组患者无由于手足综合征引起甲磺酸阿帕替尼减量或停药的情况。赵燕采用通络法拟定中药（黄芪 20 g，党参 20 g，炒白术 20 g，茯苓 20 g，柴胡 12 g，黄芩 9 g，白芍 10 g，桂枝 10 g，泽泻 15 g，陈皮 10 g，鸡血藤 30 g，土鳖虫 10 g，僵蚕 10 g，炙甘草 6 g）内服外洗，浸泡治疗化疗相关手足综合征，治疗组生活质量卡氏评分明显高于对照组。曹霞等采用五味宣痹汤（黄芪 30 g，当归 20 g，桂枝 15 g，白芍 15 g，鸡内金 15 g）联合食醋浸泡治疗手足综合征发现治疗后患者手足痛的程度，神疲乏力，纳差等症状积分，生活质量均有提升。邵彩芬等采用益气活血通脉方（黄芪 50 g，当归 10 g，川芎 10 g，白芍 15 g，忍冬藤 15 g，鸡血藤 30 g，虎杖 30 g，红花 6 g，甘草 6 g，延胡索 12 g）内服外浸洗治疗卡培他滨所致手足综合征，观察组总有效率为 85%，优于尿素软膏对照组的 55%。

3. 熏洗法

中药熏洗疗法是中医外治法的一种独特形式，其应用最早见于《五十二病方》。中药熏洗疗法利用药液产生的蒸汽扩张皮肤血管，加快血液循环，疏通经络，协调机体的生理病理过程，同时通过温热药液的浸泡使药物直接作用于皮肤，有效成分经皮直达病变部位或进入血液循环，发挥“以外调内”的独特作用。中药熏洗法利用药液先熏蒸后淋洗、浸泡局部，不仅可以通过浸泡让药液直接作用于皮肤，进入血液循环，药液产生的蒸气可以扩张皮肤毛细血管，加快血液循环，疏通经络。进行中药熏洗治疗往往需利用专用设备维持药液温度进行熏洗，也是临床常用的一种治疗抗癌药物引起手足综合征的中医外治方法。吕阗等采用中药（花椒 3 g，白术 5 g，黄芪 5 g，姜黄 5 g，芒硝 5 g，牛膝 5 g，当归 5 g，独活 5 g，法半夏 4 g，地龙 3 g，生姜 5 g，川芎 5 g，桂枝 4 g，三七 3 g，泽泻 5 g，威灵仙 8 g，蛇蜕 3 g）热熏，再四肢浸入药液中浸泡，30 min，每日二次，治疗卡培他滨所致Ⅱ度手足综合征可使药物毒性降低，有效率 93%（40/43）。周琴等采用中药（桂枝 10 g，艾叶 15 g，细辛 15 g，川芎 15 g，红花 15 g，甘草 15 g，干姜 20 g，紫草 20 g，桃仁 20 g，当归 20 g，白芍 20 g，黄芪

20 g，鸡血藤 30 g，赤芍 30 g）熏洗治疗抗肿瘤靶向药相关性手足综合征，有效率 54.8%，高于对照组的 27.4%。钱丹萍采用中药（当归 20 g，黄芪 20 g、杜仲 20 g，干姜 20 g，独活 20 g，羌活 15 g，透骨草 15 g，桂枝 10 g，伸筋草 10 g，苍术 10 g，桑寄生 10 g，炒蜂房 10 g，威灵仙 12 g）浸泡防治阿帕替尼导致手足综合征，治疗组手足综合征发生率 57.1%，低于对照组的 77.1%。程小伟等采用在口服药物（维生素 B6 和甲钴胺）的基础上加用中药（炒白术 40g、赤芍 40 g，地黄 40 g，黄芪 40 g，伸筋草 30 g，补骨脂 30 g，紫草 40 g，薏苡仁 40 g）熏洗治疗结直肠癌患者化疗后出现的手足综合征，治愈率 66.7%，总有效率 90.5%。

4. 涂搽法

涂搽法是将中药制成洗剂或酊剂、油剂、软膏等剂型，涂擦于患部。涂搽法治疗手足综合征较为方便，但对于制作工艺的要求较高，故相关文献少于浸泡法和熏洗法。陈冬来采用酒调乳黄散（黄柏 30 g，大黄 20 g，苍术 30 g，姜黄 20 g，天花粉 30 g，赤芍 20 g，丹参 30 g，紫草 20 g），研磨成粉末，酒调至米糊状，涂抹在纱布上，外敷于手足综合征部位，再加用保鲜膜，对照组采用硫酸镁湿敷，中药组有效率为 96%，对照组为 90%（$p < 0.05$）。郭婷等采用复方黄柏液（由连翘、黄柏、金银花、蒲公英、蜈蚣组成）治疗卡培他滨所致手足综合征，有效率 97.14%。林友燕等以养营凉血、通络活血为法则，采用紫草、鸡血藤、牡丹皮、玄参、虎杖等总要研磨成粉状，再用凡士林调和，治疗手足综合征，3 周后，手足综合征发生率明显降低。

三、中医药对化疗后手足综合征的预防

化疗后手足综合征在癌症治疗中的管理包括预防、患者教育、症状改善和剂量强度管理的组合，预防措施是治疗策略的核心。预防性手段如将患者的手脚放入冰水中（或者使用经冰冻预处理的手套或袜子以抑制手足末端血液循环以减轻皮肤毒性；穿着宽松鞋袜、佩戴手套；减少揉搓手足、尽量避免暴露于过热或过冷的环境中、外出避免长时间阳光直射、涂抹保湿润滑的

乳液以及预防性口服维生素 B_6、甲钴胺片等。

第五节 营养不良

所谓“营养不良（malnutrition）”指的是由于摄入不足或利用障碍引起的能量或营养素缺乏的状态，进而导致生理和精神功能下降。其发生原因包括饥饿引起的原发性营养不良、疾病或治疗引起的继发性营养不良、年龄相关的营养不良和混合原因引起的。本节主要是针对大肠癌或大肠癌治疗引起的营养不良。营养不良是在大肠癌的治疗中常见的并发症，其可能出现在大肠癌的各个阶段，肿瘤的消耗可能引起营养不良；肠道病变引起的梗阻可能造成营养不良；化疗引起的恶心、呕吐，胃肠道症状，都可能影响患者食欲，造成营养不良。营养不良同患者恶性肿瘤的预后密切相关，可造成患者无法耐受进一步治疗，生活质量降低，甚至恶液质危及生命，如何改善患者营养状态，是需要临床医护人员、家属、患者共同努力解决的问题。

根据《2024 CSCO 恶性肿瘤患者营养治疗指南》中指出恶性肿瘤患者一经明确诊断，应立即进行营养风险筛查和营养不良评估。现阶段应用最广泛的恶性肿瘤营养风险筛查工具为 NRS 2002，一般应在患者入院 24 h 内完成。NRS 2002 ≥ 3 分患者，再进一步进行综合评估，从而了解患者营养不良的原因及严重程度，给予营养干预。

营养不良的诊断标准一直以来都存在争议，临床上常以 BMI < 18.5 kg/m^2 伴一般情况差或近 6 个月非自主体重下降超过 10% 来诊断营养不良。这里提到的体重是最方便、最直接的临床指标，但对于肿瘤患者来说，容易受到干扰，如体液潴留（胸腔积液、腹水和水肿）、巨大肿瘤、患者无法测量体重（昏迷或瘫痪等），其客观化治疗可以通过血红蛋白、血清白蛋白、前白蛋白、游离脂肪酸等，也有通过 CT 或 MRI 评估肌肉量进行评估。

在营养不良治疗中，《2024 CSCO 恶性肿瘤患者营养治疗指南》提出应遵循肿瘤患者三阶梯营养治疗策略：当饮食不足时，推荐联合肠内营养；若联合肠内营养后的营养供应仍不能满足患者营养需求时，推荐再联合肠外营养；若肠内营养不耐受，推荐全肠外营养。

中医药在消化系统疾病的治疗中，几千年来积累了丰富的经验，如调节患者食欲、通调脏腑、行气导滞方面都有各种有效手段，在改善大肠癌患者肿瘤相关性营养不良的状况有临床应用前景。

一、中医对营养不良的认识

中医古籍中没有“营养不良”“恶液质”等词，但是对其症状纳呆、乏力、消瘦等的相关文献却浩如瀚海，如《素问·玉机真藏论》就有“大骨枯槁，大肉陷下，胸中气满，喘息不便……”的营养不良状态描述，且其描述情况同恶液质的临床症状相似。大肠癌相关性营养不良比常见症状严重，甚至在终末期患者可能出现恶液质的表现，将其归属“虚劳”“劳瘵”范畴。“虚劳”“劳瘵”是古老的中医病名，“虚劳”张仲景在《金匮要略·血痹虚劳病脉证并治》中就已经首次提及“虚劳”，其描述“五劳虚极羸瘦，腹满不能饮食……内有干血，肌肤甲错，两目黯黑”与晚期肿瘤恶液质患者的临床表现高度吻合。“劳瘵”也是形容患者气血亏虚、精血乏源的状态，出现在《明医杂著》中：“损伤精血……倦怠无力，饮食少进，甚则痰涎带血……肌肉消瘦，此名劳瘵。”

中医学认为“虚劳”的主要病因有禀赋薄弱、后天失养、大病久病、误治失治以及外感内伤等多种原因，病因导致脏腑功能衰退，脾肾两虚、气血阴阳亏虚，日久不复为主要病机。其病位，主要在脾、肾，进而累及胃、肠、三焦，甚至五脏六腑。大肠癌相关性营养不良，是由于肿瘤久病或影响胃肠道功能，所谓癌毒久虚，且治疗过程中药毒损害，导致患者脾胃肠损伤，脾为中土，以灌四傍，是后天之本，气血生化之源，脾胃运化受损而生化乏源；肠为营养通调的场所，不通则无以运化，下注丹田，滋养肾气，损及先天之本，正气更虚，煎耗气血津液。原则上大肠癌肿瘤相关性营养不良的治疗应以补养脾肾，健运中焦为主。

此外，严重的营养不良除了精微物质的缺乏，同血虚血瘀密切相关。

《金匮要略·血痹虚劳病脉证并治》中提及的“虚劳”，就有“肌肤甲错，两目黯黑”，为血瘀而致，张锡纯认为，劳瘵之肌肤甲错，形体羸瘦，血不华色皆因经脉气血壅塞不通，水谷气化不及，导致精微匮乏。临床上肿瘤患者营养不良，血浓度上升，容易造成患者血液的高凝状态，出血血瘀症状。治疗上提倡在补益剂基础上加三棱、莪术类可以通活气血，健运 助化，可供临床参考。

二、中医药干预治疗营养不良

中医药在治疗消化道疾病方面有显著的临床疗效，可以通过补益、改善患者临床症状等方面治疗各阶段患者的营养不良。在大肠癌的治疗阶段中，容易出现营养不良的包括围手术阶段，在该阶段中，患者由于便血、梗阻、肿瘤消耗、手术等原因造成营养物质丢失或摄取不足；化疗阶段，患者可能出现呕吐、食欲下降、腹泻等情况，造成营养不良；及患者在终末期阶段，肿瘤消耗损伤，甚至肠梗阻无法进食导致营养不良。下面我们分阶段论述中医药在各阶段的干预作用：

（一）中医药干预肿瘤患者围手术期间的营养治疗

围手术期的营养不良治疗主要包括两个部分：纠正术前营养不良和维持术后营养状态。具体参见第二篇第三章围手术期阶段相关内容。

（二）中医药干预肿瘤患者化疗期间的营养治疗

化疗是一种全身性的杀灭肿瘤细胞的治疗手段，在杀灭肿瘤细胞的同时会损伤正常组织细胞。其同营养状况的关系是双向的：一方面，化疗可以抑制肿瘤生长，缓解肿瘤引起的压迫症状，改善患者营养状况；另一方面，化疗不良反应（如呕吐、腹泻等）影响患者营养摄入和吸收，削弱患者的食欲或进食量，加重营养状况恶化。而营养不良会降低患者对化疗的耐受性，出现减量或化疗频繁中断，影响化疗的效果，两者密切相关。

中医药方法在改善化疗消化道副作用方面有广泛的应用。

1. 改善恶心、呕吐

化疗药物诱发恶心、呕吐的机制十分复杂，各药物的作用靶点也有很大差异，可诱导胃肠嗜铬细胞释放 5-HT3，使迷走神经兴奋而引起呕吐；也有因条件反射引起呕吐；及精神因素引起中枢性呕吐。针灸治疗在化疗引起的恶心、呕吐的作用已被医学界认可及推荐，其具有疏通经络、调和气血、平衡阴阳的作用，从而达到止吐的目的，且其价格低廉、疗效迅速。如李东芳等采用化疗前 30 min，针刺合谷、内关、足三里，预防化疗所致呕吐，有效率为 91.17%。还有医家在患者足三里穴位注射胃复安或异丙嗪，结果总有效率 90% 以上。耳穴刺激也被广泛应用于化疗恶心、呕吐的治疗中，如王变丽等取胃、肝、脾、贲门穴（耳部），用王不留行子压丸，间断按压刺激，缓解患者胃肠道反应。孙存桂采用穴位按摩配合艾灸缓解肿瘤患者恶心、呕吐，穴位按摩取内关、合谷，采用拇指指腹为压力源，点按和点揉交替进行，以酸、麻、胀得气感为度，每次 5~10 min，化疗前 30 min 开始，每 4 h 进行 1 次，艾灸悬灸足三里、中脘，每日 2 次，对于呕吐症状的缓解率为 83.33%。也有采用和胃降逆、健脾化湿、益气养阴、疏肝利胆、健脾补肾、活血解毒中药来缓解化疗引起恶心、呕吐，但由于该阶段患者脾胃已经受损，如患者此阶段出现进食困难，则不做推荐，生姜被称为“呕家圣药”，可采用生姜外擦舌部以止呕。

2. 改善食欲减退

食欲减退归于中医“不欲食”“纳呆”范畴，化疗阶段的食欲减退由于药毒所致，病位在脾胃，同肝也密切相关。患者化疗期间，药物伤及肝肾，且患者可能处在焦虑、恐惧、抑郁等多种负面情绪中，也影响肝的疏泄，不能调畅气机，木旺乘土，也伤及脾胃。在治疗中除了常规的健脾和胃、疏肝理气，如四君子汤、六君子汤、平胃散等。对于化疗期间患者芳香类药物有促进脾的运化的功能，所谓芳香类药物包括木香、檀香、沉香、丁香、香橼、佛手、甘松、白豆蔻、砂仁等。明代贾所学《药品化义》指出：“香能通气，能主散，能醒脾阴，能透心气，能和合五脏。”《中医大辞典》指出，芳香健脾药治疗脾为湿困、运化无力的病证。但在使用芳香类药物时应注意，芳香药一般性多温热辛燥，易耗气伤阴，宜后下，不宜久煎，阴虚血燥及气虚者慎用。

3. 改善腹泻

大肠癌常用化疗药物，如伊立替康、氟尿嘧啶、卡培他滨等容易造成患者腹泻的症状，尤其是化疗药物伊立替康，腹泻又造成患者营养不良情况加重。在中医药减毒增效方面，对于如何改善化疗药物引起的腹泻副反应，近年来有深入的研究。

（1）伊立替康（Irinotecan，CPT-11） 其主要的不良反应之一是剂量限制性毒性 - 迟发性腹泻。临床研究表明，28%~40% 的患者接受本品治疗可出现 2~4 度腹泻，并导致化疗方案提前中止，降低了患者的生活质量。所谓迟发性腹泻，指使用药物 24 小时后，与血液中 CPT-11 的代谢产物乙基 -10- 羟基喜树碱（SN-38）峰值浓度有关，腹泻持续 5~7 d，常可导致患者电解质紊乱，甚至致死性脱水。其临床表现为：大便次数明显增多；粪质稀溏甚至水样便；频繁的腹痛和（或）腹胀；胃部疼痛；纳呆、乏力。CPT-11 发生迟发性腹泻的机制目前尚不明确，有研究表明尿苷二磷酸葡醛酰转移酶 1A1（uridine diphophate glucuronosyl transferase 1A1，UGT1A1）是一种可将 SN-38 灭活成 SN-38G 的主要代谢酶，且与 CPT-11 所致腹泻有密切关系。UGT1A1*28 纯合型和 UGT1A1*28 杂合性两种基因多态性可增加患者发生严重迟发性腹泻的风险。

在中医药防治 CPT-11 引起的迟发性腹泻的研究中，最著名的是 Lam W 等由黄芩汤制备的实验室配方 PHY906，通过动物和实验证明 PHY906 可增强 CPT-11 的抗肿瘤活性，减少 CPT-11 诱导的肠道细胞凋亡，从而抑制 CPT-11 所致的体重减轻及其诱导的炎症反应，但单独使用 PHY906 不能缩小肿瘤大小。黄芩汤是《伤寒论》中治疗太阳、少阳二经合并下利的方剂，含黄芩、甘草、芍药、大枣。方中黄芩清热；甘草、大枣健脾和太阴经；白芍酸涩收敛。也有采用温补的方法治疗 CPT-11 引起的迟发性腹泻的，如陈宇鹏等采用四神汤合痛泻要方防治 CPT-11 所致的延迟性腹泻患者 68 例，结果显示治疗组腹泻发生率为 14.71%，对照组为 35.29%；张蕾等采用温肾健脾汤治疗，具体用药为：制附子（先煎）6~20 g，干姜 10 g，肉桂 6 g，总有效率 87.5%，都是采用温补的方法治疗，在临床要根据患者情况辨证论治，偏虚偏寒宜温补，偏实偏热宜清凉。

临床上也采用针灸的方法进行治疗，如贾立群等采用中药配合针刺治疗化疗药物引起重度腹泻，选择足三里、上巨虚、中脘穴位。对于虚证腹泻者，或遇寒则加剧者，可采用温灸、隔姜灸神阙、足三里穴位以散寒止泻。

（2）5- 氟尿嘧啶（5-fluo rouracil，5-Fu） 5-Fu 是 20 世纪 50 年代发现的一种广谱抗肿瘤药物、抗代谢类药物，能抑制胸腺嘧啶核苷酸合成酶，阻断脱氧嘧啶核苷酸转化成胸腺嘧啶核苷酸，干扰脱氧核糖核酸（DNA）合成，对核糖核酸（RNA）的合成有一定的抑制作用，从而诱导肿瘤细胞凋亡，有效抑制其增殖。在临床上 5-Fu 的给药一般采用的持续静脉给药，其副作用主要是骨髓抑制、胃肠道反应、脱发、皮肤或指甲色素沉着，其中胃肠道反应有食欲不振、恶心、呕吐、胃炎、腹痛或腹泻，严重的腹泻甚至出现血性腹泻。临床研究中医药对其影响，采用的方剂主要是益气健脾为主的方药，如李柳宁等采用调气止泻汤预防 5-Fu 化疗相关性腹泻，治疗组发生率为 25.0%，对照组 46.3%，调气止泻方为补中益气汤合生姜泻心汤加减，具体组成为：黄芪 60 g，白术 10 g，陈皮 5 g，党参 20 g，柴胡 10 g，升麻 10 g，炙甘草 10 g，生姜 10 g，干姜 5 g，黄芩 10 g，半夏 15 g，黄连 5 g，大枣 10 g。李兆栋等采用生脉胶囊干预治疗 5-Fu 导致的小鼠化疗性肠黏膜炎发现结肠长度增加，结肠黏膜结构明显改善，结肠黏膜中 ki67 表达显著增加，说明生脉胶囊对 5-Fu 诱导的结肠黏膜损伤具有明显的保护作用。生脉散首见于《医学启源》，由人参、麦冬、五味子组成，是益气养阴的名方。

（3）卡培他滨（capecitabine） 卡培他滨是大肠癌常用的化疗药，是一种对肿瘤细胞有选择性杀伤活性的口服细胞毒制剂，属于氟尿嘧啶类药物，其副反应以腹泻和手足综合征为主。杨文博等辨其属于太阴阳明合并，寒热错杂，采用甘草泻心汤治疗，并强调治疗中中西并重，西医药物减少胃肠道分泌，促进黏膜修复；中医辨证辨病治疗。邓世翩采用温和灸治疗卡培他滨片所致化疗相关性腹泻，其具体操作：取神阙、中脘和双侧足三里治疗，同盐酸洛哌丁胺胶囊比较，治疗组有效率 66.7%，对照组 33.3%。黄征宙采用食疗的方法进行干预，山药苡仁粥预防希罗达所致腹泻，发现治疗组腹泻发生率 16.7%，对照组 43.3%。

（三）中医药干预肿瘤患者终末期的营养治疗

终末期的大肠癌患者，由于肿瘤消耗、腹腔转移、腹水等情况，存在严重的营养不良问题，甚至恶液质。在这个阶段采用营养支持治疗是存在争议的，姑息医学理念建议对患者适当液体补充以纠正脱水、谵妄、电解质紊乱等症状，在此期间对于患者可适当放宽饮食限制，如糖尿病患者对于碳水摄入的限制，肾病患者对于蛋白的摄入等。

在这个阶段还涉及一个恶病质的概念，目前公认的“恶病质”的定义是由 Fearon 教授 2011 年在肿瘤恶病质国际共识中提出：以持续性骨骼肌丢失（伴有或不伴有脂肪组织丢失）为特征，不能被常规营养支持完全缓解，逐步导致功能损伤的多因素综合征。其将恶病质分为三期，恶病质前期、恶病质期和难治性恶病质。恶病质前期和恶病质期是比较有效的治疗窗，其最有效的治疗方法是病因治疗，即有效的抗肿瘤治疗，若无有效的抗肿瘤治疗，则难治期的恶病质难以逆转。在肠癌中恶病质的发生率为 54%，导致各种代谢紊乱，是患者预后不良的因素之一。

中医药治疗方法在改善营养不良方面有显著的作用，对于此阶段主要以扶正为主，可兼顾祛邪毒。在此阶段可采用中药和非药物疗法进行干预治疗，中药主要是采用健脾扶正、调达三焦、通腑泻浊的治法；非药物疗法以健运脾胃、促进胃肠蠕动为主。

1. 中药健脾以复胃气

脾为后天之本，在此阶段大肠癌患者的治疗以安中焦为主，排除器质性不可逆的原因，中医可以帮助患者恢复胃肠功能，采用的药物主要为健运脾胃的经典方剂，如薯蓣丸、四君子汤、参苓白术散等方剂，对于无法进食大量汤液的患者，可以浓煎，或采用丸剂的方式给药，避免加重患者的胃肠道负担。在这方面目前的相关临床及研究较多，如参苓白术散能显著降低肿瘤恶液质患者血清 TNF-α、肿瘤坏死因子凋亡诱导剂、成纤维细胞生长诱导因子 -14（Fn-14）的表达，改善中医证候，提高患者体力状况。在实验研究中发现，采用不同剂量四君子汤干预癌症恶液质小鼠，同空白组对照，试验组小鼠摄食量和体重增加，血清炎性因子 TNF-α、IL-1、IL-6 及 IGF-1 水平降低。李建强等采用加味枳朴六君子汤（枳实、厚朴、人参、白术、茯苓、陈皮、半夏、木香、砂仁、鸡内金、炒三仙、炙甘草、生姜）治疗肿瘤恶液质 42 例，并设对照组，发现治疗组营养状况好转，饮食明显好转，体重增加，总有效率达 96%。

2. 中药调达三焦以利精微运输

三焦为水谷精微、人体气机通利的场所，对于肿瘤晚期营养不良的患者，三焦的通利调达尤为重要，患者往往出现不通的情况，采用中医药有调达气机、梳理三焦的作用。在立方用药时根据编者经验可采用柴胡汤类，分清泄浊、通利三焦，避免因正虚，无以运化，而壅塞不通。在临床中，大小柴胡汤、柴胡达原饮等是编者组临床常用的方剂。李元浩等基于国医大师陆广莘“生生”理论也提出运用柴胡桂枝汤治疗肿瘤恶液质，强调了调达气机的重要性。

3. 中药通腑泻浊以利消化

对于人体来说，糟粕得以排出，精微才能运行传递，从而生生不息。对于晚期患者，由于活动量减少，胃肠蠕动明显降低，常出现便秘、腹胀等表现，可以采用中药通便泄浊，常用方剂有承气汤、麻子仁丸、脾约丸等，这在大肠癌晚期阶段的营养支持中是尤为重要。

以上三个方法，在此阶段的中药治疗中较为重要，临床上往往将几个方法融合使用的，如诸葛晶哲等采用消岩汤（生黄芪 30 g，太子参 15 g，炒白术 20 g，姜黄 10 g，郁金 10 g，青蒿 30 g，虎杖 15 g，白花蛇舌草 30 g，蜂房 10 g）治疗 83 例晚期恶性肿瘤恶液质患者，就是采用了扶正、调达三焦的方法进行的，对照组采用甲地孕酮，连续观察 3 个月，患者体液潴留治疗组优于对照组，治疗组食欲增强优于对照组，生化指标白蛋白高于对照组，提示对于恶液质前期及恶液质期疗效较好，能改善患者营养状态，减少不良反应发生，提高生活质量。黎晓岚等分析文献中采用中医治疗恶性肿瘤营养不良的处方，发现高频药物为白术、黄芪、茯苓、甘草、陈皮、党参、当归，其药味选择体现了“扶正固本”“虚则补之”的观点。

在中医药作用机制方面，中药干预大肠癌患者的肠道微生物情况是近期研究的重点。如张勇丹等发现中医药干预癌症恶液质可能同瘦素系统介导的 JAK2-STAT3 途径相关。肠道菌群如同人体的一个生态系统，存在各种各样庞大的共生微生物。中药汤剂常采用口服给药，中药通过口服后，经过消化道会同肠道微生物接触，从而调节和影响肠道菌群的结构。肿瘤恶液质的患者大部分肠道菌群处于失调状态，因其自身免疫力由于疾病的关系已经受到很大程度的削弱，一旦其肠道菌群处于失调状态时，肠黏膜上就会集聚大量炎性细胞，使得原本下降的免疫力进一步遭到破坏，甚至出现菌群移位及肠源性内毒素血症（intestinal endotoxemia，IETM），加重恶液质状态。因此，采用中医药手段干预，调节肠道菌群是纠正恶性肿瘤恶液质的切入点。

4. 针灸改善营养不良

传统中医疗法中针灸等外治法也是有效的干预营养不良的手段，已被传承千年。《千金方》中提及“若要安，三里常不干”的艾灸胃经合穴，补益脾胃的方法。李东垣在《脾胃论》中阐述“胃虚则五脏六腑、十二经、十五络、四肢皆不得营运之气”，并提出了以调理脾胃论治的针法。临床常用的改善营养不良的针灸方法包括隔姜灸、穴位贴敷、针刺等，从选穴角度说，常选用的穴位有关元、神阙、天枢、足三里等，协同调节胃肠功能，虚劳诸证，这些是改善患者营养不良的常用穴位。

在肿瘤相关文献报道中，徐大钊等采用针刺曲池、内关、合谷、中脘、天枢、地机、足三里、上巨虚、下巨虚、三阴交，得气后插捻转补治疗，6 周后观察，患者摄食改善率、体质量指数、前白蛋白、白蛋白均升高，可为参考。

三、药膳改善营养不良

药膳是中医药疗法的特色之一。肿瘤患者出现营养不良的情况，不论邪实情况，正气必定是不足的，其有赖于后天脾胃的濡润，所谓“有胃气则生，无胃气则死”，但是也不能一味给予患者补益药食，壅塞脾胃，运化无路，在药膳的选择上要选用清养平补脾胃的食物，如猪肉、香菇、百合、山药、粳米、白扁豆、鸡内金等，在顾护正气的同时，也不忘肿瘤血瘀、痰结、湿聚、热毒的疾病特点。结合大肠癌患者的临床特点，药膳选择的三原则是：一注意健脾和胃轻滋补；二注意通调脏腑排糟粕；三兼顾癌症痰瘀毒邪。

下面列出不同证型情况大肠癌患者适宜的药膳选择，可参见附录－大肠癌常用食物介绍。

1. 痰凝为主

痰凝者可伴见咳吐痰涎，胸脘满闷，眩晕纳呆，舌苔厚腻，脉滑等。治疗多选用健脾理气兼化痰的食材，如山药、米仁、白扁豆、陈皮、杏仁等。

2. 血瘀为主

血瘀者可伴见疼痛，痛处固定，面色黧黑，肌肤甲错，口唇紫暗，舌色暗淡，兼有瘀斑，脉弦或涩等。可采用活血化瘀的食材，如山楂、黑木耳、洋葱、玫瑰花、红糖等。

3. 气滞为主

气滞者多见嗳气频作，胸胁不适，便秘，急躁易怒，舌质暗，脉弦细等。可采用通利气机的食材，如佛手、香橼、萝卜、金橘、薄荷等。

4. 瘀毒为主

瘀毒多见于晚期，患者邪毒壅塞，身体极度消瘦，常伴见发热、少尿、便秘、烦躁、身痛等，舌质暗淡，苔少或无，脉浮无根或沉取不应。可采用清热解毒、软坚散结、化瘀解毒的食材，如马齿苋、绿豆、苦瓜、金银花、蒲公英等。

第六节　血栓

癌症相关性血栓（Cancer-associated Thromboembolism，CAT）是恶性肿瘤常见并发症及患者主要死亡原因之一，发生率呈逐年上升趋势，高度影响治疗进程及患者生存率，且与大出血、死亡等不良预后密切相关，严重影响患者生活质量及预后。癌症相关性血栓中肿瘤相关静脉血栓栓塞症（Venous thromboembolism，VTE）临床中最为常见，静脉血栓栓塞症包括深静脉血栓（Deep venous thrombosis，DVT）和肺栓塞（Pulmonary embolism，PE）。静脉血栓栓塞症的发生受患者自身情况、肿瘤情况、抗肿瘤治疗等多因素影响，从而导致血流的瘀滞、内皮细胞损伤、血液高凝状态最终导致静脉血栓栓塞症发生。深静脉血栓临床上表现为肢体红肿、胀痛、行走困难；肺栓塞严重时表现为胸闷气短、呼吸受限等。目前对于静脉血栓栓塞症的西医治疗主要采用的抗凝药物：华法林、肝素、阿加曲班、达比加群和利伐沙班等。

一、中医对血栓的认识

根据患者呼吸困难、肿痛、水肿、皮肤红斑等临床表现，可将静脉血栓归于中医学“肿胀”“恶脉”“瘀血流注”等范畴。大肠癌患者体弱、肿瘤、药毒等多种因素影响，耗伤人体之气，气虚不能推动血液运行，血行无力则瘀，血瘀则水液停滞发为肿胀。《灵枢·痈疽》“血泣则不通，不通则荣卫归之，不得复反，故痛肿”，在治疗中以活血化瘀为治疗大法。

二、中医药干预治疗血栓

（一）静脉血栓栓塞症的中药用药规律分析

吕志伟等整理中医药治疗静脉血栓栓塞症的文献，纳入 50 篇，组方 50 个，含药物 90 味，频率最高的是牛膝、当归、红花；药性以寒凉药物占比最高；药味以苦味为主；药物归经以肝经为主。高频聚类分析挖掘 4 个聚类方，分别为活血化瘀类：桃仁、当归、牛膝、赤芍、川芎、红花；补气活血类：丹参、黄芪；破血逐瘀类：水蛭；清利湿热类：芒硝、大黄。

（二）中医药干预治疗深静脉血栓

深静脉血栓一般由长期卧床创伤、肢体运行不畅导致瘀血在脉络中发生阻滞，导致水津外溢引发。肠癌患者由于肿瘤细胞的侵袭、手术创伤、化疗药物等因素，常导致机体处于高凝状态，凝血与抗凝平衡被打破，形成深静脉血栓。

1. 治疗原则

中医药治疗肠癌相关深静脉血栓遵循辨证施治原则，根据患者的具体病情、体质及证候特点，灵活运用活血化瘀、疏肝理气、调和阴阳、扶正抗癌等治法，以达到疏通经络、活血化瘀、改善微循环、促进血栓溶解的目的。

2. 施治方法

（1）活血化瘀法　活血化瘀法是治疗深静脉血栓的常用方法，通过选用具有活血化瘀功效的中药，如丹参、红花、川芎等，改善肠道及下肢静脉的血流状况，缓解疼痛症状，促进血栓溶解。临床研究表明，活血化瘀中药能够显著降低血液粘度，增加红细胞变形能力，改善微循环，从而有效治疗深静脉血栓。

（2）疏肝理气法　肠癌患者常伴有情志不畅、肝气郁结等症状，肝失疏泄则气机不畅，气滞则血瘀。因此，疏肝理气法在治疗肠癌相关深静脉血栓中亦占有重要地位。通过选用逍遥丸、柴胡疏肝散等方剂，疏肝解郁、理气活血，达到调节情志、改善血液循环的效果。

（3）调和阴阳法　针对肠癌患者阴阳失衡的状况，选用养阴清热或温阳健脾的中药进行调和，以调整身体内的生命力，增强机体抵抗力，从而达到抗癌效果。同时，调和阴阳也有助于改善血液循环，促进血栓溶解。

（4）扶正抗癌法　扶正抗癌法通过运用中药调整患者的整体状况，提高抗癌能力，减少并发症的发生。常用中药如党参、牛蒡子、石贝穿山甲等，具有增强免疫力、抗肿瘤的作用。在治疗肠癌相关深静脉血栓时，扶正抗癌法可辅助活血化瘀、疏肝理气等治法，提高治疗效果。

3. 外治疗法

中医理疗如中频电针治疗、艾灸、推拿等，在治疗肠癌相关深静脉血栓中也具有独特优势。通过刺激相关穴位和经络，促进气血运行，改善微循环，加速血栓溶解。

（三）中医药干预治疗肺栓塞

肺栓塞在中医学中可归为“血瘀证”范畴，其病机主要为气血瘀阻，气机不畅。由于大肠癌的病理基础及治疗过程中的损伤，如手术、化疗等，均可导致气血运行不畅，加之患者正气虚弱，易受外邪侵袭，从而引发肺栓塞。

1. 治疗原则

中医药治疗肠癌相关肺栓塞的总体原则为“活血化瘀、清热解毒、扶正固本”。通过活血化瘀以疏通经络，改善血液循环；清热解毒以消除湿热火毒，减轻炎症反应；扶正固本以增强机体正气，提高抗病能力。

2. 施治方法

（1）早期（实证为主）：以活血化瘀、清热解毒为主，方用血府逐瘀汤、桃红四物汤等加减，以疏通经络、消散瘀血、清除湿热火毒。

（2）中期（虚实夹杂）：在活血化瘀、清热解毒的基础上，兼顾扶正固本，方用八珍汤、当归补血汤等加减，以补益气血、增强体质。

（3）晚期（虚证为主）：以扶正固本为主，兼以活血化瘀、清热解毒，方用补中益气汤、附子理中汤等加减，以温补脾肾、滋养肝肾，提高机体免疫功能。

3. 外治疗法

针灸作为中医的重要治疗手段之一，在肠癌相关肺栓塞的治疗中也有一定的应用。通过针刺特定穴位，如肺俞、心俞、膈俞等，可起到活血化瘀、疏通经络、调理气血的作用。

三、中医药对血栓的预防

（一）活血化瘀类药物

活血化瘀类药物是中医药预防血栓的重要手段之一。三七、丹参、川芎、红花等中药具有活血化瘀、消肿止痛的功效，能够改善血液流变学指标，降低血液黏度，抑制血小板聚集和血栓形成。例如，三七在治疗癌症时可以促进血液循环，改善血液凝固异常的情况；丹参能降低血液黏度，抑制血小板聚集，从而预防癌症患者发生血栓。

（二）补气养血类药物

补气养血类药物能够增强机体正气，提高机体免疫力，从而间接预防血栓的发生。当归尾、黄芪等中药具有补血活血、益气固表的作用，能够改善癌症患者化疗后出现的贫血和乏力等症状，提高患者的生活质量。

（三）清热解毒类药物

清热解毒类药物能够清除体内热毒，减轻炎症反应，从而降低血栓风险。如金银花、连翘等中药具有清热解毒、疏散风热的作用，能够改善肿瘤患者体内环境，减少血栓形成的风险。

一项研究发现，芪附龙葵汤联合 FOLFOX4 化疗方案治疗结直肠癌晚期患者时，能够显著降低 miR-141-3p、miR-1229 水平，提高免疫功能，同时减少血栓的发生。另一项研究则表明，早期活动量表联合常规护理能够显著改善老年胃肠癌患者术后下肢血液循环，降低深静脉血栓的发生率。

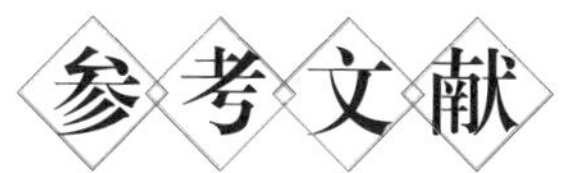

参考文献

[1] 程曼曼，徐媛媛，舒鹏．中药治疗大肠癌术后腹泻临证经验总结 [J]. 环球中医，2018, 11(03): 391-392.

[2] Jian Wang, Heng Liu, Hui Qi Qing. Effect of Da-Cheng-Qi-Tang on gastrointestinal motility in patients undergoing laparotomy[J]. Hepato-gastroenterology, 2011, 58(112): 1887-1892.

[3] 刘婷婷，张丽丽，杨蓥萍等．基于数据挖掘针刺治疗术后肠梗阻取穴组方规律分析 [J]. 云南中医学院学报，2020, 43(6): 46-50.

[4] 穆立新，姜军作，范杰华．针灸治疗大肠癌术后 30 例疗效观察 [J]. 大连大学学报，2006(06): 100-101, 106.

[5] 代志毅，林生君．针刺治疗大肠癌术后胃肠功能紊乱 30 例 [J]. 陕西中医，2011, 32(02): 210-211.

[6] 韩旭，胡丹．特定穴在肠癌术后胃肠运动功能恢复中的作用 [J]. 针灸临床杂志，2014, 30(01): 10-12.

[7] 黄展明，李丽君，张子敬等．宣肺利气法针刺治疗促进胃肠癌术后胃肠功能恢复的临床观察 [J]. 广州中医药大学学报，2019, 36(10): 1584-1587.

[8] 龙莹，张子敬，黄展明等．电针肺经原络穴治疗大肠癌术后肠梗阻的临床观察 [J]. 广州中医药大学学报，2021, 38(03): 518-523.

[9] 李凯歌，郭孟玮，谭莉华等．比较电针“大肠俞”“天枢”穴对肠易激综合征模型大鼠内脏敏感性、间质细胞和辣椒素受体 1 的影响 [J]. 中国针灸，2018, 38(06): 625-629, 636.

[10] 杨艳，韩涛．基于时间医学的择期艾灸对大肠癌术后胃肠功能及生存质量的影响 [J]. 辽宁中医杂志，2021, 48(03): 172-175.

[11] 曹细香．灸法治疗脾肾阳虚型肠癌术后患者的效果观察与护理 [J]. 护理实践与研究，2017, 14(03): 135-137.

[12] 梁成芳．隔姜灸神阙、足三里穴促进腹部术后胃肠功能恢复 35 例 [J]. 河南中

医, 2013, 33(07): 1137-1138.
[13] 韦巧玲. 隔姜灸联合咀嚼口香糖促进结直肠癌术后胃肠功能恢复的临床研究[D]. 广西医科大学, 2019.
[14] Qing Liu, Honglei Jiang, Dong Xu, et al. Effect of gum chewing on ameliorating ileus following colorectal surgery: A meta-analysis of 18 randomized controlled trials[J]. International Journal of Surgery, 2017, 47: 201-206.
[15] 陈瑱瑶, 陈育忠, 陈琦等. 雷火灸联合中药治疗对大肠癌术后胃肠功能恢复的疗效观察[J]. 广州中医药大学学报, 2022, 39(6): 1342-1347.
[16] 陈勇, 陈波, 陈泽林等. 拔罐疗法的临床及其生物学机制研究[J]. 世界中医药, 2020, 15(11): 1643-1650.
[17] Yin Cuiying, Fang Ying, Yao Dan, et al. Influencing Mechanism of Cupping Moxibustion on Gastrointestinal Function and Immune Function in Patients with Functional Diarrhea.[J]. Cellular and molecular biology (Noisy-le-Grand, France), 2022, 68(6): 1202-1230.
[18] 田叶红, 张巧丽, 刘为易等. 刺血拔罐治疗癌性不全性肠梗阻21例[J]. 中医药导报, 2014, 20(03): 57-58.
[19] 于溯, 张烈, 刘素梅. 闪罐加针灸治疗术后肠梗阻55例[J]. 中国针灸, 2011, 31(11): 1052.
[20] 张小丽, 周丽梅, 张传云等. 耳穴贴压治疗腹部手术后胃肠道功能障碍的研究进展[J]. 中国临床保健杂志, 2022, 25(5): 712-716.
[21] 朱丹英, 丁友英. 耳穴压豆对结直肠癌术后患者胃肠功能恢复的促进作用[J]. 中国中医药科技, 2018, 25(1): 80-81.
[22] 姜家康, 杨帆, 姜庆辉等. 耳穴贴压法联合中药治疗脾虚湿盛型大肠癌术后泄泻的临床效果[J]. 中国医药导报, 2019, 16(22): 135-138.
[23] 张阳德, 林伶, 陈紫煜. 耳穴按压对腹腔镜术后胃肠功能恢复的影响[J]. 中国内镜杂志, 2011, 17(10): 1014-1018.
[24] 陈秋婉. 磁珠耳穴贴压治疗腹部手术后胃肠功能紊乱40例[J]. 中国中医急症, 2011, 20(05): 837.
[25] 周银屏. 大黄芒硝敷脐对腹部术后胃肠功能早期恢复的影响[J]. 现代中西医

结合杂志, 2011, 20(6): 716-717.
[26] 汪永坚, 唐娅琴, 郑爱玲. 穴位按压促进腹腔镜术后患者胃肠功能恢复的观察 [J]. 上海针灸杂志, 2009, 28(10): 583-584.
[27] 罗坚女, 金国军. 足三里穴位按摩对腹部手术后肠功能恢复的疗效观察 [J]. 中华中医药杂志, 2020, 35(3): 1611-1612.
[28] 范花, 邢健红, 沈憬宏等. 中药饼穴位敷贴联合穴位按压在结直肠癌患者术后康复中的应用 [J]. 护理与康复, 2022, 21(11): 44-46, 49.
[29] 金慧英, 翟栋, 金善恩等. 穴位按压联合中药足三里外敷对结直肠手术患者胃动素和胃泌素的影响 [J]. 中华全科医学, 2019, 17(6): 1014-1017.
[30] 余志敏, 杨青. 穴位按压对腹部手术后胃肠功能的影响 [J]. 大家健康 (学术版), 2014, 8(18): 31.
[31] 王宝莲, 谢鲤荔, 王达真等. 调气通腑法治疗出口梗阻型便秘的临床体会 [J]. 中国民间疗法, 2020, 28(10): 28-29.
[32] 陈勇, 陈波, 陈泽林等. 拔罐疗法的临床及其生物学机制研究 [J]. 世界中医药, 2020, 15(11): 1643-1650.
[33] 刘洁, 丁玲. 丁桂散穴位贴敷神阙穴在术后肠梗阻中的应用 [J]. 光明中医, 2020, 35(18): 2897-2899.
[34] 张澍澄. 逐瘀泻热方合穴位贴敷治疗胃肠道术后早期肠梗阻疗效及对相关炎症因子、神经递质的影响 [J]. 现代中西医结合杂志, 2020, 29(4): 411-414.
[35] 陈子佳, 张中涛, 王理槐等. 浸泡法治疗卡培他滨相关性手足综合征临床研究 [J]. 河北医药, 2021, 43(23): 3631-3633.
[36] 陈青青. 加味桂枝汤熏洗防治卡培他滨所致手足综合征观察 [J]. 浙江中医杂志, 2012, 47(1): 39.
[37] 徐玲, 李华芬, 汪建林等. 中药浸泡防治阿帕替尼致手足综合征的效果观察 [J]. 中西医结合护理 (中英文), 2020, 6(7): 65-68.
[38] 陈州华, 周胜涟. 芪归通络汤浸泡治疗化疗后手足综合征 30 例 [J]. 陕西中医, 2012, 33(1): 32-34.
[39] 徐琦, 邓德厚, 钟方明. 生肌活血方外用治疗阿帕替尼引起的手足综合征的临床效果 [J]. 中国现代医生, 2021, 59(16): 137-141.

[40] 崔勇，张荣香，刘雯雯．温经通络方熏洗对阿帕替尼手足综合征的疗效分析[J]. 中国实用医药，2022, 17(4): 36-39.

[41] 覃霄燕，李鸿章，王海存等．五味消毒饮熏洗联合心理疏导综合干预阿帕替尼后手足综合征（热毒壅盛证）随机平行对照研究 [J]. 实用中医内科杂志，2018, 32(8): 24-28.

[42] 邵文博，李韬芝，于然等．运用数据挖掘总结中药外治治疗化疗相关手足综合征及其网络药理学分析 [J]. 中日友好医学学报，2022, 36(3): 175-177.

[43] 张静怡，崔慧娟，彭艳梅等．基于聚类分析和关联分析的卡培他滨相关手足综合征的中药用药规律研究 [J]. 现代中医临床，2019, 26(6): 12-19.

[44] 乔冠英，黄玉筠，蔡欣等．凉血通络方外洗防治甲磺酸阿帕替尼相关性手足综合征的临床效果 [J]. 临床合理用药，2021, 14(10): 28-30.

[45] 赵燕．通络法治疗化疗相关性手足综合征的临床观察 [J]. 云南中医中药杂志，2020, 41(9): 31-33.

[46] 曹霞，李曾，李翔等．五味宣痹汤联合手脚食醋浸泡防治 HER2 阴性晚期胃癌患者 XP 方案一线治疗所致手足综合征疗效及对免疫功能及生存质量的影响 [J]. 现代中西医结合杂志，2019, 28(18): 1959-1963.

[47] 邵彩芬，张鹏宇．益气活血通脉方治疗卡培他滨致手足综合征疗效观察 [J]. 浙江中医杂志，2022, 57(6): 427.

[48] 吕阗，李静，李丽荣等．中药熏蒸治疗卡培他滨所致Ⅱ度手足综合征的疗效研究 [J]. 中国处方药，2022, 20(7): 126-127.

[49] 周琴，周国芳，董良等．中药熏洗治疗抗肿瘤靶向药相关性手足综合征临床观察 [J]. 浙江中医杂志，2020, 55(6): 431-432.

[50] 钱丹萍．中药浸泡防治阿帕替尼治疗胃癌并发手足综合征临床观察 [J]. 中医药临床杂志，2018, 30(10): 110-112.

[51] 程小伟，吴锐荣，张振勇等．中药熏洗治疗结直肠癌患者化疗后手足综合征的疗效观察 [J]. 实用临床医药杂志，2020, 24(21): 32-35.

[52] 陈东来．酒调乳黄散防治卡培他滨致手足综合征的疗效观察 [J]. 中医药导报，2010, 16(10): 35-36.

[53] 郭婷，何虹，胡丰阳等．复方黄柏液治疗卡培他滨所致手足综合征的疗效观

察 [J]. 中华中医药杂志 , 2019, 34(6): 2830.

[54] 林友燕 , 方晓 , 林小琴 . 药蜡治疗阿帕替尼所致手足综合征 30 例 [J]. 上海针灸杂志 , 2016, 35(12): 1462-1463.

[55] 吕志伟 , 潘玉真 . 恶性肿瘤患者静脉血栓中医用药规律分析 [J]. 中国处方药 , 2023, 21(11): 155-158.

[56] 刘俊青 , 刘春香 , 韩金凤 . 中医药治疗恶性肿瘤患者血液高凝状态的研究进展 [J]. 广西医学 , 2021, 43(3): 363-366.

[57] 魏志平 , 应荣彪 , 陈莎莎等 . 三七对腹腔镜胃肠肿瘤术后患者凝血功能和下肢发生静脉血栓栓塞症风险的影响 [J]. 大医生 , 2023, 8(13): 91-93.

[58] Sung H, Ferlay J, Siegel R L, et al. Global Cancer Statistics 2020: GLOBOCAN Estimates of Incidence and Mortality Worldwide for 36 Cancers in 185 Countries[J]. CA Cancer J Clin, 2021, 71(3): 209-249.

[59] Lichtenstern C R, Ngu R K, Shalapour S, et al. Immunotherapy, Inflammation and Colorectal Cancer[J]. Cells, 2020, 9(3): 231-248.

[60] Biller L H, Schrag D. Diagnosis and Treatment of Metastatic Colorectal Cancer: A Review[J]. JAMA, 2021, 325(7): 669-685.

[61] Anthony T, Baron T, Mercadante S, et al. Report of the clinical protocol committee: development of randomized trials for malignant bowel obstruction[J]. J Pain Symptom Manage, 2007, 34(Suppl): S49-S59.

[62] 雷炜 , 成娜 . 螺旋 CT 联合 X 线腹部平片在肠梗阻中的诊断价值评价 [J]. 甘肃科技 , 2023, 39(3): 92-94.

[63] Fackche N T, Johnston F M. Malignant Bowel Obstruction[J]. Adv Surg, 2021, 55: 35-48.

[64] Madariaga A, Lau J, Ghoshal A, et al. MASCC multidisciplinary evidence-based recommendations for the management of malignant bowel obstruction in advanced cancer[J]. Support Care Cancer, 2022, 30(6): 4711-4728.

[65] Micco M, Sbarra M, Gui B, et al. Prognostic CT findings of malignant bowel obstruction in patients with advanced ovarian cancer[J]. Tumori, 2020, 106(2): 149-154.

[66] Cousins S E, Tempest E, Feuer D J. Surgery for the resolution of symptoms in malignant bowel obstruction in advanced gynaecological and gastrointestinal cancer[J]. Cochrane Database Syst Rev, 2016, 2016(1): 2764.

[67] Tuca A, Guell E, Martinez-Losada E, et al. Malignant bowel obstruction in advanced cancer patients: epidemiology, management, and factors influencing spontaneous resolution[J]. Cancer Manag Res, 2012, 4: 159-169.

[68] 倪震博 . 健胃清肠合剂治疗不完全性肠梗阻的临床研究 [D]. 甘肃中医药大学 , 2020.

[69] 尹彦斌 , 刘英兰 , 王跃生 . 结直肠癌术后肠梗阻的预防及治疗进展 [J]. 中国医刊 , 2021, 56(10): 1057-1058.

[70] 张建斌 . 中医综合干预对腹部手术后粘连性肠梗阻的预防作用评价 [J]. 北方药学 , 2013, 10(11): 31.

[71] Smith E M, Jayson G C. The current and future management of malignant ascites[J]. Clin Oncol (R Coll Radiol), 2003, 15(2): 59-72.

[72] Matsusaki K, Aridome K, Emoto S, et al. Clinical practice guideline for the treatment of malignant ascites: section summary in Clinical Practice Guideline for peritoneal dissemination (2021)[J]. Int J Clin Oncol, 2022, 27(1): 1-6.

[73] 袁菊花 , 贾立群 , 吴煜等 . 恶性腹水从“阳”论治 [J]. 中医学报 , 2019, 34(9): 1829-1832.

[74] 白志超 , 张宏方 , 任丽红 . 中医药对恶性肿瘤腹水分阶段治疗的思考 [J]. 辽宁中医药大学学报 , 2010, 12(03): 42-43.

[75] 杨志新 . 真武汤合大剂量参附注射液治疗结直肠癌腹水 18 例 [J]. 中国民间疗法 , 2018, 26(13): 46-48.

[76] 孔志鹏 . 中医治疗恶性腹水研究概况 [J]. 实用中医药杂志 , 2021, 37(3): 512-514.

[77] 付仁慧 , 蔡新生 . 健脾活血利水法治疗恶性腹水临床经验交流 [J]. 中国中医药现代远程教育 , 2024, 22(9): 67-69.

[78] 杨冬野 , 焦洋 , 杜志坚等 . 猪苓多糖注射液联合顺铂腹腔给药治疗胃癌腹腔积液患者的疗效观察 [T]. 河北医药 , 2018, 40(5): 725-727, 731.

[79] 刘丹，姚军，邓海燕．利水膏联合艾灸治疗大肠癌晚期恶性腹腔积液 [J]. 中医学报，2018, 33(7): 38-40.

[80] 江烽，洪芦鱼，曾水成．中药脐疗联合艾灸治疗恶性腹腔积液的临床研究 [J]. 中外医学研究，2020, 18(6): 133-135.

[81] 王文，司文涛，杨萍等．消胀利水散外敷联合艾灸治疗脾肾阳虚证胃癌腹水 40 例临床观察 [J]. 中医杂志，2019, 60(16): 1389-1394.

[82] 王佛有，李戈．实脾消水散穴位贴敷联合西药治疗恶性腹腔积液 20 例临床观察 [T]. 实用中医内科杂志，2019, 33(2): 45-47.

[83] 苏婉，龚亚斌，王立芳等．皮硝大黄粉外敷联合西医常规治疗恶性肿瘤腹腔积液的临床观察 [J]. 河北中医，2018, 40(1): 87-89.

[84] 李彬彬，王莹，赵金茹等．小柴胡汤联合环磷酰胺对腹水瘤细胞株肝癌小鼠肿瘤间质血管生成影响随机平行对照研究 [J]. 实用中医内科杂志，2012, 26(5): 34-36.

[85] 蔡亚红，洪佳娜．中药脐疗联合盐包热熨治疗癌性腹水 20 例 [J]. 中国针灸，2016, 36(5): 497-498.

[86] 杨牧，欧畅，钟欢．中医外治法治疗癌性腹水研究进展及展望 [J]. 内蒙古中医药，2023, 42(5): 157-159.

[87] 聂奔，陈静，龙麟等．痛舒膏穴位贴敷与大承气汤治疗大鼠不完全性肠梗阻的疗效对比及作用机制研究 [J]. 广西医科大学学报，2019, 36(12): 1898-1902.

[88] 宁芝南，杨绍刚，刘丽．中药贴敷配合耳穴压豆对不完全性肠梗阻患者胃肠功能康复的影响 [J]. 江西中医药，2022, 53(5): 53-54.

[89] 李方刚．中药大黄热敷治疗不完全性肠梗阻 100 例的护理体会 [J]. 世界最新医学信息文摘，2018, 18(79): 290, 298.

[90] 陶海云，屈中玉，万里新等．芒硝湿热敷治疗肿瘤所致麻痹性肠梗阻临床研究 [J]. 中医学报，2017, 32(5): 727-729.

[91] 赵凤举．结肠造瘘口灌肠解除肠梗阻的方法及护理 [J]. 世界最新医学信息文摘（连续型电子期刊），2017, 17(51): 188, 195.

[92] 杨玉红．腹部按摩清洁灌肠结合强化肠外营养支持对胃癌合并肠梗阻患者胃

肠功能、免疫功能的影响 [J]. 航空航天医学杂志 , 2023, 34(9): 1147-1150.
[93] 刘娟 , 卢致洋 . 按摩足三里穴位对不完全肠梗阻的疗效观察及护理 [J]. 赣南医学院学报 , 2015, 35(5): 688, 690.
[94] 周凡 , 林晔 , 何巧珍等 . 茶油胃管注入联合腹部按摩对成人不完全性肠梗阻的应用效果研究 [J]. 中国医学创新 , 2020, 17(30): 99-101.
[95] 蒋钰 . 温针灸联合胃肠减压治疗腹部肿瘤术后不完全性肠梗阻的研究 [J]. 现代中西医结合杂志 , 2020, 29(1): 91-94.
[96] 万晓燕 , 白雪峰 . 温针灸联合胃肠减压治疗腹部肿瘤术后不完全性肠梗阻的效果评价 [J]. 饮食保健 , 2021, 11(14): 88.
[97] 张健 , 刘晓燕 , 段丽 . 晚期癌症患者合并肠梗阻的中医治疗 [J]. 光明中医 , 2011, 12(10): 2046.
[98] 赵晶 . 补阳还五汤加减治疗卡培他滨化疗后手足综合征 (气虚血瘀型) 的临床观察 [D]. 成都中医药大学 , 2017.
[99] 黎鹏 . 仙方活命饮治疗卡培他滨致手足综合征的实验研究 [D]. 河北北方学院 , 2017.
[100] Kwakman JJm, Elshoti YS, Punt CJa, et al. Management of cytotoxic chemotherapy-induced hand-foot syndrome[J]. Oncol Rev, 2020, 14(1): 442.
[101] 卢淑娇 , 毛世旺 , 施勇 . 甲磺酸阿帕替尼引发手足综合征五例临床分析 [J]. 中国全科医学 , 2017, 20(18): 2267-2270.
[102] 张玥 , 俞静 . 阿帕替尼治疗晚期恶性肿瘤的临床疗效及安全性观察 [J]. 临床和实验医学杂志 , 2018, 24(9): 897-900.
[103] Lipworth AD, Robert C, Zhu AX. Hand-foot syndrome (hand-foot skin reaction, palmar-plantar erythrodysesthesia): focus on sorafenib and sunitinib[J]. Oncology, 2009, 77(5): 257-271.
[104] 赵德华 , 王继生 , 楚明明等 . 抗肿瘤药物引起手足综合征的机制及防治措施 [J]. 中国现代应用药学 , 2019, 36(11): 1437-1442.
[105] 杨子华 , 霍铭 , 杨斐然 . 中医外治法治疗抗肿瘤药物所致手足综合征疗效的 Meta 分析 [J]. 湖南中医杂志 , 2020, 36(12): 134-138.
[106] Bo Deng, Wei Sun.Herbal medicine for hand-foot syndrome induced by

fluoropyrimidines: A systematic review and meta-analysis[J]. Phytother Res, 2018, 12(7): 1211-1228.

[107] Charrois GJR. Multiple injections of pegylated liposomal doxorubicin: phamacokinetics and therapeutic activity[J]. J Pharmacol Exp Ther, 2003, 306(3): 1058-1067.

[108] Bun S, Yunokawa M, Tamaki Y, et al. Symptom management: the utility of regional cooling for hand-foot syndrome induced by pegylated liposomal doxorubicin in ovarian cancer[J]. Support Care Cancer, 2018, 26(7): 2161-2166.

[109] Lou Y, Wang Q, Zheng J, et al. Possible pathways of capectiabine-induced hand-foot syndrome[J]. Chem Res Toxicol, 2016, 29(10): 1591-1601.

[110] Liproth AD, robert C, Zhu AX. Hand-foot syndrome (hand-foot skin reaction, palmar-plantar erythrodysesthesia): focus on sorafenib and sunitinib[J].Oncology, 2009, 77(5): 257-271.

[111] Ogawa C, Morita M, Omura A, et al. Hand-foot syndrome and post-progression treatment are the good predictors of better survival in advanced hepatocellular carcinoma treated with sorafenib: a multicenter study[J]. Oncology, 2017, 93(1) Z113-119.

[112] Leilei Ai, Ziheng Xu, Bo Yang, et al. Sorafenib-associated hand-foot skin reaction: practical advice on diagnosis, mechanism, prevention, and management[J]. Expert Review of Clinical Pharmacology, 2012, 12(2), 1121-1127.

[113] Shaoyan Lin, Jian Yue, Xiuwen Guan, et al. Polymorphisms of MTHFR and TYMS predict capecitabine-induced hand-foot syndrome in patients with metastatic breast cancer[J]. Cancer Commun, 2019, 12(2): 39-57.

[114] Si Qi dong, Tong Min Wang, Jiang Bo Zhang, et al. Polymorphisms in TYMS fro prediction of capecitabine-induced hand-foot syndrome in Chinese patients with colorectal cancer[J]. Cancer Res Treat, 2021, 53(3): 724-732.

[115] 许博文,张潇潇,李杰等.基于“诸湿肿满,皆属于脾”分级辨治手足综合征[J].辽宁中医杂志,2022, 7: 1-9.

[116] 崔永佳，翁洁琼，卢雯平．“干湿”辨证治疗抗肿瘤药物致手足皮肤不良反应 [J]. 世界科学技术 - 中医药现代化，2021, 23(7): 2487-2491.
[117] 赵燕．基于络病理论探讨手足综合征的诊疗 [J]. 中医药临床杂志，2020, 32(12): 2202-2206.
[118] 中国中医药研究促进肿瘤分会，中国抗癌协会肿瘤传统医学专业委员会．手足综合征中医辩证分析及治法方药专家共识 [J]. 中医杂志，2022, 63(6): 595-600.
[119] 张淑香．中药辨证防治卡培他滨相关性手足综合征 [J]. 现代中西医结合杂志，2011, 20(24): 3029-3030.
[120] 陈子佳，张中涛，王理槐，等．浸泡法治疗卡培他滨相关性手足综合征临床研究 [J]. 河北医药，2021, 43(23): 3631-3633.
[121] 陈青青．加味桂枝汤熏洗防治卡培他滨所致手足综合征观察 [J]. 浙江中医杂志，2012, 47(1): 39.
[122] 徐玲，李华芬，汪建林，等．中药浸泡防治阿帕替尼致手足综合征的效果观察 [J]. 中西医结合护理 (中英文), 2020, 6(7): 65-68.
[123] 陈州华，周胜涟．芪归通络汤浸泡治疗化疗后手足综合征 30 例 [J]. 陕西中医，2012, 33(1): 32-34.
[124] 徐琦，邓德厚，钟方明．生肌活血方外用治疗阿帕替尼引起的手足综合征的临床效果 [J]. 中国现代医生，2021, 59(16): 137-141.
[125] 崔勇，张荣香，刘雯雯．温经通络方熏洗对阿帕替尼手足综合征的疗效分析 [J]. 中国实用医药，2022, 17(4): 36-39.
[126] 覃霄燕，李鸿章，王海存，等．五味消毒饮熏洗联合心理疏导综合干预阿帕替尼后手足综合征 (热毒壅盛证) 随机平行对照研究 [J]. 实用中医内科杂志，2018, 32(8): 24-28.
[127] 邵文博，李韬芝，于然等．运用数据挖掘总结中药外治治疗化疗相关手足综合征及其网络药理学分析 [J]. 中日友好医学学报，2022, 36(3): 175-177.
[128] 张静怡，崔慧娟，彭艳梅，等．基于聚类分析和关联分析的卡培他滨相关手足综合征的中药用药规律研究 [J]. 现代中医临床，2019, 26(6): 12-19.
[129] 乔冠英，黄玉筠，蔡欣等．凉血通络方外洗防治甲磺酸阿帕替尼相关性手足

综合征的临床效果 [J]. 临床合理用药, 2021, 14(10): 28-30.

[130] 赵燕. 通络法治疗化疗相关性手足综合征的临床观察 [J]. 云南中医中药杂志, 2020, 41(9): 31-33.

[131] 曹霞, 李曾, 李翔等. 五味宣痹汤联合手脚食醋浸泡防治 HER2 阴性晚期胃癌患者 XP 方案一线治疗所致手足综合征疗效及对免疫功能及生存质量的影响 [J]. 现代中西医结合杂志, 2019, 28(28): 1959-1963.

[132] 邵彩芬, 张鹏宇. 益气活血通脉方治疗卡培他滨致手足综合征疗效观察 [J]. 浙江中医杂志, 2022, 57(6): 427.

[133] 吕阆, 李静, 李丽荣等. 中药熏蒸治疗卡培他滨所致Ⅱ度手足综合征的疗效研究 [J]. 中国处方药, 2022, 20(7): 126-127.

[134] 周琴, 周国芳, 董良等. 中药熏洗治疗抗肿瘤靶向药相关性手足综合征临床观察 [J]. 浙江中医杂志, 2020, 55(6): 431-432.

[135] 钱丹萍. 中药浸泡防治阿帕替尼治疗胃癌并发手足综合征临床观察 [J]. 中医药临床杂志, 2018, 30(10): 110-112.

[136] 程小伟, 吴锐荣, 张振勇, 等. 中药熏洗治疗结直肠癌患者化疗后手足综合征的疗效观察 [J]. 实用临床医药杂志, 2020, 24(21): 32-35.

[137] 陈东来. 酒调乳黄散防治卡培他滨致手足综合征的疗效观察 [J]. 中医药导报, 2010, 16(10): 35-36.

[138] 郭婷, 何虹, 胡丰阳, 等. 复方黄柏液治疗卡培他滨所致手足综合征的疗效观察 [J]. 中华中医药杂志, 2019, 34(6): 2830.

[139] 林友燕, 方晓, 林小琴. 药蜡治疗阿帕替尼所致手足综合征 30 例 [J]. 上海针灸杂志, 2016, 35(12): 1462-1463.

[140] Cederholm T, Bosaeus I, Barazzoni R, et al. Diagnostic criteria for malnutrition: An ESPEN Consensus Statement[J]. Clin Nutr, 2015, 34(3): 335-340.

[141] 全国科学技术名词审定委员会. 肠外与肠内营养学名词. 北京: 科学出版社, 2019.

[142] 中国抗癌协会肿瘤营养专业委员会, 中华医学会放射肿瘤治疗学分会, 中国医师协会放射肿瘤治疗医师分会. 肿瘤放射治疗患者营养治疗指南 (2022 年)[J]. 肿瘤代谢与营养电子杂志, 2023, 10(2): 199-207.

[143] 中国中医临床肿瘤学会 . 恶性肿瘤患者营养治疗指南 2024[M]. 北京 : 人民卫生出版社 , 2024.

[144] 李科 , 谭诗生 . 中药调节肠道菌群改善肿瘤恶液质作用的研究进展 [J]. 现代肿瘤医学 , 2022, 30(9): 1690-1694.

[145] 张勇丹 , 张蕴超 . 中医药干预癌症恶液质中瘦素系统介导的 JAK2-STAT3 途径的靶点研究及展望 [J]. 中医药导报 , 2018, 24(9): 61-65.

[146] 杨振江 , 李佩聪 , 李琦 . 从调和肝脾治疗肿瘤恶液质初探 [J]. 光明中医 , 2022, 37(11): 1929-1931.

[147] 李元浩 , 郭子瑗 , 邱景 , 等 . 基于“生生”理论运用柴胡桂枝汤加减辨治肿瘤恶液质 [J]. 江苏中医药 , 2021, 53(1): 43-46.

[148] 诸葛晶哲 , 易丹 , 张莹 . 消岩汤治疗晚期恶性肿瘤恶液质 42 例临床观察 [J]. 天津中医药 , 2017, 34(4): 236-238.

[149] 李建强 . 加味枳朴六君子汤合并“三升袋”治疗肿瘤恶液质 42 例疗效观察 [J]. 内蒙古中医药 , 2014, 33(32): 36-37.

[150] 马大宝 , 朱勇 . 健脾法治疗肿瘤恶液质研究进展 [J]. 河南中医 , 2020, 39(9): 1441-1444.

[151] 徐大钊 , 胡妮娟 , 李佳 , 等 . 针刺改善结直肠癌腹膜转移患者营养不良的临床研究 [J]. 现代中医临床 , 2023, 30(3): 21-26.

[152] 黎晓岚 , 潘玉真 , 殷东风 , 等 . 基于数据挖掘探析中医治疗恶性肿瘤相关营养不良的处方规律 [J]. 中医临床研究 , 2023, 15(10): 61-67.

[153] 王璐璐 . 药膳在肿瘤防治中的应用 [C]. 中华中医药学会药膳分会 2018 年会议论文集 . 2018: 28-31.

[154] 王立森 . 药膳在肿瘤恶液质中的应用 [C]. 中华中医药学会药膳分会 2018 年会议论文集 . 2018: 8-9, 27.

[155] 戴红芳 , 谭新星 , 黄婉芬 , 等 . 中医体质调养联合 ONS 在肺癌营养不良患者化疗中的应用 [J]. 深圳中西医结合杂志 , 2016, 26(7): 36-39.

[156] 吕瑞 . 芪附龙葵汤联合 FOLFOX4 化疗方案对结直肠癌晚期患者 miR-141-3p、miR-1229 水平及免疫功能的影响 [J]. 临床医学研究与实践 , 2021, 6(22): 138-140.

[157] 孙存桂 . 穴位按摩配合艾灸缓解恶性肿瘤化疗患者恶心呕吐的效果观察 [J]. 实用临床医药杂志 , 2014,(22): 153-154.

[158] 李东芳 , 金缸 . 针刺防治化疗药物所致呕吐 34 例 [J]. 四川中医 , 2001, 19(7): 76.

[159] 王变丽 , 王晗 , 司彤云 . 耳穴压丸缓解癌症患者化疗后呕吐反应 80 例临床观察 [J]. 中国民间疗法 , 2006, 14(9): 19-20.

[160] 卢佳萱 , 王瑞平 . 中医药防治化疗相关性恶心呕吐 [J]. 中医临床研究 , 2023, 15(6): 97-100.

[161] 张燕娜 , 左明焕 , 刘传波 , 等 . 基于 " 土爱暖而喜芳香 " 探讨肿瘤患者食欲减退中医辨治策略 [J]. 吉林中医药 , 2021, 41(9): 1125-1128.

[162] 周翡 , 陈培丰 . 伊立替康所致迟发性腹泻的中医药防治研究进展 [J]. 浙江中医药大学学报 , 2014,(7): 918-921.

[163] 王祥麒 . 脾肾双补法治疗伊立替康所致延迟性腹泻 25 例临床疗效观察 [J]. 中医药学报 , 2011, 39(4): 118-120.

[164] 陈宇鹏 . 痛泻要方合四神汤预防治疗伊立替康所致延迟性腹泻 68 例临床观察 [J]. 江苏中医药 , 2011, 43(1): 42-43.

[165] Lam W, Bussom S, Guan F, et al. Thefour-herb Chinese medicine PHY906 reduces chemotherapy-induced gast-rointestinaltoxicity[J]. Sci Transl Med, 2010, 2(45): 45-59.

[166] 周玉珍 , 林友燕 , 朱慧萍 . 超声介导下中药经穴渗透治疗 5- 氟尿嘧啶相关脾虚湿阻型腹泻 50 例 [J]. 浙江中医杂志 , 2022, 57(11): 812-813.

[167] 李柳宁 , 明亮 , 逯敏等 . 调气止泻方预防氟尿嘧啶类化疗相关性腹泻的临床研究 [J]. 实用医学杂志 , 2014,(3): 480-483.

[168] 李兆栋 , 陈银潇 , 李佳颖等 . 生脉胶囊对 5- 氟尿嘧啶致小鼠化疗性肠黏膜炎的保护作用研究 [J]. 天津中医药 , 2023, 40(12): 1581-1586.

[169] 杨文博 . 浅析甘草泻心汤加减治疗卡培他滨所致腹泻的临床思路 [C]. 世界中医药学会联合会肿瘤经方治疗研究专业委员会成立大会暨第一届学术年会论文集 , 2015: 168-170.

[170] 邓世翩 . 温和灸对卡培他滨片所致化疗相关性腹泻的疗效观察 [J]. 中西医结

合研究, 2019, 11(6): 330-331.

[171] 黄征宙. 山药苡仁粥预防希罗达化疗致患者腹泻的效果观察 [J]. 护理学杂志, 2013, 28(11): 29-30.

[172] 杨晓会. 补中益气汤加减合穴位贴联合西药治疗大肠癌术后便秘(脾气亏虚型)患者的临床观察 [D]. 湖北民族大学, 2024.

[173] 王永强, 魏丽青, 付斌. 大承气汤治疗结肠癌术后患者早期腹胀便秘疗效观察 [J]. 新中医, 2021, 53(22): 148-150.

[174] 王柯菁, 王昊. 王昊治疗大肠癌化疗相关性腹泻脾胃虚弱证经验 [J]. 按摩与康复医学, 2022, 13(20):36-39.

[175] 赖曼, 李娟, 李瑶等. 芍药汤加减联合 FOLFOX6 方案、常规治疗对湿热蕴结型结直肠癌术后辅助化疗患者的临床疗效 [J]. 中成药, 2022, 44(9): 2834-2838.

[176] 彭慧. 加味葛根芩连汤治疗大肠癌术后湿热蕴结型排便功能异常的临床研究 [D]. 山西省中医药研究院, 2020.

[177] 孙丹丹. 芍药汤加减联合 XELOX 方案治疗湿热蕴结型结直肠癌术后的临床疗效观察 [D]. 黑龙江中医药大学, 2017.

[178] 华校琨, 万伟萍, 陈超凡等. 补肾健脾法联合 FOLFOX 化疗方案治疗脾肾阳虚型大肠癌患者的疗效观察 [J]. 世界中西医结合杂志, 2023, 18(2): 337-341.

[179] 李爱英. 痛泻要方加味联合蒙脱石散治疗结直肠癌肝郁脾虚型腹泻的临床疗效观察 [J]. 实用中西医结合临床, 2019, 19(10): 144-145.

[180] 胡鸣旭, 徐俏俏, 张洪财. 柴芍解郁汤对肝郁脾虚型大肠癌术后患者的影响 [J]. 海南医学院学报, 2020, 26(20): 1556-1559.

第二章　中医药干预治疗大肠癌合并症

大肠癌患者尤其是老年性患者，常合并有高血压、心脏病、糖尿病、慢性阻塞性肺病等。这些合并症会增加手术风险，影响患者的预后情况。中医药在大肠癌合并症的治疗中也被广泛应用，现简单论述如下。

第一节　高血压

高血压是以体循环动脉血压持续增高为特征，可伴随各个靶器官器质性或功能损害的心血管疾病，是一种常见的老年性疾病。西医治疗高血压的药物包括长效钙离子通道阻滞剂、肾素－血管紧张素系统抑制剂、利尿剂等。大肠癌患者部分手术后，可能由于正气不足，出现原来罹患高血压的，术后血压在正常范围；也有使用化疗及靶向治疗后，患者出现血压升高（如呋喹替尼、瑞戈非尼等），需临床处理；作为整体，患者的血压控制情况也同生存期、预后密切相关，在患者的治疗过程中，需关注高血压情况。中医药干预治疗高血压的优势主要有以下几个方面：改善症状，提高生活质量；平稳降压，减少危险事件发生；与西药联用，减量减毒增效；保护靶器官，预防并发症。

一、中医对高血压的认识

中医古籍中没有“高血压”这一名词的记载，但根据其临床表现、病因病机、转归，“高血压”可归于“眩晕”“头痛”“中风”的范畴。《素问·至真要大论》曰：“诸风掉眩，皆属于肝。”《灵枢·海论》云：“髓海不足，则脑转耳鸣，胫酸眩冒。”认为眩晕是同髓海不足、肝相关。张仲景则认为眩晕同痰饮相关，《金匮要略》曰：“心下有支饮，其人苦冒眩，泽泻汤主之。”“心下有痰饮，胸胁支满，目眩，苓桂术甘汤主之。”朱丹溪认为眩晕同痰相关，《丹溪心法》谓“无痰不作眩”。张介宾在《景岳全书》中有“无虚不作眩”之说，认为同年老体弱，肾精不足，清窍失养相关。现代医家如任晓晨等认为浊阴阻滞脉络是高血压，尤其是难治性高血压发生的主要病机，其治则为温化宣通。

高血压也为本虚标实之证，病机含虚、实两端。其病因包括风、火、痰、虚、瘀，针对五种病因，可采用息风、降火、化痰、补虚、化瘀五条治则。临床应辨患者虚实、缓急，补虚泻实，调和阴阳。

二、中医药干预治疗高血压

（一）辨证治疗

1. 肝阳上亢

证候：面红耳赤，头目胀痛，眩晕耳鸣，舌红，苔少，脉洪有力。

治则：清肝降火。

代表方：镇肝熄风汤加减。

常用药：牛膝、代赭石、龙骨、牡蛎、龟甲、玄参、天冬、川楝子、麦芽、茵陈、甘草。

现代研究：于向伟等研究肝阳上亢型高血压在常规降压药基础上加用天麻钩藤饮，治疗后，动态血压、肾素、血管紧张素水平均明显下降。徐丽敏等在苯磺酸左旋氨氯地平基础上加用天麻钩藤饮，治疗后总有效率97.44%，不良反应率减低。

2. 痰湿壅盛

证候：身体困重，痰多，恶心，呕吐，甚下肢略肿，舌淡红，苔白腻，脉滑。

治则：利湿化痰。

代表方药：五苓散加减。

常用药：桂枝、白术、茯苓、猪苓、泽泻。

现代研究：曲凡等在常规降压药基础上，联合使用五苓散合黄连解毒汤加减（茯苓 15g、泽泻 15 g，猪苓 12 g，白术 12 g，黄连 12 g，黄芩 12 g，黄柏 12 g，栀子 12 g，桂枝 6 g），治疗 120 例高血压，疗程 4 周，结果提示中药治疗组有效率 88.33%，优于对照组的 60.00%。

3. 瘀血阻络

证候：头部时觉刺痛，面色暗，口唇青紫，皮肤暗淡，舌质暗红，苔薄，脉细涩。

治则：活血化瘀。

代表方：血府逐瘀汤加减。

常用药：桃仁、红花、当归、生地、川芎、赤芍、牛膝、桔梗、柴胡。

现代研究：郭中建等采用血府逐瘀汤联合苯磺酸氯地平治疗瘀血阻络型高血压，可降低低血压水平和血压波动幅度，改善血管内皮功能指标水平，提高总有效率。

4. 肝肾阴虚

证候：腰酸膝软，五心烦热，失眠多梦，头晕目眩，眼睛干涩，舌红，苔少，脉细弦。

治则：滋肝补肾。

代表方：一贯煎或杞菊地黄丸加减。

常用药：北沙参、麦冬、当归、生地、枸杞子、川楝子。

现代研究：姜家全等采用常规降压药联合加味杞菊地黄丸（白沙参 30 g，川牛膝 30 g，石决明 30 g，生龙骨 30 g，生牡蛎 30 g，枸杞 15 g，菊花 15 g，山茱萸 15 g，山药 15 g，熟地黄 15 g，茯苓 15 g，生麦芽 15 g，牡丹皮 10 g，泽泻 10 g，甘草 6 g）治疗高血压，发现有效率为 96.23%，优于对照组的 77.36%。刘安平等在降压药基础上加一贯煎（白芍 30 g，天麻 30 g，豨莶草 30 g，枸杞子 30 g，百合 30 g，石斛 20 g，当归 20 g，生地黄 20 g，泽泻 15 g，麦冬 15 g，薤白 15 g，北沙参 15 g，瓜蒌霜 15 g，川楝子 10 g，乌药 6 g）治疗阴虚阳亢高血压，4 周为 1 个疗程，有效率 75.6%。

5. 阴阳两虚

证候：潮热盗汗，面色黄，心悸气短时觉，舌淡红，苔薄，脉细沉。

治则：阴阳双补。

代表方：黄芪四物汤加减。

常用药：黄芪、熟地、茯苓、当归、白术、川芎、甘草。

现代研究；杨巧红等在常规降压药基础上，加用黄芪四物汤加减（黄芪 15 g，当归 15 g，丹参 15 g，钩藤 15 g，赤芍 12 g，川芎 12 g，红花 12 g，桃仁 10 g，枳壳 10 g，天麻 10 g，枸杞子 30g）治疗 88 例高血压，总有效率 93.18%，并可有效提高患者生活质量。

（二）单味中药

中药黄芪、丹参、天麻在高血压的治疗中广泛使用。

1. 黄芪

临床发现大剂量黄芪对于气虚型高血压有降压的作用。李庆海等报道重用大剂量黄芪治疗气虚型高血压降压效果明显，一般从起始剂量 40 g 开始，逐渐可增加到 50~70 g，甚至 90~100g，患者使用大剂量黄芪后，血压没有升高，反而出现有效控制，稳定下降。

2. 丹参

黄世香等在常规降压药基础上用丹参，发现患者血压、血脂均有不同程度的改善。

3. 天麻

天麻是常用的治疗眩晕的中药，张勤等在常规降压药基础上加用天麻素治疗难治性高血压，发现其具有降压效果，且降低收缩压效果优于降低舒张压。

（三）非药物疗法

1. 足浴

适应证：对于肝阳上亢，下元不足的高血压者，可配合采用足浴方。

常用药：天麻 15 g，钩藤 15 g，吴茱萸 10 g，肉桂 10 g，牛膝 10 g，千年健 20 g，红花 10 g，赤芍 10g。

于俏等在常规降压药基础上采用邓铁涛沐足方（川芎 30 g，怀牛膝 30 g，夏枯草 10 g，天麻 10 g，钩藤 10 g，吴茱萸 10 g，肉桂 10 g）治疗肝阳上亢型高血压，治疗 3 个月，总有效率 95.8%，对照组有效率 84.5%，可显著改善临床症状，减轻靶器官损害及动脉硬化程度。郑明凤等在常规降压药基础上，采用自制足浴方（丹参 20 g，当归 20 g，千年健 20 g，赤芍 20 g，红花 20 g，川芎 20 g，牛大力 20 g），治疗有效率 97.02%。

2. 耳穴按压

选穴：耳尖穴、神门穴、肾穴、内分泌穴、降压沟穴、皮质下穴。

操作方法：采用王不留行或磁珠按压治疗。

现代研究：郭海阳等采用耳穴贴压（选取耳尖穴、神门穴、肾穴、内分泌穴、肾上腺穴、肝穴、降压沟穴、心穴）联合中医护理治疗高血压，对收缩压和舒张压都有降低效果。王爱方等在降压药基础上采用耳穴压豆（选取内分泌穴、交感穴、神门穴、皮质下穴、肾上腺穴、肝穴、肾穴、降压沟穴）治疗高血压 92 例，疗程 20 日，治疗组总有效率为 95.65%，对照组总有效率 86.96%。

3. 贴敷

选穴：涌泉、风池、三阴交。

贴敷方剂：吴茱萸 15 g，川芎 15 g，白蒺藜 15 g。

现代研究：林秋娥等在常规降压药使用基础上，采用吴茱萸末贴敷双足涌泉穴，治疗 40 例，治疗 2 周，总有效率 90%。唐善慈等在常规降压药基础上，选择涌泉、曲池、三阴交、风池，贴敷吴茱萸、川芎、白蒺藜、牛膝、红花、夏枯草合剂，治疗总有效率 97.5%，对照组总有效率 82.5%，提示中药穴位贴敷可疏通经络，降低血压。

4. 针刺

选穴：足三里、合谷、风池、太冲、三阴交、风府、曲池。

操作方法：足三里、三阴交采用提插补法；合谷、风府、曲池、太冲采用提插泻法；风池点刺放血。

现代研究：刘艳平等在常规降压药的基础上，采用神肝同调刺法治疗肝阳上亢患者，血压控制稳定。阙艳等在常规降压药基础上联合采用刺络放血加磁疗（大椎刺络拔罐，放血约 3~10 mL，百会、耳尖、太冲每穴放血 5~10 滴，随后用体穴磁疗贴于双侧三阴交、内关、肾俞、曲池穴）治疗 40 例高血压，2 周 1 个疗程，治疗组血压显著下降且控制稳定，患者自觉症状明显改善。

中医药治疗高血压相关论述较多，作为病名，对于高血压的治疗有中医药专著和各家经验论述研究，这里不一一列举，仅列举部分以供参考。

三、高血压的预防

1. 健康饮食

（1）减少盐的摄入：每日盐摄入量应控制在 5 g 以下，避免高盐食物。

（2）增加蔬菜和水果摄入：富含钾、镁和钙的食物（如香蕉、菠菜、坚果等）有助于控制血压。

（3）控制饱和脂肪和胆固醇摄入：少吃红肉、动物脂肪和油炸食品，多选择富含纤维的全谷物食物。

2. 维持健康体重

超重或肥胖会增加患高血压的风险，保持健康的体重指数（BMI）有助于降低血压。

3. 定期运动

每周至少 150 min 的中等强度运动，如快走、游泳或骑自行车，有助于保持心血管健康和控制体重。

4. 限制酒精摄入

减少饮酒，过量饮酒会导致血压升高。

第二节 冠状动脉粥样硬化性心脏病

冠状动脉粥样硬化性心脏病（简称冠心病）包括心绞痛、心肌梗死、心力衰竭和心律失常，是死亡的主要原因之一。冠心病是由于冠状动脉管腔狭窄、闭塞所引起的，典型症状包括胸痛、胸闷，且活动后症状会加重。治疗方案包括有抗血小板药物、抗心肌缺血药物。西药可减轻冠心病患者的临床症状，延缓其病情发展，但药物副反应也会对患者造成一定的影响。近年来，中医药在冠心病治疗中取得显著效果，可改善患者预后状态，增强其心功能。

一、中医对冠心病的认识

中医学没有“冠心病”这一病名，冠心病在中医学属于“胸痹”“心痛”“真心痛”等范畴，认为此病多由于正气不足，加上劳逸不当，膏粱厚味，七情内伤而引起痰、瘀、气等病理产物阻滞于胸中，所谓“阳微阴弦”，“不通则痛”的状态，属于本虚标实之证。

大肠癌患者久病正气不足，合并冠心病，更符合胸痹的病机。张仲景《金匮要略》曰:“夫脉当取太过不及，阳微阴弦，即胸痹而痛，所以然者，责其极虚也。今阳虚知在上焦，所以胸痹、心痛者，以其阴弦故也。”《玉机微义・心痛》曰:“然亦有病久气血虚损及素作劳羸弱之人患心痛者，皆虚痛也。”《医林改错》曰:“元气既虚，必不能达于血管；血中无气，必停留而瘀……血盈则畅，血亏则迟……肝属木，木气冲和条达，不致遏郁，则血脉得畅。”这些都提及久病容易形成瘀滞，是冠心病形成的原因。

正虚（心阳虚和心阴虚）是本病的根本，痰瘀是继发因素。治疗应根据患者情况，依循“急则治其标，缓则治其本”的原则，活血化瘀是治疗冠状动脉粥样硬化性心脏病的主要治则，在此基础上根据患者的情况疏肝健脾、化痰逐瘀、养心安神。

二、中医药干预治疗冠心病

（一）辨证治疗

1. 心阳虚

证候：胸闷，心痛，心悸，气短，面色苍白或黯滞少华，畏寒，肢冷，睡眠不宁，自汗，小便清长，大便稀薄，舌质嫩，苔白润，脉虚或缓滑或结代，甚至四肢厥冷，脉微细。

治则：补阳活血。

代表方：补阳还五汤。

常用药：黄芪、当归、赤芍、川芎、红花、桃仁、地龙。

现代研究：补阳还五汤中的黄芪、地龙、当归均可抗炎、抗氧化，对自由基有很好的清除作用，使得人体氧化应激反应、炎症反应减轻。药物还会对神经细胞、血管内皮细胞进行保护，使得冠状动脉粥样硬化发生、发展延缓，避免心肌缺血再灌注引起损伤。方剂中的红花、桃仁具有活血化瘀的作用，可将患者血液黏度降低，扩张血管，有助于增加血流量，对血液循环也具有改善作用，同时可改善血管弹性，预防血栓形成。赤芍、地龙对神经递质的合成、释放具有促进作用，可增强神经细胞兴奋性，提高神经细胞传导性，对神经再生、修复起到促进作用。侯耀宗等的研究中，对冠心病稳定型心绞痛气虚血瘀证患者采用中药方剂补阳还五汤治疗，用药后患者症状减轻，病情稳定。

2. 心阴虚

证候：心悸、心痛憋气，夜间较显著，口干，耳鸣，眩晕，夜睡不宁，盗汗，夜尿多，腰腿软，舌质嫩红，舌苔薄白或无苔，脉细数而促或细涩而结。

治则：益气养阴。

代表方：生脉散。

常用药：人参、麦冬、五味子等。

现代研究：人参皂苷可抑制凝血酶诱导下的纤维蛋白原对剂量的依赖性聚集；麦冬可增强心脏泵血功能和心肌收缩力，对外周血管进行扩张，使得冠状动脉血流量增加，对患者微循环起到改善作用；五味子可降低患者血压，减慢心率。徐利亚等的研究发现对冠心病患者食用生脉散进行治疗，患者临床症状减轻，治疗效果良好。

3. 肝郁气滞

证候：胸闷不适，时有嗳气，喜太息，胸痛同情绪相关，夜寐不安，舌质淡红，苔薄，脉弦。

治则：疏肝理气。

代表方：柴胡疏肝散。

常用药：柴胡、陈皮、川芎、白芍、枳壳、甘草、香附。

现代研究：怀蓓蓓等研究发现柴胡疏肝散对气滞型冠心病心绞痛患者，可减轻患者心绞痛症状，改善其生命体征，并改善患者血脂水平，治疗后患者的中医证候评分明显降低。

4. 痰瘀闭阻

证候：以舌苔厚浊或腻，舌有瘀斑或全舌紫红而润、脉弦滑或兼结代为特征。

治则：化痰祛瘀。

代表方：温胆汤。

常用药：竹茹、枳壳、橘红、法半夏、胆南星、茯苓、甘草、丹参、党参。

现代研究：国医大师邓铁涛教授创立邓氏温胆汤用于冠心病的治疗，1977 年发表相关论文 100 例患者中，有效率达 96%。

5. 气滞血瘀

证候：潮热盗汗，面色黄，心悸气短时觉，舌淡红，苔薄，脉细沉。

治则：活血化瘀。

代表方：血府逐瘀汤。

常用药：当归、生地、桃仁、红花、枳壳、赤芍、柴胡、甘草、桔梗、川芎、牛膝。

现代研究：血府逐瘀汤是传统活血的经典方，功效为活血化瘀、行气止痛。方中桃仁可改变血液流变学，扩张血管，使冠状动脉血管阻力减小，并可抑制血小板聚集；红花可使得心脏轻度兴奋，减少冠状动脉阻力，增加血流量，从而抗心肌缺血；当归可调节机体免疫功能，抗氧化，有助于血液循环改变，增强微循环灌注，降低血液黏度；生地可降压，减慢心率；牛膝可改善微循环。于首闽等采用血府逐瘀汤加减治疗气滞血瘀型稳定性冠心病，疗效显著。

（二）中成药制剂

冠心病是常见病，目前已开发多种治疗冠心病的中成药应用于临床。

1. 丹红注射液

成分：丹参、红花。辅料：氢氧化钠、注射用水。

用法用量：静脉滴注，一次 20~40 mL，加入 5% 葡萄糖注射液 100~500 mL 稀释后缓慢滴注，一日 1~2 次。

功效主治：活血化瘀，通脉舒络。用于瘀血闭阻所致的胸痹和中风。

2. 丹参注射液

成分：丹参。

用法用量：肌内注射液，一次 2~4 mL，一日 1~2 次；静脉注射，一次 4 mL（用 50% 葡萄糖溶注射液 20 mL 稀释），一日 1~2 次；静脉滴注：一次 10~20 mL（用 5% 葡萄糖注射液 100~500 mL 稀释后使用），一日 1 次，或遵医嘱。

现代研究：其主要成分丹参能活血化瘀、通脉养心，对心肌缺血、缺氧有保护作用，并能够清除自由基。丹参注射液对血小板聚集起到抑制作用，可降低血浆黏度，促进机体微循环，预防血栓形成。常雨等研究发现对冠心病心绞痛进行治疗时同时采用丹参注射液，具有较好的疗效，且用药安全性高。

3. 葛根素注射液

成分：葛根素。

用法用量：每次 200~400 mg，加入 5% 葡萄糖注射液 500 mL 中静脉滴注，每日一次。

功效主治：用于辅助治疗冠心病心绞痛、心肌梗塞，视网膜动静脉阻塞，突发性耳聋。

现代研究：葛根素是一种血管扩张剂，药中含有的黄酮苷可扩张冠状动脉、脑血管等，减少心肌耗氧量，改善微循环。王华玲等研究对冠心病不稳定型心绞痛患者采用葛根素注射液进行治疗，取得较好的临床效果。

4. 血栓通注射液

成分：三七总皂苷。

用法用量：静脉滴注一次 2~5 mL，用 10% 葡萄糖注射液 250~500 mL 稀释后使用，一日 1~2 次。

功效主治：活血祛瘀，扩张血管，改善血液循环。

5. 麝香保心丸

成分：人工麝香、人参提取物、人工牛黄、肉桂、苏合香、蟾酥、冰片。

用法用量：口服，一次 1~2 丸，一日 3 次。

功效主治：芳香温通，益气强心。用于气滞血瘀所致胸痹。

6. 速效救心丸

成分：川芎、冰片。

用法用量：含服。一次 4~6 丸，一日 3 次。

功效主治：行气活血，祛瘀止痛，增加冠脉血流量，缓解心绞痛。用于气滞血瘀型冠心病，心绞痛。

7. 银杏叶片

成分：银杏叶提取物。

用法用量：口服。一次 2 片，一日 3 次。

功效主治：活血化瘀通络。用于瘀血阻络引起的胸痹心痛、中风、半身不遂、舌强语謇；冠心病稳定型心绞痛、脑梗死见上述症状者。

（三）非药物疗法

1. 针刺

常用穴位：内关、膻中、心俞、神门、通里、间使、巨阙、足三里等。

适应证：胸闷胸痛，血脉瘀阻者。

操作方法：选取适当穴位后，用酒精消毒皮肤，快速进针，调整深度并留针 15~30 min，期间可进行捻转、提插等手法，最后轻轻旋转拔针并按压针孔防止出血。

刘利欣等在临床上，将 100 例冠心病心绞痛患者随机分为 2 组，治疗 3 周后发现针刺组总有效率为 92%，优于对照组 62%。王红涛等采用子午流注纳甲法结合辨证取穴针刺治疗冠心病心绞痛，发现在西药基础上给予针刺，可减少患者心绞痛发生的频率并降低每次发作持续的时间，对比患者治疗前后的心电图可发现相关参数有一定的改善。

2. 艾灸

常用穴位：膻中、心俞、膈俞、厥阴俞。

适应证：心气不足型冠心病。

操作方法：可采用雀啄灸或隔姜灸的方法，每日 1 次，每次 20~30min，5 日为 1 个疗程。

现代研究：刘鹏等在治疗冠心病心绞痛时，将 60 例患者随机分组，治疗组在西药基础上使用热敏灸，选取内关、膻中、心俞、膈俞、厥阴俞进行施灸，先通过回旋灸和温和灸探查热敏穴，再实施雀啄灸加强灸量，治疗 8 周后，对比治疗前后中医证候积分、血脂指标等参数均得到明显改善，且治疗组疗效明显优于对照组。曾海燕等在常规心绞痛药物基础上，采用隔姜灸，发现治疗 3 个月后，治疗组心功能，心绞痛发作次数及持续时间均得到明显改善，且容易为患者接受。

3. 贴敷

选穴：至阳、膻中、内关、心俞。

贴敷方剂：黄芪、丹参、川芎、三七、冰片、川芎、附子。

现代研究：黄薇等研究中将 120 例冠心病心绞痛患者随机分为对照组和观察组，对照组采用常规治疗，观察组采用穴位贴敷，药物包括丹参、没药、乳香、川芎、郁金、花椒、肉桂、附子、佛手，磨粉后用蜂蜜调和成膏状，贴敷至阳、膻中、双侧内关、双侧心俞，每次贴敷 5 h，每日 1 次，治疗 15 日后，结果显示观察组总有效率 90%，对照组总有效率 71.67%。薛刚等治疗冠心病心绞痛（气虚血瘀）的临床观察中，治疗组在对照组的基础上加用自制的中药复方穴位贴敷治疗，复方药物包括黄芪、丹参、川芎、三七及冰片，选取贴敷穴位为膻中、双内关、双心俞，每次贴敷 4 h，每日 1 次，治疗 4 周后，治疗组在心绞痛疗效、中医证候疗效、血脂指标等方面优于对照组。

三、冠心病的预防

1. 饮食调理

根据中医理论，平衡身体阴阳，调理气血，知道饮食，避免油腻、辛辣刺激食物，多进食粗粮、水果，对于肠癌的预后也有积极作用。

2. 生活起居

规律生活，纠正不良习惯，避免暴饮暴食、过度锻炼，避免血液速度增加，增加心脏负荷。

3. 心理调适

心身合一，调畅情志，减少焦虑抑郁情绪，降低冠心病发作风险。

4. 冠心病预防穴位按摩

选取手少阴心经、手厥阴心包经的循经穴位，以胸部膻中穴，背部心俞穴为主，对冠心病者进行穴位按摩，疏通气血，强心止痛。

5. 气功和太极拳

功法锻炼有利于加强心肺功能，缓解心理压力。

第三节　糖尿病

糖尿病是以血液内葡萄糖（血糖）水平不断升高为特征的慢性代谢性疾病，控制不佳会引起心血管、神经、泌尿系等多系统多器官损伤，其中 2 型糖尿病发病率较高。目前治疗 2 型糖尿病主要通过长期使用降糖药物控制血糖水平，包括口服降糖药及注射液胰岛素治疗，长期使用降糖药物，可能造成对于肝肾功能损害。中医药治疗糖尿病方面有降低糖尿病发生风险、协同降糖、改善患者症状体征、提高生活质量的作用。

一、中医对糖尿病的认识

中医认为糖尿病属于“消渴”“消瘅”范畴。《素问·奇病论》记载：“此人必数食甘美而多肥也，肥者令人内热，甘者令人中满，故其气上溢，转为消渴。”指出饮食不节导致内热中满是消渴的发病原因，随着疾病发展转归，逐渐累及患者气血津液和脏腑。现代人喜食肥甘，运动减少，导致胃受纳过盛，脾失健运，中满壅滞，痰湿内生，这也是大肠癌发生的病机，在肠癌的治疗中，如患者合并糖尿病，应引起重视，针对病因病机积极干预治疗。

对于消渴的病机，中医认识主要有以下三条：①饮食不节，过食肥甘厚味。刘完素《三消论》云：“故三消渴者，皆由久嗜咸物，恣食炙煿，饮酒过度。”现代研究也表明过多摄入热量，导致脂肪堆积，引起高胰岛素血症是糖尿病产生的原因。②劳逸失调，久坐不动。《素问·宣明五气》篇云：“久视伤血，久卧伤气，久坐伤肉，久立伤骨，久行伤筋，是谓五劳所伤。”久耗气血，导致运化不利，精微不布，壅塞中焦，水湿内停，代谢紊乱。③情志失调，郁而化热。《灵枢·卷七·五变第四十六》云：“黄帝曰，人之善病消瘅者，何以候之……怒则气上逆，胸中蓄积，血气逆留，髋皮充肌，血脉不行，转而为热，热则消肌肤，故为消瘅。”肝气郁结，郁而化热，烧灼胃阴，煎灼津液，发为消渴。

二、中医药干预治疗糖尿病

（一）辨证治疗

1. 脾虚痰湿

证候：食欲不振，口淡无味，形体肥胖，四肢乏力，伴有腹胀便溏、肢体沉重、胸闷气短，舌淡胖大，苔白腻，脉沉缓等。

治则：健脾祛湿。

代表方：参苓白术散。

常用药：人参、白术、茯苓、甘草、山药、薏苡仁、白扁豆、莲子、砂仁、桔梗。

现代研究：王娟等采用参苓白术散治疗肥胖型糖尿病，能改善患者症状、降低血糖水平。

2. 肝胃郁热

证候：口苦咽干，烦躁易怒，口渴喜冷饮，伴有胁肋胀痛、胃脘灼热、食欲亢进、便秘尿黄，舌红苔黄，脉弦数等。

治则：疏肝清热。

代表方：大柴胡汤。

常用药：柴胡、黄芩、半夏、生姜、枳实、大黄、白芍、大枣。

现代研究：王正环等采用大柴胡汤加味联合西药治疗肥胖型2型糖尿病能明显改善胰腺功能、降低血糖水平。郑艺等认为，土壅木郁是肥胖型糖尿病形成的基础，各种病理因素导致脾土壅滞不通、肝木郁而不畅、中满内热，发为本病。

3. 湿热内蕴

证候：口苦口干，渴不多饮，食欲不振，腹胀便溏，小便黄赤，体乏困重，伴有口气重，舌苔黄腻，脉滑数等症状。

治则：清热利湿。

代表方：黄连温胆汤。

常用药：黄连、半夏、竹茹、陈皮、茯苓、甘草、枳实、生姜。

现代研究：王明坤等采用黄连温胆汤治疗湿热内蕴2型糖尿病患者，进行随机对照研究，发现观察组患者空腹血糖、餐后2小时血糖、糖化血红蛋白和空腹胰岛素水平较治疗前大幅降低，取效显著优于对照组。庞琳蓉等采用高脂高糖饮食法建立大鼠代谢综合征模型，发现黄连温胆汤能通过减轻胰岛素抵抗和炎症反应，抑制瘦素和血清游离脂肪酸水平，降糖降脂。

4. 痰瘀互结

证候：口干渴饮，食欲减退，体形肥胖，伴有肢体沉重、胸闷胸痛、头晕目眩、面色晦暗，舌苔厚腻，脉滑涩等。

治则：祛痰化瘀。

代表方：血府逐瘀汤和二陈汤。

常用药：当归、生地黄、川芎、赤芍、枳壳、柴胡、桔梗、桃仁、红花、牛膝、甘草、陈皮、半夏、党参、茯苓、白术。

现代研究：曾英等采用血府逐瘀汤合二陈汤治疗肥胖 2 型糖尿病 62 例，发现治疗组患者体重减轻，可改善糖、脂代谢紊乱，显著增加胰岛素敏感。邬月明等采用血府逐瘀汤合二陈汤治疗糖尿病，对照组采用二甲双胍，发现治疗组总有效率 96.77% 高于对照组的 66.67%。

（二）非药物疗法

1. 针刺

常用穴位：足三里、脾俞、三阴交、肾俞、胃脘下俞。

功效主治：益气养阴、滋阴润燥。

操作方法：选取适当穴位后，用乙醇消毒皮肤，快速进针，调整深度并留针 15~30 min，期间可进行捻转、提插等手法，最后轻轻旋转拔针并按压针孔防止出血。

糖尿病的针刺治疗选穴主要集中在足太阳膀胱经、足阳明胃经、任脉、足太阴脾经的腧穴。针刺的深度也会影响临床疗效，如对穴位深刺激可引起大脑皮层反应，增加对于胰岛素敏感程度。

2. 艾灸

常用穴位：关元、足三里、胰俞、胃下俞。

功效主治：调和脾胃，调畅气机。

操作方法：将艾绒直接放于穴位上点燃（直接灸），或使用艾条悬灸，保持 2~3 cm 距离，感到温热即可。每个穴位灸 10~30 min。

现代研究：杨强等采用温针灸方法治疗 2 型糖尿病，采用温针灸更能将艾灸的温热作用引入体内，加强穴位刺激，通过神经 – 体液 – 内分泌的调节机制网络改善胰岛 β 细胞分泌功能。曾林等采用“双固一通”灸法治疗大鼠胰岛素抵抗模型，发现可调节血脂代谢紊乱，促使影响胰岛 β 细胞的细胞因子含量下降，增加胰岛素受体数量，增加胰岛功能，改善胰岛素抵抗情况。

3. 推拿

手法：摩腹法、运腹法、推腹法、振腹法。

现代研究：腹部推拿在糖尿病治疗中应用较多，可以通过局部治疗调节骨骼肌胰岛素抵抗改善胰岛素分泌功能达到降低血糖的目的。薛恬珏等发现以神阙穴为主进行振腹，可以促进糖尿病大鼠胰岛素分泌，改善脂代谢紊乱缓解胰岛素抵抗和糖耐量异常，降低血糖，维持血糖稳定。

三、糖尿病的预防

1. 健康饮食

（1）控制饮食中的糖分和精制碳水化合物：减少含糖饮料、甜食、糕点、白面包、白米等精制碳水化合物的摄入，选择全谷物、杂粮、蔬菜等富含纤维的食物，有助于稳定血糖水平。

（2）增加蔬菜和水果的摄入：优先选择低糖分的蔬果，如绿叶蔬菜、番茄、黄瓜、苹果、柚子等。它们富含维生素、矿物质和膳食纤维，有助于控制血糖。

（3）适量蛋白质摄入：选择瘦肉、鱼类、豆类、低脂乳制品等富含优质蛋白质的食物，这些食物不仅能帮助维持血糖稳定，还能提供充足的营养。

（4）选择健康脂肪：用不饱和脂肪代替饱和脂肪和反式脂肪，如橄榄油、坚果、鱼油、亚麻籽油等，有助于改善胰岛素敏感性。

2. 控制体重

（1）保持健康体重：超重和肥胖是 2 型糖尿病的主要危险因素。通过饮食控制和增加运动来维持健康的体重，可以显著降低患糖尿病的风险。

（2）减少腹部脂肪：腹部脂肪过多（苹果型肥胖）与糖尿病风险密切相关。控制饮食和加强锻炼有助于减少腹部脂肪。

3. 定期体检，监测血糖

（1）定期体检：尤其是有糖尿病家族史、超重或肥胖、患有高血压或高脂血症的人群，应该定期监测血糖水平。早期发现糖耐量异常或血糖升高，可以及时采取措施干预，防止发展为糖尿病。

（2）监测血糖：对于糖耐量异常或已经出现糖尿病前期症状的人群，建议在医生指导下进行血糖监测，以便及时调整生活方式和治疗方案。

第四节　高脂血症

高脂血症（Hyperlipidemia），又称血脂异常，是一种原发或继发的长期、慢性、隐匿性脂质代谢异常性疾病。此病患者表现为血浆甘油三酯（triglyceride，TG）、总胆固醇（total cholesterol，TC）、低密度脂蛋白胆固醇（low-density lipoprotein cholesterol，LDL-C）等指标中的一项或几项浓度超出正常水平，以及高密度脂蛋白胆固醇（high-density lipoprotein cholesterol，HDL-C）低于正常水平。西医常采用烟酸类药物、他汀类药物、贝特类药物、胆固醇吸收抑制剂等药物治疗高脂血症。药物中以胆固醇吸收抑制剂为好，其他药物在长期使用后均可能引起消化道反应、转氨酶升高等不良反应。

一、中医对高脂血症的认识

高脂血症属于中医学“痰证”“瘀证”“脉痹”的范畴，其病因多为素体脾虚，痰湿内盛，运化不利，导致脂浊郁积；或阳盛之体，胃火素旺，恣食肥甘，导致痰瘀滞留；年高体虚，脏气衰弱，肝肾阴虚，阴不化血，反成痰浊，化为脂浊。中医治疗高脂血症提倡标本兼顾。

二、中医药干预治疗高脂血症

（一）辨证治疗

1. 痰湿内阻

证候：体型肥胖，头晕头胀，胸脘痞闷，喉间有痰，身体沉重，乏力倦怠，舌淡，边有齿痕，舌淡红，苔白腻，脉滑。

治则：化痰除湿。

代表方：五苓散。

常用药：猪苓、茯苓、白术、泽泻、桂枝。

现代研究：赵红杰等采用五苓散加减方对 70 例痰湿内阻型高脂血症患者进行 3 个月的治疗，患者肥胖度和体质量百分率均得到明显改善，治疗总有效率高达 97.14%。

2. 脾气虚弱

证候：脘腹胀满，不思饮食，身体困重，舌胖，苔白腻，脉濡滑。

治则：健脾益气。

代表方：胃苓汤。

常用药：苍术、厚朴、陈皮、甘草、茯苓、猪苓、泽泻、桂枝。

现代研究：王倩等采用胃苓汤加减治疗脾虚型高脂血症，选择 64 例患者，观察组总有效率 93.8%。

3. 肝火上炎

证候：头晕目眩，耳鸣，面红，口苦咽干，胸胁灼痛，烦躁易怒，不寐，夜寐梦多，便秘，尿赤，舌质红，苔黄干燥，脉弦数。

治则：清肝泻火。

代表方：羚角钩藤汤。

常用药：羚羊角、桑叶、川贝母、生地、钩藤、菊花、茯神、白芍、甘草、竹茹。

现代研究：纪定国等研究发现羚角钩藤汤对血脂、血压均有明显的调节作用，且作用缓和，适合老年患者。

4. 肝肾亏虚

证候：头晕目眩，健忘失眠，耳鸣，咽干口燥，胸胁痛，腰膝酸软，五心烦热，颧红盗汗，男子遗精，女子月经量少，舌红少苔，脉细数。

治则：滋补肝肾。

代表方：杞菊地黄丸。

常用药：熟地黄、山茱萸、山药、茯苓、牡丹皮、泽泻、枸杞子、菊花。

现代研究：何剑平等通过家兔实验观察杞菊地黄丸对高脂血症和动脉粥样硬化的影响，发现可促进动脉粥样硬化斑块的消退，降低血清 TG、TC、LDL-C、VLDL-C 含量。

5. 气滞血瘀

证候：情志抑郁，胸闷，喜叹息，胸胁或乳房胀满，少腹疼痛，性情急躁，女性月经不调或痛经，舌质紫暗或有瘀斑，脉涩。

治则：活血化瘀。

代表方：血府逐瘀汤。

常用药：当归、生地、桃仁、红花、枳壳、赤芍、柴胡、甘草、桔梗、川芎、牛膝。

现代研究；路峰等对气滞血瘀型高脂血症的患者采用血府逐瘀胶囊联合阿托伐他汀钙片进行治疗，取得了良好疗效，总有效率 95.83%。

（二）中成药制剂

1. 松龄血脉康胶囊

成分：鲜松叶、葛根、珍珠层粉。

用法用量：口服，一次 3 粒，一日 3 次

功效主治：平肝潜阳，镇心安神。

现代研究：崔京京等对 40 例高脂血症患者采用松龄血脉康对照绞股蓝总甙胶囊进行临床观察，松龄血脉康组用药前后全血高切黏度、低切黏度、血浆黏度和全血还原黏度、纤维蛋白原差异有统计学意义，降血脂总有效率

分别为 86.5% 和 82.4%。张利娟等发现松龄血脉康对椎基底动脉供血不足合并高脂血症的患者总有效率为 82.22%，口服 4 周后 TC、TG、LDL-C 水平明显降低，HDL-C 水平升高，与治疗前相比差异有统计学意义。

2. 血脂康胶囊

成分：红曲。

用法用量：口服，一次 2 粒，一日 2 次。

功效主治：化浊降脂，活血化瘀，健脾消食。

现代研究：韩明阳等系统评价血脂康治疗高血压合并高脂血症，纳入 27 项临床研究，涉及 2 427 例病例，结果显示同对照组相比，试验组三酰甘油、低密度脂蛋白胆固醇降低，高密度蛋白胆固醇升高。周炼等观察血脂康胶囊联合阿托伐他汀片治疗冠心病伴高脂血症的效果，相较单独使用阿托伐他汀，治疗组可 LDL-C、TC、TG 水平低于对照组，且观察组左室舒张末期的内径、血清基质金属蛋白酶 -9、白介素 -1β 水平降低。张艳青等观察血脂康胶囊联合非诺贝特治疗高脂血症性胰腺炎发现可调节血液流变学指标水平，改善机体炎症状态及血脂代谢，提高整体疗效。

（三）非药物疗法

1. 针刺

常用穴位：丰隆、足三里、承山、三阴交、神阙。

功效主治：健脾通腑，化痰降浊。

操作方法：选取适当穴位后，用乙醇消毒皮肤，快速进针，调整深度并留针 15~30 min，期间可进行捻转、提插等手法，最后轻轻旋转拔针并按压针孔防止出血。

现代研究：张慧珍等采用针刺五脏背俞穴为主治疗高脂血症，治疗上依兼夹证补虚行瘀祛痰，取得较好疗效。陈霞等认为针刺减肥降脂，以辨证施治、依证依型配合施针为关键，联合电针疗法，相较于单独饮食运动疗法对单纯性肥胖并发高脂血症降肥降脂有更好的疗效，调节机体功能，促进阴阳平衡。

2. 穴位埋线

常用穴位：脾胃的俞募合穴配伍

功效主治：调和脾胃，调畅气机。

操作方法：利用针具，将外科手术所用的羊肠线置于皮下脂肪组织中，在其逐渐吸收的过程中持续对穴位产生刺激的疗法。一般埋线一次的治疗效果持续 1~2 周。

现代研究：张萍等采用穴位埋线治疗 39 例高脂血症合并肝功能异常的患者，结果发现与内服血脂康胶囊相比，穴位埋线能有效减轻体重、降低患者血脂，改善肝功能，减少患者不良反应的发生。杨才德等研究发现，以脾胃的俞募合穴配伍埋线治疗高脂血症，可起到和脾胃、畅气机、治表里、调虚实的作用。陈宜恬等基于“脏腑别通”理论，运用穴位埋线治疗 35 例肥胖型高脂血症患者，与相同取穴的针刺相比，穴位埋线减脂减重、疗效平稳，复发率低。

3. 功法锻炼

功法：五禽戏、太极拳、八段锦。

现代研究：闫严等研究表明五禽戏锻炼具有使不同神经中枢兴奋的功能，降低血黏度，改善血脂指标，通过对动物肢体动作的模仿，起到调整阴阳，通调全身气血经脉运行的效果。周先进等认为，太极拳锻炼可有效调节异常的血脂，促进血脂代谢改善。张宝珍等通过对八段锦治疗中老年高脂血症的 Meta 分析发现八段锦锻炼联合生活干预的疗效优于单纯生活干预，TC、TG、LDL-C、HDL-C 水平变化明显，表明联合八段锦可有效控制血脂指标，调节血脂水平。

三、高脂血症的预防

1. 健康饮食

（1）减少摄入饱和脂肪和反式脂肪：避免食用富含饱和脂肪的食物，如肥肉、奶油、全脂奶制品，以及含有反式脂肪的加工食品，如快餐、油炸食品、糕点等。

（2）增加不饱和脂肪酸的摄入：食用富含不饱和脂肪酸的食物，如鱼类（特别是深海鱼，如三文鱼、鲭鱼）、坚果、橄榄油、亚麻籽油等，有助于降低低密度脂蛋白胆固醇（LDL-C）水平。

（3）多摄入膳食纤维：富含纤维的食物如全谷物、豆类、蔬菜、水果等，有助于减少胆固醇的吸收，降低血脂水平。

（4）控制糖分和精制碳水化合物的摄入：减少糖类、甜食、含糖饮料及精制谷物（如白米、白面）的摄入，有助于防止三酰甘油升高。

2. 规律运动

保持每周至少 150 min 的中等强度有氧运动：如快走、跑步、骑自行车等，有助于提高高密度脂蛋白胆固醇（HDL-C）水平，降低低密度脂蛋白胆固醇（LDL-C）和三酰甘油水平。

3. 控制体重

保持健康体重：通过合理饮食和规律运动维持正常体重，防止超重和肥胖。体重的适度减少（即使是 5%~10% 的体重减轻）也能显著降低血脂水平。

4. 戒烟限酒

吸烟会降低 HDL-C 水平，增加心血管疾病风险，戒烟对降低高脂血症风险非常重要。严格限制酒精摄入。

5. 定期检查血脂

定期监测血脂水平：特别是有家族史、肥胖、糖尿病、高血压等高危因素的人群，应定期进行血脂检查，以便及早发现异常，采取干预措施。

6. 减少压力，保持心理健康

长期压力可能导致不良生活方式，如暴饮暴食、缺乏运动等，从而增加血脂异常的风险。通过放松训练、冥想、运动等方法有效管理压力，有助于维持心理健康。

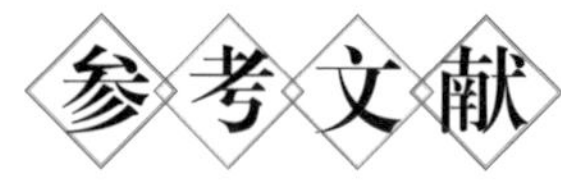

参考文献

[1] 张赫名，张琪．天麻钩藤饮防治肝阳上亢型高血压及并发症的研究进展 [J]. 中西医结合心脑血管病杂志，2024, 22(10): 1810-1812.

[2] 吴冠信，李庆海．李庆海主任医师重用黄芪治疗难治性高血压经验 [J]. 中医学报，2015, 30(2): 213-215.

[3] 黄世香，刘远林，黄杰，等．丹参对难治性高血压合并高脂血症患者的远期疗效观察 [J]. 光明中医，2010, 25(8): 1415-1416.

[4] 张勤，杨云梅，余国友．天麻素注射液对老年难治性高血压患者血压和血管活性物质影响的随机对照研究 [J]. 中西医结合学报，2008, 25(7): 695-699.

[5] 曲凡，杨锡燕．五苓散合黄连解毒汤加减治疗难治性高血压的临床效果 [J]. 中国老年学杂志，2020, 40(4): 692-694.

[6] 杨巧红．观察黄芪四物汤加减治疗难治性高血压的临床疗效 [J]. 内蒙古中医药，2014, 33(18): 36.

[7] 姜家全．加味杞菊地黄汤治疗老年难治性高血压病临床观察 [J]. 中国现代药物应用，2016, 10(8): 245.

[8] 王心东，张风梅，王杏，等．难治性高血压的中医证治体会 [J]. 中国中医急症，2011, 20(5): 843-844.

[9] 刘安平，刘吉善，黄斌，等．一贯煎方治疗阴虚阳亢型难治性高血压临床疗效观察 [J]. 现代中西医结合杂志，2020, 29(32): 3541-3545.

[10] 关小玲，王袁元，陈新．清肝降压饮治疗难治性高血压病 40 例 [J]. 中医临床研究，2015, 7(13): 119-120.

[11] 吴小和，戴玉，董姣姣，等．特制足浴方对难治性高血压的治疗效果研究 [J]. 江西中医药大学学报，2020, 32(5): 33-35.

[12] 于俏，吴焕林．邓铁涛沐足方治疗难治性高血压的临床疗效 [J]. 辽宁中医杂志，2019, 46(1): 79-82.

[13] 郑明凤，苏秀青，孔苓，等．老年顽固性高血压中药熏洗的疗效观察 [J]. 中国

卫生标准管理, 2018, 9(8): 106-108.

[14] 郭海阳. 耳穴贴压配合中医护理治疗顽固性高血压的效果观察 [J]. 实用临床护理学电子杂志, 2020, 5(10): 57.

[15] 王爱方. 用耳穴压豆法治疗顽固性高血压的效果研析 [J]. 当代医药论丛, 2019, 17(18): 162-163.

[16] 王新义, 张婷婷, 张玉飞, 等. 穴位埋线法治疗青年肥胖性难治性高血压病 48 例 [J]. 中医研究, 2021, 34(11): 21-23.

[17] 田元生, 程广书, 王新义, 等. 穴位埋线治疗顽固性高血压 46 例 [J]. 中医研究, 2008, 26(1): 55-56.

[18] 林秋娥, 邓蕾. 吴茱萸贴敷涌泉穴治疗难治性高血压疗效观察 [J]. 中医杂志, 2019, 31(4): 520-521.

[19] 唐善慈. 穴位贴敷治疗难治性高血压疗效观察 [J]. 中西医结合心血管病电子杂志, 2019, 7(16): 193-194.

[20] 刘艳平, 闫凯. 神肝同调针刺法治疗难治性高血压验案 1 则 [J]. 光明中医, 2018, 33(13): 1957-1958.

[21] 刘新明, 杜字征."活血散风" 针刺法治疗难治性高血压 1 例 [J]. 世界中医药, 2014, 9(1): 64-66.

[22] 阙艳, 郑粤文, 李拥彬. 刺血加穴位磁疗治疗难治性高血压 20 例 [J]. 中国中医药现代远程教育, 2015, 13(15): 65-66.

[23] 殷之放, 汪司右. 针刺加穴位贴敷治疗难治性高血压病临床初探 [J]. 上海针灸杂志, 2005, 18(12): 19-20.

[24] 郭中建. 血府逐瘀汤联合苯磺酸氨氯地平治疗瘀血阻络型老年高血压患者的效果 [J]. 中国民康医学, 2023, 35(5): 104-107.

[25] 朱琪武. 穴位贴敷联合血府逐瘀汤对高血压患者血脂、血压的改善效果分析 [J]. 现代医学与健康研究 (电子版), 2023, 7(20): 75-77.

[26] 张守岭, 陆峰. 中医治疗冠心病心绞痛的研究进展 [J]. 光明中医, 2023, 38(8): 1596-1598.

[27] 许明良, 冯蓓蓓, 谭波, 等. 中医药治疗冠心病的现代研究进展 [J]. 中国合理用药探索, 2023, 20(11): 131-136.

[28] 杨青澍，刘文慧，张楠楠，等．基于数据挖掘探讨中医药治疗冠心病心衰的组方规律 [J]. 中医药通报，2023, 22(2): 20-24.

[29] 李慧璟，刘雪莹，李兆霖，等．中医特色疗法治疗冠心病心绞痛的研究进展 [J]. 长春中医药大学学报，2023, 39(11): 1280-1285.

[30] 余承鸿，余佩思，唐嘉仪，等．冠心病的中医病机认识及治疗进展 [J]. 河北中医，2023, 45(5): 862-865, 870.

[31] 薄颖异，张玥辉，于冰莉．中医药防治冠心病研究进展 [J]. 内蒙古中医药，2024, 43(3): 161-162.

[32] 俞溪，韩旭．中医药治疗冠心病的现代研究进展 [J]. 生命科学仪器，2024, 22(2): 102-104.

[33] 刘利欣．针刺治疗冠心病心绞痛 50 例临床研究 [J]. 中国民间疗法，2016, 24(9): 15-16.

[34] 王红涛．子午流注纳甲法结合辨证取穴针刺治疗冠心病心绞痛的临床效果观察 [J]. 现代诊断与治疗，2017, 28(21): 3945-3947.

[35] 刁雅静．针刺董氏奇穴治疗冠心病心绞痛 30 例临床观察 [J]. 湖南中医杂志，2020, 36(1): 53-55.

[36] 刘鹏，张辉，夏鸿清．热敏灸治疗冠心病心绞痛的临床随机对照研究 [J]. 基层医学论坛，2021, 25(22): 3225-3227.

[37] 曾海燕，李娜，董芳．隔姜灸治疗心血瘀阻型冠心病心绞痛的临床研究 [J]. 心血管病防治知识，2021, 11(21): 22-24.

[38] 黄薇，郑蓉，徐欢，等．中药复方穴位贴敷治疗冠心病心绞痛的临床效果 [J]. 中国老年保健医学．2017.5(5): 52-53.

[39] 薛刚，闻婷，胡刚，等．中药复方穴位贴敷治疗冠心病心绞痛 24 例临床观察 [J]. 湖南中医杂志．2018.34(10): 49-51.

[40] 王华玲．葛根素注射液治疗冠心病不稳定型心绞痛临床疗效观察分析 [J]. 中医临床研究，2021, 13(1): 43-46.

[41] 侯耀宗，张世亮．补阳还五汤治疗冠心病稳定型心绞痛气虚血瘀证临床观察 [J]. 光明中医，2023, 38(20): 3973-3976.

[42] 怀蓓蓓．柴胡疏肝散加减治疗气滞血瘀型冠心病心绞痛的效果评价 [J]. 内蒙古中医药，2024, 43(2): 18-19.

[43] 刘芳，董桦，李晓雯，等．中医非药物疗法治疗糖尿病前期的应用进展 [J]. 内蒙古中医药，2024, 43(4): 153-155.
[44] 马香菊，刘飞．中医治疗肥胖型 2 型糖尿病的进展分析 [J]. 糖尿病新世界，2024, 27(3): 194-198.
[45] 葛金华，冯志海．老年 2 型糖尿病中医证型与临床指标的相关性研究 [J]. 现代中西医结合杂志，2024, 33(11): 1508-1514.
[46] 黄慧，许嘉慧，陆灏．中医药通过改善"时钟重置"防治 2 型糖尿病的研究进展 [J]. 上海中医药杂志，2024, 58(4): 92-95.
[47] 陈琼，李一鸣，张晶晶．基于"穴位按摩、耳穴压丸"技术探讨 2 型糖尿病患者的中医护理效果 [J]. 糖尿病新世界，2024, 27(4): 136-139.
[48] 王梓炘，张广梅．2 型糖尿病合并高血压的中医药研究进展 [J]. 中外医学研究，2023, 21(4): 181-184.
[49] 赵晓娟，杨丽霞，甘德成，等．中医药治疗 2 型糖尿病糖脂代谢紊乱研究进展 [J]. 亚太传统医药，2023, 19(7): 234-238.
[50] 李雯，朱坤，刘美汐，等．基于文献分析中医药治疗 2 型糖尿病用药规律 [J]. 中西医结合研究，2023, 15(6): 404-409.
[51] 周惠敏，赵文，王章林，等．基于"阴阳自和"理论辨析 2 型糖尿病患者中医健康状态 [J]. 江西中医药，2023, 54(5): 8-11.
[52] 赵燕燕，曹艳华．肥胖型 2 型糖尿病的中医研究进展 [J]. 中医研究，2023, 36(9): 93-96.
[53] 魏乐，国凤琴，魏玉锁，等．中医医疗技术治疗 2 型糖尿病的研究进展 [J]. 中国医药导报，2022, 19(31): 61-64.
[54] 王语晴，郭婉琴，肖洪彬，等 .2 型糖尿病中医证候及中药复方的代谢组学研究 [J]. 湖南中医药大学学报，2021, 41(6): 962-966.
[55] 薛恬珏．振腹推拿疗法对 2 型糖尿病大鼠肠道菌群及糖脂代谢的影响 [D]. 北京：北京中医药大学，2019.
[56] 梁英．腹针合脐灸干预糖尿病前期的疗效观察 [J]. 现代诊断与治疗，2020, 31(2): 191-193.
[57] 曾林，向婷，王天沛，等．"双固一通"灸法对糖尿病及糖尿病周围神经病变

大鼠胰岛素抵抗的影响 [J] 针灸临床杂志, 2020, 36(5): 81-85.
[58] 杨强, 杨欢, 邓茹, 等. 温针灸关元穴治疗 2 型糖尿病临床研究 [J]. 针灸临床杂志, 2020, 36(3): 37-40.
[59] 王娟. 参苓白术散加减方治疗肥胖型 2 型糖尿病脾虚湿困证的效果评价 [J]. 当代医药论丛, 2019, 17(12): 181-182.
[60] 王正环. 大柴胡汤加味联合西药治疗肥胖型 2 型糖尿病的临床疗效及对患者胰岛素抵抗的影响 [J]. 河南中医, 2020, 40(1): 56-59.
[61] 郑艺. 基于“土壅木郁”理论治疗 2 型糖尿病合并肥胖的临床观察 [D]. 济南: 山东中医药大学, 2021.
[62] 曾英, 龙晓静, 江涛. 血府逐瘀汤合二陈汤治疗肥胖 2 型糖尿病疗效观察 [J]. 辽宁中医杂志, 2007, 34(8): 1089-1090.
[63] 邬月明. 血府逐瘀汤合二陈汤治疗肥胖 2 型糖尿病患者的临床价值 [J]. 临床医药文献电子杂志, 2019, 6(83): 80, 82.
[64] 董阳, 李敬华, 王家明. 中医治疗高脂血症临床研究进展 [J]. 中国中医药图书情报杂志, 2023, 47(4): 170-172,
[65] 孙悦, 马国庆. 中医治疗高脂血症的研究概况 [J]. 中国民族民间医药, 2023, 32(4): 55-58.
[66] 托力木吉 · 孟克其其格, 吴斌, 赵明芬. 中医药诊治高脂血症的研究进展 [J]. 新疆中医药, 2023, 41(5): 134-137.
[67] 赵杼沛, 刘谦, 朱婷钰, 等. 中医特色疗法治疗高脂血症的研究进展 [J]. 世界中西医结合杂志, 2022, 17(9): 1904-1908.
[68] 杨博翔, 高伟苹, 努尔 · 艾力, 郑秀英, 等. 高脂血症中医辨证分型及治疗的概述 [J]. 当代医药论丛, 2022, 20(9): 162-167.
[69] 韩明阳, 孙玲玲, 高翔宇, 等. 血脂康治疗高血压合并高脂血症疗效的系统评价 [J]. 中西医结合心脑血管病杂志, 2023, 21(16): 2916-2922.
[70] 周炼, 黄海靓. 血脂康胶囊联合阿托伐他汀钙片治疗冠心病伴高脂血症的效果及对脂代谢和心功能的影响 [J]. 现代医学与健康研究 (电子版), 2024, 8(1): 103-105.
[71] 张艳青, 郭安兵, 彭利军. 血脂康胶囊联合非诺贝特胶囊治疗高脂血症性胰腺炎的疗效观察 [J]. 临床和实验医学杂志, 2023, 22(17): 1809-1813.

第四篇

以患者为中心的大肠癌中医治疗

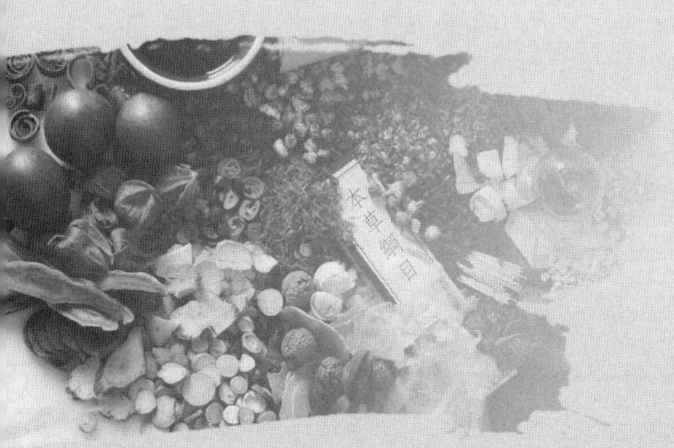

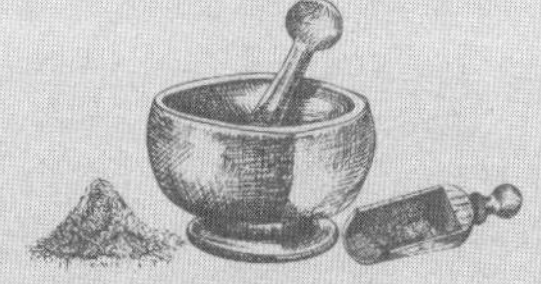

伴随着医学技术的进步和医学人文理念的发展，人作为一个具有心理、社会、文化和精神特征的综合体，对于医疗服务的需求不仅仅是单纯的治疗疾病，单纯地治疗大肠癌，而是提升到对“提高生命质量”的诉求。医疗服务模式也从20世纪初的“以疾病为中心”转为20世纪70年代提倡的“以患者为中心”模式，除了一系列的管理模式的改变，把患者的体验感放在一定高度，提高患者生活质量，是“以患者为中心”的基本点，其中包括改善患者的不良症状，中医药方法在改善一些常见大肠癌患者常见主诉方面有良好的疗效。

第一章 癌痛

癌性疼痛是指肿瘤浸润、压迫周围神经组织引起的疼痛，是造成患者痛苦和影响患者生活质量的主要因素之一。尤其是中晚期恶性肿瘤患者，癌性疼痛的发生率在60%~80%，其中1/3为重度疼痛。癌痛不仅会引起患者的身体不适，还严重影响患者的睡眠、情绪等，有效地对疼痛进行干预，对减轻患者的痛苦、提升患者生活质量、延长患者生存期具有着重要意义。近年来癌痛的规范化治疗已得到较大发展，但尚不能达到令人满意的控制水平，而且不良反应明显，患者易出现依赖性。西医对癌痛的治疗主要是WHO提倡的三阶梯止痛药物治疗法。

一、中医对癌痛的认识

癌痛属中医学“痛证”范畴。《素问·举痛论》曰:“经脉流行不止，环周不休，寒气入经而稽迟，泣而不行，客于脉外则血少，客于脉中则气不通，故卒然而痛。”又云:“脉泣则血虚，血虚则痛。”明代医家张景岳进一步提出“不荣则痛”之理和“补虚治痛”之法。综合各家，中医对疼痛之因归于“不通”和“不荣”，气、血、湿、热、痰、瘀胶结而导致局部气血运行不畅，瘀阻脉络，不通则痛；邪客体内日久，正气内耗，气血、阴阳虚弱，不得荣养脏腑经络四肢，即为不荣则痛。

二、治疗原则

癌痛的基本病机为气滞、血瘀、痰浊阻络，或脏腑经络失养，即“不通则痛”和“不荣则痛”，治疗上应首辨虚实，立足于“通”，中早期癌痛多为实症，应以通为补，选用活血、温经、清热、化痰等法祛邪兼顾扶正，晚期癌痛虚痛为主者，扶正兼以祛邪，并以调补脾肾为关键，同时重视疏肝解郁与心理疏导的重要性。

三、辨证施治

（一）实证

1. 气滞

证候：疼痛多为攻窜胀痛，痛无定处，时轻时重，常伴有太息，胸胁、脘腹胀满等，苔薄，脉弦。

治则：疏肝理气止痛。

代表方：柴胡疏肝散加减。

常用药：陈皮、柴胡、香附、芍药、川芎、枳壳、甘草等。

2. 血瘀

证候：疼痛多为刺痛，痛久拒按，固定不移，夜间痛甚，常伴有唇甲青紫，或肌肤甲错，或皮下紫斑，或面色黧黑，舌紫暗或有瘀斑，脉细涩或结代。

治则：活血化瘀止痛。

代表方：桃红四物汤加减。

常用药：桃仁、红花、五灵脂、蒲黄、当归、川芎、芍药等。

3. 寒凝

证候：疼痛多为冷痛，遇温则减，遇寒加重，常伴有肢体厥冷，或局部拘急，舌苔白，脉弦紧。

治则：散寒止痛。

代表方：阳和汤合芍药甘草汤加减。

常用药：熟地黄、鹿角、炮姜、肉桂、麻黄、白芥子、芍药、甘草等。

4. 痰浊

证候：疼痛多为重痛或闷痛，常伴有胸脘痞闷，或呕恶纳呆，或头晕目眩，或形体肥胖、肢体困重，苔白腻，脉滑。

治则：化痰止痛。

代表方：二陈汤或瓜蒌薤白半夏汤加减。

常用药：半夏、陈皮、茯苓、瓜蒌、薤白、枳壳等。

（二）虚证

1. 气血亏虚

证候：疼痛多为空痛、隐痛或按之痛缓，常伴有乏力、少气懒言、头晕、气短、心悸、神疲，舌淡嫩，脉细软。

治则：补气养血。

代表方：黄芪建中汤和当归补血汤加减。

常用药：黄芪、桂枝、芍药、白术、当归、茯苓、甘草等。

2. 阴阳两虚

证候：疼痛多为隐痛或按之痛缓，常伴有手足心热、口燥咽干或四肢不温、喜暖恶寒、腰膝酸软，舌淡或红，脉沉细数。

治则：阴阳双补。

代表方：六味地黄丸合右归丸加减合。

常用药：山萸肉、山药、茯苓、丹皮、熟地黄、泽泻、炮附片、肉桂、山药、菟丝子、鹿角胶等。

四、外治疗法

（一）中药外敷

常用药：冰片、乳香、没药、延胡索、川芎、白芷、姜黄等。

功效：行气活血，化瘀止痛。

主治：实证疼痛。

方法：上药研粉，以醋调和外敷。

（二）针刺

常用穴：合谷、足三里、三阴交、太冲、内关、阿是穴、疼痛部位相应脊节段背腧穴等。

功效：调气和血、通络止痛。

主治：虚证或实证疼痛均可。

方法：取穴消毒，行针刺治疗，针刺后行针 5 min，留针 25~30 min，采用平补平泄手法。每日 1 次，5 日为 1 个疗程。

如患者便秘可加天枢、大肠俞、大横等穴；恶心呕吐可加入膈俞、内关、中脘等穴；寐差，可加入太冲、血海、阴陵泉等穴。

（三）艾灸

常用穴位：足三里、气海、关元穴、阿是穴、背俞穴等。

功效：温通经脉，和血止痛。

主治：虚证或实证疼痛均可。

方法：将艾条一端点燃后置于艾箱，点燃的一端对准选取穴位艾灸，灸至局部皮肤潮红而无灼热感为度，约 25 min/ 次。

（四）中药注射液与穴位注射

常用穴位：足三里。

常用注射液：华蟾素注射液、苦参注射液等。

功效：根据不同注射液功效不尽相同。

主治：虚证或实证疼痛均可。

方法：选取一次性注射器抽取注射液适量，取一侧足三里穴，常规局部皮肤消毒，用备好药物的注射器参考毫针进针方法直刺 1.0 寸，上下提插至得气后，回抽无回血，快速注入药液，同样方法注射另一侧足三里穴，隔日 1 次。

五、常用中成药

（1）复方斑蝥胶囊：每日 2 次，每次 3 粒，破血消瘀，攻毒蚀疮。适用于瘀血阻滞性疼痛。

（2）华蟾素胶囊：每日 3~4 次，每次 2 粒，解毒，消肿，止痛。适用于癌毒肿痛。

（3）元胡止痛片：每日 3 次，每次 4~6 片，理气，活血，止痛。适用于气滞性疼痛。

（4）新癀片：每日 3 次，每次 2~4 片，清热解毒，活血化瘀，消肿止痛。适用于热邪痛证。

（5）参芍片：每日 2 次，每次 4 片，活血化瘀，益气止痛。适用于气虚性疼痛。

（6）阴虚胃痛颗粒：每日 3 次，每次 10 g，养阴益胃，缓中止痛。适用于阴虚性疼痛。

六、日常护理

（1）指导患者遵医嘱按时、按量服用药物，严密观察药物疗效和不良反应。

（2）安慰患者，并鼓励患者及患者家属参与疼痛治疗。

（3）帮助患者选择舒适体位，观察患者体位受压部分的皮肤和血液循环情况，协助患者定时更换体位，预防褥疮。

（4）鼓励患者适当活动，放松心情，转移注意力。

（5）可采用物理疗法协助止痛，如热敷、冷敷、按摩等。

七、预防

癌性疼痛患者可依据患者体质常规预防，体质偏虚症者可适当增强个人体质，饮食清淡易消化，宜食用黑豆、薏苡仁、山药、当归等补气养血，鼓励适当运动，以不感觉疲劳为宜；体质偏实证患者平日宜忌甜腻、生冷食物，宜食用陈皮、枳实、玫瑰花、山楂、贝母、海带等行气活血化痰食物，鼓励参加社会活动，增加兴趣爱好，适当心理疏导，避免争吵等，以舒畅情志为主。

第二章 便秘

便秘指大便时间间隔超过个人排便习惯时间 1 日以上或两次排便时间间隔 3 日以上；大便干燥难下或欲排便而艰涩不畅；常伴有口臭、腹胀、腹痛、肛门坠胀感、纳差等症状。大肠癌患者的便秘可以由多种原因引起，如手术后生理结构的改变、肠道蠕动减慢、肿瘤压迫、营养摄入减少等。这里主要指功能性的便秘。

一、中医对便秘的认识

便秘在中医古籍中其古病名有“脾约”“阴结”“阳结”等范畴。“脾约”出自《伤寒论》第 247 条：“趺阳脉浮而涩，浮则胃气强，涩则小便数，浮涩相搏，大便则硬，其脾为约，麻子仁丸主之。”脾约的病机为胃肠之热使脾无法输布津液，胃热束缚了脾，故名。“阴结”和“阳结”，出自《兰室秘藏·大便燥结门》：“阴结”指胃肠阴寒凝结，或精血亏耗导致大肠干燥所致的便秘；“阳结”指胃肠实热燥火所致便秘。

便秘基本病变部位在于大肠，又与脾、胃、肺、肝、肾等脏腑的功能失调密切相关。《素问·灵兰秘典论》之“大肠者，传导之官，变化出焉”，描述了大肠的功能。便秘发生的病机是多种多样的，如：大肠本身传导功能失调会导致便秘；又有肺脾气虚使大肠传导无力导致便秘；胃热过盛、耗伤津液使肠道失于濡润导致便秘；肝气郁结、气机壅滞使肠道失于通利等均可导致便秘；若感受外邪，如寒邪凝滞胃肠致使糟粕不通或热病耗伤津液致使大肠失润亦可导致大便难下。

二、治疗原则

大肠癌患者便秘，根据患者处于不同的治疗阶段，其病机和症状不尽相同。大肠癌初期或术前，可因外邪侵袭肠道，邪郁化热，灼伤肠道津液或外邪损伤脾胃，脾胃气机失调，酿湿生痰，阻滞气机，导致大肠传导失司，发生便秘，多因邪盛，以实证为主；晚期或放化疗后，多因攻伐耗气伤血，加之脾胃功能受损、久病伤及肾阳，失于温煦，元气大伤而使肠道传导无力而成便秘，此多为虚证。

治疗时当以先辨虚实，实证多以燥热之邪为主，治宜清热润燥通便为先，虚证以气血津液亏虚为主，当以补气养血、养阴增液为主，另应辅以健脾胃、宣肺气、补肾阳等药物。

三、辨证施治

（一）实证

1. 邪积胃肠

证候：大便干结，腹胀腹痛，按之痛剧或可触及包块，口干口苦，面红身热或有心烦，小便短赤，舌红苔黄燥，脉滑数；或大便艰涩，腹痛拘急，呃逆呕吐，手足不温，腹胀拒按，舌苔白腻，脉弦紧。

治则：邪热导滞，润肠通便（热症）或温里散寒，通便止痛（寒证）。

代表方：麻子仁丸（热证）或温脾汤加减（寒证）。

常用药：麻子仁、白芍、枳实、厚朴、杏仁、大黄、附子、党参、干姜、当归、肉苁蓉、乌药等。

2. 气机郁滞

证候：大便干结、不畅，或欲解不得出，或便而不爽，甚则腹中胀痛，肠鸣矢气，嗳气频作，纳食减少，舌苔薄腻，脉弦。

治则：行气导滞。

代表方：六磨汤加减。

常用药：槟榔、木香、乌药、枳壳、沉香、大黄等。

（二）虚证

1. 气血亏虚

证候：大便干结或大便不干，虽有便意，但排便困难，用力努挣则汗出气短，便后乏力，或面色无华，头晕目眩，心悸气短，口唇色淡，舌淡苔白，脉细弱。

治则：益气健脾，养血润肠。

代表方：黄芪汤合润肠丸加减。

常用药：黄芪、麻子仁、陈皮、当归、生地黄、桃仁、枳壳、白术、党参、大黄、白蜜等。

2. 津液亏虚

证候：大便干结，如羊屎状，腹胀体瘦，口干少津，心烦失眠，神疲纳差，两颧潮红，舌红苔少，脉细数。

治则：滋阴增液，清热通便。

代表方：增液汤或增液承气汤加减。

常用药：玄参、麦冬、生地黄、当归、石斛、沙参、杏仁、柏子仁、郁李仁、大黄、芒硝、陈皮、瓜蒌仁等。

3. 脾肾阳虚

证候：大便干或不干，排便困难，小便清长，四肢不温，面色白，甚则少腹冷痛，腰膝酸软，舌淡苔白，脉沉迟。

治则：温胃健脾。

代表方：济川煎加减。

常用药：肉苁蓉、牛膝、桃仁、升麻、当归、泽泻、枳壳、益智仁、乌药等。

四、外治疗法

（一）肛塞用药

代表方：蜜煎导方（《伤寒论》）。

组成：蜂蜜。

功效：润肠通便。

主治：便秘（适用于病后或老年、新产，因肠胃津液不足，大便秘结，体虚不任攻下者）。

制作方法：用蜂蜜适量，在锅内熬煎浓缩，趁热取出，捻成如小指样 6 cm 长的栓子，塞入肛门内。

笔者经验：在采用蜜煎导时，可以将它视作一种给药手段，将其他相关中药混入蜜煎导中，加强其疗效，如承气汤类药物。

（二）穴位贴敷

组成：大黄、巴豆、葱白、麝香（《理瀹骈文》）。

功效：温阳或补阳通便。

主治：阳虚便秘或寒证便秘。

方法：研末后用酒曲调成膏状敷于脐部，治疗阴寒积滞及阳虚便秘则以醋炒葱白至烫，用布包裹熨敷肚脐。

（三）中药灌肠

方药：方大承气汤、小承气汤，药用大黄、芒硝、枳实、厚朴等。

功效：泻热通便。

主治；热邪便秘。

方法：水煎适量通过肛门给灌肠给药。

（四）针刺

1. 阳虚便秘

证候：大便干或不干，排便困难，小便清长，四肢不温，甚则厥冷，或伴有少腹冷痛，腰膝酸软，舌淡苔白，脉沉迟。

治则：补阳通便。

取穴：循经取穴，多选择足太阳膀胱经、足阳明胃经、手少阳三焦经、任脉穴位等，并随证加减取穴。

操作手法：取穴消毒，行针刺治疗，针刺后行针 5 min 得气，留针 25~30 min，采用泄法。每日 1 次，5 日为 1 个疗程。

2. 火盛便秘，肠燥便秘

证候：大便干结难下，腹痛，按之可及包块，口苦，面红身热或有心烦，溲赤，舌红苔黄燥，脉滑数；或大便艰涩，腹痛拘急，腹胀拒按，舌苔白腻，脉弦紧。

治则：清热泻火，导滞通便。

取穴：大肠俞、天枢、归来、支沟、上巨虚、太白、太冲、大钟、水道等。

操作手法：取穴消毒，行针刺治疗，针刺后行针 5 min 得气，留针 25~30 min，采用补法。每日 1 次，5 日为 1 个疗程。

（五）推拿

主穴和部位：中脘、天枢、关元、气海、上巨虚、足三里、气海、脾俞、胃俞、肾俞、大肠俞、命门，督脉、膀胱经和腹部穴位。

功效：温阳通便。

主治：阳虚便秘。

操作方法

（1）按揉法：患者取仰卧位，以拇指按揉患者中脘、气海、关元、天枢、上巨虚、足三里；后取俯卧位，按揉其腰背部胃俞、脾俞、大肠俞、肾俞、命门，每个穴位按揉约 1 min，以得气为度。

（2）摩腹法：患者取仰卧位，以肚脐为中心，顺时针摩腹约 5 min，以患者有透热感为度，有肠鸣音者更佳。

（3）滚揉法：患者取俯卧位，对背部双侧膀胱经采用掌根揉法、滚法进行推拿，脾俞到大肠俞区域重点操作，操作约 8 min。

（4）提捏法：从下向上提捏膀胱经及督脉各 3~5 遍。

（5）擦法：患者腰背部涂抹医用凡士林，用小鱼际擦法由下向上擦膀胱经和督脉，横擦肾俞 - 命门一线，以患者有透热感为佳，操作 4~5 min。以上手法每日 1 次，每周 5 次，治疗 4 周。

（六）耳穴压丸

取穴：大肠、直肠、三焦、脾、胃、腹。

功效：润肠通便。

主治：功能性便秘。

操作方法：用 75% 的乙醇常规消毒，在相应穴位上贴压王不留行，双耳交替贴压，每 3 日更换 1 次，嘱患者每日自行按压 4 次，每次按压约 3 min，以按压点有酸胀或胀痛为度，6 日为 1 疗程，每个疗程间隔 1 日，共 4 个疗程。

（七）穴位埋线

选穴：天枢、腹结、大横、中脘、肾俞、大肠俞、足三里、上巨虚、支沟。

功效：润肠通便。

主治：功能性便秘。

方法：使用一次性无菌穴位埋线针和可吸收性外科缝线针刺穴位埋线，2 周 1 次，每次选 4~5 穴，共治疗 2 次。

（八）穴位注射

选穴：天枢穴。

功效：润肠通便。

主治：功能性便秘。

方法：选取一次性注射器抽取注射液适量，取天枢穴，常规局部皮肤消毒，用备好药物的注射器参考毫针进针方法直刺 1.0 寸，上下提插至得气后，回抽无回血，快速注入药液，同样方法注射另一侧天枢穴，隔日 1 次，7 次为 1 个疗程，治疗 3 个疗程。实秘者选用复方丹参注射液，虚秘偏气虚者用黄芪注射液，偏阳虚者用参附注射液，偏阴虚者用参麦注射液。

五、常用中成药

（1）麻子仁丸：每日 2 次，每次 6~9 g，或麻子仁胶囊，每日 1~2 次，每次 1~2 粒，适用于肠燥便秘。

（2）当归龙荟丸：每日 1~2 次，每次 3~9 g，适用于邪毒火盛便秘。

（3）复方芦荟胶囊：每日 1~2 次，每次 0.5~1.0 g，适用于心肝火盛，大便秘结者。

（4）三黄片：每日 2 次，每次 4 片，适用于三焦热盛所致便秘。

（5）导赤丸：每日 2 次，每次 1 丸，适用于火热内盛所致便秘。

六、日常调护

（1）观察患者排便次数、性状及伴随症状。

（2）养成定时排便习惯，适当锻炼改善胃肠道功能。

（3）便秘患者可以脐为中心，顺时针方向按摩腹部，改善胃肠蠕动。

（4）适量增加粗纤维食物，注意营养均衡，每天摄入足量水果、蔬菜，可减少精制面粉、甜点、肉食等摄入。

七、预防

在大肠癌患者便秘的中医治疗中，应重视未病先防和已病防变。患者术前或放化疗前，可扶正固本，预防手术及放化疗的副反应并增强个人体质，可选用四君子汤（党参、茯苓、白术、炙甘草)、参苓白术散（党参、茯苓、白术、白扁豆、薏苡仁、莲子、砂仁、炙甘草、大枣、桔梗）等固本培元。患者术后或放化疗过程中及放化疗后，通过中医药及时调理，可尽快恢复患者胃肠功能，减少放化疗的毒副反应。可选用补中益气汤（黄芪、党参、炙甘草、升麻、柴胡、当归、陈皮、大枣等）等。

第三章 肠癌性腹泻

肠癌性腹泻是指结直肠癌相关性因素引起的腹泻。临床主要表现为排便次数增多，便质稀薄，或完谷不化，甚至泻出如水样大便。常伴有腹痛、里急后重、肠鸣、便血、黏冻等，或稍有饮食不当便发腹泻。肠癌性腹泻常因肠癌本身分泌毒素引起或因手术、放疗、化疗等引起肠黏膜损伤导致。不仅严重影响患者生活质量，甚则引起脱水、肾功能不全、电解质紊乱等，导致患者病情加重。

一、中医对腹泻的认识

腹泻属中医学“泄泻”范畴。古有将大便溏薄而势缓者称为泄，大便清稀如水而势急者称为泻。“泄泻”之病最早见于《黄帝内经》，称之为“鹜溏”“濡泄”“注泄”“洞泄”“溏糜”“遗矢”等。《难经》将“泻”分为胃泄、脾泄等。《诸病源候论》中首次提出将泻与痢分论，至宋代以后统称为泄泻。古代医家对泄泻病因病机的认识已有较全面的论述，如《素问·举痛论》曰:“寒气客于小肠，小肠不得成聚，故后泄腹痛矣。”《素问·阴阳应象大论》有“湿盛则濡泄”“春伤于风，夏生飧泄”之论，《素问·至真要大论》认为“暴注下迫，皆属于热”，说明风、湿、寒、热皆可致泻。《三因极一病证方论·泄泻叙论》中，陈无择提出:“喜则散，怒则激，忧则聚，惊则动，脏气隔绝，精神夺散，以致溏泄。”认为情志失调亦可引起泄泻。随着李中梓在《医宗必读·泄泻》中提出了著名的“治泻九法”，即淡渗、升提、清凉、疏利、甘缓、酸收、燥脾、温肾、固涩，医家对泄泻病证的认识日渐成熟。清代医学家陈修园提出湿胜则泻，他认为“五泄之分，实不必泥，总以虚实久暂为辨”。后世医家总结泄泻的病因病机为脾虚和湿盛，导致肠道功能失司而发生泄泻，病位在肠，主病之脏属脾，与肝、肾密切相关。认为暴泻多以湿盛为主，多因湿盛伤脾、食滞生湿所致，多属实证，而久泻多属虚证。

二、治疗原则

泄泻的治疗大法为运脾化湿。首当分暴泻和久泻，暴泻多以湿盛为主，重在化湿，再依据寒湿和湿热的不同，分为温化寒湿和清化湿热之法。夹有表邪或暑邪者，佐以疏解或清暑，兼有伤食者，佐以消导；久泻以脾虚为主，当以健脾化湿，兼有肝郁，宜疏肝健脾，兼有阳虚，宜补肾健脾，兼有中气下陷者，当以升提。久泻不止当固涩。暴泻不可骤用补涩，以防闭门留寇；久泻不可分利太过，以防劫阴。若病情变化寒热兼夹者，当辨证施治。

三、辨证论治

（一）暴泻

1. 寒湿内盛

证候：泄泻清稀，甚则如水样，常伴有肠鸣腹痛，胸脘痞闷，或兼有外感风寒，舌苔白，脉濡缓。

治则：芳香化湿，解表散寒。

代表方：藿香正气散加减。

常用药：藿香、大腹皮、紫苏、桔梗、白芷、半夏、苍术、茯苓、厚朴、陈皮等。

2. 湿热中阻

证候：腹痛泄泻，泻下急迫，或里急后重，泻而不爽，粪便黄褐臭秽，肛门灼热，

小便赤，舌红苔黄腻，脉滑数或濡数。

治则：清热燥湿，分利止泻。

代表方：葛根芩连汤加减。

常用药：葛根、黄芩、黄连、车前草、茯苓、甘草等。

（二）久泻

1. 食滞肠胃

证候：肠鸣腹痛，泻下粪便腐败臭秽，泻后痛减，脘腹胀满，不思饮食，嗳腐吞酸，舌苔厚腻，脉滑。

治则：消食导滞，和中止泻。

代表方：保和丸或枳实导滞丸加减。

常用药：山楂、莱菔子、神曲、半夏、陈皮、茯苓、连翘、枳实、大黄、黄连、黄芩、白术、泽泻等。

2. 肝气乘脾

证候：肠鸣泄泻，矢气频作，常伴有胸胁胀痛，嗳气纳差，每因情志抑郁或情绪紧张而发作，舌淡红，脉弦。

治则：抑肝扶脾。

代表方：痛泻要方加减。

常用药：陈皮、白术、防风、白芍等。

3. 脾胃虚弱

证候：大便溏泄不调，完谷不化，迁延反复，稍食油腻便大便次数增多；或食少纳呆，食后脘腹胀闷，神疲面黄，四肢无力，舌淡苔白，脉细弱。

治则：益气健脾、化湿止泻。

代表方：参苓白术散加减。

常用药：党参、茯苓、白术、白扁豆、薏苡仁、莲子肉、砂仁、桔梗、山药等。

4. 脾肾两虚

证候：多在黎明前脐腹作痛，肠鸣即泻，泻后则安，完谷不化，常伴有腹部喜暖，形寒肢冷，腰膝酸软，舌淡苔白，脉沉细。

治则：温补脾肾，涩肠固脱。

代表方：四神丸加减。

常用药：补骨脂、肉豆蔻、五味子、吴茱萸、生姜、肉桂等。

四、外治疗法

（一）针刺

常用穴：商丘、大都、天枢、阴陵泉、大肠俞、足三里、上巨虚、胃俞、脾俞、百会、水分、关元等。

功效：益气健脾止泻。

主治：气虚不固泄泻。

操作方法：大都穴直刺 0.3 寸，商丘穴直刺 0.5 寸，阴陵泉穴直刺 1.0 寸，天枢穴直刺 1.0 寸，大肠俞穴直刺 1.2 寸，上巨虚穴直刺 1.0 寸，足三里穴直刺 1.5 寸。若患者脾胃虚弱，采用直刺法加刺胃俞、脾俞穴位。长期泄泻导致的气虚下陷，可采用平刺百会穴。寒湿内盛的患者，采用直刺法加刺水分、关元穴位。术后 30 日内出现泄泻相关症状开始，每周 3 次针刺治疗，每次留针 30 min。在针刺手法上，主要以补法为主，持续治疗 28 日。

（二）推拿

常用穴：神阙、天枢、期门、章门、水分、水道、气海、关元等。

功效：疏肝健脾。

主治：肝郁脾虚证泄泻。

操作方法：

（1）治疗周期：疏肝健脾推拿法治疗，25~30 分钟 / 次，5 次 / 周，连续治疗 4 周。

（2）推拿处方：采用腹部推拿中的摩法、揉法、振法、按法等手法进行操作。

（3）基本操作：①摩腹法，以脐（神阙穴）为中心顺时针方向摩动 2 min。②振腹法包括闪振和掌振，将掌根分别置于左、右胁肋下期门、章门做小幅度震动，频率在 150~200 次 / 分，左右每穴位各 2 min；掌振，将掌心对准神阙穴，做小幅度振动，频率在 120~180 次 / 分钟，持续 4 min。③揉腹法，将手掌如拱形覆于神阙穴上方，通过腕关节的主动环转运动，依次从大鱼际的桡侧、顺沿至拇指、示指、中指、环指和小指指面，最终到小鱼际尺侧，此为一次完整操作，持续 5 min。④按法（包括点按和层按）：点按，依次点按天枢、水分、水道穴，每穴 1 分钟；层按，手掌置于气海、关元穴之上，随呼吸间逐层下按，按而留之，待有得气感，随呼吸间逐层上提，患者腹部有发热或快然之感为宜，共操作 5 min。

（三）穴位贴敷

常用药：肉桂、吴茱萸、丁香、小茴香等。

功效：温阳止泻。

主治：脾肾阳虚证泄泻。

方法：肉桂、吴茱萸、丁香、小茴香各 6 g，研磨成细粉之后按照 1∶1∶1∶1 的比例均匀混合，以醋调和，将细粉调制成为膏状，贴于天枢、神阙、肾俞等穴位，同时使用红外线神灯连续照射各个穴位 30 min。连续治疗 7 日。

（四）药物保留灌肠

方药：三白灌肠方（白花蛇舌草 20 g，白及 10 g，白头翁 15 g，五倍子 10 g，土茯苓 12 g，虎杖 10 g，三七 10 g）

功效：清热燥湿止泻。

主治：湿热型泄泻。

方法：灌肠体位，采取左侧臀高头低位，插管深度可随内镜可见黏膜病变位置调整。药液温度控制在 35~38 ℃，接近或稍低于体温，对黏膜刺激小，减少不适感。

药物加减：肠黏膜有出血者加云南白药 1 g；肠黏膜充血水肿者加苍术白术各 15 g；肠黏膜广泛性糜烂，溃疡者白及加至 20 g；肠黏膜红白相间或肠管痉挛，狭窄者加乌梅 15 g、丹参 20 g。

五、常用中成药

（1）四神丸：每日 1~2 次，每次 9 g，适用于肾阳衰微型泄泻。

（2）参苓白术丸：每日 2~3 次，每次 6~9 g，适用于脾胃虚弱型泄泻。

（3）保和丸：每日 3 次，每次 6~9 g，适用于食滞肠胃型泄泻。

（4）复方地锦胶囊：每日 3 次，每次 1~2 粒，适用于湿热泄泻。

六、日常护理

（1）密切观察患者病情，观察患者大便的排便次数、性质、黏稠度、气味等，以及患者便感，有无里急后重、肛门灼热等。

（2）密切观察患者有无脱水症状，如皮肤弹性差、眼窝凹陷、口干、血压降低等。

（3）结合患者电解质判断腹泻的程度等，严重腹泻可适量饮用淡盐水。

（4）患者饮食当少食多餐，以减轻胃肠道负担，饮食软糯易消化食物，减少食用高纤维食物，宜食用粳米、面条、鸡蛋、鱼肉等低纤维食物，同时避免辛辣油腻食物。

（5）对于化疗引起的腹泻，可化疗前予阿托品预防，化疗后备用盐酸洛哌丁胺胶囊、蒙脱石散等药物。

（6）低位直肠癌术后患者大便次数多可辨证予白头翁汤合芍汤汤加减（白头翁、黄连、黄柏、秦皮、芍药、木香、当归、桂枝等）以改善直肠炎症状。

七、预防

1. 饮食调节

（1）低纤维饮食。高纤维食物容易刺激肠道，增加肠蠕动，加重腹泻。在腹泻期间，应避免生的蔬菜、水果、全谷类等高纤维食物。

（2）避免乳制品。乳制品中的乳糖可能会引起乳糖不耐症，加重腹泻症状，尤其是肠癌患者。因此，建议暂时避免或减少乳制品摄入。

（3）分餐制。建议少量多餐，避免一次性摄入过多食物，以减轻对胃肠道的负担。

（4）充足的液体补充。腹泻会导致体液流失，容易引发脱水。建议多饮水，或补充含电解质的饮料，如口服补液盐，避免含咖啡因、乙醇的饮品。

（5）温和的食物选择。可选择易消化的食物，如白米粥、鸡肉、鱼肉等，避免油炸、辛辣和过甜的食物。

2. 治疗方案调整

（1）个性化治疗如患者因放疗、化疗或靶向治疗引起严重腹泻，医生可能需要调整治疗方案，包括减少药物剂量或调整药物种类，以减轻腹泻的副作用。

（2）放疗部位调整：对于接受放疗的患者，可以通过调整放疗区域或使用现代放疗技术减少对肠道的损伤，从而降低腹泻风险。

第四章 食欲不振

大肠癌患者由于疾病本身和治疗的影响，往往会出现脾胃功能失常的情况，进而出现食欲不振，消化吸收能力下降的症状。肠癌相关性食欲不振影响患者后续康复、治疗及预后。

一、中医对食欲不振的认识

中医对食欲不振的认识，主要基于中医的整体观念和辨证论治原则。食欲不振在中医上常被称为“纳呆”“不欲食”或“食少”，是脾胃功能失常的一种表现。历代医家对食欲不振的认识各有侧重，但均强调脾胃功能的重要性，并提出了不同的治疗方法和方剂。《内经》称食欲不振为“不欲食”，并强调了脾胃在饮食消化中的重要作用。《伤寒论》称食欲不振为“不欲饮食”，并详细描述了多种与食欲不振相关的症状和治疗方法。许多医家如李东垣、张仲景等，在对食欲不振进行了深入研究后，并提出了许多有效的治疗方法和方剂。例如：张仲景的小建中汤则可用于治疗脾胃虚寒引起的食欲不振；李东垣的补中益气汤可用于治疗脾胃虚弱引起的食欲不振。

二、治疗原则

中医认为，纳差、食少，归属于脾胃病，其总体病机可归结为多种因素导致脾胃功能受损，进而影响胃的受纳腐熟功能。主要与脾胃虚弱，湿阻中焦，饮食所伤，情志失调，

肾阳虚衰相关。治疗上总体原则以健脾和胃为主，以恢复脾胃的正常功能是治疗纳差的关键。通过健脾和胃的方法，增强脾胃的运化能力，从而改善食欲减退的症状。同时结合辨证施治，针对不同类型的纳差（如脾胃虚

弱、湿阻中焦、饮食所伤等），采用不同的治疗方法。例如：脾胃虚弱型纳差可采用健脾益气的药物；湿阻中焦型纳差可采用化湿和胃的药物。除了药物治疗外，还应注重饮食调养、情志调节和生活方式调整。建议患者保持饮食清淡易消化，避免辛辣、油腻、生冷等刺激性食物的摄入；保持心情愉悦，避免过度劳累和情绪波动；适当进行体育锻炼，增强体质和调节脾胃功能。

三、辨证论治

（一）脾胃虚弱

证候：患者常感乏力，四肢无力，面色萎黄或苍白，容易疲劳，食后腹胀，或有隐痛，食欲减退。舌质淡，舌体胖嫩，边有齿痕，舌苔薄白或薄黄，脉象虚弱。

治则：健脾益气。

代表方：香砂六君子汤。

常用药：人参、白术、茯苓、甘草、陈皮、半夏、木香、砂仁等。

（二）湿阻中焦

证候：胸闷腹胀，头身沉重，四肢乏力，食欲减退，恶心呕吐，大便稀溏或黏滞。舌质淡红，舌体胖大，舌苔厚腻或白腻，脉滑或濡。

治则：健脾化湿。

代表方：平胃散。

常用药：苍术、厚朴、陈皮、甘草等。

（三）饮食所伤

证候：食欲不佳，打嗝，口臭，甚至恶心呕吐，呕吐为未消化食物残渣，伴有酸臭、腐败味，排便异常，有未消化的食物。舌质淡红，舌苔厚腻，脉滑或洪大。

治则：和胃消食。

代表方：保和丸。

常用药：焦山楂、半夏、焦六曲、茯苓、莱菔子、陈皮、连翘、炒麦芽等。

（四）肝气犯胃

证候：恶心，呕吐，打嗝，胸闷，上腹部不适，胃痛，患者感觉上腹部隐痛，有厌食表现，舌苔薄白，脉弦。

治则：疏肝和胃。

代表方：柴胡疏肝散。

常用药：陈皮、柴胡、川芎、香附、枳壳、芍药等。

（五）肾阳虚衰

证候：纳食减少，腹部畏寒，腰背酸痛，肠鸣即泻，泻后得安，舌淡红，苔薄白，脉沉细。

治则：温补肾阳。

代表方：四神丸。

常用药：补骨脂、肉豆蔻、吴茱萸、五味子等。

五、外治疗法

（一）针刺

常用主穴：中脘、足三里、脾俞、内关。

功效：健脾和胃。

主治：脾虚型食欲不振。

操作方法：取穴消毒，行针刺治疗，针刺后行针 5 min 得气，留针 25~30 min。分证采用补泄手法。每日 1 次，5 日为 1 个疗程。

（二）穴位贴敷

常用主穴：神阙、中脘、足三里、脾俞、内关、太冲。

功效：补益脾胃。

主治：脾虚型食欲不振。

操作方法：将中药黄芪、白术、茯苓、干姜、细辛、鸡血藤、羌活等打细粉，以姜汁调和，贴于患者相应穴位，每日 6 小时，7 日为 1 个疗程。

五、常用中成药

（1）健脾丸：每日 3 次，每次 8 丸。健脾开胃。用于脾胃虚弱所致食欲不振。

（2）香砂养胃丸：每日 2 次，每次 9 g。功效主治：温中和胃。用于胃阳不足、湿阻气滞所致食欲不振。

（3）保和丸：每日 2 次，每次 6~9 g。功效主治：消食，导滞，和胃。用于食积停滞，脘腹胀满的食欲不振。

（4）藿香正气水：每日 2 次，每次 5~10 mL。功效主治：解表化湿，理气和中。用于内伤湿滞所致食欲不振。

六、日常调护

（1）注重营养支持，选择高蛋白、高热量且易消化的食物，并适当增加新鲜蔬菜和水果。

（2）少食多餐可以减轻消化负担，调整饮食口味以增加食欲。

（3）保持良好的心态和适量运动，如散步和太极，可以促进食欲。

（4）选择舒适、安静的用餐环境，避免干扰，也能增加用餐的愉悦感。

七、预防

（1）保持健康饮食，避免高脂、高盐和油炸食物，多吃富含纤维素的蔬菜水果。

（2）戒烟限酒对于减少多种癌症的发生具有重要作用。

（3）保持适当体重，控制在健康范围内，可以维护良好的体质。

（4）通过合理锻炼、充足睡眠和良好饮食习惯来提高免疫力。

（5）减少接触有害化学物质，保持居住环境的清洁和通风，也是重要的预防措施。

第五章 癌因性疲乏

癌因性疲乏（Cancer-related fatigue，CRF）是癌症患者常见的症状之一，可因肿瘤本身或相关治疗引起，患者长期处于紧张和痛苦状态，从而出现一系列的主观感觉，如虚弱、活动无耐力、不能集中注意力、兴趣减少等，目前尚无有效的治疗方法，严重影响了患者的生活质量，是评估肿瘤患者生存质量的重要内容。

癌因性疲乏的西医学治疗方法有：包括改变治疗药物及治疗方式减少癌因性疲乏的发生；纠正代谢紊乱；轻度体育锻炼；认知治疗；改善睡眠的行为治疗和药物治疗；营养支持等。

一、中医对癌因性疲乏的认识

癌因性疲乏是伴随着肿瘤治疗的过程产生的，以患者主观的感受为主的病症，在中医上并无对应的病名，但根据患者的主观感觉，如持续的虚弱感并伴有情绪低落、睡眠受困及休息后依旧倦怠等一系列临床症状，可将癌因性疲乏归于中医学“虚劳”范畴。“虚劳”是中医病症名，又称虚损，是由于禀赋薄弱、后天失养及外感内伤等多种原因引起的，以脏腑功能衰退，气血阴阳亏损，日久不复为主要病机，以五脏虚证为主要临床表现的多种慢性虚弱症候的总称。依据中医虚则补之的原则，可采用中医内服外治的方法，扶正补虚，减轻患者的癌因性疲乏程度，提高患者的生活质量。

二、治疗原则

《金匮要略·血痹虚劳病脉证并治》中提及“虚劳里急，诸不足”，以黄芪建中汤治疗，强调了补益脾胃治疗的重要性。洪缉庵所著《虚损启微》则认为虚劳的发生以肾虚为本。在虚劳的治疗中，应关注先天之本和后天之本，以补益脏腑气血为主，辨别阴虚阳虚随证处方。

三、辨证施治

（一）脾气亏虚

证候：疲乏无力，全身倦怠，精神不振，食欲不佳，腹胀，便溏或便秘，面色萎黄，气短懒言，心悸失眠，舌淡苔白，脉虚无力。

治则：益气健脾。

代表方：补中益气汤。

常用药：黄芪、党参、白术、炙甘草、当归、陈皮、升麻、柴胡等。

（二）气血两虚

证候：疲乏无力，面色萎黄或苍白，心悸，气短，头晕眼花，失眠多梦，唇甲色淡，食欲不振，舌淡，苔薄，脉细沉。

治则：补益气血。

代表方：十全大补汤。

常用药：人参、白术、茯苓、甘草、熟地黄、当归、川芎、白芍、黄芪、肉桂等。

（三）肾气不足

证候：疲乏无力，腰膝酸软，夜尿频多，畏寒肢冷，听力减退，记忆力减退，精神萎靡，舌淡苔白，脉沉细无力。

治则：补益肾气。

代表方：金匮肾气丸。

常用药：熟地黄、山药、山茱萸、泽泻、茯苓、牡丹皮、桂枝、附子等。

（四）阴阳两虚

证候：神疲乏力，畏寒肢冷，腰膝酸软，小便清长，潮热盗汗，口干咽燥，失眠多梦，舌淡少苔，脉沉细无力。

治则：龟鹿二仙胶。

代表方：龟甲胶、鹿角胶、人参、枸杞子等。

四、外治疗法

（一）督灸

常用主穴：选择督脉上穴位如大椎穴、命门穴、腰阳关等。

功效：温阳补气，疏通经络。

主治：阳虚型癌因性疲乏。

操作方法：患者俯卧位，沿患者督脉敷布姜片或姜泥，在姜上进行艾灸，增加热力渗透，同时避免艾绒同皮肤直接接触。每次 25~30 min，每周 1~2 次。

注意事项：阳气上亢，有热象者禁用。施灸过程中，注意避免艾灸对于皮肤的损伤。

（二）针刺

常用主穴：四神聪、内关、足三里、太冲、蠡沟。

功效：沟通阴阳，疏肝解郁。

主治：肝气郁结型癌因性疲乏。

操作方法：取穴消毒，行针刺治疗，针刺后行针 5 min 得气，留针 25~30 min，分证采用补泄手法。每日 1 次，5 日为 1 个疗程。

（三）耳穴压丸

常用主穴：肺、肝、脾等。

功效：疏肝健脾。

主治：轻症癌因性疲乏。

操作方法：选取相应的耳穴，将王不留行或磁珠用医用胶布固定于耳穴部位，手指持续按压，持续 5~10 s，以产生明显酸胀感为度。每日按压 3~4 次，每次按压 1~2 min。按压时力度要适中。耳穴贴可保持 3~5 日，再行更换。

（四）穴位贴敷

常用主穴：足三里、关元、膻中等。

功效：温阳益气。

主治：脾肾阳虚型癌因性疲乏。

操作方法：将中药附子、干姜等打细粉，贴于患者相应穴位，每日 6 h，7 日为 1 个疗程。

五、常用中成药

（1）金匮肾气丸：每日 2 次，每次 4~5 g，适用于肾阳不足所致的癌因性疲乏。

（2）左归丸：每日 2 次，每次 9 g，适用于真阴不足所致的癌因性疲乏。

（3）右归丸：每日 3 次，每次 9 g，适用于肾阳不足、命门火衰型癌因性疲乏。

六、日常调护

（1）合理饮食：营养均衡，摄取富含蛋白质、维生素、矿物质和纤维的食物，如瘦肉、鱼类、蛋类、蔬菜和水果；少量多餐，避免过饱，每餐少量多餐，以减轻胃肠负担；保持充足的水分摄入。

（2）适度运动：进行轻度运动，如散步、太极拳、瑜伽等，根据自身情况，逐渐增加运动量，避免过度劳累。

（3）充足休息：保持规律的作息时间，每日保证 7~8 h 的睡眠；适当午休，但时间不宜过长，一般以 30 min 为宜。

（4）心理调节：保持积极心态，必要时可寻求心理医生的帮助，进行心理辅导和治疗。

七、预防

（1）饮食均衡：保持营养丰富、均衡的饮食，适当补充蛋白质、维生素和矿物质，可以增强身体的免疫力，帮助维持能量水平。

（2）保持适度的体力活动：规律的运动可以提高耐力和体能。即使是轻微的活动，如散步、瑜伽等，也有助于减少疲乏感。

（3）充足的睡眠：建立良好的睡眠习惯，保证足够的休息时间，以便身体恢复。

（4）减轻压力：通过放松训练、冥想、深呼吸等方法，减轻心理压力，避免精神疲劳加重。

（5）心理疏导：定期进行心理咨询或加入患者支持小组，分享和表达情绪，缓解因治疗过程或病情导致的心理负担。

第六章 失眠

失眠是以频繁而持续的入睡困难和（或）睡眠维持困难并导致睡眠感不满意为特征的睡眠障碍，主要表现为睡眠深度、睡眠时间的不足，轻症患者入睡困难，或寐而不酣，时寐时醒，或醒后不能再寐，重者彻夜不寐。肠癌相关性失眠主要是因肿瘤本身、相关治疗或心理因素等产生，影响患者的生活、工作和健康。

一、中医对失眠的认识

失眠属中医学“不寐”范畴，“不寐”病名最早见于《难经·四十六难》，在《黄帝内经》中称为“不得卧”“目不瞑”。历代医家对不寐病的病因病机有诸多阐述，《灵枢·大惑论》中记载：“卫气不得入于阴，常留于阳。留于阳则阳气满，阳气满则阳蹻盛，不得入于阴则阴气虚，故目不瞑矣。”这里明确指出“阳盛不入阴”是导致失眠的原因。《素问·逆调论》提出“胃不和则卧不安”。清代张璐《张氏医通·不得卧》中载，“脉滑数有力不得卧者，中有素滞痰火，此为胃不和则卧不安也”，提出脾胃病导致不寐。《景岳全书》言：“劳倦思虑太过者，必致血液耗亡，神魂无主，所以不寐，既有微痰微火，皆不必顾，只宜培养气血，血气复则诸证自退。”说明失眠是劳倦思虑过重致使肝血不足，血不藏魂，魂不归肝所致。《古今医统大全·不寐候》记载，“痰火扰心，心神不宁，思虑过伤，火炽痰郁，而致不寐者多矣……此宜快脾发郁，清痰抑火之法也”，提出痰火扰心致使阴阳失和而发生不寐。又有《中藏经·论胆虚实寒热生死逆顺脉证之法第二十三》载：“胆热则多睡，胆冷则无眠。”因此，后世医家把不寐归结于心、肝、脾胃、肾，并认为不寐分虚实，虚证者多因阴血不足，实证者多因邪热扰心。

二、治疗原则

不寐的病机总属阳盛阴衰，阴阳失交。阳盛不得入于阴，阴虚不能纳阳。治疗当以补虚泻实、调整脏腑阴阳为治疗原则，实证者泻其有余，如清热化痰、疏泄肝胆火热、舒肝和胃；虚证者补其不足，如健脾补肝、益肾养心、益气养血。在此基础上安神定志，如清心安神、镇静安神等。

三、辨证施治

（一）实证

1. 痰热扰心

证候：心烦不寐，胸脘痞闷，常伴有咽干口苦，头重目眩，或脘腹胀满、大便不爽，舌黄腻，脉滑数。

治则：清热化痰，除烦安神。

代表方：黄连温胆汤。

常用药：黄连、半夏、竹茹、枳实、陈皮、白术、茯苓、龙骨、牡蛎、磁石等。

2. 肝胃不和

证候：心烦不得眠，胸闷嗳气，喜太息，常伴有胸胁胀满或隐痛，遇烦恼则失眠加重，舌苔多薄白，脉弦。

治则：疏肝和胃，安神助眠。

代表方：柴胡疏肝散加减。

常用药：柴胡、芍药、香附、郁金、川芎、陈皮、枳壳、佛手等。

3. 肝火扰心

证候：不寐多梦，甚则彻夜难眠，急躁易怒，常伴有目赤耳鸣，头晕头胀，口干口苦，便秘溲赤，舌红苔黄，脉弦数。

治则：疏肝泻火，镇心安神。

代表方：龙胆泻肝汤。

常用药：龙胆草、泽泻、车前子、当归、生地、栀子、黄芩、柴胡、龙骨、牡蛎、磁石等。

（二）虚证

1. 心脾两虚

证候：入睡困难，多梦易醒，醒后难眠，心悸健忘，神疲纳差，常伴有头晕目眩，四肢倦怠，便溏，舌淡苔薄，脉细无力。

治则：补益心脾，养心安神。

代表方：归脾汤加减。

常用药：人参、白术、黄芪、当归、茯神、远志、酸枣仁、木香、龙眼肉、熟地黄等。

2. 心肾不交

证候：心烦不寐，多梦，入睡困难，常伴有心悸，腰膝酸软，盗汗，五心烦热，头晕耳鸣，男子遗精，女子月经不调，舌红少苔，脉细数。

治则：滋阴降火，交通心肾。

代表方：六味地黄丸合交泰丸加减。

常用药：山药、熟地黄、吴茱萸、泽泻、茯苓、丹皮、黄连、肉桂等。

3. 心胆气虚

证候：心烦不寐，胆怯易惊，终日惕惕，不敢独睡，常伴有倦怠乏力，气短自汗，舌淡，脉弦细。

治则：益气镇惊，安神定志。

代表方：安神定志丸合酸枣仁汤加减。

常用药：酸枣仁、川芎、知母、茯苓、茯神、人参、远志、石菖蒲、龙齿等。

四、外治疗法

（一）针刺

常用主穴：头部百会、四神聪、安眠等穴，上肢取神门、内关、合谷等穴，下肢取太冲、足三里、三阴交等穴。

功效：调和阴阳，安神助眠。

主治：阴阳失衡所致诸失眠证。

操作方法：取穴消毒，行针刺治疗，针刺后行针 5 min 得气，留针 25~30 min，分证采用补泄手法。每日 1 次，5 日为 1 个疗程。

（二）艾灸

常用穴位：足三里、三阴交、百会、涌泉穴、双侧足太阳膀胱经及督脉穴位等。

功效：温阳助眠。

主治：多用于虚证失眠。

方法：将艾条一端点燃后置于艾箱，点燃的一端对准选取穴位艾灸，灸至局部皮肤潮红而无灼热感为度，约 25 min/ 次。

（三）刺络放血

放血穴位：中指微络。

功效：疏肝泻火。

主治：肝郁化火型失眠。

方法：中指微络放血，医者戴无菌手套，常规消毒中指指腹，快速推挤患者中指指腹，在指腹出现的微小瘀络处，使用 8 号一次性注射针头（或三棱针）快速点刺，轻轻按压指腹周围挤压出血（血由暗红变淡红即可），一般 1~2 mL，每周治疗 3 次，隔日 1 次，治疗 4 周。

（四）芳香疗法

睡眠香囊药物组成：玫瑰花、合欢花、薰衣草、甘松、木香、白豆蔻、荜茇、陈皮、薄荷、冰片各等分。

功效：疏肝健脾，安神助眠。

主治：肝郁脾虚型失眠。

方法：每晚睡前将香囊放置于距头 30 cm 的范围内，晨起将香囊密封，以防有效成分挥发，夜晚再次打开使用。

（五）五行音乐疗法

音乐曲目:《中国传统五行音乐正调式》。

功效：安神助眠。

主治：各种失眠。

方法：在清净舒适、空气流畅的环境中播放音乐，患者可随意选择睡眠体位，音乐音量控制在 50~60 分贝之间，以患者舒适为宜，每日最佳治疗时间为 9：00~11：00 和 19：00~21：00，每次播放 30 min，每天播放 1 h，每 4 周为 1 个疗程，共治疗 2 个疗程。

（六）耳穴压丸

取穴：耳区穴位敏感点。

功效：安神助眠。

主治：各类失眠。

方法：使用探针找出耳区穴位敏感点，常规消毒，使用面积 0.6 cm × 0.6 cm 的医用方胶布将王不留行籽贴按压在患者的穴位敏感点，每次按压 3~5 min，每日按压 3~5 次，按压时询问患者主观感受，以患者感觉按压部位有烧痛或酸麻感为宜，两耳交替按压，每耳按压 3 日，按压 10 次为 1 个疗程，每个疗程间隔休息 1 周。

五、常用中成药

（1）乌灵胶囊：每日 2 次，每次 3 粒，适用于心肾不交型失眠。

（2）天王补心丹：每日 3 次，每次 1 丸，适用于心阴不足型失眠。

（3）柏子养心丸：每日 2 次，每次 1 丸，适用于心气虚寒型失眠。

（4）甜梦胶囊：每日 2 次，每次 3 粒，适用于脾肾两虚型失眠。

（5）安神补脑液：每日 2 次，每次 10 mL，适用于肾精不足、气血两亏型失眠。

（6）枣仁安神胶囊：每日 1 次，每次 5 粒，适用于心血不足型失眠。

六、日常调护

（1）鼓励患者积极进行心理情志调整，避免过度紧张、兴奋、抑郁、愤怒等不良情绪，保持心情舒畅，自然放松。

（2）帮助患者建立良好规律的作息，鼓励进行适当体力活动、体育锻炼等，增强个人体质，改善身体健康。

（3）养成良好的睡前习惯，晚餐宜清淡，不宜过饱、暴饮暴食，忌浓茶、浓咖啡、抽烟、喝酒等。

（4）注意睡眠环境安静，睡眠环境舒适，避免亮光和噪音，去除各种可能影响睡眠的外在环境因素。

七、预防

1. 规律作息

保持固定的睡眠时间：每日在同一时间上床和起床，即使在周末也尽量保持规律，帮助生物钟维持平衡。

2. 睡前放松

（1）培养睡前放松的习惯：睡前进行轻松的活动，如冥想、听轻音乐、阅读等，有助于放松神经，为睡眠做好准备。

（2）避免剧烈活动：睡前避免过度的体力或脑力活动，尤其是剧烈运动或工作，防止神经系统过于活跃。

3. 创建舒适的睡眠环境

安静、黑暗和适宜温度：确保卧室环境安静、光线昏暗且温度适中，使用遮光窗帘或耳塞等工具帮助入睡。选择舒适的床垫和枕头，适合个人需求的床具可以提高睡眠质量。

4. 限制刺激物摄入

（1）避免咖啡因和尼古丁：咖啡、茶、可乐和烟草等刺激物会影响睡眠，尤其是在下午和晚上应避免摄入。

（2）避免酒精摄入：酒精为公认的一类致癌物，具有较强的致癌性，可促进肿瘤生长及转移，酒精还会削弱人体免疫功能，进而影响肿瘤化疗、免疫治疗等的效果，不利于肿瘤患者的康复。

5. 限制午睡

午睡时间应控制在 20~30 min，避免过长的午睡影响夜间睡眠。

6. 控制屏幕时间

避免在睡前使用手机、电脑或电视等设备，因为这些电子设备发出的蓝光会抑制褪黑素的分泌，影响入睡。

7. 管理压力和焦虑

（1）处理压力源：通过时间管理、设定优先级和寻求支持来减少日常压力，避免在睡前思虑过度。

（2）放松训练：练习深呼吸、渐进性肌肉放松或瑜伽等技术来减轻焦虑，帮助入睡。

8. 不要强迫自己入睡

如果无法入睡也不要在床上翻来覆去超过 20 min，起身去做一些轻松的事情（如看书或听音乐），等有睡意时再回到床上。

第七章 癌症相关性抑郁

在确诊肠癌后的施治过程中，尤其是肠道造瘘术后患者容易出现显著的而且持久的心情低落，称为“癌症相关性抑郁”，主要表现为情绪低落、悲观、意志活动减退，可伴有乏力、睡眠障碍、食欲减退、身体某部位疼痛等躯体症状。研究表明癌症患者中有 25% 的人患有各种类型的抑郁症，32% 的患者患有情绪健康问题。

一、中医对癌症相关性抑郁的认识

中医学中癌症相关性抑郁对应的病名，可参考“郁证”的相关描述，但在治疗过程中要考虑“癌毒”的影响。在肿瘤的基础上，多种致病因素相互作用，机体阴阳失调，脏腑经络气血功能障碍。肝脏是情志调节的主要脏器，癌症相关性抑郁同肝密切相关，肝失于疏泄久而造成痰凝血瘀、脾肾两虚。

二、治疗原则

中医药治疗癌症相关性抑郁多从疏肝入手，肝与情志病关系密切，且肠癌为慢性消耗性疾病，患者临床上多有气血亏虚的表现，心主血脉，脾为气血生化之源，在治疗时应兼顾心、脾两脏。此外，痰阻气机，气机不畅也会引起情志抑郁。在治疗时，从肝入手，兼顾标本治疗。

三、辨证施治

（一）肝郁气滞

证候：情绪低落，感到忧郁和心情沉重，容易悲伤和哭泣，情绪波动较大，胸胁部位胀痛或隐隐作痛，夜间梦多，舌质偏暗，苔薄白，脉弦。

治则：疏肝理气。

代表方：柴胡疏肝散。

常用药：陈皮、香附、枳壳、柴胡、白芍、川芎、甘草等。

（二）肝郁脾虚

证候：胸胁胀满，情志抑郁，脘腹胀满，食欲不振，肠鸣腹泻，舌质淡红，舌苔白腻，脉弦。

治则：疏肝健脾。

代表方：逍遥散。

常用药：柴胡、白术、茯苓、当归、白芍、甘草、薄荷、生姜等。

（三）肝郁血瘀

证候：胁肋疼痛，胸闷，情志抑郁，头痛，经行不畅，舌质紫暗或有瘀斑，脉涩或脉弦涩。

治则：活血化瘀。

代表方：血府逐瘀汤。

常用药：当归、川芎、桃仁、红花、赤芍、牛膝、枳壳、桔梗、柴胡、甘草等。

（四）痰气郁阻

证候：胸闷，咳嗽痰多，情志抑郁，喉中痰鸣，舌苔白腻，脉滑。

治则：化痰解郁。

代表方：半夏厚朴汤。

常用药：半夏、厚朴、茯苓、生姜、紫苏等。

（五）心脾两虚

证候：心悸、失眠多梦、面色萎黄、食少、体倦乏力，舌淡，脉细弱。

治则：养心健脾。

代表方：归脾汤。

常用药：人参、黄芪、白术、茯苓、甘草、当归、龙眼肉、酸枣仁、远志、木香等。

（六）心肾不交

证候：心烦失眠，头晕耳鸣，记忆力减退，腰膝酸软，五心烦热，舌红少苔，脉细数。

治则：交通心肾。

代表方：天王补心丹。

常用药：生地、天冬、麦冬、丹参、玄参、当归、柏子仁、远志、酸枣仁、茯苓、五味子等。

四、外治疗法

（一）体针

常用主穴：三阴交、足三里、内关、太冲、合谷、关元、气海、太溪、肾俞、肝俞、脾俞等。

功效：疏肝补肾。

主治：肝郁肾虚型癌症相关性抑郁。

操作方法：取穴消毒，行针刺治疗，针刺后行针 5 min 得气，留针 25~30 min，分证采用补泄手法。每日 1 次，5 日为 1 个疗程。

（二）耳针

常用主穴：神门、心、脑干、脑、肾、脾、皮质下、交感、内分泌等穴。

功效：宁心安神，健脾补肾，理气解郁。

主治：各种癌症相关性抑郁。

操作方法：选取相应的耳穴，将王不留行或磁珠用医用胶布固定于耳穴部位，手指持续按压，持续 5~10 s，以产生明显酸胀感为度。每日按压 3~4 次，每次按压 1~2 min。按压时力度要适中。耳穴贴可保持 3~5 日，再行更换。

（三）穴位贴敷

常用穴位：足三里、肺俞、阳陵泉，肝气郁结加期门，痰气郁结加丰隆，气郁化火加外关，心脾两虚加心俞、脾俞，肝肾亏虚加三阴交。

功效：宁心安神，疏肝理气。

主治：诸证癌症相关性抑郁。

操作方法：将中药川楝子、栀子、吴茱萸等打细粉，贴于患者相应穴位，每日 6 h，7 日为 1 疗程。

五、常用中成药

（1）逍遥丸：每日 2 次，每次 8 丸。疏肝解郁，养血健脾。适用于肝郁脾虚型癌症相关性抑郁。

（2）柴胡疏肝散：每日 2 次，每次 6 g。疏肝解郁，理气止痛。适用于肝郁气滞型癌症相关性抑郁。

（3）天王补心丹：每日 2 次，每次 1 丸。滋阴养血，补心安神。适用于心肾不交型癌症相关性抑郁。

六、日常调护

（1）心理支持：鼓励患者与家人、朋友和医护人员保持沟通，表达内心感受，避免情绪积压。必要时可寻求专业心理医生或心理咨询师的帮助，进行心理辅导和治疗。

（2）饮食调理：摄取富含维生素、矿物质和蛋白质的食物，如水果、蔬菜、全谷物、瘦肉和鱼类。避免暴饮暴食，每次进食量不宜过多，以免加重消化系统负担。

（3）规律作息：保持规律的睡眠时间，营造安静舒适的睡眠环境。

（4）适度运动：根据身体状况进行适量运动，如八段锦、太极拳等，有助于改善情绪和增加体力。

七、预防

1. 心理干预

（1）认知行为疗法：通过改变负面思维模式，积极应对癌症治疗带来的心理挑战。

（2）支持小组：加入癌症患者支持小组，与有类似经历的人交流，分享情感和应对策略，减少孤独感和无助感。

2. 社会支持

1. 家庭支持：家人和朋友的支持在癌症治疗过程中至关重要，鼓励患者表达情绪，提供理解和关爱，减少孤立感。

2. 社会资源：利用社会福利机构或癌症相关公益组织提供的心理辅导和支持服务，减轻经济和心理压力。

3. 生活方式调整

（1）规律的运动：适当的运动不仅可以增强身体机能，还能释放内啡肽，提升情绪水平。轻度的有氧运动如散步、瑜伽、太极拳等都有助于缓解抑郁症状。

（2）均衡的饮食：保证摄入足够的营养，尤其是富含维生素 B 族、D 和 Omega-3 脂肪酸的食物，这些有助于大脑健康和情绪稳定。

（3）良好的睡眠习惯：睡眠对心理健康至关重要，建立规律的作息，改善睡眠质量，能有效预防情绪低落。

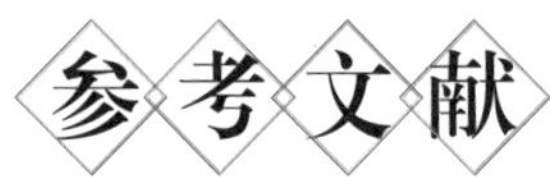

[1] 樊碧发，侯丽，贾立群等．癌痛规范化治疗中成药合理使用专家共识 [J]. 中国疼痛医学杂志，2021, 27(01): 9-17.

[2] 王玉如，刘寨东．癌性疼痛的中医治疗研究进展 [J]. 中国医药导报，2022, 19(31): 49-52.

[3] 付嘉诚．艾灸联合三阶梯止痛法治疗轻中度癌性疼痛的临床观察 [D]. 辽宁中医药大学，2022.

[4] 李枝锦，吴平财．鳖甲煎丸联合足三里穴位注射治疗原发性肝癌轻中度癌痛临床疗效 [J]. 世界科学技术 - 中医药现代化，2019, 21(03): 506-511.

[5] 卢晓婷．针刺联合三阶梯止痛法治疗癌性疼痛的临床研究 [D]. 辽宁中医药大学，2022.

[6] 金瑞环．穴位贴敷治疗功能性便秘的临床疗效观察 [D]. 浙江中医药大学，2018.

[7] 张文宇，阎小燕，贾爱芹．中医外治法治疗功能性便秘的研究进展 [J]. 中医研究，2024, 37(04): 89-93.

[8] 赵燕．穴位注射治疗功能性便秘 46 例 [J]. 中国民间疗法，2017, 25(09): 26.

[9] 王巧雀，丁慧，黄燕等．温阳通便推拿法治疗老年功能性便秘合并失眠临床研究 [J]. 新中医，2020, 52(19): 136-139.

[10] 王静．探讨《针灸甲乙经》对治疗便秘的认识与论治 [J]. 四川中医，2014, 32(12): 20-22.

[11] 刘晓君，张红星．耳穴贴压治疗功能性便秘疗效观察 [J]. 湖北中医杂志，2017, 39(9): 25-27.

[12] 曹俏蓉，李雷勇．穴位埋线治疗老年功能性便秘患者的临床疗效及对其血清肠神经递质水平的影响 [J]. 山西中医药大学学报，2021, 22(6): 434-437.

[13] 孟肖蒙，刘晓亭．天枢穴水针疗法治疗功能性便秘诊治辑要 [J]. 辽宁中医药大学学报，2019, 21(08): 146-149.

[14] 徐思敏，戴泽琦，李苗苗等．口服中成药治疗便秘临床研究证据的概况性综述 [J]. 中国实验方剂学杂志，2022, 28(20): 144-153.

[15] 谷艺，谢晶日．基于《中医方剂大辞典》研究食欲不振的组方用药规律 [J]. 亚太传统医药，2021, 17(1): 131-134.

[16] 王立春，王定国，吴维炎等．基于文献挖掘《中医方剂大辞典》治疗食欲不振用药规律探讨 [J]. 中国民族民间医药，2021, 30(17): 17-22.

[17] 丁琦，刘华，孙铜林．基于数据挖掘技术探究癌症食欲不振 - 恶病质综合征的遣方用药规律 [J]. 亚太传统医药，2022, 18(4): 163-168.

[18] 黄彩辉，钱耀荣，姚晚侠．癌因性疲乏初探 [J]. 现代肿瘤医学，2006, 14(5): 637-638.

[2] 陈莹．癌因性疲乏护理 [J]. 华夏医学，2016, 29(1): 189-192.

[19] 于亚澜，王立森．癌因性疲乏的研究现状 [J]. 中国中医药现代远程教育，2023, 21(20): 203-205.

[20] 梁粲，李丽丽，田一凡等．中医外治癌因性疲乏研究进展 [J]. 光明中医，2024, 39(5): 878-881.

[21] 董菁，张锐．癌因性疲乏的中西医研究现状 [J]. 内蒙古中医药，2024, 43(4): 156-161.

[22] 宋欣科，赵桂君．针灸治疗失眠的研究进展 [J]. 黑龙江医学，2024, 48(04): 506-508.

[23] 鞠文雪，姚娓．失眠中医内治、外治法临床进展 [J]. 辽宁中医药大学学报，2023, 25(01): 147-151.

[24] 吴毅明，陈新旺，温婧等．针刺治疗原发性失眠选穴规律 [J]. 中医学报，2021, 36(06): 1330-1334.

[25] 谭媛，聂斌．扶阳火艾灸疗法治疗阳虚失眠的临床观察 [J]. 中医药导报，2018, 24(14): 44-45, 59.

[26] 刘毅，樊志奇，吴云天等．董氏奇穴微络放血治疗肝郁化火型失眠的临床观察 [J]. 中国民间疗法，2020, 28(19): 23-25.

[27] 张凯华．芳香疗法治疗肝郁脾虚型失眠的临床疗效观察 [D]. 北京中医药大学，2019.

[28] 金颖，陈凤娜，江秋丹等．五行音乐配合耳穴贴压王不留行籽治疗失眠 37 例临床疗效观察 [J]. 中国现代医生，2017, 55(32): 124-127.

[29] 马永庆，邢畅，李巧凤等．23 种常用中成药治疗失眠的临床研究证据图分析 [J]. 中国中药杂志，2024, 6(22): 1-15.

[30] 燕晓茹，张培彤．癌症相关性抑郁的中医药临床研究进展 [J]. 环球中医药，2016, 9(12): 1571-1574.

[31] 王晓华，梁芳，初海姣．癌性相关抑郁非药物治疗的中医研究进展 [J]. 世界最新医学信息文摘，2019, 19(28): 121-122.

[32] 燕晓茹，张培彤．癌症相关性抑郁的中医药临床研究进展 [J]. 环球中医药，2016, 9(12): 1571-1574.

[33] 黄燕．古今泄泻医案要素及诊疗规律研究 [D]. 中国中医科学院，2021.

[34] 崔潞阳，杨丽芳．补中益气汤结合针刺治疗直肠癌术后气虚不固证泄泻的临床研究 [J]. 中国处方药，2024, 22(5): 179-181.

[35] 杨岳松．疏肝健脾推拿法治疗腹泻型肠易激综合征（肝郁脾虚型）的临床观察 [D]. 长春中医药大学，2023.

[36] 顾娟红．自拟温阳止泻汤联合穴位贴敷治疗脾肾阳虚型泄泻效果观察 [J]. 基层中医药，2024, 3(6): 34-38.

[37] 莫丹．三白灌肠方保留灌肠治疗湿热型泄泻的临床效果 [J]. 临床合理用药杂志，2021, 14(26): 102-104.

[38] 文斌．辨证运用治疗泄泻的中成药 [J]. 开卷有益－求医问药，2016,(9): 15.

附篇

大肠癌手术术式与患者常用食物简介

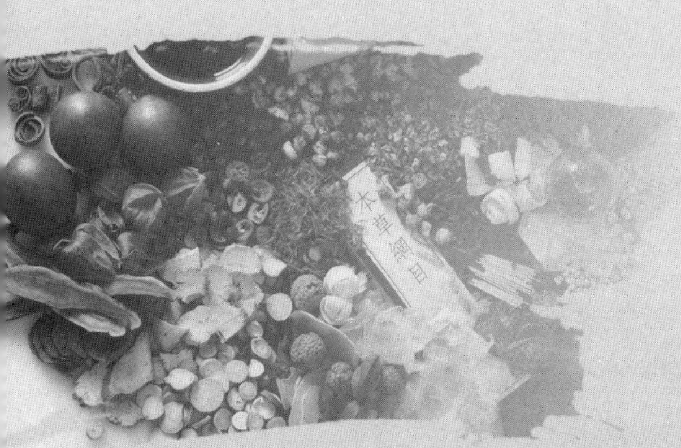

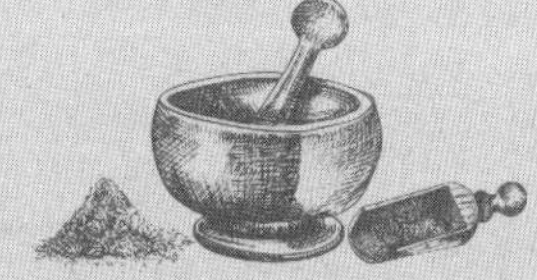

第一章　大肠癌手术常用术式概述

大肠癌的手术以开放性手术为主，随着微创手术的发展，微创手术越来越多地应用于结、直肠癌。在治疗结直肠癌的过程中，应熟悉了解常见结直肠癌的适应证和术式，从而判定器质性和功能性改变，有助于患者的术后康复。现就大肠癌的手术方法分开放性结肠癌根治术、开放性直肠癌根治术、微创结直肠癌根治术、姑息手术概述以下。

第一节　开放性结肠癌根治手术

虽然随着腔镜技术的进步及广泛开展，腹腔镜手术越来越多地应用于结、直肠癌手术。但不可否认开放性手术仍是结、直肠外科治疗的基础手段，包括右半结肠癌根治性切除术、左半结肠癌根治术、乙状结肠癌根治切除术。

一、右半结肠癌根治性切除术

1. 手术适应证

适用于回盲部、升结肠、结肠肝曲及横结肠近肝区部位的肿瘤，并除外肿瘤广泛转移及周围脏器侵犯。

2. 手术步骤

（1）患者取平卧位，常规消毒铺巾，切口可选取上腹部右侧旁正中或正中切口。

（2）切口上端达肋缘下 2 cm，切口下端达髂前上棘平面稍下方，切口长约 12 cm，依次切开皮肤及皮下诸层结构进腹、探查有无腹腔积液，大网膜、小肠、结肠及其系膜、膈下、腹膜及盆腔有无结节，肝脏表面有无明显结节，是否光滑。

（3）探查肿瘤的部位、大小以及是否侵犯浆膜外，使用切口保护套，牵拉器充分暴露术区。

（4）沿着胃网膜血管弓外侧向右侧游离至结肠肝区，结扎胃网膜左右动静脉，将结肠肝区游离显现十二指肠胰头（若肿瘤在结肠肝区部位，则自血管弓内侧游离，结扎胃网膜右血管）。对于结肠肝曲癌、横结肠近肝区癌、升结肠肿瘤外侵明显、大网膜与肿瘤粘连、有转移者，原则上在胃网膜血管的胃侧打开大网膜，并在根部切断胃网膜右动、静脉，清扫周围淋巴结；对于盲肠癌、升结肠癌无明显浆膜侵犯时，大网膜切断可在胃网膜血管结肠侧进行。

（5）切开横结肠系膜，根据肿瘤部位行结肠中动脉右支切断或结肠中动脉根部清扫、切断。

（6）距回盲部 15~30 cm 处小肠系膜扇形切开肠系膜，分别切断肠管边缘血管弓，从根部切断回结肠血管，切开回肠系膜，自根部离断回结肠动静脉。

（7）自上而下沿胰头及十二指肠表面打开 Toldts 间隙，自内而外地在结肠系膜间隙内分离右半结肠。沿十二指肠表面分离同时剥离胰包膜（横结肠近肝区肿瘤），完整暴露胰腺钩突、胰头、十二指肠。最后自内下或内上切开侧腹膜，游离整个右半结肠。于预定切除处切断肠管。注意保护输尿管、男性的精索血管或女性的卵巢血管。

（8）重建消化道，可使用管型吻合器的侧侧吻合或端侧吻合，另一种可使用直线切割闭合器的功能性端端吻合，目前应用较广泛的是管型吻合器的侧侧吻合或端侧吻合。

二、左半结肠癌根治性切除术

1. 手术适应证

左半结肠癌根治术适用于结肠脾区和降结肠癌，并除外肿瘤广泛转移及周围脏器侵犯。

2. 手术步骤

（1）患者取平卧位，常规消毒铺巾，切口可选取上腹部左侧旁正中或正中切口。

（2）切口上端达肋缘下 2 cm，切口下端达髂前上棘平面稍下方，切口长约 12 cm，依次切开皮肤及皮下诸层结构进腹、探查有无腹腔积液，大网膜、小肠、结肠及其系膜、膈下、腹膜及盆腔有无结节，肝脏表面有无明显结节，是否光滑。

（3）对肿瘤在横结肠近脾区的或侵犯浆膜同时网膜有粘连，则需在胃网膜血管的胃侧切开大网膜，在预离断部位的横结肠处切开大网膜，根据肿瘤位置在中结肠血管的根部或中结肠血管的左支根部清扫、切断横结肠，一并向下切开横结肠系膜。

（4）自降结肠预切除点游离结肠侧腹膜，扇形切开肠管边缘血管弓，切开降乙状结肠系膜。至左结肠血管根部，清扫、切断左结肠血管。沿腹主动脉左侧向上切开系膜，与横结肠系膜切开处连接，至此完全切断左半结肠血管及系膜。

（5）于结肠系膜间隙内自内而外地游离左半结肠，直至切开侧腹膜及膈结肠韧带。若脾区癌肿侵犯浆膜时，应切除左肾脂肪囊前份；降结肠肿瘤侵犯浆膜时，应切除该处腹膜后脂肪。于预定处切断肠管，使用管型吻合器的侧侧吻合或端侧吻合。在切除过程中，注意保护左侧输尿管、男性的精索血管或女性的卵巢血管，整个过程中注意保护脾脏，要求打开脾结肠韧带的过程无张力解剖。

三、乙状结肠癌根治性切除术

1. 手术适应证

乙状结肠癌根治术适用于乙状结肠癌，并除外肿瘤广泛转移及周围脏器侵犯。

2. 手术步骤

（1）患者取仰卧位选取下腹正中切口或左侧切口，上至脐上 5 cm，下至耻骨联合，依次切开皮肤及皮下诸层结构进腹，探查有无腹腔积液，大网膜、小肠、结肠及其系膜、膈下、腹膜及盆腔有无结节，肝脏表面有无明显结节，是否光滑。

（2）切开乙状结肠外侧先天性融合，自肿瘤上方 10 cm 处扇形切开肠系膜至肠系膜下血管根部。

（3）清扫肠系膜下血管根部，肿瘤位于降、乙状结肠交界处者于肠系膜下血管根部切断血管；肿瘤位于直肠、乙状结肠交界处者，于肠系膜下血管根部清扫、切断血管或清扫肠系膜下血管根部，向下清扫至左结肠血管分叉以下，切断血管（乙状结肠及直肠上血管）。

（4）沿乙状结肠及直肠两侧腹膜系膜交界处切开后腹膜，自骶前间隙腹下神经浅面向下电刀直视下分离至肿瘤下方 5 cm 以上，切断结扎系膜血管，乙状结肠游离，于预定切断处切断肠管、吻合。注意：由于直肠上血管已被切断，残端直肠血供由直肠中动脉供血，吻合口最好不要超过腹膜反折上方 5 cm，以保证血供。

第二节　开放性直肠癌根治术

从解剖上看齿状线上 5 cm 为下段直肠，5~10 cm 为中段直肠，10 cm 以上为上端直肠。低位直肠癌指肿瘤下缘距离齿状线 5 cm 以内的直肠癌。

超低位直肠癌指的是肿瘤下缘距离齿状线 3 cm 以内的直肠癌。直肠癌手术分保肛手术（如 Dixon 手术）和非保肛手术（如 Miles 手术）两种。手术方式有开腹手术和腹腔镜手术两种。低位直肠癌保肛应在严格掌握保肛手术适应证的前提下，根据不同的病例个体化选择不同的保肛手术方式，首选 Dixon 术式；如残留直肠小于 2 cm，低位吻合有困难时，可选做 Parks 手术或改良 Bacon 手术等。

在手术中，1982 年英国外科医生 Heald 等提出了直肠全系膜切除术（TME），明显降低了直肠癌术后复发率，提高了远期生存率。TME 是目前中下段直肠癌手术治疗的金标准，要求对于低位直肠癌须全部切除直肠系膜，对于中上段直肠癌，应切除肿瘤下方至少 5 cm 的系膜；同时强调直视下锐性分离骶前筋膜，避免损伤直肠固有筋膜，以保证系膜切除的完整性。国外学者研究发现 TME 可以使直肠癌总局部复发率由 20.8％降至 5.9％，单发局部复发率由 11.3％降至 1.7％，而 5 年和 7 年无瘤存活率分别由 60.4％和 58.5％提高至 65.3％和 65.3％，能够显著提高直肠癌手术疗效。

一、经腹会阴直肠癌治愈性切除术（Miles 术）

1. 手术适应证

经腹会阴直肠癌治愈性切除术适用于距齿状线 3 cm 以内的中下段直肠癌无法保留肛门者，并排除肿瘤远处转移以及周围脏器侵犯。

2. 手术步骤

（1）下腹正中切口，上达脐上 5 cm，下达耻骨联合，依次切开皮肤及皮下诸层结构进腹、探查，探查有无腹腔积液，大网膜、小肠、结肠及其系膜、膈下、腹膜及盆腔有无结节，肝脏表面有无明显结节，是否光滑。

（2）切开乙状结肠外侧先天性融合，提起乙状结肠，自肿瘤上方 10 cm 处扇形切开肠系膜至肠系膜下血管根部。此处应注意保护输尿管、精索或卵巢血管、髂血管。

（3）清扫肠系膜下血管根部并于根部切断该血管，或清扫肠系膜下血管根部，向下剥离淋巴脂肪组织至左结肠血管分叉以下，切断结扎血管。

（4）沿乙状结肠及直肠两侧腹膜系膜交界处切开后腹膜，自骶前间隙腹下神经浅面向下分离直至肛提肌水平，后方至尾骨尖，保持直肠系膜完整。一般先行后方分离，然后侧方，最后分离前方。分离后方时，要注意骶骨弧度和骶尾骨角度，以免造成骶前出血；在分离侧方时，切断侧韧带应根据肿瘤情况，如肿瘤较近，尽量贴近盆壁切断侧韧带，采用电刀直切，少数直肠中动脉较粗，可用钳夹后电凝即可，不必结扎。沿直肠阴道间或直肠膀胱前列腺间隙 Denonvillier 筋膜浅面向下分离直肠前方，女性可以明显看到阴道后壁肌层，男性可以看到双侧精囊腺，操作中注意保护输尿管。

（5）于预定切断点切断肠管，造口部位选在脐和髂前上棘连线与腹直肌外缘交界处。选择此处的优点是：①解剖上符合乙状结肠拉出最佳部位；②生活上容易护理；③不影响束腰带。根据肠管粗细，一般造口皮肤切口直径约 3 cm。腹外斜肌腱膜处十字切开，充分扩开切口至四指宽，将近端结肠拉出。在拉出时注意不要扭转肠系膜，检查肠管是否受压，以免血供受影响；肠管拉出长度以超出皮肤 4 cm 为宜，注意若拉出太短，容易造成人工肛门内缩、狭窄，太长容易造成肠黏膜过度外翻、拖垂、摩擦出血。使用荷包缝合或间段缝合法，关闭拉出肠段与侧腹壁间形成的间隙，避免术后内疝形成。

（6）缝闭肛门，消毒，沿肛门四周皮肤行椭圆形切口，一般距肛门 3~4 cm 切开。前起会阴中点处，后达尾骨尖，两侧经坐骨结节内侧，略为扁圆。切开皮肤后弧形向外切开脂肪组织，切至两侧臀大肌表面，沿臀大肌表面向内分离，清扫坐骨直肠窝处脂肪淋巴组织并切至肛提肌，两侧至居骨尘汇合，切断肛尾韧带，前方切开会阴浅横肌。在截石位 2~3 点和 9~10 点处注意有直肠下动脉（即肛门动脉）横过，注意结扎。

（7）至此会阴部均切至肛提肌层面，距骨盆 0.5~1 cm 处切开后 2/3 肛提肌至肛提肌上筋膜，注意不要太靠近盆壁，因一旦出血不容易处理。在肛提肌上筋膜后方中点处切开进入腹腔，此时注意刀尖方向向上切开，不可向前以免损伤骶前静脉。必要时由助手自盆腔从骶前向下指导切开方向。打开中后部肛提肌后，可将远端直肠从后方拉出，以方便前方切开。此时将拉出肠管握在手中，从侧后方在 Denonvillier 筋膜上分离直肠前列腺间隙（男性，注意保持前列腺包膜完整性，防止切破后尿道）或直肠阴道间隙（对女性患者，应注意如无侵犯阴道后壁，不要切开阴道后壁）。此处许多医生为避免损伤阴道后壁、后尿道，多向肠壁方向切开，这容易造成切口污染，使得肿瘤切除效果不满意。会阴部手术如果出血不多，将会阴切口分皮内、皮肤两层缝合，置引流管一根于会阴腔内（超过尾骨尖 3 cm），以便术后观察；会阴部渗血多，止血不彻底时，可采用开放创面方法，即用无菌手套两只，用 5~6 根连在一起的纱布填塞于会阴部残腔内，经皮肤缝合，中留开口，将纱条一端露出引流。填塞的目的主要是压迫止血，于术后 48~72 h 取出。

（8）腹部手术组清洗腹腔后应严格止血，关闭盆底腹膜、关腹。重建人工肛门。

[预后] 由于肛门被切除，患者失去了自主排便的功能，必须依赖造口袋来收集粪便。对生活质量会产生一定影响，但对于低位直肠癌患者，Miles 术能够有效清除癌变组织，减少复发风险。

二、经腹中高位直肠前切术（Dixon 术）

1. 手术适应证

适用于距齿状线 7 cm 以上的中高位直肠肿瘤，并除外肿瘤远处转移及周围脏器侵犯。

2. 手术步骤

（1）下腹正中切口，上达脐上 5 cm，下达耻骨联合，依次切开皮肤及皮下诸层结构进腹、探查，探查有无腹腔积液，大网膜、小肠、结肠及其系膜、膈下、腹膜及盆腔有无结节，肝脏表面有无明显结节，是否光滑。

（2）根据腹腔情况将暴露乙状结肠，打开乙状结肠系膜与后腹膜交界处，显露肠系膜下动脉根部，清扫中央组淋巴结，结扎肠系膜下静脉。

（3）自上向下完成全系膜的向下分离。游离系膜至肿瘤下方 5 cm 以上，在肿瘤下方 5 cm 处切断系膜，使用切割闭合器离断直肠。然后自肿瘤近端 10 cm 以上离断结肠边缘弓。放置荷包钳或用直线切割闭合器离断结肠，移除标本。

（4）检查近端乙状结肠是否有足够长度进行吻合。如长度不够，需松解降结肠或结肠脾曲，检查吻合二端血供是否良好，手工吻合或吻合器吻合。在吻合前要检查肠管张力、系膜方向、女性阴道后壁是否被夹，使用管状吻合器经肛完成消化道重建。吻合器吻合后要检查上、下吻合环是否完整。

（5）左下腹壁切口置引流管，经腹膜外放置双套管至盆底吻合口后方，重建盆底腹膜，以降低因吻合口瘘向腹腔扩散的风险。

3. 预后

尽管患者能够保留肛门和排便功能，但由于直肠被部分切除，术后可能会出现排便频繁、排便急迫感等情况，称为“低位前切除综合征”（Low Anterior Resection Syndrome，LARS）。不过，这种术式对生活质量的影响相对较小，因为无需永久性造口。

三、经腹低位直肠癌前切术

1. 手术适应证

适用于距齿状线 3~7 cm 的直肠癌，除外肿瘤远处转移及周围脏器侵犯。

2. 手术步骤

（1）下腹正中切口，上达脐上 3~5 cm，下达耻骨联合，依次切开皮肤及皮下诸层结构进腹、探查，探查有无腹腔积液，大网膜、小肠、结肠及其系膜、膈下、腹膜及盆腔有无结节，肝脏表面有无明显结节，是否光滑。

（2）根据腹腔情况将暴露乙状结肠，打开乙状结肠系膜与后腹膜交界处，显露肠系膜下动脉根部，清扫中央组淋巴结，结扎肠系膜下静脉。

（3）沿 Toldt 间隙向左侧游离乙状结肠系膜至侧腹膜，沿着 Toldt 线向下游离侧腹膜至盆底。

（4）分离直肠系膜，在直肠系膜终点线处用弧形切割吻合器离断直肠，自肿瘤近端 10 cm 以上离断结肠边缘弓，放置荷包钳或用直线切割闭合器离断结肠。

（5）使用 24~28 mm 口径管状吻合器经肛完成消化道重建。保证肠管没有明显张力。

四、哈特曼手术（Hartmann 术）

1. 手术适应证

这是由法国外科医生 Henri Albert Hartmann 在 1921 年首次提出的一种外科手术。该术式主要用于治疗直肠癌、复杂的憩室病或肠梗阻等情况下，当直肠或乙状结肠无法直接进行肠管吻合时。手术包括切除病变的直肠或乙状结肠，并做一个暂时性的结肠造口，而远端肠管则封闭不与结肠重建连接。术后，患者通常需要通过造口袋排便。在某些情况下，患者的肠道可以在后期通过第二次手术重新接合，造口关闭，恢复正常排便功能。

2. 手术步骤

（1）患者平卧位，常规消毒铺巾，切口上腹部右侧旁正中或正中切口，切口长约 12 cm，探查有无腹腔积液，大网膜、小肠、结肠及其系膜、膈下、腹膜及盆腔有无结节，肝脏表面有无明显结节，是否光滑，

（2）根据腹腔情况暴露乙状结肠，打开乙状结肠系膜与后腹膜交界处，显露肠系膜下动脉根部，清扫中央组淋巴结，结扎肠系膜下静脉，

（3）沿 Toldt 间隙向左侧游离乙状结肠系膜至侧腹膜，沿着 Toldt 线向下游离侧腹膜至盆底，

（4）分离直肠系膜，在预切除处离断直肠系膜，修剪结肠系膜，在预造口处离断结肠，

（5）选择左下腹开孔行结肠造口。

3. 预后

患者术后需要通过造口排便。若条件允许，可能在后期进行二次手术将造口关闭，恢复肠道连续性。

五、Bacon式直肠拖出术

1. 手术适应证

Bacon术涉及直肠切除后，将近端的肠管下拉（pull-through）到肛门，并与肛管重新连接。这种手术方式的重点是通过下拉术避免永久性结肠造口。适用于低位直肠癌或其他直肠病变，特别是在无法进行传统前切除术时。这类手术的主要目的是在切除直肠的同时，仍然尝试保留肛门功能。

2. 手术步骤

（1）将直肠下段的病变部分及周围的直肠组织（包括部分或全部直肠）切除，清除肿瘤，同时进行直肠系膜切除（TME），以确保完全切除病变并达到肿瘤根治效果。

（2）切除的范围取决于肿瘤的位置和大小，通常为低位直肠癌或接近肛门的直肠病变。（3）直肠切除后，将健康的近端肠管（通常是乙状结肠的部分）拉至肛门部位。这个“拖出”技术确保下拉的肠管能够到达肛门，并为后续的吻合创造条件。

（4）将拉下来的近端肠管与肛管或残留的肛门括约肌进行吻合。这个吻合点可以是直肠肛管吻合或结肠肛管吻合。

（5）确保吻合紧密且无张力，以减少术后吻合口瘘的风险。

（6）根据手术的复杂性和患者的具体情况，有时会进行临时性造口（如回肠造口），以保护吻合口，帮助愈合。造口通常是暂时性的，一段时间后可以关闭。

（7）验证血液供应和吻合口的健康状况后，关闭腹部切口。如果做了临时性造口，则进一步管理造口区域。

3. 预后

肛门保留，术后排便功能可能有一定的恢复，但也可能存在排便问题。

六、直肠癌局部切除术

1. 手术适应证

仅适用于 $T_1N_0M_0$ 的早期结直肠癌；肿瘤直径 < 3 cm 且肿瘤侵犯肠周径 < 30%，切缘为阴性且要 > 3 mm；肿瘤活动不固定，T1 分期，且治疗前影像学检查无淋巴转移征象；肿瘤高 - 中分化且要求完整整块切除；无脉管侵犯或神经侵犯；身体条件受限，难以承受标准根治手术而行的姑息性手术。

2. 手术方法

手术方法包括扩肛经肛门切除、经骶旁切口的局部切除、经肛内镜下微切除。传统扩肛局部切除术主要应用于肿瘤上界距齿状线 3.5~4 cm 以下的肿瘤，病灶直径一般不宜 > 3 cm，否则切除后重建困难；骶旁切口的局部切除适宜位于腹膜反折以下且肿瘤较大；经肛内镜下微切除最远能够切除距肛门 20 cm 左右的直肠或乙状结肠肿瘤。

局部切除应保证足够的切缘和基底切缘，以便进行病理评估。应距肿瘤 1 cm 做整块切除，深度最好达到肠壁全层或至少切除部分肌层，切除的标本要展平、固定，获得肿瘤侵犯深度，组织类型和分化，淋巴管、血管、神经有无肿瘤侵犯等信息，决定是否需要行 Miles 手术等。

第三节 微创结直肠癌根治手术

自从 1990 年 6 月美国医生 Jacobs 等开展第 1 例腹腔镜右半结肠肿瘤切除手术后，腹腔镜逐渐被运用于大肠癌手术中，让结直肠癌疾病实现微创治疗成为可能。随着微创理念的发展以及 20 余年来微创技术的进步，腹腔镜手术技术以及超声刀得以不断发展及应用，腹腔镜大肠癌根治手术已经做到操作原则与开放手术相同，肿瘤清扫范围与开放手术一致，短期疗效与开放手术相当，或者更优于开放手术。2016 年，《直肠癌临床实践指南》建议，“在遵循一定原则的前提下推荐腹腔镜直肠癌手术应用于临床实践”。至此，对符合手术适应证的结直肠癌患者开展腹腔镜手术已具备了充分的依据。结直肠癌手术切除的范围和手术质量控制也有了更严格细致的标准。既往临床针对结直肠癌患者主要采取传统开腹手术治疗，虽具有一定疗效，但存在术中出血量大、手术视野小、术后恢复慢、并发症发生率高等缺点，进而导致患者的住院时间延长，增加了家庭的经济负担，往往无法达到理想的治疗效果。相较于传统开腹手术，腹腔镜结直肠癌手术因具有创伤小、术中出血少等特点，已成为当前治疗结直肠癌的常用术式。基于腹腔镜下展开手术，可获得更清晰的手术视野，术中出血量较少，有利于临床医师将肿瘤精确、完整地切除。腹腔镜手术技术在大肠癌外科治疗领域得到逐步推广普及，已成为当今大肠外科中的重要技术手段之一。

机器人手术作为腹腔镜手术的一种，是微创技术领域的又一大进步，该操作系统主要由控制台和操作臂组成，采用主 - 仆式远距离操作模式。实际操作中由于机器人操作臂有可旋转的“内腕”，可以随意变换角度，因而使精细操作更加方便实现，与腹腔镜二维视觉相比，特有的三维立体成像系统使机器人手术更容易，安全性更高。腹腔镜手术的主要优点：腹腔镜具有放大作用，在狭小的操作空间内，可以得到极佳的显露效果。手术切口小，减少了腹腔脏器的暴露面积，减少腹腔脏器浆膜的损伤，因而减少了粘连的发生机会；超声刀的应用，能以锐性解剖，出血极少，最大程度地保留了盆腔自主神经的生理功能，从而提高了低位直肠癌的保肛率；借助器械进入腹腔操作，减少了触碰和挤压肿瘤的机会，降低了肿瘤细胞播散的几率。手术全身反应轻、创伤小，术后胃肠功能恢复快、机体应激反应轻。但是无论腹腔镜技术如何发展，其本身只是外科操作技术的一种，在大肠癌外科治疗中仍然要遵循开腹手术所有的基本原则和操作规范，才能降低手术创伤和并发症，提高大肠癌的疗效。

一、腹腔镜右半结肠癌切除术

1. 手术适应证和禁忌证

术前评估肿瘤位于盲肠、升结肠、结肠肝曲、横结肠近肝区，癌未侵犯周围组织，可切除者；术前无肠梗阻者；无严重心、肺、肝、肾等合并疾病，能耐受手术者。

禁忌证：Dukes 分期 D 期合并转移者；肿瘤晚期已有相关并发症者（肠梗阻、肠穿孔、形成冰冻盆腔等）；患有基础疾病，心、肺、肾等重要脏器不能耐受，手术存在较大风险者。

2. 手术步骤

（1）采用气管内插管全身麻醉，取截石位（Trendelenburg 位），头低足高 30°，脐孔穿刺并建立气腹，也可采用开放式。气腹完成后手术台向左侧倾斜 30° 以免小肠阻挡视野。术者站位于患者的两腿中间，第一、二助手站位于患者两侧，术者也可站在患者左侧。维持腹内压在 12~15 mmHg。通常在脐孔处也可在耻骨上行 10 mm 戳孔放置镜头，在脐左下 5 cm 行 12 mm 戳孔为主操作孔，在右下腹、左右上腹锁骨中线各 5 mm 戳孔。5 孔穿刺法建立 CO_2 气腹，压力为 12 mm Hg。

（2）探查腹腔由远及近，确定病变部位，记录肝脏、胃、小肠、肿瘤远端结肠、子宫及附件、盆底腹膜以及右半结肠的主要血管和淋巴结，了解其与邻近脏器的情况，必要时可用腹腔镜超声探查肝脏有无转移灶。

（3）操作常采用由内到外、从上到下、先处理血管和非接触肿瘤的方法。沿肠系膜上血管投影处打开结肠系膜，并解剖出回结肠血管、右结肠血管及结肠中血管，分别置以血管夹夹闭，并剪断，同时清扫血管根部淋巴结。在胃网膜弓外分离切断胃结肠韧带，结肠肝曲横结肠肿瘤需切断胃网膜右血管分支，清除幽门下方淋巴结群。

（4）沿结肠外侧自髂窝至结肠肝曲，切开后腹膜，将升结肠从腹后壁游离。注意勿损伤十二指肠腹膜后部、输尿管、肾脏、精索内（或卵巢）血管。

（5）上腹或脐孔下作与标本相应大小的切口，塑料套保护切口。体外切除右半结肠包括肿瘤、结肠系膜和足够的肠段（回肠末段、盲肠、升结肠和右半横结肠）。一般作回肠横结肠端端吻合（也可做端侧吻合）。先以稀聚维酮碘（PVP-I）涂抹两侧肠端，然后吻合。横结肠系膜与回肠系膜的游离缘可缝合关闭也可不缝合。

（6）关闭小切口后，重新建立气腹，冲洗腹腔，放置引流，查无出血后，关腹。

二、腹腔镜横结肠癌切除术

1. 手术适应证和禁忌证

术前评估肿瘤位于横结肠中份（位于中结肠动脉左、右分支之间），癌未侵犯周围组织，可切除者；术前无肠梗阻者；无严重心、肺、肝、肾等合并疾病，能耐受手术者。禁忌证：Dukes 分期 D 期合并转移者；心功能不佳、出血倾向、有上腹部手术史造成上腹部广泛粘连者、有严重合并症者。肿瘤过大，可能浸润周围脏器者；晚期结肠癌，估计难以将转移淋巴结清扫干净者。严重肠梗阻，肠穿孔；肿瘤晚期已有相关并发症者（肠梗阻、肠穿孔、形成冰冻盆腔等）。

2. 手术步骤

（1）采用气管内插管全身麻醉。患者取仰卧位，双腿分开 30°~45°，头高足低位 15°~20°，并可根据手术需要而调节手术台倾斜方向和角度，术者分离右半胃结肠韧带时站于病人左侧，分离左半时则站于右侧，持腹腔镜者站位于病人两腿间，另一助手站位于手术者对侧。一般采用 4 孔法。脐下 10 mm 戳孔放置镜头，右中腹 10 mm 戳孔、左中腹 10~12 mm 戳孔，剑突与脐间 5 mm 戳孔。可根据肿瘤位置调整穿刺部位，并根据实际情况调换超声刀及操作钳甚至腹腔镜的位置。

（2）探查：置入 30° 腹腔镜探查腹腔，了解病变的位置、大小及其与周围器官的关系，了解淋巴结转移情况及其他脏器的情况，确定肠管切除的范围。

（3）肠系膜上静脉淋巴结清扫：助手双钳展开并提起横结肠系膜，充分显露肠系膜上静脉，以此为手术切入点，切开肠系膜上静脉表面系膜浆膜层，清扫肠系膜上静脉表面脂肪和淋巴组织。

（4）解剖右侧融合筋膜间隙（Toldts 间隙）：向右侧进入胰十二指肠上前间隙，显露并骨骼化右结肠动脉和胃结肠干，逐一结扎切断右结肠动脉、右结肠静脉和胃网膜右静脉，并向右侧扩大左结肠系膜（Toldts 筋膜）间隙，至右侧和肝区 Toldt 线。

（5）幽门下区淋巴结清扫：将胃窦部和分离的 Toldt 系膜提起，充分显露幽门下区域，沿胰腺上缘向上结扎胃网膜右动脉，清扫幽门下区域淋巴组织。

（6）肠系膜上动脉根部淋巴结清扫：提起横结肠系膜，于肠系膜上静脉根部左侧寻找结肠中动脉，沿结肠中动脉向下清扫，即可显露位于左侧深在肠系膜上动脉主干，沿胰腺下缘向左分离横结肠系膜至胰腺尾部。

（7）胃网膜血管弓内切除大网膜：提起胃体胃壁及胃窦部，沿胃大弯侧胃壁外侧切开大网膜，向左侧离断左侧肾前筋膜上部，游离结肠脾区，向右侧离断胃结肠韧带，完整切除胃网膜血管弓，切开右侧肝区 Toldt 线至升结肠中段，游离结肠肝区。

（8）游离完成后，于肿瘤对应部位切开皮肤 4~6 cm，逐层进腹，用塑料袋保护切口后取出已游离病变肠段，分别于肿瘤两侧 10 cm 处横断横结肠及相应系膜，移除标本，在腹壁外行结肠－结肠端端吻合，冲洗腹腔，放置引流。

三、腹腔镜左半结肠癌切除术

1. 手术适应证和禁忌证

适用于肿瘤位于结肠脾区和降结肠，癌未侵犯周围组织可切除者；术前无肠梗阻者；无严重心、肺、肝、肾等合并疾病，能耐受手术者。

禁忌证：Dukes 分期 D 期合并转移者；心功能不佳、出血倾向、有上腹部手术史造成上腹部广泛粘连者、有严重合并症者。肿瘤过大，可能浸润周围脏器者；晚期结肠癌，估计难以将转移淋巴结清扫干净者。严重肠梗阻，肠穿孔；肿瘤晚期已有相关并发症者（肠梗阻、肠穿孔、形成冰冻盆腔等）。

2. 手术步骤

（1）采用气管内插管全麻，通常患者取截石位，头低足高 15°~30°，向右倾斜 10°~20°，术者及扶镜助手站位于手术台右侧，第一助手站位于患者两腿间。脐上缘置入 10 mm 套管（腹腔镜头）；两侧髂前上嵴连线中点置入 12 mm 套管（主操作孔）；脐下 2 cm、右腹直肌外缘置入 5 mm 套管；平脐下、左腹直肌外缘 3 cm 置入 5 mm 套管；剑突下 3 cm 处置入 5 mm 套管（辅助操作孔）。气腹维持在 12 mmHg。

（2）探查腹腔由远及近，记录肝、胃、小肠、肿瘤远端结肠、膀胱、子宫及附件、盆底腹膜以及左半结肠的主要血管和淋巴结，了解其与邻近脏器的情况。

（3）在肠系膜下动脉右侧，以超声刀切开后腹膜，分离左结肠动脉和乙状结肠动脉近侧两支，并将其根部以及肠系膜下动脉“脉络化”，距肠系膜下动脉约 0.5 cm 处分别上钛夹后切断。

（4）从内向外分离左半结肠系膜至左侧结肠旁沟和结肠脾曲处，拓展 Toldt 间隙，保持肾前筋膜及结肠系膜的完整，直至左侧 Toldt 线，向上分离至十二指肠水平部和胰腺下缘，并在胰体下缘分离，钛夹钳夹、切断肠系膜下静脉。

（5）在左结肠旁沟处分离乙状结肠、降结肠侧腹膜和脾结肠韧带。在结肠中动、静脉左侧，胰腺下缘，分离横结肠左侧肠系膜。

（6）从胃网膜血管弓中点开始，沿血管弓左侧胃网膜左动脉下缘，分离胃结肠韧带至脾下极，游离结肠脾曲韧带。

（7）用腹腔镜切割缝合器切断乙状结肠（距肿瘤下缘 8~15 cm）。于肿瘤对应部位切开皮肤 4~6 cm，逐层进腹，将病变肠段取出体外切除，再行横结肠、乙状结肠端一端吻合后关腹。如吻合部位在乙状结肠末段，也可用圆形吻合器经肛门行横结肠、乙状结肠端 - 端吻合。冲洗腹腔，放置引流。

四、腹腔镜直肠癌切除术

1. 手术适应证和禁忌证

术前评估肿瘤位于降乙状结肠交界处，中上、下段直肠，癌未侵犯周围组织，可切除者；术前无肠梗阻者；无严重心、肺、肝、肾等合并疾病，能耐受手术者。

禁忌证：Dukes 分期 D 期合并转移者；肿瘤晚期已有相关并发症者（肠梗阻、肠穿孔、形成冰冻盆腔等）；患有基础疾病，心、肺、肾等重要脏器不能耐受，手术存在较大风险者。

2. 手术步骤

（1）气管插管静吸复合全身麻醉。患者取头低足高 30° 的膀胱截石位。术者站位于患者右侧，第一助手站位于患者左侧，持镜者站位于术者同侧。

（2）脐孔或脐上行 10 mm 戳孔用于安置 30° 斜面镜头。左、右脐旁腹直肌外缘行 5 mm 戳孔安置器械，右下腹行 12 mm 戳孔作为主操作孔。如术中不用结扎带牵引结肠，则左下腹可加行一个 5 mm 戳孔。患者取头低足高截石位，于脐上缘戳入 10 mm 套管，右下腹部戳入 12 mm 套管，平脐水平右外侧腹部戳入 5 mm 套管，左下腹部戳入 5 mm 套管，主操作孔位于右下腹。建立气腹后维持气腹压在 12~15 mmHg、依次腹腔探查肿瘤部位与邻近关系，有无脏器侵犯或转移。

（3）分离乙状结肠系膜的右侧，分离过程中应注意两侧输尿管的位置及走向，解剖暴露肠系膜下动脉和静脉，清扫血管根部淋巴结，切断肠系膜下动脉或直肠上动脉及其伴行静脉。但有时应注意保留结肠左动脉，以避免吻合口血供不足产生吻合口瘘。

（4）沿着直肠固有筋膜与盆壁筋膜的间隙行锐性分离，低位直肠肿瘤的骶前分离应至尾骨尖部。

（5）切开直肠前腹膜返折，于 Denonvillier 筋膜之间的间隙将直肠前壁与精囊分离（女性在直肠生殖膈平面进行分离）。切断两侧的侧韧带并注意保护盆腔的自主神经。最后将直肠游离至肿瘤下方至少 3 cm。

（6）在肿瘤下方 3 cm 处用腹腔镜切割缝合器切断直肠。在下腹作相应大小的小切口，用塑料袋保护好切口，将带肿瘤的近端直肠乙状结肠拉出腹腔外，切除肠段。将圆形吻合器砧座放入近端结肠，重新建立气腹，使用吻合器在腹腔镜直视下作乙状结肠 - 直肠端端吻合。吻合口必须没有张力。

（7）对于过度肥胖、盆腔狭小、手术野暴露不理想和手术操作有困难的患者可以改用手助腹腔镜直肠前切除术。

（8）冲洗盆腔后，吻合口附近放置引流管。

五、腹腔镜经肛门括约肌间直肠癌切除术（腹腔镜 Parks 术）

1. 手术适应证和禁忌证

肿瘤距离肛缘≥ 3.0 cm ；肿瘤距离齿状线≥ 1.5 cm ；肿瘤距离肛门直肠环≥ 1.0 cm ；肿瘤局限于肠壁内或未超出肛门内括约肌，肛门控便功能正常；无远处转移。

禁忌证：术前已存在大便失禁肛门功能障碍；T4 期肿瘤；组织学类型未分化癌；肿瘤侵及耻骨直肠肌或肛门外括约肌。

2. 手术步骤

1）全麻成功后采用截石位，术野常规消毒后铺巾。常规 5 孔法操作，于脐下皮肤皱褶处做环脐切口，长约 1.2 cm，逐层进腹。从该切口置入 12 mm Trocar，建立气腹并维持气压于 13~15 mmHg。通过此 Trocar 置入 30° 腹腔镜镜头。在腹腔镜监视器观察下，避开腹壁下动脉，在右侧腹直肌外侧缘与脐水平线连线置入 5 mm Trocar，作为主刀的副操作孔。在右侧麦氏点处置入 12 mm Trocar 作为主刀的主操作孔。在左侧腹直肌外侧缘与脐水平线连线交点置入 5 mm Trocar，作为助手的主操作孔。在左侧反麦氏点处置入 5 mm Trocar 作为助手的副操作孔。依次腹腔探查肿瘤部位与邻近关系，有无脏器侵犯或转移。

2）左半结肠内侧游离：

（1）切开乙状结肠系膜中线侧：肠钳抓紧直肠向腹侧提拉，张紧乙状结肠系膜，以骶岬为入刀点，以“黄白交界线”为指引，从尾侧向头侧切开乙状结肠系膜，可见一疏松的间隙，即进入了左结肠系膜（Toldts 筋膜）和肾前筋膜（Gerota 筋膜）之间的融合筋膜间隙（Toldts 间隙）。

（2）扩展 Toldt 间隙：助手肠钳继续向腹侧牵拉直肠上段，右手肠钳抓住肠系膜下动脉蒂向头侧并腹侧保持张力，主刀仔细扩展 Toldts 间隙，在此间隙内，向左侧扩展外科平面，达到乙状结肠系膜消失的 Toldts 线。注意保持了左半结肠系膜及肾前筋膜的完整性，并在主髂血管前保留一层透明的肾前筋膜，透过此筋膜可见乙状结肠系膜根部后外侧的左输尿管和生殖血管（避免造成对肠系膜下神经丛、左输尿管及左生殖血管的损伤），分离范围从中央向左达生殖血管外侧左结肠旁沟，自尾侧向头侧达肠系膜下动脉根部。

（3）高位离断肠系膜下动脉：显露肠系膜下神经丛与处理肠系膜下动脉，在两侧髂动脉夹角处，可见肾前筋膜覆盖的灰白色上腹下神经丛，沿其表面自尾侧向头侧分离达肠系膜下动脉根部，即为肠系膜下神经丛，在其包绕该动脉远心端骨骼化、并分离肠系膜下动脉 2 cm，清扫周围脂肪组织和淋巴结（注意保留了主动脉前筋膜）。

（4）保留左结肠动脉（ISR 应尽量保留左结肠动脉）：向左前方牵引乙状结肠系膜，使得肠系膜下动脉和主动脉呈近似直角。紧贴肠系膜下动脉主干向下分离显露左结肠动脉，保留左结肠动脉，在乙状结肠动脉根部用 Hemolok 止血夹夹闭并离断动脉。清除乙状结肠系膜周围的淋巴—结缔组织。

（5）根部离断肠系膜下静脉：继续向头侧及外侧分离左 Toldts 间隙，在近十二指肠空肠曲下游离、显露肠系膜下静脉、并予以切断，离断肠系膜下静脉后，根据需要靠近静脉裁剪结肠系膜，以方便标本取出时取出静脉血管蒂。

3）左半结肠后外侧游离：向右牵引乙状结肠系膜，以乙状结肠第一曲末端外侧缘与左侧腹壁间固有存在的粘连带为起点，沿黄白交界线（Toldts 线）向头侧切开左结肠旁沟腹膜返折。将乙状结肠向右侧翻转，在其系膜和肾前筋膜之间的 Toldts 间隙向右侧游离，注意保护了肾前筋膜后面的左输尿管和左生殖血管未受损伤。使乙状结肠外侧与中线侧平面完全贯通，并向上方延伸至降结肠中段 / 乙状结肠上段水平，注意保护了肾前筋膜、乙状结肠系膜和原始降结肠系膜的完整性。

4）直肠周围游离：从骶岬水平开始，在直肠上段系膜后方的疏松结缔组织间隙，向前侧、后侧、外侧锐性扩展外科平面至直肠后间隙。

（1）向前侧：向尾侧延长乙状结肠两侧腹膜返折切口，跨越骶岬，直至直肠膀胱陷凹腹膜返折水平的直肠中段两侧，前壁沿邓氏筋膜游离至前列腺水平。男性患者应注意保护：精囊腺、前列腺和神经血管束；女性注意保护：阴道壁和神经血管束。

（2）向后侧：从骶岬水平开始，紧贴结直肠系膜，在结直肠系膜与骶前筋膜之间的直肠后间隙内向尾侧扩展外科平面，切断直肠骶骨筋膜，进入肛提肌上间隙，锐性分离至肛提肌裂边缘，并完成肛提肌裂孔边缘直肠末端系膜的裸化。最后，切断直肠后方的直肠尾骨韧带（Hiatal ligament）。

（3）向外侧：向两侧扩展直肠后间隙，切断直肠侧韧带，直至游离至肛提肌裂孔。提起肛提肌右侧边缘耻骨直肠肌，沿着直肠纵肌表面向下锐性分离，当观察发现到曲张的静脉血管丛表明分离已经到达齿状线附近。同法分离直肠前、后、左侧括约肌间隙。

标本的切除：安装 lone star 牵开器，将肛门充分展开，在肿瘤远侧当下极 1-2 cm 处确定下切缘，黏膜下注射 1∶10 000 肾上腺素以减少出血，用电刀依次切开黏膜、黏膜下层及内括约肌层。全周切开后，全周缝合闭锁断端，清洗肛门。沿着后壁到侧壁顺序在括约肌间隙进行剥离，打通腹腔内游离面，最后再剥离前壁。将直肠及其系膜从肛门内脱出，在确认上切缘的位置后切除直肠标本。

结肠 - 肛管吻合：将脱出的结肠与肛门行结肠—肛门吻合，用 3-0 可吸收线吻合垂直褥式缝合，完成肛门 - 结肠吻合。吻合完毕后需反复确认吻合口的血供是否存在问题，必要时需要进行预防性末端回肠造口术。

[预后] 术后可能面临排便功能障碍（如频繁或失禁），但可以避免永久性造口。

第四节 姑息手术

大肠癌的姑息性手术是指肿瘤局部晚期或全身性转移，无法达到治愈性切除的目的，为了缓解或预防肿瘤梗阻、出血或穿孔，而采取的手术治疗。姑息性手术可以是切除原发或转移肿瘤，也可以是造瘘或短路等以缓解临床症状。但是随着大肠癌综合治疗模式下晚期大肠癌转化性治疗水平的不断提高，姑息性手术在临床上实际应用有两种情况：①肿瘤局部晚期或远处广泛转移无法达到治愈的目标，姑息性手术的目的只是减少肿瘤负荷或缓解肿瘤出血梗阻等症状，达到提高生活质量、延长生命的作用；②虽然已有远处多发转移，但原发灶以及所有转移灶仍有根治性切除的可能，这种情况下切除原发灶或转移灶时名义上仍属姑息性切除，实际上手术方式却应当是根治性的。大肠癌姑息性手术是治疗不可治愈大肠癌的一种有效手段，但术前需对患者进行全面充分评估。如患者营养状况差、高龄或病理学检查示恶性程度高，以及发现有肿瘤腹膜种植或淋巴结广泛转移，无法进行手术治疗。切除时，除非患者存在肿瘤破溃出血、肿瘤导致肠道穿孔或梗阻，且经内科治疗无效的情况，选择手术治疗应当慎重。肠梗阻、肠道原发肿瘤未根治性切除、腹膜种植、肿瘤分化程度为低－未分化、术后未行辅助治疗是影响姑息性大肠癌手术患者预后的独立危险因素。

一、经腹肿瘤切除，结肠短路或肠造瘘术

1. 手术适应证

肿瘤无法根治性切除伴肠梗阻的结肠癌，或肿瘤侵及邻近脏器或组织无法切除，肿瘤可切除伴远处脏器或组织转移。

2. 手术步骤

（1）依据肿瘤部位选择左或右侧旁正中或正中手术切口，依次切开皮肤

及皮下诸层结构进腹、探查。

（2）术中依据肿瘤部位、临近脏器或组织侵犯范围和程度选择手术方式；升结肠或横结肠肿瘤无法切除可选择回肠和肿瘤远端结肠吻合或回肠造瘘；降结肠或乙状结肠肿瘤无法切除可选择近端结肠双腔造瘘。

（3）术中探查肿瘤可切除者，肠肿瘤局部切除，远近端肠管吻合；伴有肠梗阻者，尤其左半结肠或直肠肿瘤切除后行近端肠造瘘。

（4）术后采用放、化疗或联合分子靶向药物治疗，改善患者预后。

3. 预后

患者术后根据被切除肠道的位置和长短，可出现肠道功能紊乱，腹泻和排便频繁情况较为常见。

二、腹直肠切除、永久性结肠造瘘术（Hartmann 术）

1. 手术适应证

经腹切除的中下段直肠癌，肿瘤侵及邻近脏器或组织无法根治性切除或伴有远处转移。适用于因全身一般情况很差，不能耐受腹会阴联合直肠癌根治术或因急性梗阻不宜行经腹直肠癌根治术的大肠癌患者。

2. 手术步骤

（1）手术切口、探查同经腹会阴直肠癌根治术。

（2）游离乙状结肠、血管处理、TME 同经腹会阴直肠癌根治术。

（3）于肿瘤下方 3~5 cm 用直角钳钳闭直肠，直角钳远端直肠冲洗后，在直角钳下方电刀边切边缝，间断缝合关闭远端直肠。

（4）于预定切断点切断乙状结肠，选择合适造口部位，拖出乙状结肠残端。关闭盆底腹膜，经左下腹置负压吸管一根于盆底，关腹，建立人工肛门。

3. 预后

患者术后需要通过造口排便。若条件允许，可能在后期进行二次手术将造口关闭，恢复肠道连续性。

第二章　大肠癌患者常用食物介绍

大肠癌患者的营养、饮食和大肠癌的疾病全过程息息相关，不良饮食状态的干扰会促成大肠癌的发生和发展，肠癌术后或治疗期间患者及家属关心的问题也集中在如何才是大肠癌各阶段合适的饮食方式，如何根据患者脾胃消化功能来选择合适的饮食，从而加强患者的身体抵抗力，使患者能耐受放化疗，扶正祛邪，获得良好的远期疗效。

第一节　叶类

1. 韭菜

[来源] 为百合科多年生草本植物，又名起阳草。

[性味功效] 甘、辛，温，无毒。健胃温中，助阳固精。

[古籍摘要]《本草从新》:“温脾益胃，止泻痢而散逆冷。助肾补阳，固精气而暖腰膝。散瘀血，逐停痰。入血分而行气，治吐衄损伤，一切血病。噎膈反胃，胃脘痛。解药毒，食毒，狂犬蛇虫毒。多食神昏目暗，忌蜜。韭子，辛甘而温，补肝肾，助命名，暖腰膝。治筋痿遗尿，泄精溺血，白带白淫。下部有火而阴气不固者，勿服。”

[按语] 肠癌偏热象者不适合服用，下焦寒伴有泻痢者可用。

2. 葱

[来源] 为百合科多年生草本植物。

[性味功效] 辛，温，无毒。发汗解表，散寒通阳。

[古籍摘要]《本草从新》:“发汗解肌，通上下阳气，治伤寒头痛，时疾热狂，阴毒腹痛，脚气奔豚，益目睛，利耳鸣，通二便。气通则血活，故治

吐血衄血，便血痢血。乳痈风痹，通乳安胎，通气故能解毒，杀药毒、鱼肉毒、蚯蚓毒……多食令人神昏发落，虚气上冲。取白连须用。”

[按语] 葱热性，肠癌患者可食用，但注意适量，多食伤气。葱可捣烂外用，有杀菌作用。

3. 芹菜

[来源] 分水芹、旱芹两大类，属于伞形科植物。

[性味功效] 甘，寒。泻热散结，除心下烦热、大小肠热。

[古籍摘要]《神农本草经》:“止血养精，保血脉，益气，令人肥健嗜食。”

《本草从新》:“石龙芮，苦平。补阴气不足，治失精茎冷，令人皮肤光泽，有子。逐诸风，利关节，止烦渴，明耳目。”

[按语] 芹菜含有大量水分、维生素和膳食纤维，是非常适合肠癌患者食用的蔬菜，且具有清热除烦作用，可用于清大小肠之火，有通便作用。

4. 荠菜

[来源] 为十字花科植物荠的全草。

[性味功效] 甘、淡、微酸，凉，无毒。清热解毒，凉血止血，清利湿热。

[按语] 适合有热象的肠癌患者食用。

5. 莼菜

[来源] 为睡莲科的一种水草。

[性味功效] 甘，寒，滑，无毒。泻热解毒，止呕止泻。

[古籍摘要]《本草从新》:“治消渴，热痹热疸。逐水。解百药毒并蛊毒。下气止呕，疗诸肿毒并诸疮。”

[按语] 莼菜有利水消肿作用，捣烂外敷有消肿毒作用。

6. 卷心菜

[来源] 又叫“包心菜”“洋白菜”，为十字花科，甘蓝的变种。

[性味功效] 甘，平，无毒。益胃消食。

[按语] 是常用蔬菜，对于胃、十二指肠溃疡有促进愈合作用。

7. 白菜

[来源] 为十字花科植物。

[性味功效] 甘，平。利肠胃，除胸中烦，解酒渴，消食下气，和中，利大小便。

[按语] 常用蔬菜，拌食可消食。

8. 青菜

[来源] 为十字花科植物。

[性味功效] 甘，凉。清热解毒，利尿消肿，润肠通便。

[按语] 青菜是一种常见的绿色蔬菜，富含维生素和矿物质。常用于炒菜、汤品，有助于清热解毒和促进消化，是日常饮食中的重要食材。

9. 菠菜

[来源] 为藜科植物。

[性味功效] 甘，凉。润燥滑肠，养血止血，清热解毒，益气和中，利肠胃。

[按语] 常用蔬菜，炒食或做汤均可。富含铁质和维生素，常食有助于补血养颜，促进消化。

10. 生菜

[来源] 为菊科植物。

[性味功效] 甘，凉。清热解毒，利尿通便，养胃润肺，安神助眠，解渴消暑。

[按语] 生菜是一种常用蔬菜，生食或凉拌均可。富含维生素和矿物质，常食有助于清热解毒，促进消化。

第二节　根茎类

1. 荸荠

[来源] 为莎草科植物。

[性味功效] 甘、寒，平。下丹石热毒，清热利尿。

[古籍摘要]《本草纲目》:“味甘，微寒，滑，无毒。主消渴痹热，温中益气，下丹石，消风毒，除胸中实热气。”

《本草从新》:“消食攻积，除胸中实热，治五种噎膈。消渴黄疸，血证蛊毒，能毁铜。性极凉泻，有冷气人不可食，致腹胀气满，小儿食多，脐下结痛，孕妇尤大忌。”

[按语] 本品有消食作用，性味平和，可以作为热盛者长期使用食材。

2. 马铃薯

[来源] 又名土豆，为茄科植物。

[性味功效] 甘、平。健脾益气，调中和胃。

[按语] 本品含有大量淀粉、蛋白质、维生素，容易烹饪，为人体吸收，是肠癌术后常用的补益类食材，有健脾作用。

3. 山药

[来源] 又名薯蓣，为薯蓣科植物。

[性味功效] 甘，平。健脾益气，补肺涩精。

[古籍摘要]《名医别录》:“平，无毒。主头面游风，头风眼眩，下气，止腰痛，补虚劳羸瘦，充五脏，除烦热，强阴。”

《本草从新》:“色白入肺，味甘归脾，补其不足，清其虚热。润皮毛，化痰涎，固肠胃，止泻痢……益肾强阴。治虚损劳伤……健忘遗精。生捣敷痈疮，消肿硬毒。”

[按语] 山药是药食同源食材，具有健脾功效，术后脾虚可蒸煮食用。

4. 萝卜

[来源] 又名莱菔，为十字花科植物。

[性味功效] 甘、辛，平、微凉。健胃消食，顺气化痰。

[古籍摘要]《本草从新》:“莱菔辛甘平，生食升气，熟食降气，宽中消食，化痰散瘀，治疗吐衄、咳嗽、吞酸。利二便，解酒毒……生捣涂跌打烫伤，治噤口痢。耗气渗血。”

《新修本草》:“大下气，消谷，去痰癖，肥健人。生捣汁服，主消渴……其嫩叶为生菜食之，大叶熟啖，消食和中。”

[按语] 萝卜有通气作用，莱菔子入药。对于肠癌术后肠道功能紊乱气滞者，可食用萝卜，建议熟食。萝卜不宜和进补方剂同用。

5. 胡萝卜

[来源] 为伞形科植物。

[性味功效] 甘、辛，微温。补中安脏。

[古籍摘要]《本草从新》:“甘，平。宽中下气，散肠胃滞气。”

《本草纲目》:“甘、辛，微温。无毒。下气补中，利胸膈肠胃，安五脏，令人健食，有益无损。”

[按语] 胡萝卜含有丰富的维生素 A 在黏膜和上皮细胞的代谢中有重要作用。胡萝卜熟食易于消化，且破气功能弱于萝卜，适合肠癌术后患者恢复阶段营养支持治疗。

6. 芋头

[来源] 又叫芋艿，为天南星科植物。

[性味功效] 甘、辛，寒，有小毒。益脾胃，调中气，止热嗽。

[按语] 芋艿有解毒作用，可以消肿止痛，但不容易消化，进食时应注意。芋艿可以研粉外用，敷在患处，有消肿毒作用。

第三节　豆类

1. 花生

[来源] 又名长生果，为豆科植物。

[性味功效] 甘、平。润肺补脾。

[按语] 花生不容易消化，不适合肠癌患者食用。花生衣有抗纤维蛋白溶解，促进血小板增殖的作用。

2. 赤豆

[来源] 又名赤小豆，为豆科草本植物。

[性味功效] 甘、酸，平。清热解毒，散血消肿，行水。

[古籍摘要]《神农本草经》:“主下水肿，排痈肿脓血。”

《本草从新》:“行水，散血消肿，排脓清热解毒，治泻痢呕吐脚气，敷一切疮疽，止渴解酒，通乳汁，下胞胎。最渗津液，久服令人枯瘦身重。”

[按语] 赤小豆有利水作用，《伤寒论》中麻黄赤小豆连翘汤有宣透利水作用，可用于湿热瘀毒大肠癌。

3. 绿豆

[来源] 为豆科植物。

[性味功效] 甘，寒，无毒。清热解毒，清暑生津，利水消肿。

[古籍摘要]《食鉴本草》:“清热解毒，不可去皮，去皮壅气，作枕明目，服药不可食，令药无力。”

[按语] 绿豆可作为解毒之品。脾胃虚弱型大肠癌不适合进食绿豆。

4. 豌豆

[来源] 为豆科植物。

[性味功效] 甘，平。益气和中，利湿解毒。

[古籍摘要]《本草从新》:“治吐逆泄痢，消渴腹胀。研末，涂痈肿痘疮。”

[按语] 气味清香，有利于开胃，容易消化，有消化作用，可作为肠癌术后或营养不良者食用。

5. 黄豆

[来源] 为豆科植物。

[性味功效] 甘、平。补脾益气，清热解毒。

[按语] 黄豆外敷有治疗疮痈作用；磨成豆汁有食疗作用，但容易胀气。

6. 黑豆

[来源] 为豆科植物。

[性味功效] 甘，寒。下气利水，清热解毒，补肾宁心。

[古籍摘要]《名医别录》:“逐水胀，除胃中热痹，伤中淋露，下瘀血，散五脏结积内寒，杀乌头毒。”

《本草从新》:“甘寒色黑，属水似肾，故能补肾镇心，明目，下气利水，除热祛风，活血解毒，消肿止痛。”

[按语] 黑豆有补肾作用。

第四节 瓜果类

1. 冬瓜

[来源] 冬瓜为葫芦科植物。

[性味功效] 甘、淡，微寒。清热利水，解毒生津。

[按语] 冬瓜有利湿消肿作用，对于湿热蕴结的肠癌患者适宜食用，但脾胃虚寒者不宜。

2. 南瓜

[来源] 南瓜是葫芦科植物。

[性味功效] 甘，温。补脾利水，解毒杀虫。

[按语] 南瓜含有丰富的纤维素成分，适合肠癌体弱患者食用。南瓜性温，味甘，长期服用会影响患者血糖，应予以重视。

3. 丝瓜

[来源] 丝瓜为葫芦科草本植物。

[性味功效] 甘，凉。清热凉血，祛瘀解毒。

[古籍摘要]《本草纲目》:“煮食除热利肠。老者烧存性服，去风化痰，凉血解毒，杀虫，通经络，行血脉，下乳汁。治大小便下血，痔漏崩中，黄积，疝痛卵肿，血气作痛，痈疽疮肿。”

[按语] 丝瓜有清热利湿的作用，能除热利肠胃，可作为肠癌患者辅助食疗食用。脾胃虚弱者慎用。

4. 苦瓜

[来源] 苦瓜为葫芦科植物。

[性味功效] 苦，寒。清热祛湿，明目，解毒。

[古籍摘要]《滇南本草》:“治丹火毒气，疗恶疮肿毒，或遍身已成芝麻疔疮，疼痛难忍。泻心经实火，清暑，益气，止渴。”

[按语] 苦瓜有清热解毒的作用，对于肠癌热毒内蕴，胃热烦渴，肝火上炎的患者，可以作为辅助食疗。鲜苦瓜可以捣汁外用，清热力较强。脾胃虚寒者慎用。

5. 黄瓜

[来源] 黄瓜，又名胡瓜，为葫芦科植物。

[性味功效] 甘，寒。清热止渴，利水解毒。

[按语] 黄瓜性凉，适合有热象和血糖偏高的患者食用。鲜黄瓜可以捣汁外用，治疗热疮等。

6. 西瓜

[来源] 西瓜是葫芦科的植物。

[性味功效] 甘，寒。清热解暑，生津利尿。

[按语] 西瓜被称为“天然白虎汤”，有清热解毒作用，但偏甜，且易伤脾胃，肠癌患者应慎用。

7. 番茄

[来源] 番茄，又称为西红柿，是茄科植物。

[性味功效] 甘、酸，微寒。生津止渴，健胃消食。

[按语] 番茄有开胃作用，对于食欲不振，烦渴患者适宜食用。

8. 辣椒

[来源] 辣椒为茄科植物。

[性味功效] 辛，热。温中散寒，除湿开胃。

[古籍摘要]《药性考》:“多食眩晕，动火故也。久食发痔，令人齿痛咽肿。”

[按语] 辣椒辛辣刺激，肠癌患者慎用。

9. 香蕉

[来源] 香蕉为芭蕉科植物。

[性味功效] 甘，寒。清热生津，润肺滑肠。

[按语] 香蕉适合肠癌术后肠燥便秘者。痔疮出血，大便干结（排除梗阻）者，可每日空腹进食香蕉，血糖偏高者慎用。

10. 梨

[来源] 梨属蔷薇科落叶乔木，品种繁多。

[性味功效] 甘、寒，微酸。润肺清心，止咳化痰。

[按语] 梨能清六腑之热，脾虚泄泻者忌用。

11. 苹果

[来源] 苹果为蔷薇科落叶乔木苹果树的果实。

[性味功效] 酸、甘，平。下气消痰，生津润肺，除烦，解暑，开胃，醒酒。

[按语] 苹果有补益作用，消食开胃。脾胃虚寒者慎用。

12. 桃

[来源] 桃属于蔷薇科植物。

[性味功效] 甘、酸，凉。补气生津，活血消积。

[按语] 桃有润肠通便的作用，肠癌脾胃虚弱者进食后容易出现腹泻等情况。

13. 橘

[来源] 橘为芸香科植物。

[性味功效] 肉：甘、酸，温；皮：苦、辛，温。橘肉有理气和胃之功；

橘皮有燥湿化痰，理气调中作用。

[按语] 橘性温，不适合肠癌患者长期服用。橘皮为陈皮，前常用中药部分已有论述。

14. 甜橙

[来源] 甜橙，又称广柑，属于芸香科。

[性味功效] 甘，凉。清热生津，理气化痰。

[按语] 甜橙有清热之功，肠癌肺胃有热者可食用。

15. 石榴

[来源] 石榴是石榴科植物。

[性味功效] 甘、酸、涩，温。生津止渴，杀虫止痢。

[按语] 石榴能杀虫，止泻，可用于肠癌久泄或服用化疗、靶向药物腹泻患者。石榴果皮有抑菌及收涩作用，可用于直肠癌患者大便脓血、便次频频者，可将果皮水煎饮用。

16. 菠萝

[来源] 又名凤梨，属凤梨科植物。

[性味功效] 甘、微涩，平。清暑解渴，补益脾肾。

[按语] 对于肠癌食欲不振、体倦乏力者可以作为辅助食疗，但不宜一次性多食。

17. 葡萄

[来源] 又叫草龙珠，为葡萄科植物。

[性味功效] 甘、酸，平。补气血，强筋骨，利小便。用于气血虚弱，肺虚咳嗽，心悸盗汗，风湿痹痛，小便不畅。

[按语] 葡萄酸甘不宜多食，有开胃补益作用。

18. 猕猴桃

[来源] 为猕猴桃科植物藤梨的果实。

[性味功效] 甘、酸，寒。具滋养强壮，清热止渴，润肠通淋作用。

[古籍摘要]《本草纲目》“调中下气。主骨节风，瘫痪不随，长年白发。”

《开宝本草》:“主消渴，解烦热，冷脾胃，动泄澼，压丹石，下石淋热壅。反胃者取瓤和生姜汁服之。”

[按语]肠癌术后患者，或合并糖尿病患者经常进食猕猴桃，每次适宜一枚，其味偏酸，对于脾胃虚弱者不适合。猕猴桃的根为藤梨根，是治疗肠癌及其他消化道肿瘤的常用药物。

19. 柿子

[来源]为柿树科落叶乔木柿树的果实。

[性味功效]甘、涩，寒。润肺止咳，清热生津，化瘿软坚。

[按语]柿子容易形成积食，且难以消散。肠癌患者不适合食用。

第五节 谷类

1. 粳米

[来源]为禾本科植物。

[性味功效]甘，平。补脾和胃，益精强身。

[按语]粳米是我国居民最主要的主食，对于恢复脾胃之气尤为重要。常有长期不进食粳米者，会伴见脂类、蛋白类食物摄入的增加。

2. 糯米

[来源]为禾本科栽培植物。

[性味功效]甘，温。补中益气，和胃止泻。

[按语]糯米不易消化，不适合肠癌患者进食。

3. 大麦

[来源]为禾本科栽培作物。

[性味功效]甘、咸，微寒，无毒。调中益气，止渴除烦，化食下气。

[按语]大麦有滋养作用，生麦芽有生发阳气的作用。

4. 玉米

[来源]为禾本科栽培作物。

[性味功效]甘，平。补中健脾，除湿利尿，利胆降压。

[按语]玉米会升高血糖，合并糖尿病者应慎食。玉米须有利水渗湿作用，可以煎汤代水饮用。

第六节 菌类

1. 木耳

[来源]木耳，亦称为云耳，桑耳，黑木耳，是担子菌纲木耳科菌类。

[性味功效]甘、平。补气益志，凉血止血。

[按语]黑木耳有补虚作用，其脂肪含量低，含有多种多糖成分，大肠癌患者常伴有高脂血症，湿热蕴结情况，食用黑木耳可以起到通便、补益、凉血的作用。

2. 蘑菇

[来源]蘑菇是担子菌类科中多种蕈的通称。

[性味功效]甘、平，无毒。补气益胃，化痰理气。

[按语]蘑菇为精华之凝结，具有补气功效，富含多种多糖成分，对于人体免疫功能的恢复和放化疗后的白细胞减少症有作用。

第七节 禽蛋肉类

1. 鸡

[来源]鸡为鸟纲雉科动物。品种繁多。

[性味功效]甘，咸，平。补益五脏，充填精髓。

[按语]肿瘤患者是否可以食用鸡肉一直是有争议的问题。鸡煮食炖汁，有温阳补益作用，术后体虚，消瘦虚劳，泄泻，水肿等均可食之。鸡血：咸，平，有祛风、补血、通络作用；鸡肝：甘，温，有补血、补肾作用；鸡

肠：甘，温，有补肾缩泉作用；鸡内金：甘，平，有消积滞，健脾胃作用。有人主张肿瘤患者忌食用鸡肉，但尚未见相关研究报道。对于肠癌患者，在笔者前期回顾研究中发现，有部分患者在发病前有长期饮酒吃白斩鸡的习惯，建议进食鸡肉选择优质，并应根据病情“辨证施食”，如体质偏热者，不宜过食鸡肉。

2. 鸭

[来源] 鸭为鸟纲雁形目鸭科动物。

[性味功效] 甘、咸，微寒。补气利水，养胃滋阴。鸭血：味咸性寒，微凉。补血解毒。

[古籍摘录]《本草纲目》：“鸭肉补虚除客热，利脏腑水道，疗小儿惊痫。解丹毒，止热痢。”

《雷公炮制药性解》：“黑嘴白鸭，主大补虚劳，最消毒热，利小便，除水肿，消胀满，利脏腑，退疮肿，定惊痫。”

[按语] 在肠癌久病体虚或手术、放化疗后鸭可以作为食疗补品，其性偏寒，正可中和肠癌湿热蕴结之状态，且其有利水行气作用，有利于水湿的排出。

3. 鹅

[来源] 鹅为鸟纲鸭科动物。

[性味功效] 甘，平。益气补虚，和胃止渴。

[古籍摘录]《本草从新》：“甘温有毒，发风发疮，火熏者尤毒。”

[按语] 关于鹅的药性，历代文献有所争议。鹅肉较为粗糙，有补虚作用，但不容易消化，肠癌患者脾胃有所损伤，在进食时尤要注意量和烹饪方式，以防积滞。

4. 猪肉

[来源] 猪为哺乳纲猪科动物，是我国汉族等居民主要的肉食来源。

[性味功效] 甘、咸，平。滋肾养血，润肠胃，生津液。

[按语] 猪肉、牛肉、羊肉等都属于红肉范畴，目前研究发现红肉的摄入同大肠癌的发生密切相关，但这并不是说不能进食红肉。红肉中含有人体所需的营养素（维生素 B_1、维生素 B_2、维生素 D、铁、锌等），对于肠癌

体虚者的恢复有重要作用。猪肉性偏阴，容易生痰湿，招风热，造成黏腻缠绵，在进食时以瘦肉为主，控制摄入量以每日 50~100 g 为宜。

5. 牛肉

[来源] 牛为哺乳纲牛科动物。

[性味功效] 甘，温，无毒。补中益气，养脾胃，强筋骨，消水肿。

[按语] 牛肉是滋补良品，具有补虚劳，润肠胃，强筋骨的作用。适合对于消化道肿瘤患者术后恢复，放化疗后血小板、白细胞减少者。大肠癌患者常伴有高脂血症等，康复期的患者需要进行营养评估，营养过盛者应控制牛肉的摄入量。此外，牛肉性偏温，湿热蕴结者不宜过量进食。

6. 羊肉

[来源] 羊为哺乳纲牛科动物。

[性味功效] 甘，温。补气养血，温中暖下。

[按语] 羊肉性温，能壮阳道，张仲景立当归羊肉汤为补益虚劳之方。但疮家及有痼疾者，食之即发，故应忌之。肠癌患者带瘤生存或虚实夹杂有热象者，均应慎食。

7. 鸡蛋

[来源] 性味功效：甘，平。补气养血，滋阴息风，解毒清热。

[古籍摘要]《本草纲目》:“气味俱厚，阴中之阴，故能补形。昔人谓其与阿胶同功”。

《日华子本草》“镇心，安五脏，止惊，安胎。醋煮，治久痢疾。”

[按语] 蛋是肿瘤患者常用的补充营养的食物，蒸炖的蛋吸收优于整个鸡蛋煮食，且不容易造成梗阻、瘀阻等情况，适合体弱的患者服用。也有将中药如四物汤成分、斑蝥等同鸡蛋一起煮食的方法。但对于营养情况良好的患者，无需长期服用鸡蛋补充，且可能造成痰湿盘踞等情况发生。凤凰衣是鸡蛋壳内的白膜，鲜用有护疮透药的作用，对于肠癌化疗或靶向药引起的口腔溃疡等修复，也可敷撒使用。

8. 鸭蛋

[来源] 性味功效：甘，凉。滋阴清肺，补虚益脏。

[古籍摘要]《日华子本草》:“治心腹胸膈热。”

《医林纂要》:“补心清肺，止热咳，治咽喉齿痛，沸汤冲食，清肺火，解阳明热结。”

[按语]鸭蛋性偏凉，也具有补益作用，肿瘤患者在补充营养时，喜选择鸭蛋，目前无研究比较鸭蛋和鸡蛋同肿瘤复发转移之间的关系。

第八节 水产类

1. 鲤鱼

[来源]鲤鱼是鱼纲鲤科动物。

[性味功效]甘、平。利水消肿，下气通乳。

[古籍摘录]《雷公炮制药性解》:“主咳逆气喘上气，水肿脚满，黄疸烦渴，安胎，妊娠身肿，冷气痃癖，气块横关伏梁。胆：点眼去翳，滴耳除聋。涂小儿热肿。血：涂小儿丹毒及阴蚀，赤白带下。齿：主癃闭石淋。皮：主瘾疹恶疮。忌猪肝、天门冬。”

《食鉴本草》:“发风热，凡一切风病、大痈疽、疮疽、痢，俱不可食。”

[按语]鲤鱼煎汤利水作用较前，又营养丰富，对于腹水胀满，小便不利的肠癌患者可以作为辅助食疗。对于痰湿阻滞、气逆痰满的患者也有一定的作用。但如患者出现大痈疽、疥疮，下痢不止的情况则不能服用。

2. 鲫鱼

[来源]鲫鱼是鱼纲鲤科动物。

[性味功效]甘、温。健脾利水，补虚温中。

[古籍摘录]《本草纲目》:“酿五倍子煅研，治下血；酿茗叶煨服，治消渴；酿胡蒜煨研饮服，治膈气。”

《日华子本草》:“温中下气补不足，鲙疗肠澼，水谷不调；烧灰以敷恶疮；又酿白矾烧灰，治肠风血痢。”

[按语]鲫鱼是患者术后伤口恢复阶段常用的药物，煮食或煎汤对于久病气血亏虚的修复有作用，且又利水消肿的作用。此外,《医宗金鉴》中还

提及鲫鱼外用的方法，取其肉，和山药等分，捣烂如泥，加入麝香，外敷肿块之上，有消肿解毒的作用。

3. 鳊鱼

[来源] 鳊鱼为鱼纲鲤科鱼类，也被称为鲂鱼。

[性味功效] 甘、温。调胃气，补五脏。

[古籍摘录]《本草从新》:“鲂鱼一名鳊鱼。甘温，调胃气，利五脏。和芥食之，能助肺气，去胃风消谷；作鲙食之，助脾气，令人能食；做羹膳食，宜人。疳痢人勿食。”

[按语] 鱼肉作为食物，肉味腴美，脂肪、蛋白含量多，适合患者增加营养之用，鳊鱼骨少，较前介绍的鱼类更适合直接食用鱼肉，助脾气恢复的作用，是食疗佳品。

4. 青鱼

[来源] 青鱼为鱼纲鲤科鱼类。

[性味功效] 甘，平。滋肾养肝，补气利水。

[按语] 青鱼体积较大，肉质具有补益脾胃、滋养肝肾的作用。青鱼胆：苦，寒，能治疗目疾。但腌制的青鱼，或大量食用青鱼肉，容易诱发疥疮，尤其对于体内有火，偏热性的患者应重视，避免热疮发生。

5. 草鱼

[来源] 草鱼为鱼纲鲤科鱼类。

[性味功效] 甘、温。暖胃和中。

[按语] 肉质肥厚，适合体虚气弱纳少者食补之用。但也容易诱发诸疮，在服用前应辨识体质，热性者慎用。

6. 鲥鱼

[来源] 鲥鱼，又称时鱼、三来，属于鱼纲鲱形目鲱科。

[性味功效] 甘、平。补虚劳。

[古籍摘录]《食疗本草》:“平，补虚劳，稍发疳痼。”

[按语] 鲥鱼产于春夏之交，初入江时体内脂肪肥厚，肉味鲜美最佳，是名菜。一般蒸食，可连鳞同蒸，对于肠癌患者的补虚作用较好，也许注意避免助热。

7. 凤尾鱼

[来源] 凤尾鱼属于鱼纲鳀科。

[性味功效] 甘、温。补益中气。

[按语] 又称为凤鲚。各家本草对其褒贬不一，又谓食之无益，助火动痰，诱发疥疮。在日常饮食中，常对其加以腌制，作为佐餐之品。

8. 鳜鱼

[来源] 鳜鱼，又称桂鱼，属于鱼纲鲈科。

[性味功效] 甘，平。补气健脾，养血行瘀。

[古籍摘录]《开宝本草》:“味甘平，无毒。主腹内恶血，益气力，令人肥健，去腹中小虫。”

《本草从新》:“甘平。补虚劳，益脾胃，去瘀杀虫。”

[按语] 鳜鱼肉质优良，是久病气血亏虚，补益之良品，对于纳少消瘦、气短乏力、潮热汗出均有益处。对于血虚内停，产生的腹腔内瘀滞，肠风便血也有改善作用，可以适当选用。

9. 鲈鱼

[来源] 鲈鱼，又叫花鲈，属于鱼纲鲈科。

[性味功效] 甘，平。健脾利水，补益肝肾。

[古籍摘录]《本草从新》:“甘平，有小毒。补五脏，益筋骨，和肠胃，治水气，作鲊尤良。”

《本草纲目》:“多食发痃癖疮肿，不可与乳酪食。”

[按语] 鲈鱼是我国沿海地区最常见的淡水鱼，营养丰富，口感宜人。具有补虚作用，但其肉质肥美，所以建议在服用时，不要再过多服用乳制品和肉制品，加重胃肠道的负担。

10. 黄鱼

[来源] 黄鱼属于鱼纲石首鱼科。属于海鱼，又分为大黄鱼和小黄鱼。

[性味功效] 甘，平。补虚益精，止痢。

[古籍摘录]《本草从新》“甘平。开胃益气。白鲞，主中恶，消宿食。炙食能消瓜成水，治暴下痢，及卒腹胀不消。鱼鳔，暖精种子，首中有石，故名。”“但有内热者，不宜多食，多食发疮助热”。

[按语]黄鱼属于海鱼，气味腥臭，民间常认为性偏温性，属于发物。肠癌患者常忌食海鱼，其主要原因是肠癌患病多由于饮食膏粱厚味，正气不足，邪毒（痰热瘀）等堆积体内而形成，这类腥臭，滋腻的食物，不利于人体分清排浊，故不建议患者在肠癌阶段食用此类食物，尤其是气味较重浊的食物。

11. 鲳鱼

[来源]鲳鱼又称为平鱼，属于鱼纲鲳科。

[性味功效]甘，平。补虚益气。常食益气力健身。

[古籍摘录]《随息饮食食谱》："补胃，益血，充精。多食发疥动风。"

《食鉴本草》："多食难消，生热痰。"

《本草从新》："子有毒，食之令人下利。"

[按语]鲳鱼是我国常见的鱼种，不入汤，采用红烧等方法烹饪，其肉质紧，有补虚益气作用，可作为术后、放化疗阶段的补益饮食。

12. 鳢鱼

[来源]又称为黑鱼，乌鱼。属于鱼纲鳢科。淡水湖泊中。

[性味功效]甘，寒。祛风下水，利大小肠。

[古籍摘要]《本草从新》："甘寒。祛风下水，疗五痔，治湿痹。利大小肠。治妊娠有水气。"

[按语]黑鱼，肉质鲜美，可以煮食可以煎汤，是肠癌术后患者常用的补益食物，且利于患者通过饮食的方式补充蛋白质。

13. 鳗鱼

[来源]鳗鱼，属于鱼纲鳗鲡科。在海洋深处产卵，幼鱼变态后进入淡水中生长。

[性味功效]甘，平。有小毒。祛风杀虫，补虚损。

[古籍摘要]《本草从新》："甘平，去风杀虫，治骨蒸痨瘵，湿痹风瘙，阴户蚀痒，补虚损"。

《日华子本草》："治劳，补不足，杀虫毒恶疮，暖腰膝，起阳，疗妇人产户疮虫痒"。

[按语]鳗鱼分为河鳗和海鳗，两者都归于鳗鲡科，但为不同种，其生

活的环境、形态特征有很大差异。前面所说的主要是海鳗，其有营养价值，捕食能力强，其食物特性偏热象，有小毒，不适合已经出现皮疹瘙痒，烦热等症状的患者。河鳗，体型较小，营养含量高，以捕食小型生物为食，喜在河底泥沙中钻洞，具有走窜之性，且肉质细嫩，脂肪含量高，对于肠癌术后恢复的患者是很好的营养食物。

14. 带鱼

[来源] 带鱼，生活在海中，又称为海刀鱼，属于鱼纲带鱼科。

[性味功效] 甘，温。补益五脏，去风杀虫。

[按语] 带鱼为海鱼，久虚体弱，肌肤甲错者将其作为食疗补益之品，但带鱼腥臭略有，容易滋生痰腻，有发疥动风的作用，肠癌患者一般不宜食用。

15. 鲑鱼

[来源] 鲑鱼，俗称三文鱼，属鱼科鲑科鱼类。有溯河洄游习性。

[性味功效] 甘，平。补益五脏，补虚损。

[按语] 鲑鱼多产于大西北部（北美东北部、不列颠群岛等），原我国较少，近年来因为进口及育种繁殖等影响，鲑鱼日渐成为餐桌上常见的食物。其在深海中，肉可烘烤或生食，其营养成分丰富，可以作为肠癌患者补虚时食用的食材，但建议以熟食为主，避免微生物摄入，在正气不足的情况下，加重病情复杂性。

16. 鳕鱼

[来源] 鳕鱼，属于鱼纲鳕形目鳕科鱼类。在中国分布在黄海、渤海及东海北部，太平洋、大西洋等海域也均有分布。

[性味功效] 咸，微寒。滋补强身，和中健脾。

[按语] 鳕鱼属于深海鱼类，肉质肥厚，容易消化，有很好的补益作用，适合肠癌术后、营养不良的患者进食。痛风、皮肤疾病者慎用。

17. 鳝鱼

[来源] 又称黄鳝，属于鱼纲合鳃科鱼类。除西部高原，我国各地均产。

[性味功效] 甘，温。补中益气，祛风湿通络。

[古籍摘要]《雷公炮制药性解》："鳝鱼，主产后淋沥，血气不调，腹

中冷气肠鸣。又主补脾益气。血堪涂癣。”

[按语]鳝鱼在肿瘤患者术后恢复中，民间尤为重视。在放化疗同时给予进食鳝鱼骨头汤，一方面，鳝鱼生长力旺盛，在各地乡间田头均易获得，可作为给患者补充营养的食材；另一方面，鳝鱼自我恢复能力强，含有多种营养物质（蛋白质、脂肪、微量元素等）有利于伤口及骨髓的恢复。但在此，需要提醒注意，临床由于过食黄鳝（顿顿为之）而诱发胰腺炎的患者并不少见，食补还是应依据患者自身情况，过度补益可能不益反害。

18. 泥鳅

[来源]属于鱼纲鳅科。

[性味功效]甘，平。肉：暖中益气，解毒祛湿。黏液：解毒消肿。

[古籍摘要]《本草纲目》：“甘，平，无毒。暖中益气，醒酒，解消渴。”

[按语]泥鳅也是容易获得的一个食材，其具有走窜的特性，除了补益外，对于湿热蕴蒸的黄疸等也可以酌量食用。此外，泥鳅可以作为疮痈的外治，有报道将泥鳅捣泥外敷，有治疗疥疮的作用。

19. 河蟹

[来源]河蟹，又称为螃蟹，毛蟹，清水蟹。属于甲壳纲方蟹科。

[性味功效]咸，寒。补髓滋肾，养筋活血。

[古籍摘要]《雷公炮制药性解》：“主散血破结，益气养筋，除胸热烦闷，捣涂漆疮。”

[按语]河蟹味美，但作为补益滋补之品，对于肠癌患者不适合。其膏肓过于滋腻，不适合脾胃功能弱者，痰湿蕴结者食用。性寒不适宜肠癌体弱者食用，不作为食疗原材推荐。

20. 对虾

[来源]对虾，又称为明虾，属甲壳纲对虾科。

[性味功效]甘，温。补肾壮阳，益气开胃，镇痉。

[古籍摘要]《本草纲目拾遗》：“补肾兴阳。烧酒浸服，治痰火后半身不遂，筋骨疼痛。”

《本草求真》：“味最甘，风火易动，阴虚火动者尤忌。”

[按语]对虾，营养丰富，适合补益用，但其性略偏温性，如痰湿热

蕴较重者，喉间有痰者慎多进食。且其有补肾助阳的作用，可用于久病体虚者。

21. 河虾

[来源] 河虾包括米虾和青虾，前者属于甲壳纲指虾科；后者属于长臂虾科。分布在我国各地沼泽河川中。

[性味功效] 甘，温。温肾助阳，补精托毒。

[古籍摘要]《本草纲目》:“甘，温，有小毒。做羹，治鳖瘕；托痘毒，下乳汁，法制壮阳道，煮汁吐风痰；捣膏敷虫疽。”

《食物本草》:“动风，发疮疥。”

[按语] 河虾是肠癌术后补虚的常用食物，其性平和，略偏温性。对于营养不良的患者，河虾可分次多食，或粉碎成泥食用，建议每次 4~5 只，有利于吸收和减少对于胃肠道的负担。对于寒性肿块，阴疮的，可采用活虾同黄芪同煮，进食虾，加强其补益作用。有报道青虾生捣外敷，有治疗疮痈的作用。

22. 鳖

[来源] 鳖，又称为甲鱼，团鱼，是龟鳖目鳖科鳖属的爬行动物。

[性味功效] 甘，平。软坚散结益气补虚，滋阴养血。

[按语] 肿瘤患者家属经常会给患者进食甲鱼，具有养阴补虚的作用，但过于滋腻，不建议短期内反复进食，可诱发胰腺炎等。忌苋菜、鸡蛋同服。

以上列出了常作为食材的水产品，水产品种类繁多，还有海蜇、鲍鱼、田螺、河蚌等，在此不再一一列举，丰富我们的食谱，各类均食用，但不推荐长期进食和大量一次性进食，尤其在进食期间，注意熟食和避免肠道堆积不消化问题。